何晓晖

论治脾胃病

何晓晖　葛来安　主编

中国中医药出版社
· 北京 ·

图书在版编目（CIP）数据

何晓晖论治脾胃病 / 何晓晖，葛来安主编 . —北京：中国中医药出版社，2018.5
ISBN 978 - 7 - 5132 - 4776 - 4

Ⅰ . ①何…　Ⅱ . ①何…　②葛…　Ⅲ . ①脾胃病—中医临床—经验—中国—现代
Ⅳ . ① R256.3

中国版本图书馆 CIP 数据核字（2018）第 024034 号

中国中医药出版社出版
北京市朝阳区北三环东路 28 号易亨大厦 16 层
邮政编码　100013
传真　010-64405750
三河市同力彩印有限公司印刷
各地新华书店经销

开本 787×1092　1/16　印张 28.75　彩插 1　字数 568 千字
2018 年 5 月第 1 版　2018 年 5 月第 1 次印刷
书号　ISBN 978 - 7 - 5132 - 4776 - 4

定价　168.00 元
网址　www.cptcm.com

社 长 热 线　010-64405720
购 书 热 线　010-89535836
维 权 打 假　010-64405753

微信服务号　zgzyycbs
微商城网址　https://kdt.im/LIdUGr
官 方 微 博　http://e.weibo.com/cptcm
天猫旗舰店网址　https://zgzyycbs.tmall.com

如有印装质量问题请与本社出版部联系（010-64405510）

《何晓晖论治脾胃病》编委会

主　　编　何晓晖　葛来安

副 主 编　徐春娟　付　勇　吕国雄

编　　委　何　苇　聂瑞华　刘佳鑫

　　　　　花　梁　谢文强　周　鑫

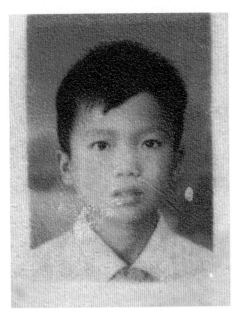

小学毕业留影（1964 年 7 月）

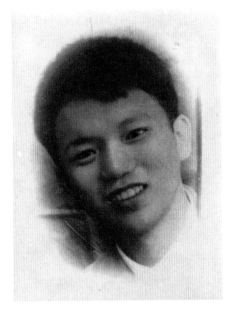

抚州卫生学校毕业留影（1971 年 10 月）

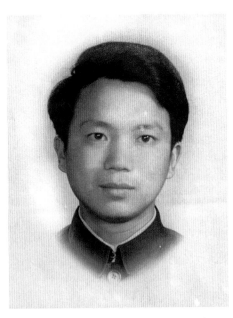

中国中医研究院学习时留影（1993 年 11 月）

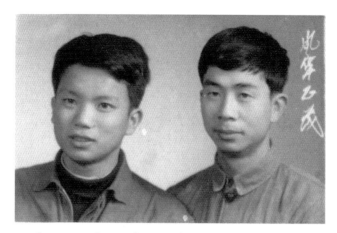

江西医学院与朱兵同学合影（1974年1月）

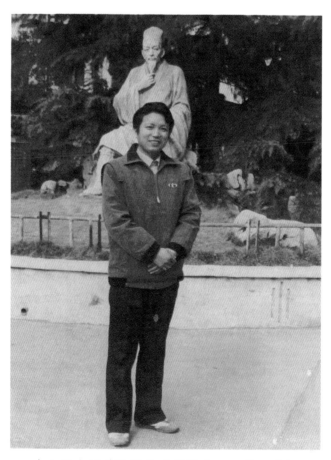

上海中医学院毕业时留影（1978年8月）

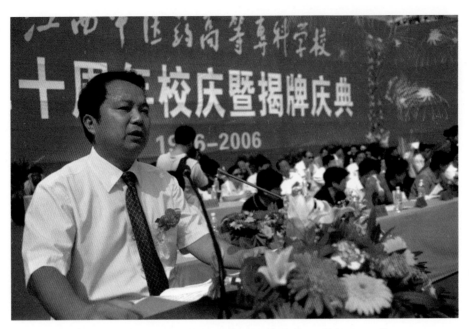

在江西中医药高等专科学校挂牌庆典上作校长致辞
（2006 年 9 月）

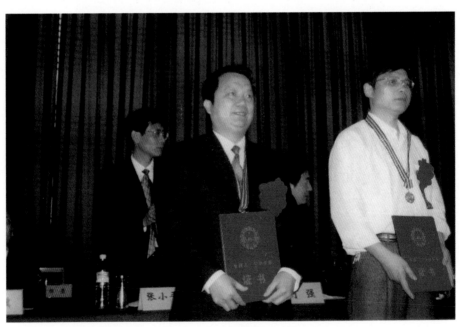

荣获"全国五一劳动奖章"（2006 年 5 月）

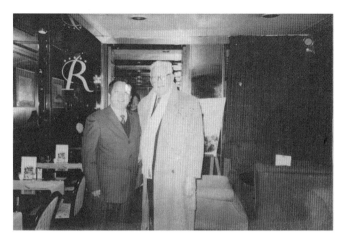

在布鲁塞尔访问时，与比利时前副首相德玛赫合影
（2003 年 12 月）

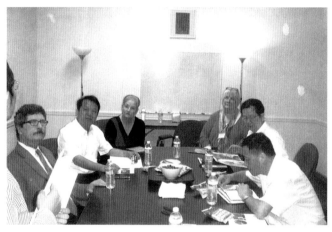

率团访问美国德州东方医学院（2011 年 10 月）

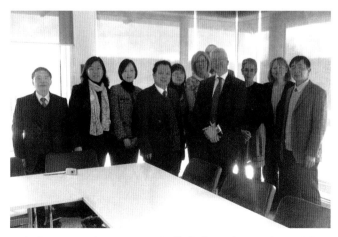

率团访问英国阿伯丁大学药学院（2013 年 4 月）

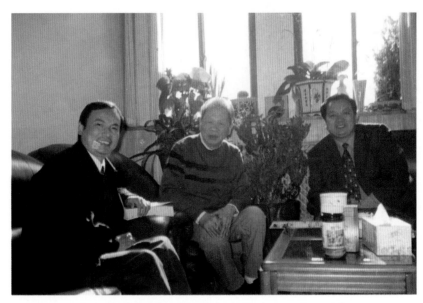

与陈可冀院士（居中）合影（2005年5月）

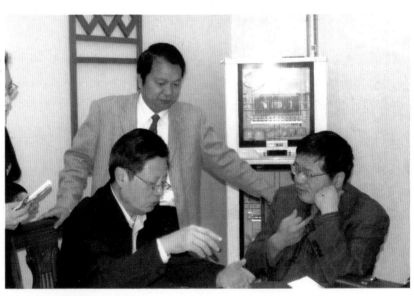

与王琦国医大师（左一）在抚州做体质学调查（2005年4月）

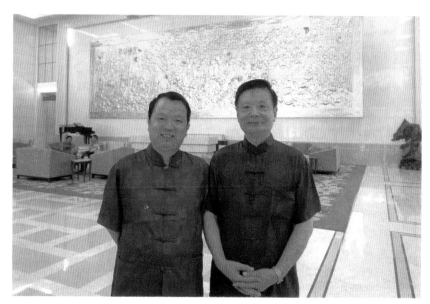

王琦国医大师七十寿辰师生合影（2012 年 7 月）

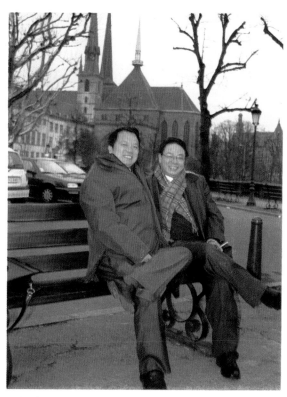

与孙光荣国医大师在欧盟考察时合影（2003 年 12 月）

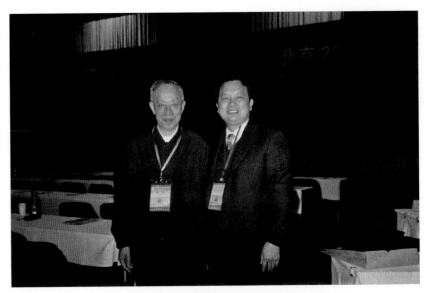

在北京与危北海教授合影（2000 年 10 月）

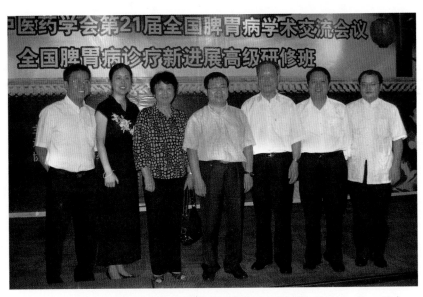

与李乾构、张声生、张小萍教授等在深圳合影（2009 年 8 月）

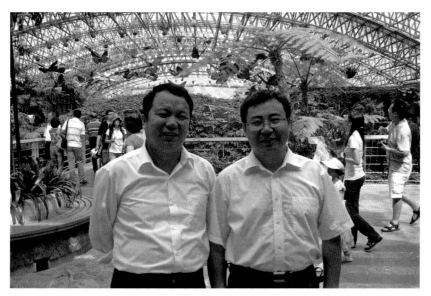

与张声生主任委员合影（2011 年 8 月）

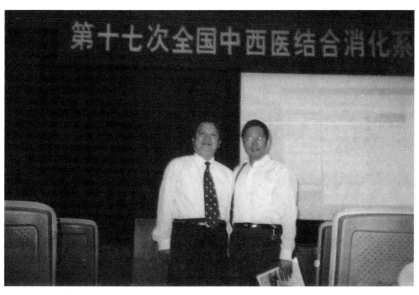

在深圳与陈治水主任委员合影（2004 年 10 月）

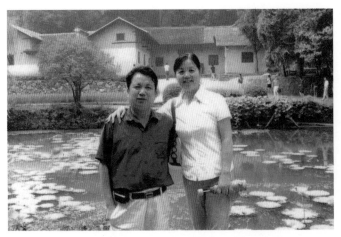

与夫人杨秋秀在韶山毛泽东故居前合影（2005 年 8 月）

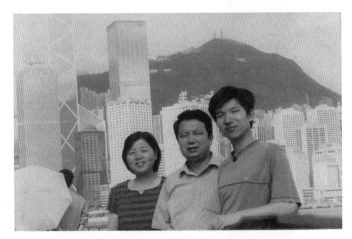

与夫人杨秋秀及儿子何苇在香港合影（2002 年 7 月）

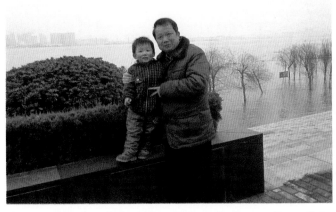

与孙子何乐山在南昌赣江岸边玩耍（2014 年 12 月）

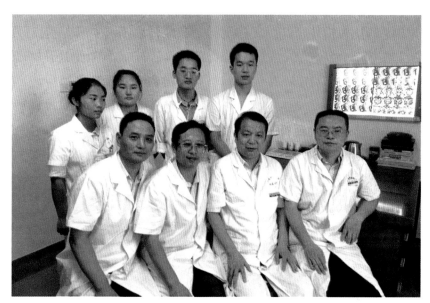

何晓晖名医工作室部分同志合影（2014年9月）

❀ 内容提要

何晓晖教授为江西省国医名师和国家级名中医，从事脾胃病治疗工作 40 余年，积累了丰富的临床经验，并形成了具有鲜明个人特色的学术思想。本书全面总结了何晓晖教授的脾胃病学术思想，详细介绍其治疗唇口病、食管病、胃病、肠病及肝胆病的临床经验。

全书以中医理论为指导，以临证心得为主题，以提高疗效为主线，以临床病案为主体，理论与实践结合，继承与发扬并举，承前启后，推陈出新，具有较高的学术研究价值及临床参考意义，对读者提高脾胃病诊治水平颇有裨益。

❋ 何晓晖简介

何晓晖，男，江西东乡人，1952年5月生。江西中医药大学教授，主任中医师，博士生导师。1971年抚州卫校毕业，1978年上海中医学院毕业，1983年中国中医研究院（现中国中医科学院）结业。从事中医工作47年。

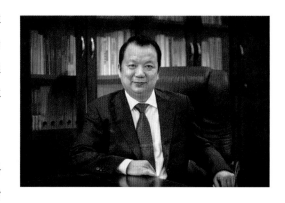

长期坚持中医临床，精于内妇儿科疾病治疗，擅长治疗脾胃病，尤其是治疗慢性萎缩性胃炎、胃食道反流病、溃疡性结肠炎、胃肠肿瘤等难治病的经验丰富，誉满江西内外。

全国首批中医药传承博士后合作导师。首批江西省名中医，首批江西省国医名师。全国第三、四、五批名老中医学术经验继承工作指导老师。曾任江西中医药高等专科学校校长、江西中医学院副院长。现任中华中医药学会脾胃病分会副主任委员，中国中西医结合学会消化病专业委员会常务理事，江西中西医结合学会常务理事等。先后获全国五一劳动奖章、江西省先进工作者、江西省中医先进个人、江西省卫生科技先进工作者、抚州市拔尖人才、抚州市科技标兵等称号，享受江西省政府特殊津贴。主编学术著作和教材12部，发表学术论文120篇。参加973课题2项，主持省部级课题6项，获奖3项；获发明专利3项。

❋ 葛来安简介

葛来安，男，博士，主任中医师，副教授，从事消化系统疾病的临床、教学与科研工作20余年，是江西省卫生系统青年学科带头人。现任江西省中西医结合学会消化系统疾病专业委员会常务委员、江西省中医药学会脾胃病分会常务委员、江西省研究型医院学会治未病分会委员、江西省中西医结合消化内镜专业委员会副主任委员、中华中医药学会脾胃病分会委员、世中联脾胃病分会理事、中国民族医药学会热病分会常务理事。主持及参与国家级和省厅级科研课题10余项，发表学术论文50余篇，主编及参编论著6部。

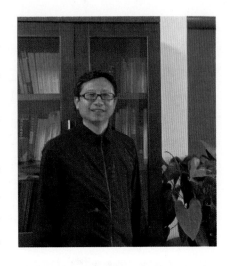

✿ 王 序

继承创新是中医学发展的永恒动力，每个学科莫不如此。《内经》以降，仲景将其脾胃学术思想创造性地应用于临床实践，创立补泻升降、清胃通腑等治法和名方；张元素倡脏腑议病用药而立脾胃学说，为易水学派开启山林；东垣创脾胃内伤之论，为补土派之先师，独树一帜；好古师承先贤，重视脏腑虚损，详述脾胃阴证；罗氏天益，从三焦论治脾胃，各有发挥。及至薛已、景岳力崇温补，中梓立脾胃为后天之本，缪希雍开脾阴之说，叶天士开养胃阴之先河，鞠通三焦辨证，尤重脾胃，皆多建树。可见脾胃学说得力于历代医家不断丰富完善而得以发展。

晓晖教授致力于脾胃病的研究 40 余年，潜心钻研《内经》《伤寒论》《脾胃论》等经典著作，广泛汲取古今医家的脾胃理论和治疗经验，融会贯通，大胆探索，成就斐然。中医体质学理论体系的构建，为中医基础和临床各科理论的发展与应用拓宽了新的学术领域。晓晖教授将体质理论应用于脾胃病的临床研究，形成了具有个人鲜明特色的脾胃病学术思想，他提出的诸多学术新观点，为脾胃学说增添了新内容，是中医体质理论在脏腑特质研究中的有益探索，具有理论和临床意义。

20 世纪 80 年代，我在中国中医研究院研究生部执教之时，晓晖作为年轻才俊来京学习，在此深造期间与我结成深厚的师生之谊。他不仅尊师重道，并且坚持对学术的不懈追求，对脾胃病、疑难病的治疗疗效显著，名闻赣鄱，成为国家级名中医，新近荣获江西省首批国医名师称号，作为老师十分欣慰。

晓晖教授学术团队全面总结他的学术思想和临床经验，形成《何晓晖论治脾胃病》专著。全书以提高临床疗效为主线，坚持中医思维，坚守辨证论治，纳百家之言，取中西之长，论有新意、学有新见、治有新法，启迪临床思维。值该书出版之际，欣然为序。

北京中医药大学教授、博士生导师

中医体质与生理生殖医学研究中心主任

国医大师

王 琦

2017 年 8 月 28 日凌晨　于北京

❀ 张 序

脾胃病学始于《黄帝内经》，成形于东垣，日臻完善于近现代。晓晖教授乃国之名医，脾胃病学之医家，禀先贤之志，耕耘脾胃病临床四十余载，建树颇丰。受邀作序，拜读著作，收益良多，谓其丰羽了现代脾胃病学。该书从辨证到治法，从脏腑生理到病理，从选方到用药，论医理，话医案，寻古论今，衷中参西，并分别从"唇口疾病""食道病""胃病""肠病""肝胆病"等系统阐述了晓晖教授自己独特的学术思想及临证经验，为"何晓晖名医工作室"之丰硕成果，为中医学传承之重要体现形式。

晓晖教授曾担任江西中医药大学副校长，现任中华中医药学会脾胃病分会副主任委员等重要职务，行政和学术工作繁忙，但从未辍于临床，善于中医脾胃病治疗，善于思考总结，倾情于中医脾胃病学事业，是地道"中医人"，承前贤而启后世，重教育，续传承，为中医药人才的培养做出了卓著贡献。吾与晓晖教授为江西同僚，相识多年，其为人谦和，医德高尚，兢于教育，勤于临床，为我辈之典范。本著作付梓之际，寥寥数语，权作为序，相信读者定能从本书中受益匪浅！

中华中医药学会脾胃病分会主任委员

欧美同学会医师协会中西医整合消化分会主任委员

首都医科大学附属北京中医医院首席专家、消化科主任

享受国务院政府特殊津贴专家

张声生

丁酉年六月廿四　于北京

❀ 李序

我与何晓晖教授相识相知多年，又同是从事中医脾胃病的临床教学与科学研究工作，所以多有交流，对其人其学多有了解。此次，在何晓晖教授的指导下，其团队系统整理了何晓晖教授的学术思想，著成《何晓晖论治脾胃病》一书，即将交付中国中医药出版社出版，可谓医林幸事。新著付梓之际，何晓晖教授寄来书稿，嘱我写篇序言。本人资浅望轻，才疏学浅，惶恐不安，但通读一过，多有所获，今择其中印象深刻者，略述几点，充作序言。

五行之中，土居中央，交通上下左右，与其他四行都关系密切。因此，临床上很多系统的疾病都可以见到与脾胃相关的症状。可以说，这些疾病的治疗都涉及脾胃，或是兼治，或是专治，很少有绕得开的。对于此点，何晓晖教授深有体会，擅长从脾胃入手治疗多系统疾病，此书第一章第四节"调理脾胃 医中王道"便集中体现了此点。此节以"王道"名之，可谓十分贴切。气血病、五脏病、儿科病、妇科病、外科病、官窍病、疑难病、肿瘤病、疾病康复、养生保健等等，皆可以从脾胃论治。

何晓晖教授先是学西医，后来才改学中医的，这对他学术思想的形成有着很大的影响。他很注重中西医之间的取长补短，相互配合。例如何晓晖教授对胃十二指肠溃疡的认识与治疗，便是典型的例子。学术界对胃十二指肠溃疡形成机制的认识在不断演进，其治疗也从早期的单纯"制酸"演变为质子泵抑制剂、抗 Hp 药物、胃黏膜保护剂三类药物同时使用，溃疡的治疗时间明显缩短，近期复发率也有明显降低。但是质子泵抑制剂的不良反应也日益彰显，Hp 的耐药率也逐年攀升，溃疡病的远期复发率仍然较高。我对此亦深有体会，抗 Hp 药物越用越多，但临床疗效并没有相应的提升。虽然 Hp 被杀灭了，但导致 Hp 感染或是使 Hp 成为致病菌的生理环境并没有因此而改变，所以 Hp 的复发便成为可能。何晓晖教授对此有着深刻的认识，其关键是调和脏腑，调畅气血，调理阴阳，调协心身，使脾胃功能恢复正常，改善病灶血液循环，促使溃疡愈合，从而在根本上防止疾病复发。

北京中医药大学王琦教授是系统整理阐述中医体质的著名学者，对中医临床有着极大的促进作用。何晓晖教授受其启发，首先提出了"胃质学说"，认为由于先天禀赋和后天饮食、调养的差别，每个人胃的形态结构、生理均有差异，这种差别深刻影响着胃病的发生、发展、证候和预后。他根据多年临床经验，将胃质分为正常、气虚、阳虚、阴虚、气郁、蕴热、湿热、血瘀等类型。我曾参与中国中西医结合学会和中华中医药学会有关脾胃病的多种疾病的诊疗指南的制定，将各种指南与何晓晖教授对"胃质"的分类进行比较，可以发现何晓晖教授对"胃质"的分类基本涵盖了脾胃病临床最常见的病变类型，对于临床可谓十分实用。

对于从事中医脾胃病研究和治疗的同道来说，李东垣的《脾胃论》可以说是必读之书。李东垣最大的创见之一便是提出了"阴火"之说。对于"阴火"，20世纪80年代，学术界曾有过比较激烈的争论。由于李东垣对"阴火"的论述比较晦涩，有些地方还有矛盾，所以诸多学者各抒己见，可谓百花齐放，但诸多观点不一的阐释，也往往令后学者不知所从。何晓晖教授在新著中阐述了自己对"阴火"的看法。他认为阴阳无限可分，水可分为阴水阳水，火也可分为阴火阳火。阴火，是一种性质属寒、现象为热的假火，是"本寒标火""真寒假热"。这一观点简明扼要，将李东垣诸多原文抛开，直接点明了"阴火"的本质——一种性质属寒的假热。何晓晖教授进一步指出了"阴火"形成的2种机制：一是肾阳虚极，不能潜藏而反浮越，以致虚阳亢奋，而发生肾衰格阳之真寒假热之阴火证，病位主要在肾；二是脾气虚甚，清阳之气下流肝肾，占位而迫使相火离位外越，引起虚阳亢奋，而发生脾虚发热的阴火证，病位主要在脾。后者就是《脾胃论》所论的阴火。何晓晖教授还依据多年的临床经验，指出了辨识阴火的4个要点：久病；虚寒之体；虽为火热，但与阳火不同；舌脉反映真相。这4个要点，对于临床来说，可说是简明而实用。

何晓晖教授的新书有近50万字，内容可谓十分丰富，既有理论，又有临床，更有个人的独特经验，对于临床工作者来说，应当是很有裨益的。上举数点，仅是我初读过后印象比较深刻的内容，相信大家认真阅读此书后，会有自己的体会和认识。

中国中西医结合学会消化系统疾病专业委员会主任委员
北京中医药大学教授、博士生导师
北京中医药大学东方医院消化科主任
李军祥
2018年3月22日

❀ 前言

中医药学流传千载，博大精深。名老中医学验俱丰，其丰富的学术思想和精湛的诊疗技术，是我国健康事业的宝贵财富。总结和继承名老中医的学术经验，既是历史使命和责任，也是当前重要的任务。

何晓晖是江西中医药大学教授，主任医师，博士生导师，全国首批中医药传承博士后合作导师，江西省首批名中医，江西省首批国医名师，全国第三、四、五批名老中医学术经验继承工作指导老师。1986～2004年任江西省中医药学校副校长，2004～2008年任江西中医药高等专科学校校长，2008～2012任江西中医学院（现江西中医药大学，下同）副院长。现任中华中医药学会脾胃分会副主任委员，中国中西医结合学会消化病专业委员会常务理事，江西省中西医结合学会常务理事，江西中西医结合学会消化病专业委员会名誉主任委员。先后获得全国五一劳动奖章、江西省先进工作者、江西省先进中医个人、江西省卫生先进科技工作者、抚州市科技标兵、抚州市拔尖人才等荣誉称号，享受江西省政府特殊津贴。曾参加国家973课题研究2项，主持省部级科研课题6项。主编学术著作和教材15部，其中主编的普通高等教育国家级规划教材《中医基础理论》获江西省高校优秀教材一等奖，主编的《辨证论治概要》获江西省高校优秀教材二等奖。学术专著《脾胃病临证新探新识新方》由人民卫生出版社出版，畅销全国；《中医150证候辨证论治辑要》被中央统战部评为优秀图书。发表学术论文译文120篇。获发明专利3项。

何晓晖教授先学习西医，后转学中医，几十年如一日坚信中医，酷爱中医，迷恋中医，怀有一颗赤诚的中医心。他潜心研究《内经》《伤寒论》《脾胃论》等经典著作，不断夯实中医理论基础。他博采百家，兼容并蓄，从中汲取丰富的学术营养。他坚持以中医哲学思维为指引，坚持以中医基本理论为主导，坚持辨证论治诊疗原则，坚持中西医优势互补，形成了具有鲜明个人特色的学术思想。他虽然兼职行政工作，但锲而不舍坚守中医临床40多年，积累了丰富的临床治疗经验，尤其擅长治疗脾胃病，对慢性萎缩性胃炎、疣状胃炎、胃食道反流病、功能性消化不良、溃疡性结肠炎、肠易激综合征、习惯性便秘及胃肠道肿瘤等难治性疾病治疗经验独到，对其他内、儿、妇科常见疾病的治疗也颇具特色，在江西省内外颇具学术影响。

何晓晖教授倾情于中医事业，提出"中医人要有中医心""医者德为魂"，医德崇高，德医双馨。他善于思考，勇于探索，敢于创新，融古通今，推陈出新。他以《内经》理论为依据，创立"胃质学说""脾营学说""胃主五窍"等新理论，指导脾胃病治疗行之有效。他集古今医家之精华，创立"辨病－辨证－辨体－辨时四位一体"的脾胃病治疗新模式和"脾胃病治疗衡法"等，临床应用效果确切。他效法经方，汲取时方，融入新识，创制了系列脾胃病治疗新方，疗效明显，易于掌握运用。

2014年国家中医药管理局批准成立"何晓晖名医工作室"，工作室由3名主任中医师（博士后1人、博士1人）和8名硕士组成。全体工作室成员经过4年工作，全面整理总结了何晓晖教授的学术思想和治疗经验，编写完成《何晓晖论治脾胃病》一书。全书分十四章，包括：论医、论脾胃生理、论脾胃病病因病机、论脾胃病治则治法、论治口唇病、论治食管病、论治胃病、论治肠病、论治肝胆病、论治脾胃相关疾病、治疗脾胃病用药特点、治疗脾胃病用方特色、创制的脾胃病新方和医话选萃等。本书力图以中医理论为主导，以临证心得为主题，以临床病案（100例）为主体，理论与实践密切结合，全面介绍何晓晖教授的学术特点和治疗特色，冀与后学和同道共享经验和心得。

本书承蒙王琦国医大师、张声生教授、李军祥教授指导与赐序，得到陈荣研究员、李丛博士等热心帮助，得到陈建章、邓棋卫、刘良福、黄勇等传承人及历届研究生的大力协助，得到江西中医药大学、江西省中医院和中国中医药出版社领导和同志们的诸多支持，书中还引用了国内众多中西医专家的研究成果，在此，谨致以衷心的谢意。由于我们的水平有限，书中存在不少错误，诚恳希望各位读者和同道给予批评与指正。

编者
2017 年 8 月 3 日

目录

🏵 我的中医之路

1952年6月30日（农历壬辰年五月初七）凌晨，我出生于江西省东乡县虎圩乡陈桥村。这里四面环水，风光秀丽，鱼米富足，交通便利，民风淳朴。父母给我取小名"仁喜"，医为仁术，从出生起我就与医学结下了不解之缘。我的祖母是一位勤劳善良的农村小脚妇女，中年丧夫，千难万苦把我父亲（独生子）扶养成人，并供他读了初中，父亲因为有文化，新中国成立后参加工作成了国家干部。祖母继承家传医术，擅长艾灸疗法和草医草药治疗瘰疬、丹毒、带状疱疹等病，闻名乡里。她清瘦慈祥，乐善好施，治病不收报酬，平素节衣缩食，却时常接济苦难乡邻，是闻名于十里八乡的好人。我儿时常常跟随祖母身边，耳闻目染，在小小心灵中埋下了"济世行善"的种子。

我6岁起跟随父母在县城上学读书，1967年初中毕业，1968年回乡插队务农。16岁的城里小青年，个子瘦小，身体羸弱，农活生疏，却与农村同龄人一样下田种地、上山砍柴、下河捉鱼、上路推车，打赤脚，穿草鞋，日晒雨淋，流汗流血，虽然吃了许多苦，但学会了大部分农活，从每天挣4工分到9工分，在体魄和能力上都得到了煅炼。在农田劳动的同时，我也跟随祖母学些草药知识，兼任生产队的卫生员做些防疫工作。两年的农村艰苦锤炼，是我人生历程中最为宝贵的经历，让我尝试了农村的艰苦、农民的艰辛，铸就了我自强不息的奋斗精神、吃苦耐劳的坚强意志、朴实节俭的生活作风，培养了与广大农村劳动人民深厚的感情。

一、初入医门　铺筑西医基础

20世纪70年代初，大中专学校陆续恢复了招生。1970年10月，我被县卫生局推荐到江西抚州地区卫生学校参加赤脚医生班学习。这是该校"文革"后第一次招生，学制1年，全届120人，毕业后社来社去，回乡任赤脚医生。学习的内容是中西医的基本知识和技能，也时常上山辨认草药。1971年10月我获得中专毕业证书。由于学习用功，工作积极，得到学校领导和老师的器重，我和另外4名同学幸运留校作为师资培养。这是我人生中的一个重要转折点。

我被分配从事的教学课程是微生物寄生虫学，一边在南城县人民医院和抚州地区人民医院检验科进修学习，一边带教病原学实验课。由于理论基础差，时刻盼望着有继续深造的机会。学校领导为了加强师资队伍建设，送我等8名青年教师到江西医学院72年级医疗专业插班学习，使我得到了一次极其重要的夯实医学基础、提高理论水平的机会。插班年级是"文革"后大学第一届学生，全年级只有300多名学生，学校安排了最好的教授授课，如解剖学袁龙庆教授，组织胚胎学高摄渊教授，生理学李子瑜、刘汉生教授，病理学温淦新教授，诊断学龙一道教授等。他们学识渊博，态度认真，授课生动，引人入胜，至今我仍记忆犹新。我十分珍惜这次学习良机，如饥似渴，争分夺秒，倍加努力。我与中国中医科学院针灸研究所所长朱兵教授是同班同学，两人志趣相投，互帮互学，共同进步，成绩名列前茅。江西医学院的理论学习，为我以后的医学道路打下了较坚实的西医学理论基础。

二、转道中医　痴迷岐黄之学

1975年上海中医学院（现上海中医药大学，下同）在江西抚州地区招收一名学生，报名者众多，经层层推荐和文化考试，我幸运地被录取，从此开始了人生的中医之路。走进繁华的大上海，走进上海中医学院，就是走进了中医药学知识的殿堂。我立志奋发图强学好中医学本领，报答党和人民的培养。我已有一定的西医学基础，所以能全身心地投入到中医药知识的学习。第一门中医课程《中医基础学》是由柯雪帆、沈庆法、钱承辉教授等名师主讲，他们博古通今，学验俱丰，讲课深入浅出，理论联系实际，把枯燥的中医理论演绎得生动活泼，津津有味，使我感受到了中医药学的无穷趣味、博大精深，自此我逐渐地爱上了中医。凌耀星教授的《内经》，金寿山、殷品之教授的《金匮要略》，柯雪帆教授的《伤寒论》，沈庆法教授的《温病学》，张伯纳教授的《方剂学》，路一平教授的《中药学》，段逸山教授的《医古文》，各具特色，精彩纷呈，使我终生受益。后来有不少人问我，作为一名学西医的人是怎样迷恋上中医的，我说，首先要感谢这些名师们，是他们无以伦比的精彩讲授把我吸引进入了中医金色大厅。学校教学改革的重要措施是把理论学习与临床实践密切结合，从第一学期开始，每周二下午到附属曙光医院见习。我们5人小组，固定侍诊于程万里老中医。程老年逾古稀，一边诊治疾病，一边示教讲解，把课堂理论与临床实际融合在一起，使我们体会亲切，记忆深刻，进步较快。第二学年进入临床课学习阶段，我们搬至曙光医院，吃住在医院，课堂就在病房，临床课程的课堂讲授和实际示教密切结合。严世芸教授、吴汝香教授、郑平东教授、余志丁教授、王灵台教授、王左教授、孙曙光教授等是我们临床课的主讲老师，他们学贯中西，学验丰厚，临证讲授，言传身教，教学效果甚佳。三年级我又被分配在曙光医院实习，再一次得到临床学习良机。一年时间里，我几乎每天从早上7点到晚上10点泡在病房里，写病历，做治疗，听会诊。凡全院各科室有了罕见病种或疑难病人，我都会去查看病人和阅读病历。医院经常召开疑难病案讨论会，请来上海市中西医名家会诊，他们渊博的医学知识、丰富的临床经验、高超的诊断水平、睿智的临证思辨，令我折服仰慕。除病房工作外，我时常抽空去专家门诊跟老中医侍诊抄方，当时诊室不安排保洁人员，我常常提前去扫地擦桌子，所以得到老师们的偏爱。我曾跟内科大家张伯臾、脾胃专家张羹梅、血液病专家吴汝香、皮肤病专家石光海、妇科专家庞泮池、针灸专家马瑞寅等著名中医抄方，他们学养深厚，各具特长，让我受益良多。张羹梅老先生以治疗脾胃病闻名沪上，其代表方"健脾汤""养胃汤"应用广泛，疗效确切，对我后来应用衡法治疗脾胃病产生了重要的学术影响。

由于理论与实践密切结合的教学模式，使我的临床能力有了较明显提高，在校学习期间，我曾独立治愈了几例疑难病人。1976年5月，我们班到南汇县下沙镇医院开门办学，西医内科主任的母亲陈某，71岁，大便闭塞20余日，不进食，住院先采用西医诸法治疗，大便不解，又请门诊中医会诊，采用通里泻下、行气导滞、润肠通便等法也未能见效。我和另外两位同学正在内科病房学习，家属请我们帮助看看。诊时见患者形体消瘦，大肉尽脱，面色萎黄，神疲懒言，声低息微，心悸，咳嗽痰多，头晕目花，自汗，口淡，不思进食，稍食则脘腹胀满不适；小便频繁，右下肢浮肿，按之没指；舌质淡，舌体胖有齿印，苔薄白，脉沉细无力。我们运用学到的辨证知识分析后判断患者非腑实之证，故不可下。因年逾古稀，五脏衰竭，肺虚则少气自汗，心虚则心悸脉细，肝虚则头晕目花，脾虚则纳少体瘦，肾虚则尿频脚肿。脾为后天之本，气血生化之源，脾失健运，脏气衰弱，腑气失于推动；肾为先天之本，元气之根，肾本亏虚，脏腑失去鼓舞。本证为脾肾虚衰，阳气不足，腑气失运，因虚而致闭。治宜塞因塞用。拟健脾益气，补肾助阳，扶正助运，用黄芪汤加味。试拟处方：黄芪15g，陈皮6g，白术15g，党参15g，茯苓12g，淫羊藿15g，肉苁蓉12g，当归12g，何首乌15g，瓜蒌皮10g，桔梗6g。家属先取1剂试试，病人服药后2小时即有便意，又过20分钟后解出细条状黄色软便，顿觉脘腹及周身舒适，要求进食，随即进米粥一小碗。服第2剂后纳食增进，精神见振。服第3剂大便如常，出院调理。大一学生3剂中药治愈了科主任母亲的重病，一时在医院传为佳话。此案让我初步领略了中医药的神奇功效，坚信辨证论治是中医药疗效的法宝，也使我更加热爱中医，刻苦钻研中医。1976年暑期我回老家休假，一位乡邻陈姓老妪，患急性菌痢，大便脓血，量少秽臭，下腹阵痛，里急后重。乡卫生院用土霉素、氯霉素等药治疗无效，又服白头翁、铁苋、马齿苋等草药也未见效果，请我给试治。诊时大便一日达30余次，频繁临厕，直至坐于马桶不起，痛苦难忍。舌质红，苔黄腻，脉滑数，按腹部坚满拒按。我判断此为阳明腑实、热结旁流，病机是秽浊湿热之邪壅滞肠中，气血凝滞，传导失司。治宜反治法，通因通用，泻下通腑，荡涤污浊。药用生大黄10g（后下），厚朴10g，枳实10g，白头翁30g，黄柏10g，木香6g，黄连须10g，2剂。服药2个半小时后，解水样大便2次，量多秽臭难闻，泻后腹痛、里急顿减，大便次数减少至一日3次。服第2剂后，大便已趋正常，纳食增进，诸症皆除。又有一位中年转业军人，在部队开始患有十二指肠溃疡，十几年反复发作，曾多次出血，常年胃痛吐酸，中西医久治不愈，形体消瘦，劳动力差，是乡里有名的"老胃病"，他找我帮助治疗，通过四诊合参，辨证为"脾胃虚寒兼血瘀阻络"，用黄芪建中汤合失笑散、乌贝散加减，药后疼痛大减，吐酸停止。以上方加减治疗一个月后，症状完全消失，体重增加，体力增强，痼疾痊愈，至今40年未复发。以上两个病例在乡里广泛传播，从此我也以擅长治胃肠病而在老家有了名气。

三、脚踏实地　积累临证经验

1978年7月，我以优异成绩毕业。毕业典礼时王左老师问我毕业后有什么目标，我脱口而出："要做一位教授。"在"文革"刚结束的年代，做教授简直是痴心妄想，但这就是我的人生梦，是为之奋斗的终生大目标。我原工作单位江西抚州卫校已升格为江西医学院抚州分院（大专），学校正在四处招聘人才，学校领导召唤我回赣工作，我毅然放弃留校工作的机会，踏上了报效家乡的新历程。回校到岗两个月后，我就担任了78年级大专医疗班（西医）的中医课程主讲。这是学校升格后招收的第一届大学生，大多来自农村和工厂，年龄相差悬殊，求知欲望强烈，学习用功刻苦。我以自己学到的中西医知识和亲身临证体验为学生们讲授《中医基础学》，深入浅出，中西互参，引起他们极大的兴趣，听讲专心，讨论积极，课堂活跃。我的教学获得广大学生的好评，许多学生从此爱上了中医，有的毕业后热衷于中西医结合工作。这是我重新任教后的首次收获。

为了坚持中医临床实践，我教学之余，每星期四个半天到抚州地区人民医院中医科上班，充分利用这一临床机会，摸索积累临床治疗经验。虽然年青，但我认真为每一个病人诊疗，取得了不错的疗效，求治的病人也不断增多。我通过临床观察研究，探讨植物神经功能紊乱的疾病如高血压、低血压、心动过速、心动过缓、十二指肠溃痿等病的中医辨证分型，用一年时间完成了论文《从阴阳学说探讨植物神经功能的初步认识》，约 8000 字，从生理、病理、药理、病证诸多方面论证"交感神经功能类似于阳，副交感神经功能类似于阴"的观点，论文发表于 1980 年《抚州医药》，这是我人生中发表的第一篇学术论文，心里特别高兴。

　　1981 年学校建起了附属医院，并设立了中医病房，当时的中医师习惯于门诊，我自告奋勇去做住院医生。当时中医病房收治的都是一些久治不愈的慢性疑难病证，治疗非常困难，但给了我探索、求新的实践机会。我"勤求古训，博采众方"，从古今医著医案中寻找方法和经验，采用内治、外治、针灸和情志疗法等综合治疗，常常取得较好的疗效。有一位周姓女性青年患者，起病因于夜间恶梦吐血盈盆，醒后怀疑自己患了重病，恐惧万分，神志恍惚，家人以为是鬼神所作，请巫婆作法驱邪病情反增，曾到多家医院住院治疗不效，转我院中医病房治疗。诊时精神萎靡，表情呆滞，对答迟钝，不吃不喝，嗳气恶心，彻夜不眠，各项检查均无异常。中西医各种方法治疗效果不显，又多次请中西名医会诊，仍病情如故，患者家属买好车票准备转省级医院治疗。临行前一天下午我急中生智，"心病要用心药治"，决定应用情志疗法做最后一试。患者坚信自己患有恶性重病，认为家人及医生都在隐瞒病情，心理纠结无法解脱，于是我在查房时有意将《内科学》教材丢失在病房内，嘱咐患者丈夫拾取后让其翻阅。患者在丈夫的引导下认真阅读"神经官能症"一章，她将自身的症状与书本一一对照后，确认自己患的是神经官能症而无恶疾，顿时精神振作，激动不已，要吃要喝，入夜安睡，次日春风满面，四处致谢，形如常人，第三天鸣放鞭炮出院，一时传为院内佳话。这一病案对我学术发展影响颇大，由此推崇《内经》"一曰治神"的治疗思想。医院的西医科室病人常常需要中医药治疗，多数是请老先生会诊，我虽只是而立之年，但也有一些西医请我为他们的病人会诊，让我获得一次次提高的机会。神经内科张兰亭主任是 20 世纪 50 年代上海第一医学院的高材生，精通于神经内科疾病的诊断，但对此类疾病西医的治疗手段和药物却很缺乏，时常是束手无策。他常常把诊断明确的病人介绍给我治疗，我认真为每个病人辨证论治，时常取得他预想不到的疗效，从此他也很相信中医。后来被提拔当了校长，十分重视中医工作，晚年患了晚期胃癌也是请我为他治疗，寿命得以延长。

　　医院里最不相信中医的是外科医生，我治愈了他们放弃治疗的一位"癃闭"危重病人，从而改变了他们对中医的认识。有一位李姓六旬老妪，因患"急性阻塞性化脓性胆管炎"于 1981 年 10 月在省城某医院手术治疗，术后两周解鲜红色血尿，半月后不能自行排尿，西医药治疗无效，完全依靠导尿。膀胱造影考虑为"膀胱肿瘤"，而转来我院外科手术。1982 年元月 8 日施行剖腹探查，术中并未发现占位性病变，只见膀胱壁明显变薄（约 4mm），容量明显增大，无肌张力，行膀胱造瘘后缝合，诊断为"重度神经原性膀胱麻痹"。因采用各种西医方法均不能自行排尿，只好放弃西医药，转给中医治疗。之前的中医曾用清利湿热、补中益气、养阴清热、疏泄气机等法，全身状况有所好转，但癃闭如故。我诊时所见：尿闭两月余，小腹膨隆，毫无尿意，造瘘导管排尿，尿黄而浊，倦怠乏力，心烦寐差，形体肥胖。舌质红绛，苔光如镜，脉细弦。辨证为湿热蕴阻下焦，膀胱气化失司，久病气阴虚衰。但前医已用了清利湿热、益气养阴之方均无效。我学习古人经验，改用李时珍《本草纲目》中的验方倒换散：大黄粉 6g，荆芥粉 6g，研末温开水吞服，1 日 2 次。药后病人大便水样，日泻 10 余次，不能自禁，衣被皆污染，家属怨声不断。但患者自诉小腹阵阵缩动，尿意频频，时时欲解小便，但不能排出，此为癃闭欲解之佳兆。《灵枢·口问》云："中气不足，溲便为之变。"考虑患者年近花甲，久病体损，脾胃虚弱，气阴亏耗，膀胱气化无力，乃嘱患者继续服倒换散，量减半，同时服用加减春泽汤：生晒参 12g，炙黄芪 40g，炒白术 12g，泽泻 10g，乌药 12g，枳壳 12g，每日 1 剂。药后腹泻渐止，精神转佳，尿意频频，第 6 天小便自行排出，三月顽疾终于得除，家属感激万分，赠送锦旗以表谢意。西医外科医生们由衷信服中医的确切疗效，此后有了难治性病证，常常请我帮助治疗。此病案曾发表于《上海中医药杂志》1985 第 10 期。通过此病例治疗，使我更坚信中医药学是个伟大宝库，应当努力发掘和加以利用。

1980 年抚州地区卫生局首次全面开展医护人员职称评审工作，因我较系统学习了中医和西医，被借调到卫生局职称晋升办公室负责考务工作，半年后由于工作出色，局长办公会决定调我到卫生局医政科工作，局领导征求意见时被我一口谢绝，领导非常不解，这可是许多年青人盼求的岗位。我的回答是："人各有所志，让我下放到乡下去，我也要做医生。"这是我第一次坚守中医。1981 年 5 月学校党委书记找我谈话，拟调我任学校党委办公室负责人，同样被我婉言谢绝。做一个好医生，献身中医事业是我终生坚贞不移的人生目标。

四、探本溯源　深究四部经典

读经典是中医成才的必由之路。1983 年 3 月我又一次得到了继续深造的良机，参加中国中医研究院中医基础理论高级研修班，学习的主要内容是中医四部经典。该班班主任和副班主任是著名中医学家方药中教授和王琦教授，他们也是《内经》和《伤寒论》的主讲。国家顶尖中医大家刘渡舟、董建华、印会河、时振声、焦树德、祝谌予、程士德、陆广莘、刘长林、侯灿、王洪图、何绍奇、杨力等教授都为我们做了精彩的讲授。大师们素养深厚，理论渊博，医术精湛，经验丰富，融古汇今，德医双馨，对我产生了刻骨铭心的学术影响，尤其是王琦教授主讲的《内经》《伤寒论》和《中医体质学说》对我的学术发展起着重要的引导作用。在一年的时间里，我静心研读了《内经》和《伤寒论》。《内经》是中医学理论的渊源，也是中医哲学智慧的源泉。我认认真真、一字一句通读了《素问》和《灵枢》，并把主要经文摘录分类成113类，既较全面掌握《内经》学术全貌，又为以后学术研究积累了资料。在通读的基础上，我对自己感兴趣的内容设专题研究，如脾营学说、脑神学说、精气学说、运气学说，我撰写了4篇《内经》研究论文，如《天寒衣薄则为溺与气之我见》《试论脾藏营》《脑为中心—五脏一体说》《从纬论精》，分别在《上海中医药杂志》《甘肃中医杂志》等杂志上发表。学好《内经》如"登泰山之巅，俯览群峰"，使我对中医理论有了较全面的认识，为以后中医古籍学习拓宽了思路，也为临证哲学思维的形成奠定了基础。后来我给学生主讲《内经》，把学习心得总结为48个字：爱恋《内经》，知难而进；通读全文，整体考察；重要经文，强记熟背；结合专业，选题精研；学以致用，指导临床；感悟发现，推陈出新。

张仲景的《伤寒杂病论》为中医辨证论治和临床医学的发展奠定了基础，对后世方剂学的发展产生了深远的影响。要做一个好中医，就必须学好张仲景的著作。《伤寒论》因年代久远，文辞简朴，理义精深，使人难以悟彻；注家四百有余，见仁见智，众说纷纭，让人望洋兴叹，莫衷一是。刘渡舟、时振声、王琦等伤寒大家精彩的讲演，深入浅出，纵横贯通，发皇古义，融会新知，运用自如，为我深入学习《伤寒论》指引了方向。《伤寒论》确定的辨证论治原则和理法方药诊疗体系，是中医临证的法宝。张仲景创立的经方，组方严谨，用药精当，疗效卓著。我通过读书、听讲、研讨、笔记，对《伤寒论》有了不少的学习心得和收获。总结学习体会有六点：一是读原著：反复阅读，领悟其义。二是背条文：重要经文，熟记于胸。三是质疑难：深入思考，释疑解难。四是做比较：经纬相贯，融会贯通。五是多临床：学以致用，临证体验。六是求新意：精研探索，发挥创新。我通过近一学年对中医经典著作的学习，进一步夯实了中医理论知识，为以后的中医临床、教学、科研打下了更加坚实的基础。

在中国中医研究院学习期间，我在《中国中西医结合杂志》1984年第4期发表了学术论文《细菌的革兰染色与中医病邪辨证关系的探讨》，提出"革兰阳性球菌为火热之邪，革兰阴性杆菌为湿热之邪"的观点。我在对大量临床报道的研究中发现，细菌的致病性与中医的病邪辨证之间存在一定的关联性，如金黄色葡萄球菌、乙型链球菌、肺炎双球菌等革兰阳性球菌引起的疾病均具有"火热"特点，而痢疾杆菌、伤寒杆菌、肠炎杆菌、大肠杆菌、霍乱弧菌、变形杆菌等革兰阴性杆菌引起的疾病均具有"湿热"特点。后来发现的幽门螺杆菌，也是革兰阴性杆菌，同样具有明显湿热之邪特征。这是我首次在国家级核心刊物上发表的论文，曾被上海中医药大学张瑾教授誉为20世纪80年代十项重要的温病学研究成果之一。

五、培桃育李　探索育人之路

1984年，我担任了中医班《中医基础理论》《内经》《中药学》《中医内科学》等课程的教学，并坚持每周4个半天的中医门诊。学校为加强科研工作成立了科研处，党委任命我为科研处负责人，我在再三推辞无效的情况下，提出不脱离教学与临床的条件，并得到了批准，从此走上了行政与业务双肩挑之路。我三十多年如一日，任凭行政工作多么沉重繁忙，也咬住临床医疗不放松，坚持每周3次以上的中医专家门诊。

为了振兴中医事业，加快中医药人才培养，1986年江西省政府决定成立抚州中医学校，我被任命为副校长，负责教学和医疗业务工作。7月20日成立领导班子，只给60亩坟地、50万元开办费，9月10日300名新生必须按时开学，人们都说是天方夜谭，完全不可能。在校党委和行政班子的坚强领导下，我们74名教职工发扬艰苦奋斗的抗大精神，克服困难，勤俭办学，租借军营作校舍，搭架竹棚当教室，仅仅50天的筹备，就按时迎新开了学，保质保量开了课。学校遵循"勤奋、创新、严谨、和谐"的八字校风，以培养人才质量为核心，锐意中医教学改革，学校得到全面、快速、健康发展，逐步跻身于全国同类学校的先进行列。1991年7月10日中央政治局委员兼国家教委主任李铁映、卫生部长陈敏章等到学校视察；1992年学校被评定为"国家中医药管理局重点中医学校"；2000年学校被国家教育部评定为"全国重点中专学校"，并更名为"江西省中医药学校"。2004年，学校升格为"江西中医药高等专科学校"，跨进了中医药高等教育的行列。18年的奋斗与发展，凝集了我的一份智慧和汗水。2004年10月，我被任命为江西中医药高等专科学校的首任校长。

做了校长，可以进行中医药人才培养的全面教育教学改革了。我广泛学习新中国成立以来中医药教育的有益经验，结合自己的亲身阅历，反复征求师生意见，依据学校四个专业群的科学定位，制定了学校中医药人才教学改革方案。①中医医疗专业群：以"岗位引领，能力本位，八路进军，突出技能"为改革思路，以"强化技能"为教学改革核心，推行八个系列的改革举措。②保健康复专业群：以"岗位为本，强化技能，工学交替，层层递进"为改革思路，以"工学交替"为教学改革核心，推行四台级、递进式"教、学、做一体化"改革举措。③药学专业群：以"工学结合，校企交融，资源共享，双赢发展"为改革思路，以"校企融合""双学、双证、双师、双建、双赢"为改革核心，推行股份合作、订单培养、科技开发、项目导向、顶岗实习等举措。④护理专业群：以"岗位引领，能力本位，六位一体，无缝对接"为改革思路，以"六位一体"为教学改革核心，达到"素质教育与职业特质对接，教学内容与岗位能力对接，中医特长与护理技能对接，师资团队与护教双栖对接，实训基地与职场环境对接，考试考核与职业标准对接"等新要求。

以中医学专业技能型人才培养为例，我们围绕岗位能力培养这一核心，开展了八个方面的系统性改革。①强化辨证论治教学：开设新课程《辨证论治学》，编写创新教材《辨证论治概要》，强化辨证论治技能训练，开设老中医辨证论治临床经验讲座。②强化临床技能训练与考核：依据各专业岗位技能要求，制定临床技能教学大纲、临床技能训练大纲、临床技能考核评分标准，强化临床技能的教学和考核。③推行连贯病案教学：将临床病案渗透和贯穿于从基础到临床所有中医课程教学之中，促使学生讨论、老师讲解、名医指点等密切结合。④实施台阶式病历书写训练：要求学生在不同阶段熟练掌握各类病历的书写。如一年级完成10份合格门诊病历；二年级完成10份专科住院病历；三年级（实习阶段）完成10份大病历。⑤反复临床见习：早临床，多临床，反复临床，从第一学期基础课开始课间见习，每门临床课程安排一周左右的集中见习，寒暑假回家乡基层医疗单位半个月的临床见习。⑥特色中医专科培养：学生大二第四学期时根据个人兴趣，每人报名参加一个中医专科班，如脾胃病专科班、妇科病专科班、皮肤病专科班、肛肠病专科班、针灸专科班、推拿专科班、中医美容专科班等，培养学生对中医特色专科兴趣，为毕业后专科发展打下基础。⑦建立优生导师指导制：择优选拔大二10%优秀学生，分专业由教授、副教授指导学习或临床带教。通过导师对优生的指导与带教，培养一批拔尖学生，激发学生的竞争意识，提高毕业生质量。⑧对接执业医生资格考试：对照全国助理执业医生及执业医生考试要求，对教学内容、教学方法、考试内容、考试方法进行改革，编写辅助教材，进行专门培训，改变考试方法，从而提高毕业生执业医生资格考试的通过率。在用人单位普遍反映中医大学生临床能力下降的情况下，我校通过上面八个方面的教学改革，学生的临床实践能力得到较明显的提高，受到实习单位和用人单位的广泛肯定，毕业生的执业医生资格考试通过率逐年上升。

六、融会贯通　采撷中医精华

我在从事行政管理的同时，始终坚持医疗业务工作不动摇。治疗的主要病种为消化系统疾病，曾治愈许多疑难病证，影响远近。有一位公司总经理，面黄肌瘦，纳少脘痞，在上海一家著名医院经胃镜和病理诊断为中重度萎缩性胃炎，无有效药物治疗，来我处就诊时痛哭流涕，悲观失望。我辨证为胃阴亏虚证，以润中调胃汤为主方，经过 3 个月中医治疗后病证均消除，纳食如常，体重增加，回原上海医院复查为"浅表性胃炎"。有一 5 个月婴儿，呕吐不止，在省城儿童医院胃镜检查为"糜烂性全胃炎"，住院半月罔效自动出院，前来请求中医治疗。我用经验方和中调胃汤加减，4 剂吐止，一旬痊愈。又有一位七十老妪，反复便血持续两月，在省医学院附属医院住院，胃镜肠镜等检查均未明确病因，疑似"小肠出血"，诸法治疗仍出血不止，身体衰竭，奄奄一息而自动出院，经人推荐来我处试治。我采用化瘀止血与益气摄血并进，半月血止，三个月康复，至今已九十高龄。不少晚期胃癌和肠癌患者，经过我精心治疗，病情得到控制，生命延长，有些至今已生存 10 年、20 年。由于疗效确切，求治病人日益增多，早上 7 时上班，下午 2、3 点下班，每天病人 100 号左右，最多时达 174 人。1999 年 10 月，我破格晋升为主任中医师。2001 年当选为首批江西省名中医，并遴选为江西省首批名老中医学术经验继承工作指导老师。2002 年、2008 年、2012 年遴选为全国第三、四、五批名老中医学术经验继承指导老师，共带教了 6 名传承人，他们都以优良成绩出师。其中陈建章、邓棋卫被评为优秀传承人，2013 年两人都被评为江西省名中医；葛来安取得师承博士学位。2006 年 5 月我获得全国五一劳动奖章和江西省先进工作者光荣称号。

做好一个临床医生，必须要具备扎实的中医基础理论，持之以恒的学习和积累使我的中医理论基础得到不断的夯实和提高。2000 年，我被卫生部中医药教育教材编写委员会遴选为全国中等中医药教育统编教材《中医基础学》主编。2004 年被人民卫生出版社遴选为全国高等中医药职业技术教育规划教材《中医基础理论》主编，此教材获"江西省高校优秀教材一等奖"。2005 年被中国高教出版社遴选为全国高等职业技术教育中西医结合专业规划教材《中医基础理论》主编。我主编的教材具有简明扼要、条理清晰、说理充分、易懂易记、理论联系临床等特点，率先将病案讨论法引进中医基础理论教学，使学生较早得到中医临床思维的训练。对中医基础理论中"精气学说""神与志""邪火"等难点做了新的归纳诠释。这三本教材经过十几年的运用，受到广大师生欢迎。我主持的《中医基础学》实验教学法"为全国首创，获江西省卫生厅科技创新一等奖，被列为全国医学继续教育项目，并写进了全国规划新教材。

辨证论治是中医学最突出的临床特色，也是中医临床疗效的保证。我侍诊过的诸多著名中医，都精通于辨证论治，故临床疗效显著。40多年的临床实践使我深刻地认识到，熟练掌握中医辨证论治本领，是一个临床中医最重要的基本功，所以我领导的教学改革核心就是辨证论治能力的培养。临床上的疾病种类繁杂，所表现的证候千变万化，错综复杂，但最基础证候只有一百多个，如果掌握了这些基础证型的辨别和论治，由其组合的复合证、夹杂证诊断治疗也就较容易了。传统的中医院校教材虽然也很重视证候，但其内容分散于《诊断学》和临床各科中，断断续续，零零碎碎，学生不能系统完整地掌握常见证候的辨证与论治全过程，影响了临床能力的培养。据此，我经过一年的努力，编写了《中医150证候辨证论治辑要》一书，以临床最常见的150个证候为命题，从概念、临床表现、辨证要点、成因、病机、发展与转归、疾病范围、类证鉴别、治法、主方、治疗要点、现代研究等十二个方面进行全面总结，并采用了表格方式归纳和表述。此书2003年由学苑出版社出版，因其简明扼要、条理清晰、图文并茂，出版后受到广大习医者喜爱，畅销全国，十几次重印，2005年被中央统战部评为优秀图书。2004年在此书基础上加以扩充，编写了高等中医药专科学校教材《辨证论治概要》，由人民卫生出版社出版发行，2006年获得"江西省高校优秀教材二等奖"。

在主编教材的过程中，我再次深入学习中医理论，增加了知识存量。如《中医基础理论》的编写是我重新学习、体会、领悟中医基本理论的过程，我再次深入学习了《内经》等古代著作和各家学说，及其当代各版本科、专科和中专教材，对中医理论中的难点、疑点和争论点进行了细致的考证，并有所感悟和发现，使自己的中医基础理论知识得到进一步夯实。我在编写教材《辨证论治概要》过程中，查阅了大量古今文献，辨析归纳，分门别类，去伪存真，融汇贯通，使我对常见证候的病因病机、证候辨识、类证鉴别、用方用药等有了更深入理解和全面掌握，为临床辨证论治能力的提高起到重要的促进作用。

七、推陈出新　发挥脾胃学说

2008年5月，我调任江西中医学院副院长。我仍然坚持每周到江西省中医院国医堂专家门诊3个半天，岐黄书院教学门诊半天。虽然新到南昌市工作，但由于临床疗效明显，一年左右病人就多了起来，树立了新的社会影响。2009年被江西中医学院聘任为硕士生导师，2012年被南京中医药大学聘任为师承博士生导师，2013年被江西中医药大学聘任为博士生导师，同年被中国中医科学院聘任为首批中医药传承博士后合作导师。2013年当选为中华中医药学会脾胃病专业委员会副主任委员。2014年国家中医药管理局批准成立"何晓晖名医工作室"。

由于担任副职，我的行政工作任务比较轻松，已有了较充裕的时间静下心来研究学术问题了。40多年的中医临床、教学实践，我对中医理论有了不少的领悟和理解，尤其是对脾胃的生理病理及辨证治疗有了新的认识，在治疗脾胃病方面也积累了一些新经验。历代医家对脾胃的生理认识内容丰富，论说纷纭，我在学习前人学术经验的基础上，结合长期的临床实践体验，从中医理论深入探讨了从口至肛门各个消化器官的生理特征，如唇与脏腑的生理联系，食管的生理特性，胃质、肠质的类型，胃肠五窍与脾胃的关系、胆的生理特性等。在传统"脾主运化"的认识上深入研究了脾的生化、贮能、转化、产能功能，探讨了脾失运化对代谢性疾病的病理影响，并从脾论治代谢综合征提出了个人新见解。在长期的临床实践中，我逐步形成了"中西医优势互补"的医学观念、"辨病、辨证、辨体、辨时四辨一体"的诊疗模式、"衡"法为主的治疗方法、"治胃先治神"的临证思维，"经方时方新方并用"的方药应用等等，形成了具有个人特点的脾胃病治疗特色，并创制了常见脾胃病治疗的系列新方。2012年我独著的《脾胃病临证新探新识新方》一书由人民卫生出版社出版，该书全面叙述了我对脾胃病的学术见解和治疗经验。

八、承前启后　传承旴江医学

抚河古称"旴江"，是江西第二条大河，贯穿于赣东、赣中十六个县市。旴江流域，历代名人辈出，数以百计闻名于世的岐黄翘楚诞生成长于此，形成了一支人物众多、著作宏富、影响深远、光耀夺目的医学群体，曾为中华医学史写下了许多可圈可点、光辉灿烂的篇章。20世纪80年代，江西中医学院杨卓寅教授将旴江流域医学群体命名为"旴江医学"，开旴江医学研究之先河。我早在抚州工作期间就是杨先生领导的研究小组成员，完成了"赣东名医研究""旴江医学形成因素研究"两个课题，1989年主编了《赣东名医·李元馨》《赣东名医·第二集》两部著作，1999年在《中华医史杂志》发表了"旴江医学形成因素的探讨"一文，在医史界产生了较大的学术影响。1998年杨卓寅教授在逝世前两个月亲笔书信嘱咐我一定要把旴江医学研究工作继续下去，让这一地方医学瑰宝得以传承和发扬。我生长在抚河流域，工作在抚河流域，与这块土地凝结了深厚的感情，前辈的重托，我牢牢铭记在心，责无旁贷，不辱使命。2004年我任江西中医药高等专科学校校长后，把旴江医学研究列为学校科研工作的重点，并创建了建昌帮饮片厂。2008年我调至江西中医药大学工作，仍十分关注旴江医学和建昌帮中药炮制工艺的传承。

党的"十八大"以来，传统中医药学受到党和政府的高度重视，地方医学的挖掘研究方兴未艾，江西中医药大学党委十分重视旴江医学的研究，2013年10月成立了"旴江医学研究会"，聚集了一百多名老中青中医药研究者。我刚从学校领导岗位退下来，被推选为研究会常务副会长，主持旴江医学研究工作，我幸运地获得为旴江医学研究再立新功的机会。我带领研究人员深入到抚河流域各县市考察走访，求索孕育旴江医学的人文底蕴，考证旴江主要医家的成才轨迹。研究会组织编写了《旴江医学研究丛书》五部著作，全面总结旴江医学的学术成就。协助《江西中医药》和《江西中医药大学学报》杂志开设了"旴江医学"专栏，4年中共发表相关论文近百篇；创办了会刊《旴江医学研究论文集》，4期共发表论文近200篇。我主持的江西省科技厅课题《旴江医学整理和发掘技术研究》，内容丰富，已全面完成并验收。4年中我设立专题对旴江医学的学术特征和旴江医家的成才规律进行了较深入的研讨，撰写发表了《传承创新是旴江医学最鲜明的特征》《旴江名医成长规律探讨》《旴江医家医学教育思想探析》《旴江医家医德风范赏析》等连载论文；我也结合个人专业探讨和总结了旴江主要医家的脾胃病学术思想，撰写发表了《旴江医家脾胃学术思想述略》《旴江医家对脾胃学说的传承与发挥》等论文，并将前贤们的学术经验应用于临床以提高疗效。令人可喜的是在几位老教授的带领下，一批中青年学者积极投身于旴江医学的研究，涌现了一批地方医学研究的后起之秀，后浪推前浪的学术氛围正在形成。我坚信在党的中医政策照耀下，旴江医学将薪火相传，弘扬光大，造福人类健康。

我从医46年了，在成长的过程中得到党和人民的不断培养，得到诸多老师的指引和教导，也得到同事和学生们的支持和帮助，我将永远铭记和感恩。

回顾我的中医成长之路，体会最深的有以下七点：

（1）坚定中医信念是中医成长的立业之基。中医人必须有一颗中医心，热爱中医，坚信中医，迷恋中医，为中医事业而精勤不倦、奋斗不止。有了坚定的中医心，才能成长为一位好中医。

（2）培养优良医德是中医成长的立身之本。"仁心""仁人""仁术"是中医传统医德的三大要素，大医精诚，只有"心存仁义之心"的"仁爱之人"，才能将医学变成济世救人的"仁术"，才能成为"大医"。"自强不息，厚德载物"是我一生的座右铭，"自强不息"激励我做事，"厚德载物"养育我做人。

（3）终生勤奋刻苦是中医成长的力量之源。医学广博深奥，道路崎岖，"书山有路勤为径，医海无边苦作舟"。勤能补拙，天道酬勤；勤能助智，业精于勤。要学好医、业好医就必须刻苦一辈子，勤奋一辈子。天资、勤奋、机遇三者是一个人成才缺一不可的三大要素，而机遇只会赐给勤奋之人。

（4）熟读中医古典是中医成长的必由之路。四部中医经典著作是中医理论和学术的源泉，历代各家学说博大精深。深究经典，博览群书，广采众长，师古而不泥古，传承加以创新，才能学有渊源，登高望远。

（5）坚持临床实践是中医成长的坚实之道。早临床，多临床，持之以恒坚持临床。临床出真知，临床出经验，在临床中学习，在临床中积累，在临床中发现，在临床中培养一技之长。

（6）广泛学习名师是中医成长的快捷之径。名医们学识渊博，经验丰富，学习名医著作，目睹名医临证，聆听名医教导，分享名医经验，则进步和成长更顺更快。三人之行必有我师，虚心向同行学习，做到老，学到老，终生学习不止步。

（7）探索、发现、创新是中医成长的登高之梯。学习古人是为了今天应用，学习他人是为了提高自己。要在继承前人学术经验基础上，大胆探求，不断总结，善于发现，勇敢创新，才能有所成就，才能立言立功。

正篇

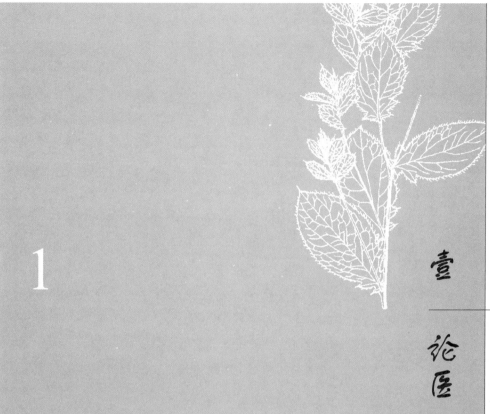

1

壹

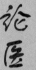

论医

一、中医心

1984年春节文艺晚会，张明敏的一首"我的中国心"激励了全球华人的爱国之情。"洋装虽然穿在身，我心依然是中国心，我的祖先早已把我的一切烙上中国印。"由于有了中国心、中国印，不论生活在哪里，生活在哪时，永远都是中国人。

同样，作为一个中医人，就必须要有中医心。有了中医心，不论时代如何变迁，永远都是中医人。

中医是中华民族优秀文化的瑰宝，在中国古代哲学思想的影响和指导下，通过长期医疗实践及学科之间的相互渗透，逐步形成并发展成为独特的医学体系，为中国人民的健康事业和中华民族的繁衍昌盛做出了巨大贡献。今天，中医药学正焕发出新的光彩，走向全球为世界人民的健康事业做出新的贡献。

现代科技的突飞猛进，西医西药的强劲挤压，市场经济的诱惑影响，人们习俗的变迁转型，历史悠久的中医药学也面临着严峻的时代挑战，中医医疗机构及中医药人员在这种与之不融洽、不和谐的文化大环境中，难以把握发展的方向，中医学术存在着严重的扭曲变形。不少的中医院大门竖的是中医院牌子，房子盖的是琉璃瓦顶子，墙上挂的是张仲景像架子，但是医院的治疗手段和经济收入主要靠的是西医西药，具有中医特色的治疗科室和技术寥寥无几，中医药的许多疗效突出、费用低廉的治疗技术没有得到充分的发挥，这种名中实西的现象不能不令人担忧。中医院里的许多中青年医生拿的是中医院校的毕业证，获得的是执业中医师资格证，晋升的是中医职称，但临床上诊断全依赖于现代仪器检查，宝贵的传统诊察手段如切脉察舌等已被忽略；治疗方法主体是西医西药，中医药只成了辅助手段或应付检查的幌子。在中医学术交流和病案讨论中，满嘴都是西医的病理药理，中医理论只成了可有可无的调料。不少中医博士、硕士研究生论文答辩，基本上都是西医的词汇术语。更有甚者，中医大学里的个别老师在课堂上大肆贬低中医中药，自己学不好中医却反过来说中医无疗效、不科学，严重挫伤了学生学习中医的积极性。

这种现象的产生，既有社会大环境的影响，更有中医自身的内在原因。西医有优势病种，中医也有优势病种，有许多疾病西医治疗困难甚至束手无策，中医却有很好的方法和疗效，中医院和西医院要各具特长，凸显特色。中医院就是要发扬中医药的特色，用中医药特色治疗来解决百姓的疾苦，国内不少中医院已经获得非常成功的经验。中医院不仅仅要有华丽的中医药文化外表，更要有鲜明的中医特色内涵。中医院是否能办出中医特色，关键是院长，院长要有中医情怀，胸中装的是中医心而不是西医心。如一个中医院院长没有中医心，怎能带领全体人员创建具有中医特色的中医院呢？当今中医教育也存在问题，我们的新生满怀对中医的热爱和憧憬报考中医药院校，但经过几年的学习后反而对中医没有了信心，没有感情，而是热衷迷恋于西医，胸中怀的不是中医心，而是西医心！没有中医心，不仅不能成为中医的接班人，反而会成为中医的掘墓人！发展中医药事业，人才培养是关键；培养中医人才，培育中医人的中医心是关键！

什么是中医心？中医心就是一颗痴爱中医、追梦中医、坚守中医的赤子之心，即"心恋中医，根扎中医，献身中医"。心恋中医，即热爱中医，坚信中医，迷恋中医，以学习中医和从业中医为自豪。根扎中医，即厚积中华文化学养，夯实中医基础理论，熟读中医经典著作，不断在博大精深的中医理论宝藏中吸取智慧和营养。献身中医，即志存高远，脚踏实地，百折不挠，追逐中医梦想，争做名中医，誓为中医药事业的振兴而奋斗终生。

何晓晖教授认为中医心有三大特征，即以中医思维为主导、以中医理论为主体、以中医方法为主治。

以中医思维为主导，就是学习中医、应用中医、研究中医，必须以中医哲学思想为指导，牢牢树立整体观、辩证观、恒动观。哲学思维是中医的灵魂，是中医的竞争优势，丢了中医思维，中医就失去了光彩，没有了灵魂。中医思维内容丰富，如中医生命观：人为贵、天人相应、阴平阳秘、五脏一体、气血正平、形神相依、精为身本、胃气为本等；中医疾病观：正气为本、两虚相得、病生过用、失和为邪、不通则痛、百病生于气等；中医治疗观：整体论治、法天则地、治病求本、以人为本、标本先后、治求中和、以平为期、因人制宜、因势利导、一曰治神、既病防变等；中医养生观：不治已病治未病、道法自然、调神为先、形神兼养、动静结合、贵为中和、护中惜精等。这些哲学思想在临床上具有普遍的指导意义。

以中医理论为主体，就是分析疾病的病因、病机、治疗、转归，要以中医理论为主要的说理依据，上下五千年沉积的阴阳学说、五行学说、精气学说、藏象学说、病因学说、病机学说和治疗学说等博大精深，形成了较完整的科学理论体系，能较透彻地诠释人体的生命现象。现代医学的认识，是中医认识生命和疾病的重要参考，但应是西为中用，中主西辅，绝不可本末倒置、以西代中。

以中医方法为主治，就是作为一名中医，必须以中医方法为主要手段来诊断治疗疾病。中国医药学是一个伟大的宝库，治疗手段繁多，临床经验丰富，药物种类千万，名方验方无数，对许多疾病具有独特的疗效。应坚信中医疗效，自信自强，勇于探索，不断锤炼、提高防治疾病的真本领，发扬光大中医治疗优势。对于一些急性疾病和特殊疾病，也可以借用西医的手段和药物治疗，但决不可主次颠倒，西主中次。

时代变化，进入现代社会；气候变化，风雨寒暑变易；人体变化，体质发生演变；知识变化，科技突飞猛进；手段变化，进入数字时代；临床变化，实验检查充斥；药物变化，西药成药涌现。中医作为一门生命科学，必须与时俱进，适应时代变迁，兼容并蓄，推陈出新，创新发展，为人类健康做出新贡献。但发展不能离宗，成长不要忘本，中医理论内涵和文化特征不能变。中医要不离宗不忘本，中医人就要有"中医心"，如果中医心不变，就能将根牢牢深扎于博大精深的中医土壤之中，以不变应万变，保持特色，发扬优势，永远屹立于世界医学之林。

中医人胸中要装有中医心，中医心的内涵是什么？何晓晖教授用十个心字加以概括，即仁心、痴心、信心、雄心、专心、恒心、静心、虚心、慧心、匠心。

仁心：仁心即善心、爱心、菩萨心、同情心、好心肠。"仁心""仁人""仁术"是中医传统医德的三大要素，有了"仁爱之人"，才能将医学真正变成济世救人的"仁术"，才能成为"大医"。要做一个好医生，首先要做一个好人，心存仁义，富有同情心，如孙思邈《大医精诚》所说："凡大医治病，必当安神定志，无欲无求，先发大慈恻隐之心，誓愿普救含灵之苦。"铸就一颗仁爱之心，是学医从医的道德基础。

痴心：痴心即爱好而至入迷。兴趣是最好的老师，学中医必须爱中医，一般的爱不行，要爱到入迷，"历经苦难痴心不改"，百折不挠，至死不悔。痴心于中医药学，聚精会神，专心致志。中医著作博大宏富，古朴深奥，难读难懂，难学难精。故学习中医三心二意不行，朝三暮四不行，必须全心全意地学习，专心致志地钻研，聚精会神地实践，日积月累才有成效。何晓晖教授先是学西医的，对中医从不爱到爱，从爱到痴，所以才能学有所获，学有所悟，学有所成。

信心：信心就是对中医科学性和中医疗效的坚定信念。现在一些年轻中医缺乏对中医疗效的信心，自己没有学习掌握好中医辨证论治的本领，临床疗效不理想，却不去检讨自身的差距，反认为中医没有用，丧失对中医的信心，从而把主要精力转向钻研西医，临床治病以西医西药方法为主。如何才能坚定对中医的信心呢？关键还是多临床，多实践，一是去拜名中医为师，他们的神奇疗效会让你肃然起敬，信心倍增；二是要亲身去临证探索，在大海中学习游泳，在实践中不断学习，积累经验，提高疗效，增强信心。信心比黄金还重要，坚信中医才能热爱中医，迷恋中医，献身中医。

雄心：雄心即远大理想。《左传》云："太上立德，其次立功，其次立言，是谓之三不朽。"古往今来有抱负的读书人都将"立德、立功、立言"作为最高人生理想。"有志者事竟成"，学中医就要雄心勃勃，志存高远，立志做一个名中医，把救死扶伤作为终生追求的目标，实现为人类健康建功立业的远大梦想。有理想才会有动力，有动力才能不懈努力，不断进步。

恒心：恒心即持久不变的意志。只有雄心远远不够，千里之行，始于足下，既要志存高远，更要脚踏实地。做好中医，需要长期的知识积累和经验总结，久炼才能成钢。中医具有成才慢的特点，年轻的中医，会常常遭遇疗效差、受冷落，甚至长年坐冷板凳的尴尬，多少人经不起此阶段的考验，悲观失望，半途而废，或改变行业，或转向西医，甚至对中医产生偏见。"世上无难事，只要有恒心"，持之以恒方能走出困境，"柳暗花明又一村"。

静心：静心即平静、安静的心态。有人说医生是苦行僧，从某方面反映了医生"甘于寂寞"的工作特点。当今外部世界五彩缤纷，吃喝玩乐引诱迷人，年轻人不甘寂寞，易于浮躁，急于求成，这样的大环境不利于年轻人专心致志学习中医。宁静致远，习医者要加强性情修养，"高下不相慕"，荣辱不惊，财色不惑，保持平和平静的心理状态。

虚心：虚心即谦虚好学、心胸宽广。孔子曰"学而不厌""三人之行必有我师"，张仲景"勤求古训，博采众方"，终成一代医圣；李时珍"渔猎群书，搜罗百氏"，终著成《本草纲目》。今有青年医生"读方三年，便谓天下无病可治"，骄傲自满；也有一些人心胸狭窄，自我炫耀，嫉妒同行，如孙思邈在《大医精诚》中批评的"道说是非，议论人物，炫耀声名，訾毁诸医，自矜己德，偶然治差一病，则昂头戴面，而有自许之貌，谓天下无双，此医人之膏肓也"。学无止境，做到老，学到老，谦虚才能进步。谦和辞让，虚怀若谷，敬重同行，是一个好医生必备的精神风貌。

慧心：即智慧、聪慧，悟性高。古人云："医者意也。""非聪明达理不可任也。"中医经典文字古朴，深邃玄奥；后世著作汗牛充栋，众说纷纭；临床病证错综复杂，变化莫测；用方用药千变万化，机圆法活。没有聪慧，没有悟性，是难以领悟和掌握的。"勤能补拙是良训，一分辛苦一分才""读书破万卷，下笔如有神"，通过刻苦学习，反复实践，积累知识，一定会变得有智慧，有悟性。有了慧心就会有慧眼，许多名医大师临证独具慧眼，出奇制胜，起死回生，就是慧心使然。

匠心：即灵巧、巧妙，具有创造性的构思。创造是人类的最高智慧，中医药是中华民族世世代代不断创新发展的结果。张仲景独具匠心创立六经辨证，奠定了外感热病辨证论治的基础；叶天士匠心独运创立卫气营血辨证，确立了温热病的诊治原则和方法。中医要生存就必须与时俱进，不断进步与发展。要发展就必须不断创新，创新包括理论创新、技术创新和药物创新。我们要在继承前人学术财富的基础上，大胆探求，大胆实践，大胆创新，创造出造福于人类的新理论、新技术和新药物。

何晓晖教授从医 40 多年，感悟最深刻的一句话是：中医人要有中医心，有了中医心，就能以不变应万变，在时代的大变迁中，继承传承中医药，发展发扬中医药，使伟大的中医学薪火相传，造福人类！

二、道无终极　学无止境

医学救死扶伤，性命所托，苍生所系。中医药学博大精深，千年传承，守护中华民族生生不息、繁衍昌盛。习医之人，精勤不倦，学无止境；从医之路，艰巨深远，道无终极。何晓晖教授虚心好学，勤求博采，经典为源，百家为流，古今融会，中西贯通，兼收并蓄，执善而从，实践求索，发现创新，逐渐形成了独特的脾胃病学术思想，积累了丰富的脾胃病治疗经验。在此对其学术思想的形成做一探析：

（一）宗尚岐黄　探本溯源

《内经》是"医学之宗"，为中医理论的渊源，也是脾胃学说的学术源泉，脾胃的生理病理、病因病机、治则治法悉蕴其中。何晓晖教授常说，要学好中医首先要学好《内经》，要学好中医脾胃学说，也要先从《内经》开始，全面掌握《内经》的脾胃理论，如登泰山之巅俯览群峰，为研究后世的脾胃学说发展、发扬脾胃理论和创新脾胃病治疗方法打下坚实的基础。

《内经》中脾胃理论丰富，何晓晖教授全面系统学习《内经》，将其经文分门别类，并对脾胃相关内容进行了系统性整理，把论述脾胃的近三百条经文分为脾胃阴阳五行、脾胃解剖、脾胃生理、脾胃病病因、脾胃病病机、脾胃病诊断、脾胃病证、脾胃病防治八大类，以便学习、研究和教学。何晓晖教授潜心于《内经》脾胃理论研究几十年，在领悟中勇于探索和善于发现，对脾胃生理病理、诊断治疗形成了自己的独特学术见解。他依据《内经》有关脾的生理功能的论述，认为脾的运化功能囊括了人体物质代谢和能量代谢全过程，包括消化、吸收、转运、转化、输布、贮存、气化、化生等八个方面，提出从脾论治气化病（代谢性疾病）的新思路。他根据《内经》相关经文，对"脾藏营"生理病理进行了深入诠释，率先提出"脾营亏虚"和"脾营不运"的证治。他通过学习《内经》体质理论，并在临床实践中细致观察人群中胃、肠的特征差异以及与胃肠疾病发生、发展、治疗、转归的关系，首先提出了"胃质学说"和"肠质学说"，受到脾胃病学术界的高度重视。他根据《内经》"胃主五窍"理论，探讨了胃与咽门、贲门、幽门、阑门、魄门等胃肠五窍关系，据此从胃论治五窍疾病，收效甚佳。何晓晖教授曾多次在学生和老师中做"学《内经》，悟《内经》，用《内经》"的学术报告，传授自己学习《内经》的心得，激励师生们学好经典，做好中医。

（二）效法仲景　学以致用

张仲景的《伤寒杂病论》迄今 1800 年，被尊为"方书之祖"，其学术思想流传古今，远播海外，是学习中医的必读经典。张仲景创立了辨证论治诊疗模式和理法方药论治体系，成为中医学最突出的临床特色。《伤寒杂病论》所载方 314 首，为"群方之冠"。经方药简效宏，法度严谨，配伍精当，结构周密，实效性无与伦比，是后世中医方剂学发展的学术源泉。何晓晖教授数十年致力于《伤寒论》和《金匮要略》的学习和应用，以张仲景的辨证思维作为脾胃病辨证论治的指路明灯，以张仲景的组方法则作为脾胃病临床处方的标杆准绳。

张仲景根据《素问·热论》六经分证的基本理论，创造性地把外感疾病错综复杂的证候及其演变加以总结，提出较为完整的六经辨证体系，从而奠定了辨证论治的基础。《伤寒论》不仅为外感疾病提出辨证纲领和治疗方法，同时也给中医临床各科提供了辨证诊治的一般规律，其病脉证治、汤证一体、因证立方、异病同治、同病异治等丰富的辨证论治思想，为脾胃病诊治奠定了坚实的科学思维基础。何教授临床探索的"抓主病、抓主证、抓主症、抓主机、抓主因、抓主脉、抓主质、抓主气"治疗疑难性脾胃病的诊疗思路，就是汲取了《伤寒论》的经验和智慧，并在实践中加以提炼和总结而形成的。

人以胃气为本，胃气的强弱决定着体质的强弱，胃气的有无决定着生命的存亡。《伤寒论》充分反映了张仲景高度重视胃气的治疗思想，书中反复强调胃气盛衰关系着疾病的发展和预后的好坏，明确提出"无犯胃气"的治疗原则。他认为胃气康复，饮食增强，则疾病的预后良好，如 71 条说"胃气和则愈"、265 条说"胃和则愈"、332 条说"胃气尚存，必愈"、339 条说"欲得食，其病为愈"。张仲景在立法组方用药时处处贯彻以胃气为本、保护胃气的原则，《伤寒论》113 方中，用药 93 味，用得最多的药物是甘草，共 70 方，其次是大枣 40 方，常用甘草、大枣等药来"护胃气"。何教授十分推崇张仲景"重胃气"学术思想，临床治疗一切疾病，强调"以胃气为本"，处方用药注意保护胃气，勿伤胃气。他治疗胃癌积累了丰富的经验，把保胃气作为"三保三抗"之首位，认为脾胃虚弱贯穿于胃癌发生、发展及演变的始终，所以调理脾胃、保护胃气是扶正抗癌、逆转病势的关键所在。他治疗胃癌以"胃气为本""脾胃为枢"，健脾开胃助长胃气，滋脾润胃保养胃气，益气温中激发胃气，常说："若胃气得复，抗癌有力，则病有转机，人存生机。"

《伤寒论》和《金匮要略》中包含着极其丰富的治疗思想和方法，汗、吐、下、温、清、和、消、补八大法具备，为后世治则治法的发展奠定了基础。和法，即和解、调和之大法，包括和解少阳、调和肝脾、调和寒热、表里双解等方法，张仲景创立的小柴胡汤、大柴胡汤、四逆散、半夏泻心汤、乌梅丸等，是和法的经典之方，沿用至今千年不衰。何晓晖教授在学习继承《伤寒论》和法的基础上，创立脾胃病治疗新法"衡法"，包括燮理纳运、斡旋升降、权衡润燥、平衡阴阳、平调寒热、兼顾虚实、调畅气血、调和脏腑、调谐心身、调协内外等十个方面。通过平调之法，使脾胃纳运相助、升降相因、润燥相宜、中焦和平。衡法既根源于和法，又不完全等同于和法，衡法是和法的扩展，是《伤寒论》和法在脾胃病中的具体应用。何晓晖教授的衡法经验疗效确切，重复性好，易于学习掌握。

张仲景"勤求古训，博采众方"，《伤寒杂病论》创造性地融理、法、方、药于一体，全书共收载方剂 314 首，其方组织严谨，用药精当，疗效卓著。《伤寒杂病论》为"方书之祖"，也是脾胃病治疗方剂之渊源。何晓晖教授非常重视经方的学习和应用，临床上以经方为用方的主体。他在治疗脾胃病最常用的经方大致有 9 类：一是半夏类方，如半夏泻心汤、生姜泻心汤、甘草泻心汤、小半夏汤、半夏厚朴汤等；二是柴胡类方，如小柴胡汤、大柴胡汤、四逆散、柴胡加龙骨牡蛎汤等；三是大黄类方，如大承气汤、小承气汤、调胃承气汤、桃核承气汤、茵陈蒿汤、麻子仁丸、大黄黄连泻心汤、大黄附子汤等；四是黄连类方：如黄连汤、小陷胸汤、黄连阿胶汤等；五是桂枝类方：如桂枝汤、小建中汤、当归四逆汤、苓桂术甘汤、五苓散等；六是干姜类方，如理中汤、大建中汤、甘姜苓术汤等；七是黄芪类方，如黄芪建中汤、黄芪桂枝五物汤、防己黄芪汤等；八是附子类方，如附子泻心汤、温脾汤、四逆汤、真武汤、金匮肾气丸等；九是葛根类方，如葛根黄芩黄连汤、葛根汤等。何晓晖教授用经方的特点有三：一是擅用经方，即把握规律，明晰法度，汤证契合，用药精准，得心应手。二是活用经方，即透彻方理，融会贯通，活学活用，灵巧变通，运用自如，包括药物变、用量变、用法变。三是创制新方，他推崇经方治疗脾胃病，但"师古而不泥古"，主张创立新法新方，在学习张仲景及前人用方用药的基础上，再结合自己几十年的临床经验，创立了 12 首脾胃病"衡法"新方，这些新方大部分是从经方化裁变化而来，如和中调胃汤源于半夏泻心汤，温中调胃汤源于小建中汤，清中调胃汤源于大黄黄连泻心汤，降逆调胃汤源于四逆散和半夏泻心汤。

（三）问道东垣　传承发挥

李东垣是中医脾胃学说的创始人，"外感效仲景，内伤效东垣"，这是对李氏学术成就的高度评价。东垣以《内经》理论为根基，在张仲景伤寒学说的基础上，发挥内伤学说，完备了中医临床外感与内伤证治体系。他的学术观点贯穿于《内外伤辨惑论》《脾胃论》《兰室秘藏》等著作中，其中《脾胃论》成为脾胃学派的经典著作，是临床中医工作者的必读之书。

何晓晖教授毕生致力于脾胃病的临床治疗和理论研究，推崇东垣学说，十分重视《脾胃论》的学习与继承。他对《脾胃论》进行了全面研读与梳理，提纲挈要，将全书主要内容归纳为："四个一"，即天人一体论、五脏一体论、人身一源论、百病一源论；"四个对"，即脾与胃、升与降、阴精与阳精、元气与火；"两个四"，即人身四时论、用药四禁论；"六类方"，即补中益气类方、益气升阳散火类方、祛风胜湿类方、理胃类方、理肠类方、其他类方。高度概括了李东垣的主要脾胃学术思想和治疗经验，且应用于教学，以方便于学生的学习与掌握。

何晓晖教授在充分肯定东垣脾胃理论成就的同时，也认为由于历史的局限性，其存在缺陷和不足，主张在学习与继承的基础上加以完善与充实，尤其是要在临证中学以致用，发挥弘扬。《脾胃论》首创"阴火"学说，确立了"甘温除大热"的治疗法则，何晓晖教授曾在临床诊治了许多阴火证病人，大多疗效明显。他通过长期的临床观察和经验积累，系统归纳总结了阴火证的临床表现，提出了阴火假象和真候的鉴别要点，进一步探讨了阴火的发生机制，提出了阴火证的临床治疗要点。他撰写的"临证释阴火"一文，是一篇对李东垣阴火学说的理论传承和临床发挥之佳作。李东垣阐发了《内经》时间医学思想，认为脾升胃降生理运动要适应一年四季升降沉浮的气候变化，在《脾胃论》中反复强调"凡治病服药，必知时禁"，倡导四时用药。何晓晖教授十分崇尚"天人合一"的生命理念，认为人生活在大自然中，必须适应自然界的变化，在疾病防治中也要根据春夏秋冬的气候变化，择时保养，因时用药，他创立的脾胃病"辨病辨证辨体辨时四位一体"的诊疗模式，是对东垣时间医学思想的继承和发扬，付之临床实用效验。

何晓晖教授喜用东垣之方，但又灵活变通，自出机杼，扩展其用。如他擅用补中益气汤治疗各科疾病，但认为此方偏于脾升而疏于胃降，故在益气升阳同时佐以通降，加用枳壳、莱菔子以升降相伍，平衡中焦；又因脾土恶湿，脾虚易生湿，湿性黏滞阻碍气机升降，故常加苍术健脾助运以祛湿，荷叶醒脾升阳以化湿，从而使补中益气汤升举阳气作用更显。枳术丸源于《脾胃论》，由枳实、白术二味组成，用于健脾消痞。何晓晖教授在此方基础上再加枳壳、苍术二味，命名双枳术丸，二术二枳合用，纳运相助，补消同施，升降相宜，共奏健脾、行气、除湿、导滞、消痞之功。他常以此方扩充治疗脾困湿阻气滞之腹泻、便秘、伤食、厌食、腹胀、水肿等病证，疗效明显。当归六黄汤是李东垣用于治疗夜间盗汗的一张名方，何晓晖教授根据本方具有益气、养血、滋阴、清热、燥湿之功效，除治疗盗汗、自汗之外，异病同治，还广泛应用下痢、腹泻、胃痞、消渴、失眠、瘿气、口疮、崩漏、恶露、带下等多种内外妇儿疾病，收效甚佳，大大地扩展了该方的应用范围。

（四）博采百家　兼容并蓄

脾胃学说源远流长，学术繁荣。《内经》《伤寒论》相继奠定了脾胃学说的理论和临床基础，李东垣传承岐黄之学，发展了内伤学说，崇脾补土，自成一家，为后世脾胃学说的发展打下了厚实的基础。此外，历代医家对脾胃理论和脾胃病治疗各有新识，各有建树，促使脾胃学说日臻成熟。晋代巢元方《诸病源候论》开拓从病理角度研究脾胃证候的途径；唐代孙思邈《备急千金要方》论及脾胃虚实证治，并收集调治脾胃病方180余首；宋代钱乙《小儿药证直诀》提出"小儿易为虚实，脾虚不受寒温"体质特点，创制泻黄散、七味白术散调治脾胃虚实；《太平惠民和剂局方》记载四君子汤、参苓白术散等治脾千古名方；宋金时代张元素从"养胃气"的家法中，总结了外感和内伤疾病诊疗的独到经验；元代朱丹溪的《丹溪心法》提出"气血冲和，万病不生，一有怫郁，诸病生焉"论点，创制"越鞠丸"治疗脾胃郁证流传广泛；元代罗天益传播李东垣之学，发扬益气泻火之法多有建树；王好古深入研究"阴证"，对肝脾双调、脾肾双补颇有发挥；明代薛己注重脾胃和肾命之辨证，为温补学派之先导；李中梓《医宗必读》之名言"肾为先天，脾为后天"，相传至今；张景岳善用温补"培命门脾胃之气"，提出"治五脏即所以安脾胃"著名论点；清代吴鞠通的"治中焦如衡，非平不安"成为脾胃病治疗的重要法则；叶天士归纳的"纳食主胃，运化主脾；脾宜升则健，胃宜降则和；太阴湿土，得阳始运，阳明燥土，得阴始安；脾喜刚燥，胃喜柔润"的脾胃分治理论，弥补了李东垣详脾略胃之不足，以其"养胃阴"为标志，中医脾胃学说得以完善和成熟。

古人丰富的脾胃理论和经验为我们提供了取之不尽、用之不竭的学术养分。何晓晖教授一生迷恋于中医，钻研于脾胃，常说"脾为中土，胃为谷海，中医脾胃理论如大海之渊，如大地之博"，数十年如一日，广搜博采，兼收并蓄，善从各家之长，师古而不泥古，继承加以创新。他的许多学术创新，源于各家脾胃学说，如他的"胃质学说"和"脾营学说"等，是对《内经》《伤寒论》和历代前贤脾胃理论的综合与发挥。他提出的"治胃先治神"观点，是在学习历代名家经验基础上的新认识和新总结。他创制的几十首治疗脾胃病的新方，大多数都是在前人名方基础上的扩充和化裁。

（五）发掘乡医　古为今用

江西旴江流域，历代名医辈出，数以百计闻名于世的杰出医学人物形成了一支光耀夺目的旴江医学群体。在旴江医家中，古代有陈自明、席弘、龚信、龚廷贤、万全、李梴、喻嘉言、谢星焕等脾胃病治疗高手，现代有张海峰、万友生、姚奇蔚、危北海等著名脾胃学家，他们都推崇东垣学说，并实践探索，创新立说，为脾胃学说增添了许多新内容。何晓晖教授生长并长期工作在旴江流域，与这块人杰地灵的土地结下了极其深厚的感情，近十几年来他潜心于旴江医学的研究，尤其是注重挖掘旴江医家脾胃学术思想和治疗经验，他发表的论文《旴江医家脾胃学术思想略述》和《旴江医家对脾胃学说的传承与发挥》，总结探讨了旴江医学在脾胃病学方面的学术成就。

旴江医家对脾胃理论多有发挥与创新，如明代南昌籍名医万全把小儿脏腑特点精辟归纳为"肝常有余，脾常不足，肾常亏虚，心火有余，肺脏娇嫩"，提出"人以脾胃为本，所当调理，小儿脾常不足，尤不可不调理也"。清代新建医家喻嘉言高度概括中土脾胃的生理特点，率先提出"脾之土，体阴而用则阳；胃之土，体阳而用则阴。两者和同，则不刚不柔"。他既强调脾阳在人体生命中的地位，把脾阳比喻为"如天之有日也"，又重视胃在津液生成中的作用，"肾中真阳，阴精所载；胃中真阳，津液所胎。"将胃之津液与肾之阴精并重，在外感与内伤各种疾病的治疗中都十分重视胃津的护养。他根据脾胃的生理特点，提出了脾胃病用药要点："脾偏于阴，则和以甘热；胃偏于阳，则和以甘寒。"喻氏关于胃津的论述，补充和发展了李东垣脾胃理论，对叶桂及后世胃阴学说的形成产生了深刻的影响。

明代医家龚信《古今医鉴》说："调理脾胃为医中王道。"旴江医家不仅在治疗脾胃病方面经验丰富，且善于从脾论治各科疾病。明代名医龚廷贤擅长于调理脾胃，通过调理脾胃来健运化、补气血、益五脏、防疾患、保健康。其著作《寿世保元》全书共列医案 204 例，使用补中益气汤的就有 69 例，全书涉及补中益气汤的论述有 171 条，其运用之娴熟，化裁之巧妙，可谓得心应手，匠心独具。宋代医家陈自明不仅是一位著名的妇产科专家，且对外科疮疡也颇有建树，他善从脾胃论治痈疽，提出"大凡疮疽，当调脾胃"的新治则，其"调脾胃、促饮食、生气血、愈疮疽"的学术观点，为后世中医外科内治法的发展做出了重大的贡献。

何晓晖教授善从旴江医家的经验中汲取学术营养，不断探索脾胃学的新理论、新方法。调理脾胃者乃医中之王道，王道者，仁政也，即执中致和，论治脾胃疾病，推崇中和之道。清代宜黄名医黄宫绣对脾胃用药主张平调平治，其《本草求真》说："补脾之理，无不克寓，要使土气安和，不寒不热，不燥不湿，不升不降，不厚不薄，则于脏气适均。"万全在《幼科发挥》中批评庸医："今之调脾胃者，不知中和之道，偏之为害，喜补而恶攻，害于攻者大，害于补者岂小小哉。"主张："脾喜温而恶寒，胃喜清而恶热，用药偏寒则伤脾，偏热则伤胃也。制方之法，宜五味相济，四气俱备可也。"何晓晖教授学习前人学术经验，推崇"治中焦如衡"治则，创立"衡"法一字经，疗效突出。

（六）广师今贤　融会新知

长江后浪推前浪，脾胃学说薪火相传，贤人辈出，学术昌盛。当代脾胃学家星光灿烂，治胃高手层出不穷。北京董建华教授熟谙脾胃生理，创立的通降十法影响深远；祝谌予教授学贯中西，总结的胃肠疾病七型施治经验独到；焦树德教授论治脾胃病学验俱丰，创制的三合汤治胃脘痛疗效确切；关幼波教授创立十纲辨证，从痰治黄疗效卓著；危北海教授中西贯通，开创脾胃病中西医结合事业之先河；李乾构教授擅长脾胃病论治，创立治脾十五法独树一帜；王琦教授重视体质，创建辨体－辨病－辨证诊疗新模式。上海黄文东教授从脾胃论治五脏病，发展东垣学说；张镜人教授发挥脾阴学说，善治慢性萎缩性胃炎；颜德馨教授重视气血，创立"衡法"开辟疑难病治疗新路径；张羹梅教授精于脾胃病辨证论，治疗效果显著而名扬沪上；王灵台教授创新肝病理论，擅长补肝得心应手。江苏朱良春教授理论厚实，经验丰富，用药独到；徐景藩教授从寒热虚实气血入手，论治脾胃病机圆法活；单兆伟教授传承孟河医学，调理脾胃贵在和缓。广东邓铁涛教授发挥脾阳升发理论，精于重症肌无力症治疗闻名海内外；劳绍贤教授强调中西合璧，发扬岭南医学独具特色。河北李恩复教授治萎推崇"凉润通降"，发明胃病名药摩罗丹。福建杨春波教授对脾胃湿热研究精深，成就斐然。辽宁周学文教授发展脾胃病机学说，提出消化性溃疡"内疡说"见解独特。江西张海峰教授阐明脾胃气化理论，倡导中西医互补；万友生教授充实阴火理论，弘扬东垣学说；姚奇蔚教授创益胃舒肺达肝法，以治萎缩性胃炎而著称。还有许多名医高手、后生俊杰，术有专长，学有建树，为我国中医脾胃病专业的学术发展做出了重要贡献。

何晓晖教授十分重视向前辈学习，向同行学习。他在上海、北京等地学习期间，曾聆听了董建华、黄文东、祝谌予、焦树德、朱良春、邓铁涛、王琦等国医大师的精彩讲课，曾跟危北海、张羹梅、王灵台等老师侍诊抄方，并利用每年参加全国脾胃病学会年会的机会，求学于李乾构、杨春波、周学文、劳绍贤、单兆伟等业界前辈，也常常请教于学会里的中青年专家学者。他购买收集了大量当代名老中医学术经验著作，置于案头，反复阅读，悉心体会，博采众长，以不断充实自己，提高自己。何晓晖教授脾胃学术思想的形成与发展，受到以上前辈的深刻影响。如衡法治疗脾胃病，受益于张羹梅、颜德馨的学术经验；胃质学说和辨病辨证辨体辨时四位一体诊疗模式，是王琦教授体质理论在脾胃病中应用的尝试；衡法代表方六和汤是焦树德教授三合汤的演变和扩充；抗化经验方双蒲散受到朱良春教授虫类用药经验的启发。他非常崇尚裘法祖院士的名言——"做人要知足，做事要知不足，做学问要知不足"，做到老，学到老，行医一生，学习一生，道无终极，学无止境。

三、学《内经》哲理　做智慧中医

中医药学是中华民族优秀传统文化中的瑰宝，凝聚着深邃的哲学智慧和中华民族几千年的健康理念及其治疗经验。《内经》是中医学术理论和疾病防治技术的渊薮，也是中医永不枯竭的哲学智慧源泉。《内经》包藏着丰富的解剖学、生理学、病因学、病理学、预防学、治疗学、养生学、体质医学、心理医学、气象医学、地理医学、时间医学、社会医学的内容，又汲取了秦汉以前的天文、历法、气象、数学、兵法、农学、生物、地理等多种自然学科的重要成果，尤其是汇集了古代儒家、道家、兵家、农家、阴阳五行家等各家优秀的哲学思想之精华，从而建立起以哲学思维为主要特色的中医学理论体系。一部历史悠久、波澜壮阔的中国医学史，无不由《内经》光芒而照耀；历代浩如烟海、异彩纷呈的医学流派，无不以《内经》哲理为根源；古今学术卓越、医术超群的中医大家，无不以精研《内经》为立业之本。《内经》孕育着许多现代医学和生物学科的新理论、新学说的胚胎与萌芽，其中的整体医学特征、重视大生态的"天人合一"思想、以病人为本、治未病、个体化诊疗和应用自然疗法、天然药物等特点，正是当今医学发展的方向。

中医的生命在于临床疗效，争取疗效需要有科学的临床思维方法，中医的优势就是哲学思辨，高明的中医就是掌握了科学的思维方法，具有高超的临证哲学智慧。《内经》是中医哲学智慧之基，《内经》中包含的整体思维、变易思维、相成思维等丰富哲理，是中医临证智慧的源泉。如天人相应、三才合一、万物同源、人为贵的自然观；阴平阳秘、气血正平、形神统一、人身三宝、精为身本、胃气为本的健康观；正气为本、两虚相得、病生过用、失和为邪、病发无常、百病生于气的疾病观；整体思辨、法天则地、治病求本、治求中和、以平为期、因人制宜、因势利导、从容人事、一曰治神、未病先防、既病防变的治疗观；道法自然、形神兼养、调神为先、贵为中和、顾护脾胃、保元惜精的养生观等等，就是我们临证取之不尽、用之不竭的智慧宝藏。

"上医治国，中医治人，下医治病。"《内经》哲学思想可以指导治国、治人、治病。中医人，必须重视《内经》理论的学习，汲取《内经》的哲学智慧，逐步养成中医思维，严谨治学，科学治身，明理治病，做一个智慧中医。

（一）以《内经》哲理为引导，明理治学

何晓晖教授常说："医学为生命所系，人命关天，作为一名医生，责任重大。治学严谨才能学好真本领，有了真本领才能治病救人。"治病一辈子，治学一辈子，严谨

治学是对医生的最基本要求。可是自古以来，却有不少医生缺乏医者最基本的治学态度和道德素养，张仲景在《伤寒论序》中批评说："观今之医，不念思求经旨，以演其所知；各承家技，终始顺旧。省病问疾，务在口给；相对斯须，便处汤药。按寸不及尺，握手不及足，人迎趺阳，三部不参；动数发息，不满五十。短期未知决诊，九候曾无仿佛；明堂阙庭，尽不见察。所谓窥管而已。"又如孙思邈在《大医精诚》中所指责的"世有愚者，读书三年，便谓天下无病可治；及治病三年，乃知天下无方可用""道说是非，议论人物，炫耀声名，訾毁诸医，自矜己德，偶然治差一病，则昂头戴面，而有自许之貌。谓天下无双，此医人之膏肓也"。江西盱江明代名医龚信、龚廷贤父子在《古今医鉴》中对不学无术的庸医做了严厉的批评："今之庸医，炫奇立异。不学经书，不通字义。妄自矜夸，以欺当世。争趋入门，不速自至。时献苞苴，问病为意。自逞明能，百般贡谀。病家不审，模糊处治。不察病原，不分虚实。不畏生死，孟浪一试。忽然病变，急自散去。误人性命，希图微利。如此庸医，可耻可忌。"

中医界的学术陋习影响至今，社会上唯利是图、急功近利、浮躁虚荣等不良风气，不断侵蚀着中医工作者，致使中医界的学风陋习愈演愈烈。综合起来大致有以下九种情况：一是厚今薄古，妄自菲薄。不少中医医生读的是中医院校，拿的是中医文凭，持的是中医资格，但对中医缺乏兴趣和信心，不认真学习中医经典和基本理论，不学习掌握中医的诊治技能，反而诋毁中医，诊治疾病采用的全是西医一套。二是故步自封，夜郎自大。有些中医唯我独尊，自认为传统中医已是完美无缺，无所不能，不与时俱进，不接受现代科学技术，不学习现代医学知识，诋毁西医，故步自封，偶然治愈一二例疑难病人，则洋洋得意，夸大其词，四处吹嘘。三是泥古僵化，胶柱鼓瑟。运动变化是自然界的根本规律，时代在变化，气候在变化，人的体质在变化，疾病谱也在变化，故医学理论和治病方法也要不断发展和创新。但也有些人，死抱经典一成不变，临证治病用方，唯经是从，刻舟求剑，按图索骥，非经方不能用，用经方不能变，生硬呆板，墨守成规。四是不明医理，妄作杂术。一些人不去刻苦学习中医理论，不掌握辨证论治方法，打着中医的旗号，断章取义曲解中医，以所谓的秘方秘术四处招摇撞骗，谋财害命，严重影响了中医的声誉。五是偏废四诊，故弄玄虚。望、闻、问、切是不可分割的中医诊断整体，但有些人却肢解四诊，或夸大望诊的作用，或神化脉诊的功能，只凭片刻候脉，则言能洞察全身病变，断病处方用药，故弄玄虚，哗众取宠，自欺欺人。六是轻视实践，纸上谈兵。有些中医药院校的老师，长期不参加临床实践，理论脱离实际，课堂上夸夸其谈，纸头上头头是道，但与临床实际则相差甚远，学而无术，误人子弟。七是同行相轻，嫉妒诋毁。医乃仁道，医生各有所长，各有所短，本当同行相亲，互敬包容。也有一些医生心胸狭窄，同行相轻，嫉才妒能，学术上相互诋毁。八是闭门自守，秘不外传。由于封建社会私有制观念的影响，许多持有特殊医技和秘验方者抱有"宁可失传，不能泄密"的习俗，致使大量具有特殊疗效的技术和方药不传外人而丢失，从而制约了中医学的学术交流和发展。九是急功近利，弄虚作假。受当代社会不良风气影响，不少人做研究、写论文，缺失实事求是的最基本的治学精神，急功浮躁，弄虚作假，杜撰数据，害人害己，严重地破坏了中医学术的社会信誉。上述种种不正学风和学术陋习，不利于中医的学术发展和人才培养，阻碍了中医药事业的健康发展。

学中医、做中医，首先要培养良好的学风。《内经》是一部医学百科全书，其中丰富的治学思想和理念，仍可为我们提供指导和借鉴。在此列举《内经》治学思想七点：

1. 勤求博学

《内经》认为医学"博大深奥"，医者应"自强于学"（《灵枢·禁服》），反复提出医者必须具备良好的职业素质。《素问·著至教论》说："夫道者，上知天文，下知地理，中知人事，可以长久。"《素问·五常政大论》说："故治病者，必明天道地理，阴阳更胜，气之先后，人之寿夭，生化之期，乃可以知人之形气矣。"《素问·疏五过论》说："圣人之治病也，必知天地阴阳，四时经纪，五脏六腑，雌雄表里，刺灸砭石，毒药所主，从容人事，以明经道，贵贱贫富，各异品理，问年少长，勇怯之理，审于分部，知病本始，八正九候，诊必副矣。"《内经》要求一名医生，不仅要精通医学知识，还要有广博的自然和人文学科知识。作为当代中医，既要夯实中国传统文化和中医理论基础，又要与时俱进，不断学习现代科学知识，全面提高人文素养，"上知天文，下知地理，中知人事"，方能适应医学模式变化，才能做一个新时代的合格中医。我们的中医教育，必须遵循中医成才规律，改革教学内容和方法，重视学生人文素质的提高，强化临床能力的培养。

2. 实践体验

《内经》倡导知行合一，如《素问·气交变大论》说："善言天者必应于人，善言古者必验于今，善言气者必彰于物。"《素问·举痛论》："善言天者，必验于人；善言古者，必有合于今；善言人者，必有厌于己。"医学实践性很强，医生除学习理论知识外，更重要的是要加强临床实践，使理论知识与临床实践密切相结合，在临证中通过亲身体验，验证理论，积累经验，发现新知。当前的中医药教育仍存在重理论轻实践的倾向，教师不临床，学生少临床，不利于中医药实用性人才的培养，不符合《内经》精神。

3. 与时俱进

与时俱进是中医药学的鲜明学术特征。中医是一门自然科学，随着历史的发展，其医学理论和治疗技术也在不断地进步与丰富。《素问·移精变气论》说："去故就新，乃得真人。"《灵枢·官能》说："法于往古，验于来今，观于窈冥，通于无穷。"《素问·示从容论》也说："夫圣人之治病，循法守度，援物比类，化之冥冥，循上及下，何必守经。"《内经》上述论述，为我们正确处理继承与发扬、传统与现代、宏观与微观的关系提供了指导。今天某些人故步自封、泥古僵化，自认为坚守传统，纯化中医，其实是与《内经》精神背道而驰的。

4. 博采众方

古人说"病家所患患病多，医家所患患道少"。先人们在长期与疾病斗争中积累了丰富的治疗经验，也创造了数以万计的行之有效的治病药方。《灵枢·病传》说："诸方者，众人之方也，非一人之所尽行也。"《内经》反对死守一人一方，倡导采众家之长。张仲景正是"勤求古训，博采众方"，所著《伤寒杂病论》才成为千古方书之祖。后世历代医家继承经典著作之旨，不断创新发明，创造了无数新法新方，造福于人类，也为我们今天的医生临床治疗提供了极为广泛的选择空间。而当代有一些医者，以"经方派"自居，画地为牢，死守一人一书之方，显然是不符合《内经》和张仲景的治学思想。

5. 开放包容

《内经》成书于春秋战国和秦汉时期，是一部开放包容的百科全书，它融合了当时天文学、气象学、地理学、历法学、生物学、植物学、解剖学、数学以及酿酒技术、冶炼技术等，又吸收了道家、儒家、兵家、阴阳五行家的哲学思想，多学科知识的交融，构建和形成了中医药学独特的理论体系和治疗特色。《内经》倡导学术与技术交流，反对自私保守的不良风气，《灵枢·病传》曰："生神之道，可著于竹帛，不可传于子孙。"主张把医疗技术和治疗经验著书传播，反对闭门自守、秘不外传的自私自利思想。

6. 四诊合参

望、闻、问、切是中医临床诊察疾病最重要的手段，四者连环相扣，有机结合，缺一不可。今天却有人为了哗众取宠，吹嘘只凭切脉，或望色，或望目，或望掌纹即可断病及开方，且妄言这是中医的传统和特色，这与《内经》诊察思想严重相悖的。《素问·征四失论》严厉批评这种陋习："诊病不问其始，忧患饮食之失节，起居之过度，或伤于毒，不先言此，卒持寸口，何病能中，妄言作名，为粗所穷，此治之四失也。"《内经》反复倡导四诊合参，全面诊察，如《素问·阴阳应象大论》说："善诊者，察色按脉，先别阴阳；审清浊，而知部分；视喘息，听音声，而知所苦；观权衡规矩，而知病所主；按尺寸，观浮沉滑涩，而知病所在。"《灵枢·邪气藏府病形》说："先定其五色五脉之应，其病仍可别也，能参合而行之者，可以为上工。"《素问·玉机真脏论》说："凡治病，察其形气色泽，脉之盛衰，病之新故，乃治之。"望、闻、问、切，神圣工巧，中医诊病必须坚持四诊合参，只有全面收集疾病资料，并进行综合分析，才能做出正确诊断。片面强调某一种诊断方法都是与《内经》精神不相符的。

7. 学必得法

要学好中医，首先要掌握正确的学习方法。《素问·著至教论》说："诵而未能解，解而未能别，别而未能明，明而未能彰，足以治群僚，不足治侯王。"《内经》用最精辟的五字要诀"诵、解、别、明、彰"，高度概括了中医理论学习方法的要点。一诵：即诵读、熟记；二解：即解释、理解；三别：即辨别、辨析；四明：即明达、领悟；五彰：即彰显、发扬。《内经》五字要诀的涵义是：一要多读书，多背诵，扩大知识面，夯实知识基础；二要善于思考，要对所学的知识充分领会与理解；三要深入探索，对所学知识进行分析、比较与归纳，使之融会贯通；四是要通过深思、质疑、解惑等加深对所学知识的认识并有所领悟。五是要在学习前人知识的基础上有自己的新认识、新发现、新发明。《内经》的五字诀学习方法提纲挈领，高屋建瓴，仍然值得今人学习与借鉴。

（二）以《内经》哲理为主导，明智治病

《内经》中蕴藏着深邃博大的医学哲学思想，是临证智慧的不竭源泉。何晓晖教授善于从《内经》中汲取哲学智慧，重视临证哲学思辨，勤于探索，善于发现，勇于创新，在长期的临床实践中积累了丰富宝贵经验，形成了具有个人特色的脾胃学术和临床诊疗思想。

1. 整体思辨

整体观念是《内经》最突出的思维特点，认为世界一切事物都是相互关联、不可分割的。整体思维体现在《内经》藏象学说、病机学说、诊法学说、治疗学说、养生学说等各个方面。何晓晖教授善于用整体的、联系的、系统的、变化的辩证观点看待生命、看待健康、看待疾病，形成了具有个人鲜明特色的脾胃学术思想。

（1）胃肠一体

胃肠是指消化系统器官的泛称。何晓晖教授认为人体是一个有机的整体，胃肠也是一个有机的整体，即"胃肠一体"。一方面脾胃位于五脏之中位，"以生四脏"，与各脏腑关系密切，脾胃有病，可导致其他脏腑病变；反之，其他脏腑失调，也会影响到脾胃，所以治疗脾胃病必须调和脏腑，即"安五脏即所以调脾胃"。另一方面，脾、胃、肝、胆、大小肠上下相连，经络相系，功能相维，病理相关，所以诊治脾胃病时要整体考量、综合调治。如脏病治腑、腑病治脏，胃病治肠、肠病治胃，上病治下、下病治上等。

脾主运化，胃主受纳，脾胃是从口腔到肛门整个消化道的生理中心，也是消化系统各类疾病治疗的重心。《灵枢·胀论》说："胃之五窍者，闾里门户也。"张景岳《类经》注释："胃之五窍，为闾里门户者，非言胃有五窍，正以上自胃脘，下至小肠大肠，皆属于胃，故曰闾里门户，如咽门、贲门、幽门、阑门、魄门，皆胃气之所行也，故总属胃之五窍。"咽门、贲门、幽门、阑门、魄门是食管、胃、小肠、大肠自上而下的五道门卡。何晓晖教授根据《内经》和《类经》"胃主五窍"理论，加以理论发挥和临床应用，总结了胃肠五窍共同的解剖、生理、病理特点：一是均为消化管道的狭窄部位，有括约肌或瓣膜约束；二是具有通过开阖来约束和调控食物与糟粕通行作用；三是运行的方向只宜下降不宜上升，即以降为顺，以通为用；四是由于形状狭隘，食物或糟粕停留时间较长，是炎症、梗阻及肿瘤等病理变化的好发部位。胃为太仓，主司饮食物的受纳，以通为用，以降为顺，胃气上贯食管，下至直肠，在整个胃肠运动中起着中心的作用，故五窍的开阖与胃气的和降关系密切。若胃失和降，则五窍失司，或通降阻滞，或气机上逆，或痰浊蕴聚，或热瘀互结，而导致一系列疾病的发生。何晓晖教授常从胃论治咽门、贲门、幽门、阑门和魄门等难治性疾病，如慢性咽炎、咽肌痉挛症、会厌囊肿、胃食管反流病、十二指肠反流病、回盲瓣炎、回盲瓣综合征、脱肛、肛痛、大便失禁等，多能获得良好疗效。

（2）四辨一体

个体化治疗是中医的特色和优势，对病人进行全面整体考察是实现精准的个体化治疗的基础。何晓晖教授经过长期的临床实践与探索，在脾胃临床工作中逐步形成了辨病-辨证-辨体-辨时四辨一体的诊疗模式，即辨病论治、辨证论治、辨体论治和辨时论治四者的综合应用，为全面体现中医"天人合一、神形统一、治病求本、审证求因、因人制宜、因时制宜"的诊疗思想做了有益的尝试。"四辨一体"有助于对疾病本质的全面认识，有益于对疾病病机的准确把握，有利于疾病治疗效果的提高。

辨病论治，一是从现代医学角度对疾病进行诊断和鉴别诊断，从而明晰疾病的病因病理，掌握贯穿于疾病始终的基本矛盾，把握疾病的预后与转归，如慢性萎缩性胃炎通过胃镜和病理检查而明确的胃黏膜腺体萎缩、肠上皮化生和异型增生，是贯穿于该病始终的基本病理变化，修复萎缩黏膜和抗化是全过程治疗的目标；二是从中医"病"的概念中掌握其最基本的病机，如《素问·气交变大论》说："岁金不行，炎火乃行……民病口疮。"口疮（复发性口腔溃疡）的最基本病机为"火"，包括实火、虚火、阴火、阳火等，祛火是治疗全过程的基本原则。

辨证论治，就是辨识并确定疾病当前的证候类型，从而掌握当前证候的病因、病性、病位和病势，为确立治则治法和组方用药奠定基础，如对慢性萎缩性胃炎进行临床辨证，确定证型，针对当前的主要矛盾对证施药；又如对口疮进行辨析，确定火之阴、阳、虚、实性质和主病脏腑，然后随证治之，或正治，或反治，或兼治。

辨体，主要是通过判断病人的体质类型，探明体质因素对本病发生发展的影响，从而为疾病的辨证、治疗、康复和防止复发"因人制宜"提供依据，如慢性萎缩性胃炎患者多为气虚、阴虚、血瘀体质，故纠正改善偏颇体质是防止其复发的重要途径。

辨时，是根据不同季节和天气变化来推断气候因素对该病发生发展的影响，为临床"因时制宜"组方用药提供依据，据此不同季节在处方中增加一些时药，从而提高治疗效果。四位一体诊疗模式以整体观念和恒动观念为指导，以辨证论治为核心，兼以辨病用药、辨体用药、辨时用药，从而拓宽临证思路，丰富治疗思想，提高临床疗效。

2. 法天则地

天人合一，是中医整体观的重要内容。《素问·宝命全形论》说："人以天地之气生，四时之法成。"一年四季的气候，有温、热、凉、寒的变化，人体的脏腑阴阳气血与之相通应，亦发生着相应的变化，正如李东垣所说："人身亦有四时。"《素问·八正神明论》指出，治病要"以时调之"。《脾胃论》也指出："凡治病服药，必知时禁。"何晓晖教授十分推崇《内经》和《脾胃论》时间医学思想，认为脾升胃降为全身气机升降之枢纽，其生理运动同样要适应一年四季升、浮、降、沉的气候变化，所以治疗脾胃病一定要关注四时季节，在组方用药时要充分考虑四时气候对脾胃的影响。他倡导在辨病、辨证、辨体论治的同时也要"辨时论治"，即根据不同季节和气候特点，选用一些时药来协调人与气候之间的关系。如春天阴雨之季，可选用佩兰、藿香、苍术、砂仁、蔻仁等芳香化湿药以醒脾助运；夏日炎暑之季，可选用荷叶、黄连、莲心、竹叶等清热祛暑药以清泄胃热；秋天温燥之季，可选用桑叶、杏仁、芦根、天花粉等生津滋润药以润中祛燥；冬日寒冷之季，可选用桂枝、干姜、生姜、蜀椒等辛温祛寒药以温中散寒。

3. 从容人事

治疗的对象是人，人与人之间存在着种种的差异。《素问·疏五过论》说："圣人之治病……从容人事，以明经道，贵贱贫富，各异品理；问年少长，勇怯之理，审于分部，知病本始。"人事，人间世事，即社会的状态和社会成员的思想行为，还包括人群的个体的生理、心理特点等。由于社会的政治、经济、道德、风俗、信仰和人的性别、年龄、职业、体质、性格、心理等多种因素在疾病的发生发展过程中都会产生重要的作用，所以在疾病诊疗中必须"上知天文，下知地理，中知人事"，要以"病为本，工为标"为原则，坚持以病人为中心，把握人事之变，在诊断疾病的同时，全面考察病人心理、性格、体质及其所处的社会环境、自然环境及家庭环境等，从而对病人做出综合整体的判断，据此实施个体化治疗。

（1）一曰治神

中医治疗学从形神合一、心身统一的整体生命观出发，强调治神在疾病治疗中的重要作用，如《素问·宝命全形论》所说："一曰治神，二曰知养身，三曰知毒药为真，四曰制砭石小大。"把"治神"置于药、针治疗之先。脾胃为气机升降之枢纽，剧烈的情志变化均可导致脾胃气机升降逆乱，或因郁致病，或因病致郁，出现痛、痞、吐、泻、噎、嗳等病证。精神情志与脾胃病关系十分密切，故何晓晖教授倡导"治胃先治神"，重视病人心理调节。治神包括情感疗法、情志疗法和药物疗法三条途径。

一是情感疗法。何晓晖教授不论病人地位高低、经济贫富，一视同仁，建立起密切配合的良好医患关系。他富有爱心和同情心，关心患者的痛苦，静心倾听病人的诉说，耐心做病人思想工作，从而获得患者的充分信任和爱戴。

二是情志疗法。坚持治病求本、审证求因的原则，因人而异，巧妙运用情志疗法，如劝说开导法、解惑释疑法、心理暗示法、情志相胜法、安慰鼓励法、移精易性法、娱乐怡情法、养性自调法等，以达到解郁怡情、安神定志。我们常看到他巧妙地应用各种情志疗法辅助治疗难治性胃肠疾病，取得事半功倍的效果。

三是药物疗法。即根据患者精神心理状况，在处方中使用一些安神怡情解郁之药，以促进患者恢复心身健康。

（2）因胃制宜

《内经》中蕴藏着丰富的体质理论，奠定了中医体质学说的基础。《内经》不仅认识到人体存在着阴阳、强弱、肥瘦、刚柔、勇怯等差异，也认为人群中脏腑大小、坚脆、高下亦不同，如《灵枢·本脏》说："五脏者，固有大小、高下、坚脆、端正、偏颇者；六腑亦有小大、长短、厚薄、结直、缓急。"所以人的"胃肠之厚薄坚脆亦不等"，提出"胃厚""胃薄""胃下""胃缓""胃不坚"等不同胃的类型。何晓晖教授非常重视体质因素在脾胃疾病发生发展中的作用，常以患者体质类型作为疾病诊断、治疗、康复和预防复发的重要依据。他在长期的脾胃病临床工作中，悉心观察到人群中胃、肠的特质具有很大的差异性，这种差异性深刻影响着胃肠病的发生、发展、转归和预后。他以《内经》理论为依据，首创"胃质""肠质"概念，经长期的临床观察和统计学分析，把胃质大致分为胃正常质、胃气虚质、胃阳虚质、胃阴虚质、胃气郁质、胃蕴热质、胃湿热质、胃血瘀质等八个类型，把肠质大致分为肠正常质、肠燥热质、肠气郁质、肠湿热质、肠寒湿质、肠血瘀质、肠特禀质等七个类型。消化系疾病发生与体质关系密切，如十二指肠溃疡多发生于胃气虚质和胃阳虚质，功能性消化不良和肠易激综合征易发生于胃气郁质，功能性便秘易发生于肠燥热质，肠息肉、肠癌易发生于肠血瘀质。体质又影响着疾病病机的变化，如同为脾胃湿证，阳盛之体易从阳化热成为湿热之证，阴盛之体易从阴化寒成为寒湿之证。所以主张辨证、辨病与辨体相结合，制定治疗策略时十分重视体质的调治。脾胃病最易复发，体质是脾胃病复发的重要因素之一，如阳虚质者，十二指肠溃疡易反复发作；湿热质者，慢性肠炎易缠绵反复；血瘀质者，胃肠息肉易反复发生。不同的胃质、肠质，临床用药不同，调养的方法也不同。据此，何晓晖教授自创了不同胃质和肠质的调养方法，通过饮食、运动、心理和药物等疗法来纠正和改善患者偏颇的胃质和肠质。

4. 正气为本

《内经》云："邪之所凑，其气必虚。"胃肠肿瘤的发生为正不胜邪、热毒痰瘀内结所致，幽门螺杆菌致病也是正虚邪恋、湿热蕴积的结果，胃食管反流病、慢性萎缩性胃炎、复发性胃十二指肠溃疡、溃疡性结肠炎、复发性口腔溃疡等难治性消化病均与正气不足密切相关。何晓晖教授论治脾胃病，强调"正气为本"，以弘扬正气为治疗的重心。《内经》说："胃者五脏之本。"旴江医家龚信在《古今医鉴》中说："正乃胃气真气。"水谷滋养正气，正气源于水谷，故"得胃气者生，无胃气者死"。何晓晖教授治疗脾胃的危重病和难治病，遵循《内经》"以胃气为本"之旨，处处注意护胃气、促胃气、强胃气。他曾治疗近千名癌症患者，积累了丰富的临床经验，其治癌主要经验是"三保三抗"。三保是保胃气、保阴精、保血髓，其中以保胃气最为关键。三抗是抗热毒、抗血瘀、抗痰浊。对于不同的病人采取不同的扶正祛邪策略，多数患者能获得较好的效果，不少病人带瘤生存并快乐地生活着，其中有一些癌症患者得以完全康复。根除幽门螺杆菌（Hp）是全球性难题，何晓晖教授认为Hp感染作为外邪致病因素，只有在脾胃虚弱、正气不足、抗邪乏力的情况下，才能附着、定植并破坏胃黏膜屏障，导致胃炎和溃疡等疾病的发生，所以正气不足是Hp致病的主要病理基础。治疗 Hp 不仅要驱除邪气，更要重视正气的扶助。处方用药不是抗生素和清热解毒药的堆积，而是讲究辨证论治，祛邪与扶正有机配合，辨病与辨证相互参照，在健脾益气或养阴益胃的基础上，再加用清热燥湿解毒药，既可抑制和清除攻击因子——幽门螺杆菌，也能保护和修复胃黏膜。

5. 治求中和

《周易》曰："保合太和，乃利贞。"《中庸》曰："中也者，天下之大本也，和者也，天下之达道也。"《内经》中有"和"字 158 个，如"气血和调""气血以和""内外调和""而致和平""和于术数""致于中和"等。"和"是中国传统文化中最具特征的哲学思想，既是治国安邦的法宝，也是治病救人的明灯，正如《内经》所说："因而和之，是谓圣度。"脾胃居中焦，为人体气机升降之枢纽，脾与胃一脏一腑，一阴一阳，一纳一运，一升一降，相辅相成，协调一致，维持着人体物质和能量代谢的协调平衡。脾胃病以慢性过程最为常见，多迁延日久，病机错综复杂，如脾胃兼病，寒热错杂，虚实并存，气血同病，痰湿夹杂，纳运失健，升降失衡等。何晓晖推崇《内经》"以平为期"和《温病条辨》"治中焦如衡，非平不安"之旨，在长期的临床实践中总结了脾胃病治疗一字经"衡"法，即平调、平治中焦脾胃之法。衡法是《内经》"和"思想在脾胃病治疗学中的具体应用，"和"是目标，"衡"是手段，即由衡达平，由平至和。正如《素问·至真要大论》所说："谨守病机，各司其属……以致和平。"衡法是包括燮理纳运、斡旋升降、权衡润燥、平衡阴阳、平调寒热、兼顾虚实、调畅气血、调和脏腑、调谐心身、调协内外等十个方面，以达到脾胃纳运相助、升降相因、润燥相宜、中焦平和。他根据中焦脾胃平衡理论，在古方基础上创立调胃八方、理脾四方，并在临床应用中具有良好疗效。

（三）以《内经》哲理为指导，明识治身

养生是治身的主要方面。养生又称摄生，即保养身体，目的是预防疾病和延缓衰老。《内经》第一篇《素问·上古天真论》以摄生为开篇，精辟论述了防病健身的原则和方法。《内经》的天年论、衰老论、寿夭论，对人体生命规律进行了科学的总结，充满了哲理与智慧，奠定了中医摄生学的理论基础。何晓晖教授在临床与病人交谈中，不仅用方药治病，也常常以《内经》理论指导病人养生保健，宣传中医学"治未病""享天年"的思想。

1. 顺应自然

《内经》曰："天食人以五气，地食人以五味。"自然界是人类生命的源泉，人以"天地之气生，四时之法成"。人类在长期进化的过程中，生理上形成了与天地自然变化几乎同步的节律性以适应外界变化，通过自我调适机制以维系着各种生命活动节律

稳定而有序。顺应自然就是"与天地如一",遵循自然界的客观规律,应时养生,应地养生,以适应自然界的变化,达到辟邪防病、保健延年的目的。如应时养生,遵循《内经》"法于四时""四气调神""春夏养阳,秋冬养阴"思想,起居有常,动静和宜,衣着适当,调配饮食,以适应四时气候、昼夜晨昏的阴阳消长节律。应地养生,"西北之气散而寒之,东南之气收而温之",不同地区方域采取不同养生方法,以适应当地的环境寒温燥湿变化。在疫病流行季节,做到"虚邪贼风,避之有时""避其毒气",以防止邪气侵害而致病。何晓晖教授常说,大自然是人类赖以生存的环境,要牢固树立人与自然相和谐的理念,要走绿色发展之路。

何晓晖教授对脾胃保健也十分重视因时制宜。《素问·六元正纪大论》所说:"用寒远寒,用凉远凉,用温远温,用热远热,食宜同法。"据此指导病人根据不同季节气候特点确定饮食宜忌。何晓晖教授依据《内经》"人与天地相应"之旨,根据不同季节制定脾胃保健茶,以适应四季气候变化,如春天阴雨之季,以藿香、紫苏、蔻仁等为饮以芳香化湿醒脾;夏季炎暑之季,以荷叶、莲心、淡竹叶等为饮以祛暑清热护胃;秋天温燥之季,以桑叶、芦根、麦冬等为饮以生津祛燥润胃;冬日寒冷之季,以生姜、花椒、茴香、桂皮等配膳以温中散寒暖胃。

2. 养神为先

"形与神俱",是健康的特征。神是生命的主宰,《灵枢·本脏》说:"志意和则精神专直。"《素问·上古天真论》说:"恬惔虚无,真气从之,精神内守,病安从来?"摄生不仅要注意形体的保养,更需重视精神的调摄。心藏神,为君主之官,"主明则下安,以此养生则寿",所以养生先养神,养神当养心,"美其食,任其服,乐其俗,高下不相慕",保持心神安定、心气平和、心情怡悦。《素问·阴阳应象大论》曰:"是以圣人为无为之事,乐恬惔之能,从欲快志于虚无之守,故寿命无穷,与天地终,此圣人之治身也。"《内经》提倡"和喜怒""以恬愉为务,以自得为功",主张静以养神,即通过清静养神、修性怡神、气功练神等方法,摒除一切有害的情绪波动,以保持神气宁静、心平气和的精神状态,从而达到"恬惔虚无""不养而养"的最高精神境界。临床有不少中青年女性患者,检查并无大的问题,但总是疑心很重,忧心忡忡,情绪低落,何晓晖教授不厌其烦地晓之以理,解惑排忧,帮助她们从精神困惑中解放出来。

3. 贵在中和

"和"是《内经》的核心理念。自然界天地之气中和,则风调雨顺,四时递迁,万物化生;人的脏腑经络气血中和,则健康长寿,尽终天年。"和",是人体生命健康和谐的最佳状态,包括人体的心身和谐、脏腑和谐、气血和谐、精气神和谐及人与自然和谐等。中和思想贯穿在《内经》整个养生方法中，如"节阴阳而调刚柔""谨和五味""和喜怒""和于术数""内外调和"等。据此"中和"思想的养生保健原则是：调和情志，喜怒有节；饥饱中适，饮食有度；动静结合，不妄作劳；房事和合，节宣得宜；和于术数，适当补养等。何晓晖教授崇尚《内经》"贵在中和"的摄生理念，认为"病生于过用"，主张食不过饱，衣不过暖，动不过累，逸不过安，劳不过倦，情不过用，名不过争，利不过求，中庸平和，以享天年。

中医药学凝聚着深邃的哲学智慧和中华民族几千年的健康养生理念及其丰富的临床治疗经验，《内经》是中医哲学智慧的源头。学哲学，用哲学，做聪明贤人；学《内经》，用《内经》，做智慧中医。

四、调理脾胃　医中王道

"王道"一词，最早出自孟子学说。王道，即"圣王之道"，以仁义治天下，为王者治理天下的正确道路和方法。王道常与"霸道"相对称，王道崇尚仁政，保合诸夏，谐和万邦；霸道以武力、刑法、权势统治天下。自古医界也有王道和霸道之分，调理脾胃者属医中之王道。

明代江西医家龚信在《古今医鉴·病机赋》中说："胃乃六腑之本，脾为五脏之源。胃气弱则百病生，脾阴足而万邪息。调理脾胃，为医中之王道，节戒饮食，乃却病之良方。"其子龚廷贤在《万病回春》中也说："节戒饮食者，却病之良方也。调理脾胃者，医中之王道也。"龚氏父子把调理脾胃推崇为医中至高无上的法门，此医学思想得到后世诸多医家的赞同。

《内经》指出："人以胃气为本。"脾胃为人体后天之本，在人体生命中具有十分重要的作用。一是脾胃为气血生化之源。《病机沙篆》说："气之源头在乎脾。"《医学入门》说："血乃水谷之精，化于脾。"脾所运化的水谷精微是气血津液化生的物质基础，只有脾气健运，化源充足，则气血生化旺盛，元气充沛，血液充盈；脾胃失职，则生化无源，气血亏虚。二是脾胃为五脏六腑之本。《灵枢·五味》说："胃者，五脏六腑之海也，水谷皆入于胃，五脏六腑皆禀气于胃。"脾土居中以溉四旁，五脏六腑均依靠脾胃生化的水谷精微滋养，脾胃强则五脏俱强，脾胃弱则五脏俱弱。三是脾胃为人体正气之本。《内经》说："正气存内，邪不可干。""邪之所凑，其气必虚。"《灵枢·师传》曰："脾者主为卫。""卫者，水谷之悍气也。"卫气源于脾胃水谷之气，正如《古今医鉴》所言："正乃胃气真气。"胃气强则正气强，胃气弱则正气弱。又如黄宫绣《本草求真》所说："盖谓脾气安和，则百病不生；脾土缺陷，则诸病丛起。"四是脾胃为人体气化枢纽。气化是生命最基本的特征之一，人体由于气的运动变化而维持着生命的新陈代谢。《脾胃论》将脾胃称为"人体气化之枢纽"。胃主化谷，脾主散精，在人体物质代谢中起着关键作用。脾胃功能失常，物质代谢必然障碍而导致气化病的发生。如脾不运化，聚湿酿痰，为生痰之源。"百病多由痰作祟"，痰能生百病。五是脾胃为气机升降之枢。脾胃为中土，脾升胃降，对人体气机升降具有重要的调节作用。"百病皆生于气"，若中焦气机升降失调，则浊气逆上，清气陷下，变生诸疾。可见，脾胃失健是人体疾病发生的重要病理基础，故李东垣《脾胃论》说："内伤脾胃，百病由生。""百病皆由脾胃虚衰而生。""脾胃之气既伤，而元气亦不能充，而诸病之所由生也。"

《素问·阴阳应象大论》云："治病必求于本。"治病求本，是中医治疗学的主导思想。因为脾胃为气血生化之源、五脏六腑之本、正气卫气之根、人体气化之枢、气机升降之枢，脾胃强健，百疾不起，脾胃虚弱，百病由生。疾病发生后，"得胃气者生，无胃气者死。"所以历代医家在临证论治时，把调理脾胃推崇为医中之王道、临证之法门，将调和脾胃、护助胃气作为实现"治病求本"理念的重要路径，通过调理脾胃来健中焦、助运化、补气血、益五脏、扶正气、防疾患、保健康。张仲景在《伤寒论》中反复强调："胃气和则愈。"制方遣药时处处顾护脾胃，为后世树立了"正气为本""胃气为本"的典范。李东垣《脾胃论》说："善治斯疾者，唯在调和脾胃。"其所创立的脾胃调治原则与方法，为后世所效法。后世众多的杰出医学大家从脾胃论治内、外、妇、儿、五官各科疾病，积累了极其丰富的理论和经验。当代名中医几乎一致认为调治脾胃是中医治疗体系中的一个独特的重要环节，是治疗各种疾患最为有效的手段之一，近年来被当选的国医大师们无不是调理脾胃的高手。

脾胃纳运升降失常，可导致诸多内、外、妇、儿、五官疾病的发生，或影响其演变及康复。廖氏对1 000例脾虚病人进行分析，以中医病证分类达125种，以西医病名分门别类达114种。徐氏收集的用调理脾胃治疗的150余种现代医学所诊断的疾病，包括消化、血液、循环、呼吸、泌尿、生殖、免疫、运动等各系统疾病，既有常见病、多发病，也有疑难病。因此，调理脾胃可以广泛运用于临床各科疾病的治疗、康复。调理脾胃也是养生保健、延年益寿的重要途径。

（一）气血病从脾胃论治

气、血、精、津液是人体生命活动的物质基础，如《灵枢·本脏》所说："人之气血精神者，所以奉生而周于性命者也。"而气、血、精、津液均是由脾胃运化的水谷精微而化生。脾胃的化生功能包括四个方面：一是滋生元气。元气根源于先天，滋养于后天，元气有赖于脾胃运化的水谷精微的不断充养。二是化生营血。《灵枢·决气》说："中焦受气取汁，变化而赤，是谓血。"《素问·痹论》说："营者，水谷之精气也。"营出于中焦，血生于脾胃。三是化生阴精。《诸氏遗书》说："精生于脾。"肾藏先天之精依赖后天之精的不断培育和充养，后天之精是由脾胃运化的水谷之精所化生。四是生成津液。《灵枢·营卫生会》说："中焦亦并于胃中……此所受气者，泌糟粕，蒸津液，化其精微。"津液生成于脾胃，布散于周身。

内伤饮食、劳倦，或外感六淫之邪，皆可损伤脾胃，导致中焦失司，运化无权，水谷不化，气、血、精、津液生成不足，五脏六腑失养，四肢官窍不荣。脾胃为生气之源，又为气机升降之枢，"百病皆生于气"，脾胃失调，各种气病由此而生。脾胃生血，又能统血，脾虚则气弱，气弱无力摄血，则血溢脉外；气弱无力行血，则血瘀脉内，各种血病由此而生，如《脾胃论》所说："脾胃不足，皆为血病。"脾胃虚弱，后天之精无以化生，先天之精无以充养，元气虚衰，阴精亏少，则小儿生长迟缓，老人体弱早衰。脾主运化水湿，生津散精，脾失健运，或津液亏虚，机体失养，或水湿不化，生痰积饮，变生诸病。由此可见，气、血、精、津液病变，多由脾胃失调而生，故当从脾胃论治，或健脾益气，或健脾生血，或补脾摄血，或益脾填精，或滋脾生津，或运脾化饮，或助脾祛痰。脾胃生气生血功能与现代医学造血系统和免疫系统功能密切相关，所以临床常用健脾益气法治疗免疫功能低下的疾病，用健脾生血统血法治疗再生障碍性贫血、粒细胞减少症、血小板减少症和出血性疾病等，多能获得良好效果。

（二）五脏病从脾胃论治

人体以五脏为中心，脾胃位于中洲，主灌溉四旁。《素问·玉机真藏论》说："五脏者，皆禀气于胃。胃者，五脏之本也。"《灵枢·五味》说："胃者，五脏六腑之海也，水谷皆入于胃，五脏六腑皆禀气于胃。"脾胃为后天之本，心、肝、肺、肾之气血津液源于中焦脾胃，故五脏盛衰常取决于脾胃的强弱，正如喻嘉言《医门法律》所说："胃气强则五脏俱盛，胃气弱则五脏俱衰。"五脏亏虚，可通过健脾助胃来补益，五脏不安，可通过治理中焦来调谐。

1. 调理脾胃以治心病

心主血，脾生血，心血源于中焦脾胃。脾主运化水谷，水谷精微通过脾的转输升清作用，上输于心肺，贯注于心脉而化为血。脾气健运，化源充足，则心血充盈，心神安定。心主行血，脾主统血，血液在脉中正常运行，既有赖于心气的推动，又依靠脾气的统摄。脾气旺盛，则心气充足，推动有力，统摄有权，血行有序。脾气虚弱，运化失职，血的化源不足，则导致心血亏虚、心气衰弱、气不摄血等病理变化，出现心悸、怔忡、失眠、多梦、健忘、出血及面色少华、脉迟结代等病证。所以临床常用健脾益气、补脾生血、健脾统血、益脾安神等调理脾胃之法治疗这些心的病证。从脾治心，首选归脾汤，该方以四君子汤健脾益气，生姜、大枣调和营卫，佐以龙眼肉、酸枣仁、远志养心安神，木香理气和中。脾胃得健，化源充足，气血充盈，心得所养，则血脉畅行，神志安定，故归脾汤被广泛应用于心悸、怔忡、失眠、多梦、健忘、出血等心病的治疗。

2. 调理脾胃以治肺病

土生金，脾为肺之母。肺司一身之气，脾为生气之源，所运化的水谷精气，上充于肺与清气结合而生成宗气贮藏于肺，脾气旺则宗气足，呼吸均匀有力，声音洪亮。肺为水之上源，脾主运化水湿，脾升清，肺肃降，使水液四布，运行畅达。若脾气虚弱，土不生金，则肺气不足，卫表不固，而体倦无力、少气懒言、神疲无力、自汗怕冷、鼻塞多嚏、易患感冒。脾失健运，水湿不化，聚为痰饮，则肺失宣降，出现咳嗽、哮喘、咯痰等症。虚则补其母，培土以生金，宜用健脾益气以补肺，理脾化湿以除痰，益脾滋阴以润肺。从脾治肺的常用方剂有四君子汤、六君子汤、补肺汤、苓桂术甘汤、保真汤等。

3. 调理脾胃以治肝病

肝藏血，脾生血，肝藏之血赖于脾之化生。脾气健运，血有化源，则肝血充足，涵养肝阳，潜藏不亢。若脾运化失司，血液生化之源不足，或脾不统血，失血过多，形成肝血不足，魂无所藏，目无所养，筋失所营；或血不涵肝，肝阳上亢，虚风内生。治疗当健脾生血，或益气摄血。肝主调畅气机，脾胃为气机升降之枢，肝气郁结疏泄失常会影响脾胃纳运功能。反之，脾胃失健，运化失职，水湿内停，蕴而化热，湿热郁蒸，使肝胆疏泄不利，而发生黄疸、胁痛。治疗当健脾清热化湿，疏肝利胆退黄。《金匮要略》曰："见肝之病，知肝传脾，先当实脾。"木旺犯土，肝病及脾，当未病先治，扶土以抑木，防止肝病传脾。临床大量报道从脾论治肝病，如应用健脾扶正、扶脾抑肝、运脾利水、清脾祛湿、益脾活血等法治疗慢性肝炎、肝硬化腹水、胆石症、肝癌等肝胆疾患，取得较满意疗效。

4. 调理脾胃以治肾病

肾主藏精为先天之本，脾主运化为后天之本，肾的精气有赖于脾化生的水谷之精充养，即"后天滋先天"。脾失健运，后天不济，肾气肾精必将亏虚，肾阴肾阳也会虚衰。临床采用健脾补肾之法，以培后天来助先天，如地黄丸、肾气丸中用茯苓、山药，赞育丹中用白术，均是后天助先天之义。肾主水，脾主运化水湿，脾肾两脏相互协作，共同完成人体水液代谢。脾运化失权，脾虚不能制水，而影响肾的气化，则水液代谢障碍，水湿泛滥出现水肿。水肿病可从脾论治，实脾饮、防己茯苓汤等均为健脾益气、温阳利水的著名方剂。临床上从脾论治慢性肾炎、肾病综合征等多种肾脏疾病，效果确切。

5. 调理脾胃以治脑病

脑为"髓之海""精明之府""元神之府"，主管人的精神、意识、思维、记忆等。髓海充盈，神得所养，则精神饱满、意识清楚、思维灵敏、反应敏捷、动作灵巧、耳聪目明。反之，髓海空虚，元神失养，则精神萎靡、思维迟纯、记忆力下降、反应缓慢、动作不敏、耳聋目昏，甚至神志错乱。《素问·五脏生成》曰："诸髓者皆属于脑。"髓由精化，精源于肾藏先天之精和脾化水谷之精，脾健则髓海充盈，脾弱则髓海空虚。《素问·八正神明论》曰："血气者，人之神。"《灵枢·营卫生会》曰："血者神气也。"脾为气血生化之源，脑神有赖于脾胃化生之气血的滋养，脾旺者气血充足则脑健神清，脾弱者气血亏虚则脑神失养。临床上髓海空虚可致神疲、脑鸣、健忘、失聪、痴呆等，气血亏虚可致头晕、目昏、失眠等。此类病证可以从脾胃论治，如健脾益气，生精益髓，补血养神。脾为生痰之源，脾失健运则生痰，痰浊上扰于脑，可致眩、痫、癫、狂、痴、瘫等顽症痼疾，健脾祛痰是临床治疗此类疾病的重要途径之一。脾能生气，气能行血，中风后遗症多为气虚血瘀，有不少报道从脾论治中风偏瘫取得满意疗效。

（三）儿科病从脾胃论治

小儿脏腑娇嫩，尤其是"脾常不足""胃常虚"。儿童生机蓬勃，生长发育迅速，所需的水谷精微较成人更为迫切。小儿寒热不能自调，饮食不知自节，故外易为六淫所侵，内易为饮食所伤，他脏病亦可影响脾胃运化功能，而导致脾胃损伤。脾虚失运，胃失腐熟，食积不化，生痰化热，阻滞气机，气滞血瘀。湿、痰、热、瘀等实邪又进一步损伤脾胃，使之更虚。因虚致实，因实致虚，互为因果，终致气血化生乏源，脏腑不充，机体失养，故治疗小儿疾患以调理脾胃最为重要。历代儿科名家都十分重视小儿脾胃的调理，如明代万全深得小儿调理之要，在《幼科发挥》中指出："人以脾胃为本，所当调理。小儿脾常不足，尤不可不调也。调理之法不专在医，唯调母乳，节饮食，慎医药，使脾胃无伤，则根本常固矣。"其遣方用药，万全认为"宜取中和之道，四气兼备，五味相济"，提倡以中和为主，反对偏寒偏热，补泻亦无偏胜，这正是调理小儿脾胃之王道。当代医生广泛应用调理脾胃之法治疗儿科各种疾病，据不完全统计，近年发表从脾胃论治儿科疾病的相关论文达1420余篇，可见调理脾胃的儿科治疗思想受到当代医生的广泛认同。

（四）妇科病从脾胃论治

女子以血为本，肝藏血，肝血是经血之源，与经、带、妊、胎、产、育等关系密切，故曰"女子以肝为先天"。而脾胃为水谷之本，为肝血生化之源，只有脾胃健旺，精微充足，气血旺盛，则肝血充沛，冲任充盈，才能经、孕、产、乳正常。肝主疏泄，调理冲任，而脾主固摄统血，又为气机升降之枢纽，既能协助肝气调畅诸脉气血，又能协助肾气固摄经血和胎儿。所以，脾胃失权，肝血亏虚，冲任不调，气机逆乱，可发生经、带、妊、胎、产、育诸多妇科疾病。陈自明为我国妇产科学的主要奠基人之一，他在其代表作《妇人大全良方》中说："夫胃为水谷之海，水谷之精，以为血气，荣润脏腑。"所以治疗产前、产中、产后诸病均十分重视调理脾胃，如常用人参散、黄芪丸、黄芪煮散、白茯苓散、佛手散等方剂来健脾益胃，补益气血，以治疗产后虚证。又如另一位妇科大家万全也把调补脾胃作为治疗妇科疾病的根本大法，并贯穿于妇人经、带、胎、产诸病治疗的始终。如《万氏女科》说："调经专以理气补脾胃为主，胎前专以清热补脾为主。""妇人妊娠养胎全在脾胃。"查阅近10年中医妇产科文献，从脾胃论治妇人痛经、闭经、崩漏、带下、不孕、胎萎、恶阻、流产、缺乳等妇产科疾病的报道多达2000余篇。

（五）外科病从脾胃论治

内科病多从脾胃论治，外科病也可从脾胃论治。宋代陈自明亦是外科学大家，善从内脏论治痈疽，尤其重视通过调整脾胃功能来增强痈疽的治疗效果，他在《外科精要》中提出"大凡疮疽，当调脾胃"的治疗思想，常用四君子汤、六君子汤、补中益气汤、归脾汤、嘉禾散等方剂调理脾胃，以促饮食、生气血、愈疮疽。皮肤有赖于脾胃化生的阴血濡养和阳气温煦，若脾失健运，气血生化不足，肌肤不得滋养则导致众多疾病发生，临床多数慢性、难治性皮肤病的病因病机都与脾胃功能失调关系密切。脾主运化，脾不健运则水湿停聚，湿热内生，外扰皮肤则发为红斑、丘疹、水疱、糜烂、渗液等，如湿疹。脾主统血，脾虚不能统摄，血行脉外，郁于肌肤则出现瘀点、瘀斑等，如葡萄疫。脾主生血散精，脾气虚弱，精血亏虚，皮肤毛发失于濡养，则皮肤干燥、瘙痒、脱发。脾与胃相表里，脾胃蕴热上炎，则面生痤疮。中医治疗皮肤病占有明显优势，许多著名中医皮肤专家善从脾胃论治皮肤病，积累了丰富的经验，许多临床报道通过健脾补气益肤、补脾生血养肤、运脾祛湿护肤、清泄脾胃润肤等方法来治疗各种皮肤疾病，获得良好效果。

（六）官窍病从脾胃论治

中医认为人是一个有机整体，目、耳、鼻、口、前后阴等官窍与五脏六腑有着极为密切的生理和病理联系。因脾胃为气血生化之源，官窍有赖于气血的滋养，脾胃损伤则九窍不利，故《内经》说："脾胃一虚则九窍不通。""头痛、耳鸣，九窍不通利，肠胃之所生也。胃气一虚，耳目口鼻，俱为之病。"《脾胃论》也说："脾不及，则令人九窍门不通。"所以，临床医生常根据此理论，从脾论治五官疾病，如用补中益气汤治疗脾虚型夜盲、内障、眼睑下垂等目疾；用益气聪明汤治疗脾虚耳鸣、耳聋等耳病；用玉屏风散加减治疗过敏性鼻炎，用归脾汤治疗脾不摄血之鼻衄、齿衄。因脾开窍于口，脾胃失调可生口疮、流涎、唇风、齿痛、龈肿、齿衄及其口味异常等口腔疾病，调理脾胃是治疗这些疾病的重要路径。

（七）疑难病从脾胃论治

古人云"怪病多痰"，临床许多疑难杂病，多与痰瘀关系密切。脾主运化水湿，脾失健运，则聚湿生饮酿痰，故说"脾为生痰之源"。古人云"百病多由痰作祟"，痰有风痰、寒痰、热痰、湿痰、燥痰之别，饮有痰饮、悬饮、支饮、溢饮之分。痰可随气流行，内而五脏六腑，外而四肢百骸、肌肤腠理，引起诸多病证，如咳、喘、悸、眩、呕、膈、积、癫、狂、瘫、痛、痹、瘰、疬、瘿、瘤等，这些病证变化多端，缠绵日久，棘手难治。古今大量文献报道从脾胃治疗疑难杂病，常常取得满意疗效。随着人们生活水平的提高，现代生活病发病率迅速上升，如肥胖、高血压、高血糖、高血脂、高血黏、高尿酸等代谢性疾病已严重危害人类的健康。痰浊是这些疾病的主要致病因素；脾失健运，痰浊内生是其主要病理机制。预防和治疗这些疾病，保养脾胃和调理脾胃是关键。近年来大量文献报道通过调理脾胃治疗代谢性疾病，取得了可喜的进展，开辟了一条新的治疗路径。

（八）肿瘤病从脾胃论治

《脾胃论》说："百病皆由脾胃虚衰而生。"肿瘤的发生，是机体肿瘤免疫失调、抗癌能力下降的结果。国内许多学者对脾虚和脾胃气虚与肿瘤的关系进行了研究，发现肿瘤发生与脾胃虚弱密切相关，如小肠 D- 木糖吸收试验明显低于正常人，血清胃泌素和胰功肽等也显著降低。有研究发现，脾气虚胃癌患者外周血中微量元素锌明显下降，锌是人体 70 多种酶的必需组成成分，缺锌会影响机体多种酶的生理功能，导致一系列代谢紊乱，使人体抗癌能力下降。王冠庭教授从分子水平研究了脾胃虚弱与胃癌发生的关系，表明脾胃虚证者细胞免疫功能下降，NK 细胞活性降低，细胞免疫调节因子失衡，以致全身免疫功能下降，机体抗癌能力降低。临床和药理研究也表明，健脾益气药人参、党参、太子参、黄芪、白术、茯苓、山药、薏苡仁、芡实、五味子、大枣等均有良好的扶正和抗癌作用。

脾胃虚弱，气血生化无源，营养物质代谢障碍，以致正气不足，各种邪气（致癌因素）乘虚而入，正气无力抑癌抗癌，促使病变细胞发生癌变。脾胃虚弱贯穿于癌症发生、发展及演变的始终。例如，胃癌多由慢性胃病变化而成，大多数患者素体脾胃虚弱，癌症发生再经手术和化疗等更进一步伤害，脾胃虚上加虚，纳运失权，而出现厌食、恶心、呕吐、脘腹胀满、大便溏泻，由此气血津液化生无源，抗癌无力，病情恶化，最终元气耗竭，生命垂危。金·张元素《医学启源》曰："盖积聚癥瘕，必由元气不足不能运化流行而致之，欲其消散，必借脾胃气旺，能渐渐消磨开散，一收平复之功。"所以治疗各种癌症都要牢记《内经》"有胃气者生，无胃气者死"之警句，要以"胃气为本""脾胃为枢"，注重健脾益气以扶正，扶助胃气以护正，处方注意顾护胃气，用药切忌损害胃气。

（九）疾病康复调理脾胃

大病重病之后，人体气血亏虚，脏腑羸弱，正气不足。李东垣《脾胃论》说："人以胃土为本。"《内外伤辨惑论》说："谷者，身之大柄也。"只有通过调理脾胃功能，先使中焦纳运康健，气血生化有源，脏腑得到滋养，正气才能得以康复。他尤其重视病瘥善后，倡导善后应以调理脾胃为先。清代名医喻嘉言在《寓意草·善后之法》也说："善后之法，以理脾为急，而胃则次之，其机可得言也，设胃气未和，必不能驱疾。惟胃和方酸减谷增，渐复平人容蓄之常。"病后康复调理脾胃，应药物治疗与饮食调养相结合，如《素问·脏气法时论》说："毒药攻邪，五谷为养，五果为助，五畜为益，五菜为充，气味合而服之，以补精益气。"药疗与食疗相结合，相辅相成，发挥协同作用，不仅能增强疗效，也可减少药量，防止药物副作用，缩短康复所需的时间。

（十）养生保健调理脾胃

健康长寿是人们共同的追求，养生保健是中医药的优势和特色。《景岳全书》认为："土气为万物之源，胃气为养生之主。胃强则强，胃弱则弱，有胃则生，无胃则死，是以养生家当以脾胃为先。"李东垣《脾胃论》指出："养生当实元气。""欲实元气，当调脾胃。"元气是人体脏腑活动的原动力，元气与肾脾两脏关系最为密切，而脾为后天之本，水谷之精能不断滋养补充先天之元气，脾胃强健则元气生化有源。龚廷贤的《寿世保元》效法东垣之论，提出老年养生秘诀："凡年老之人当以养元气健脾胃为主。"李梴《医学入门》也说："保全脾胃可长生。"如何才能保全脾胃呢？万全《养生四要》说："养脾胃之法，节其饮食而已。"《素问·痹论》曰："饮食自倍，肠胃乃伤。"《灵枢·小针解》曰："寒热不适，饮食不节，而病生于胃肠。"可见饮食不节是导致脾胃损伤最为直接的原因，所以调养脾胃的关键是饮食调节，做到寒热适中，饥饱有度，营养全面，清洁卫生，如此既保护脾胃不受损害，又保证人体所需营养物质充足平衡。此外，还可以通过药物调理、精神调摄、针灸推拿等方法来健运脾胃，调养后天，以达到推迟衰老、延年益寿、享受天年的目的。

总之，脾胃为人体后天之本，治病必求于本，从脾胃论治人身诸病，是医中之王道。调理脾胃，用药宜执中致和，以平为期；养生保健，首先当节制饮食，保全脾胃。

五、中西相参　优势互补

我国医学界存在中医和西医两个医学体系，这正是我国的医学特色和优势，是中华民族保健祛病、繁衍昌盛的坚强保障。但中医不是万能的，西医也不是万能的，即使在科学高度发展的今天，人类在种种病魔面前仍显得软弱无力，甚至束手无策。中医有所长，有许多治疗的优势病种；西医也有所长，也有许多治疗的优势病种。如果两者能优势互补，人类和疾病做斗争的思路就会更开阔，治疗的手段和方法就会更丰富，临床的治疗效果就会更满意。前人为我们留下中医和西医的宝贵财富，要加以珍惜和运用，切不能相互抵制、相互诋毁。

中西医结合蕴含和保存着远古至近代的传统医学的精华，又融汇了现代科学的灿烂研究成果，两者的有机结合，临床疗效一定比单纯的中医或单纯的西医更好。新中国建立以来，我国中西医结合工作者大胆探索，勇于创新，发明创造了许多源于中医又源于西医、高于中医又高于西医的治疗新方法和新药物，为人类的健康事业做出了巨大的贡献。屠呦呦研究员发明的抗疟新药青蒿素拯救了几百万人类生命而获得诺贝尔科学奖，陈竺院士研究的砒霜制剂治疗急性早幼粒细胞白血病疗效突出而获得欧尼斯特·博特勒奖，这些正是中西医结合取得的伟大成就。

中西医结合是中西医相互学习，取长补短，优势互补，两者科学有机地融合，创造出新的治疗方法和手段，确确实实地提高疗效。当前临床上中医和西医医生都在自觉和不自觉地联合应用中药和西药，但并不都能做到科学结合，不少只是中西药的凑合。目前存在三种中西医用药欠妥的现象：一是中药凑西药。用了西药之后又开中药，如细菌感染，西医用抗生素，中医用清热解毒药；水肿病，西医用利尿药，中医用利水药。二是中药西用。西医诊断后，按药理作用来应用中药，如炎症用清热解毒药，高血压用平肝降压药，失眠用安神药。三是一病一方。一种病用一个经验方或一种成药，如感冒不分风寒风热一律用感冒冲剂；胃病不讲辨证论治，一律用胃康灵冲剂。这几种方法，有时可能也碰巧有些疗效，但这不是中西医结合，而是中西医凑合，不能真正充分发挥中、西药的协同作用，反而会增加药物的毒副作用，浪费药材，增加病人的经济负担。

中西医的科学结合，要在思维上开放包容，理论上互补渗透，诊断上相互为用，治疗上取长补短，药物上协同配合。中医的最大优势是辩证的临床思维，西医最大的优势是先进的科学技术。同时，中医的临床诊断和治疗技术尚未能与时俱进，显得原始和落后；西医的临床思维易忽视生命及疾病的整体性和差异性，显得生硬和狭隘。应对单因素的单纯性急性疾病是西医的长处，往往能得心应手，手到病除，但对于多因素的复杂性慢性疾病则显得疲软，甚至束手无策。而中医面对急性疾病由于缺乏强有力的急救手段而难负重任，而对多因素复杂性慢性疾病却能应对自如，左右逢源。所以，中西医的优势互补和科学结合，是人类战胜疾病的时代需求，是中国国情的必然产物，是医学发展的大势所趋。

中医脾胃病包括消化道疾病、肝胆胰疾病和代谢性疾病等，这些疾病大多数是慢性、多因素的复杂性疾病，中医具有一定的治疗优势，中西医结合更是前景广阔，我国中西医结合工作者已积累了丰富的行之有效的治疗经验。何晓晖教授先学西医后学中医，长期从事脾胃病临床工作，他在学习先贤和同道的基础上，积累了丰富的临床治疗经验，形成了具有个人特点的"中西相参、优势互补"的中西医结合治疗路径。在此扼要介绍其治疗脾胃病中西医结合的思路和方法：

（一）医学理念互渗

中西医都是守护人类健康的神圣事业，都是人类在与疾病作斗争中智慧积累的结晶。但由于各自形成年代不同、文化背景不同、思维方式不同、医疗实践的选择性不同，从而医学的理念、理论的体系、认知的方法都大相径庭。在人与自然的关系上，西方强调天人相分构成论的整体观，人要征服自然；中医推崇天人合一生成论的整体观，人宜顺应自然。在对人体研究的方法上，西医学以还原论及公理化方式，从解剖、分析方法入手，着重于躯体的形态结构研究；中医学以系统论模型化方式，从综合、演绎方法入手，着重于人体的功能系统研究。在对病因的认识上，西医学持病因病理决定论，以病理解剖的判定为金科玉律的最后裁定；中医学则是正邪相争的选择论，发病与否取决于正邪相争的胜负。在诊疗的模式上，西医实施辨病定治，推行群体化、规范化、标准化治疗；中医实施辨证论治，推行个体化、差异化治疗，强调因人、因地、因时制宜。在治疗思路和手段上，西医以消除病因、清除病灶，以及直接对抗和补充替代疗法为主要手段；而中医强调正气为本，通过药物、针灸、推拿、膳食等手段激发人体自身的抗病能力，调动发挥机体"阴阳自和"的自我调节机制，以恢复阴平阳秘、内外和谐的生态平衡。正是东西方文化以及思维方式的不同造成了中西医学的差异，同时又铸就了各自鲜明的学术特点和诊疗特色，共同造福于人类的健康与文明。

由于两种医学的并存，为我们拓宽思维空间、丰富治疗思想、充实治疗方法提供了更为广阔的天地，吸收中西医的优秀理念，取长补短，优势互补，必然会对脾胃病尤其是疑难病的治疗大有裨益。以胃十二指肠溃疡为例，西医学紧紧盯住溃疡局部的病变进行了深入细致的研究，20世纪初提出"无酸无溃疡"学说；20世纪50年代以后，胃黏膜保护机制被认识；1963年Shay和Sun提出了攻击因子和防护因子平衡理论；70年代壁细胞三种受体被发现，引致H_2受体拮抗剂问世；1974年胃酸分泌的质子泵机制被揭示，质子泵抑制剂广泛应用使抑酸治疗更为彻底和有效；1983年Marshallt和Warren在胃黏膜活检标本中发现了幽门螺杆菌，从而又有了"无Hp无溃疡"的新观点，杀Hp成为了治疗的重点。消化性溃疡与胃酸、胃蛋白酶、幽门螺杆菌、非甾体抗炎药等损害因子和黏液 – 碳酸氢盐、黏膜血流、前列腺素、细胞更新等黏膜防御机制之间的相互作用有关，这些溃疡微观理论的建立推动治疗学的不断革新，目前由于质子泵抑制剂和抗Hp药物的应用，使溃疡病治疗短时高效，大多数溃疡病得以治愈，近期复发率大为减少。但是质子泵抑制剂的不良反应也日益彰显，Hp的耐药率逐年攀升，溃疡病的远期复发率仍然较高。而中医对于溃疡局部的微观病理变化模糊不清，但整体观念和辨证论治却是中医诊治的优势，中医认为消化性溃疡是人体阴阳气血失调在胃肠的病理反应，其发生是先天禀赋和后天饮食情志所伤共同作用的结果，病位虽然在胃肠，但与脾、肝、肾、心等多个脏腑相关，治疗从"五脏一体""形神一体""天人一体"的整体观出发，根据病人的体质状态、病理证候和气候地域的差异等来制定治则治法，以调和脏腑，调畅气血，调理阴阳，调协身心，促进脾胃纳运相助、升降相因、润燥相济，从而改善机体病理状态，恢复胃肠功能平衡，改善病灶血液循环，促使溃疡愈合，从根本上防止疾病复发。但由于其治疗的针对性不强，所以治疗作用缓和，起效较慢。若将中医宏观治疗与西医微观治疗相结合，既重视纠正局部的病理变化，又关注改善全身的病理状态，不仅起效快，效果好，而且全身症状能得到改善，近期和远期复发率均大大降低。何晓晖教授长期的临床实践表明，以中医药为主，配合西药抗酸和抗Hp疗法治疗难治性消化性溃疡，疗效明显好于单纯的中医或西医治疗。

消化系统肿瘤，如胃癌、肝癌、食管癌、肠癌的发病率很高，严重危害人类的生命健康。西医学虽然也注意到免疫功能在肿瘤发生发展中的作用，但更关注的是局部生长的肿瘤，主要治疗手段是手术、化疗、放疗等。肿瘤早期发现后，首选治疗方法是手术，但很多肿瘤发现时已是晚期，失去了手术时机。化疗、放疗的"杀杀杀"，杀癌务尽，敌我不分的沉重伤害，毁灭性打击人体的免疫功能，许多病人病情反而恶化，体质衰竭，生命缩短。所以在化、放疗过程中出现的毒性反应及耐药性仍是一个世界性难题。中医强调正气为本，"邪之所凑，其气必虚"，肿瘤发生是正气虚衰的结果。癌症病人体质虚弱，多有脾肾亏虚，气血虚损，晚期患者更是阴阳气血衰竭。"邪正相争正为本",所以中医治疗肿瘤在抗邪的同时,更加重视扶植病人的生生之气,即扶助机体抵抗肿瘤生长的正气,以达到稳定和控制病情、带瘤生存的效果。中西医结合治疗中晚期消化系统肿瘤如胃癌、肝癌、食管癌、结肠癌等,将中医中药与手术、放疗、化疗有机结合,补中有攻,攻中有补,攻补兼施,整体与局部兼治兼顾,疗效得到明显提高。文献报道Ⅲ～Ⅳ期胃癌姑息或根治术后5年生存率为11.3%～22.0%,如术后配合中医中药或中西医结合综合治疗,可达33.4%～47.0%。尤其对有远处转移或手术不能切除的晚期患者,中医中药或中西医结合治疗能改善病人的生活质量,延长生存期。正如吴孟超教授所说:"中医药可以参与肝癌防治的全过程,中医药的积极参与是提高肝癌综合疗法疗效的主要途径。"中西医结合已成为我国肿瘤治疗的一大优势。

(二)理论认识互补

中西医以不同的理论体系表达人体生命现象,阐述人的生理病理及治疗机理,两者对健康与疾病的认识均有正确性,又有局限性。以微观实证及还原论的思维方法为主导的西医学理论,需要借鉴中医学宏观整体系统的思维方式;而习惯于宏观整体思维和推测演绎方法的中医学理论,需要充实微观实证及还原论研究方法所积累的知识成果。把两种理论科学的通融、交汇和结合,用于指导疾病的治疗,必然产生高于中医又高于西医的治疗效果,能解决更多的危害人类健康的重大疾病和难治性疾病。

急性胰腺炎是由于多种病因导致胰酶在胰腺内被激活后引起胰腺组织自身消化、水肿、出血甚至坏死的炎症反应,重症患者胰腺出血坏死,常继发感染、腹膜炎和休克等并发症,病死率高达30%～40%。由于其病因是胰酶的激活对胰腺组织的自体消化,西医治疗原则是减少胰腺分泌,减少胃肠蠕动,主张禁食和胃肠减压,即以"静"为主;中医认为本病为湿热内蕴、瘀毒互结,基本病机是"腑气不通""不通则痛",因六腑以通为用,治疗主张通腑泄热,急下存阴,即以"通"为主。西医具有营养支持、抑制酶、抗感染、抗休克等优势,而中医通里攻下的承气汤、清胰汤、大柴胡汤等更具有良好的治疗作用,这类方药能改善胰腺微循环,抑制或清除炎症介质,提高机体免疫功能,排泄毒素,增强肠黏膜屏障,及时疏通肠道,防止肠道衰竭等作用。动与静的结合,更加全面地加深了对急性胰腺病理机制的认识。临床报道,在西医综合性治疗下辨证用药,有血瘀者静滴活血化瘀药,伴ARDS者静滴鱼腥草注射液,伴黄疸者静滴茵栀黄注射液,中后期兼气血亏虚者静滴黄芪、参麦等制剂,中西医结合治疗大大提高了治疗和抢救效果,重症胰腺炎的死亡率已下降到5%～10%。

慢性萎缩性胃炎是常见的难治性消化病,西医学认为其病理变化不可逆转或难以逆转。西医从局部、微观入手,认为其发生与幽门螺杆菌感染、胆汁反流、免疫、遗传关系密切，腺体萎缩、肠上皮化生或异型增生是其主要病理变化，除抗菌外只能是对症治疗，对于腺体萎缩和肠上皮化生、异型增生几乎是束手无策。中医从整体、宏观出发，认为其病因为饮食不调、情志失和、外邪犯胃和先天禀赋不足等，主要病机是脾气虚弱，胃阴亏损，湿热蕴积，气滞血瘀等，从整体调节入手，扶正祛邪，和胃消痞，但对局部病变认识模糊，治疗针对性较差。把中西医对该病的认识结合起来，治疗优势就能得到充分的发挥，如清热解毒以抑制 Hp、促进胃黏膜急性炎症消退和恢复，理气化瘀、化痰散结以促使黏膜萎缩、肠上皮化生和异型增生的逆转，健脾益气、酸甘化阴或甘寒养阴促进胃酸分泌和增强胃黏膜屏障功能。何晓晖教授以中、西医理论为指导，采用"舍病从证，辨证除症；病证结合，标本同治；无证从病，逆转病机"三步治疗慢性萎缩性胃炎，取得好转率 92%、治愈率 63% 的满意效果。

现代中药药理学研究为中医临床用药提供了有益的参考，以作用于胃肠动力的中药为例，活血理气药有促胃动力作用，润肠通便和消食导滞药有促进肠道运动作用，通腑攻下药有增强胃肠收缩和蠕动的功能，健脾益气药对胃肠平滑肌活动具有双向调节作用，理气行滞药可降低消化道平滑肌的紧缩性并能解痉止痛，临床可参考这些现代药理学知识来选择应用传统中药。又如幽门螺杆菌感染是胃病发病的重要因素之一，药理研究表明黄连、黄芩、大黄、蒲公英、虎杖等有良好的抑制 Hp 作用，故在胃病治疗中常常被选用。

临床上也可用中医理论来指导使用西药，如阿托品是从曼陀罗中提取，药性温热，所以对寒证腹痛效果明显，而对热证腹痛，如单独使用不仅疗效差，且副作用大。根据中医"利小便而实大便"理论，有人采用利尿药双氢克尿噻辅助治疗小儿腹泻，收到疗效。反之，西医理论也可用于指导中药的应用，如王灵台教授研究发现，慢性乙型病毒性肝炎多有甲状腺、肾上腺、性腺功能低下，临床多见有肾阳虚，据此应用温肾法治疗 60 例患者，随访 1 年，HBSAg 近期转阴率达到 43.3%。

（三）辨病辨证互参

辨证为中医之长，辨病为西医之长。中医辨证着眼于全局，把病和人密切地结合成一个整体，强调因人、因时、因地制宜，注重于病情变化，灵活生动，摆脱了"见痰治痰、见血止血"的弊端。但辨证过于笼统，定位、定性不确切，不利于明确疾病的性质，不利于疾病的早期诊断和根治，观察指标客观性差，诊断标准难以规范，不同的医生可能辨出不同的证。西医辨病是以解剖组织学、生理生化学、病因病理学为基础，以实验室检查为依据，注重于局部病理变化，对疾病的病因、病理观察比较深入、细致、具体，诊断确切，能及时而准确地把握疾病的变化与进展，治疗的针对性强。但辨病常易忽视整体，往往把病和人分割开来，忽视人与人之间的差异性；诊断不明者，无病可辨，无法可施。

中医辨证与西医辨病相结合，吸收了中西医两方面诊断和鉴别诊断的特色和优势，是当前中西医结合临床最主要的诊疗模式。中医辨证是对机体在致病因素作用下，机体对疾病的抗病反应类型、邪正相争的态势和疾病发展趋势的判断，而西医辨病是对病因、机体的病理生理、组织形态和分子生物学微观反应的解析，两者相互结合，就把整体和局部、宏观和微观的认知方法结合起来，达到了更为完善的地步。

双重诊断，是中医辨证与西医辨病相结合的最佳形式。临床多采用先辨病后辨证的方法，即先进行西医的诊断，再进行中医的辨证。目前中国中西医结合学会和中华中医药学会制定的诊疗指南，都是在西医的病名下进行中医分型，如溃疡性结肠炎常见证型为大肠湿热证、脾气虚弱证、脾肾阳虚证、肝郁脾虚证、阴血亏虚证和脾寒肠热证六个证型。但临床上病人是千差万别的，疾病是千变万化的，并不只是书本上的几个证型，各个证型又常常相互夹杂，故应根据具体病人具体分析，从而作出正确辨证。辨证与辨病相结合，具体的用法如下：

1. 辨证用药结合辨病用药

在辨证的基础上，加入一些辨病的药物。如治疗慢性乙型病毒性肝炎在辨证用药的基础上，加用一些抗病毒中药，如苦参、叶下珠、蒲公英、板蓝根等；转氨酶升高，加用五味子、垂盆草等降酶药。治疗消化性溃疡在辨证用药的基础上加用海螵蛸、瓦楞子等制酸药和白及、五灵脂、甘草等保护胃黏膜药；如 Hp 阳性加用黄连、黄芩、蒲公英、虎杖等抑菌药；胃动力不足加用一些能增加胃肠动力的中药，如槟榔、厚朴、枳实、莱菔子等。治疗细菌性痢疾在辨证用药的基础上加用苦参、马齿苋、铁苋、地锦草等抑菌药。治疗过敏性肠炎在辨证用药的基础上加用乌梅、防风、蝉衣、甘草等抗过敏药物。

2. 无证从病，无病从证

辨病与辨证结合，可以弥补辨病或辨证的不足，如对于西医无病可辨者，可用中医辨证方法弥补，对于中医无证可辨者，也可用西医辨病方法弥补，即无证从病，无病从证。临床上有一些疾病，虽然有病变存在，但却毫无不适症状，无证可辨，无药可下，这时可以不辨证而根据疾病的病理变化来处方用药。如在健康体检中发现有胆结石、乙型肝炎和胆息肉、胃息肉、肠息肉等，不少病人无任何临床表现，无证候可辨，治疗则可以从病入手，分别采用利胆消石、清热解毒、活血祛瘀等方法治疗。又有一些疾病是由于胃肠功能紊乱所致，如癔球、神经性呕吐、功能性消化不良、肠易激综合征、功能性便秘等，西医检查无器质性病变，但临床症状明显，还有一些疾病一时不能明确诊断，西医无药可下，这时可以根据四诊收集的资料进行中医辨证论治。

3. 舍证从病，舍病从证

西医的病常常能反映疾病全过程的病理变化总体属性，而中医的证则常常反映疾病过程中某一阶段的病理变化本质，疾病不同阶段的主要矛盾不同，治疗的着重点也有不同，所以有时随证治之，也有时随病治之，即舍病从证，或舍证从病。何晓晖教授治疗慢性萎缩性胃炎，常将疗程分为三个阶段，第一阶段病人往往有脘腹胀闷、纳呆食少等诸多症状，此时舍病从证，而根据病人临床表现进行辨证论治，经过大约1个月的治疗后，病人的主要症状得以缓解。第二阶段采用病证结合，一方面继续消除症状，另一方面针对萎缩性胃炎的病理本质治疗，大约需要一个月时间，病人的症状基本消失。第三阶段病人已无不适症状，处于无证可辨的状态，此时则舍证从病，逆转病机。慢性萎缩性胃炎的主要病理变化是 Hp 感染导致胃黏膜炎症、腺体萎缩、胃黏膜变薄、肠上皮化生或异型增生等，Hp 感染多为湿热内恋，腺体萎缩和黏膜变薄多为气阴亏虚，肠上皮化生和异型增生多为胃络瘀滞，据此基本病机，采用健脾益气、养阴益胃、清热化湿、理气活血、化瘀抗化等方法治疗，以润养萎缩的胃黏膜腺体，改善病灶血液运行，消除炎性细胞浸润，促进病理性组织向正常方向逆转。如此病证从舍之结合，取得了确切的疗效，并形成了鲜明的治疗特色。

（四）诊断手段互辅

西医学广泛吸收现代科学技术，具有较为完备的现代化检查手段，腔镜技术、影像技术、生物化学、病理诊断等能为绝大多数消化病提供明确的诊断。这些诊断技术既是中医辨证不可缺少的参考，也是中医判断治疗效果的确凿证据。如萎缩性胃炎的诊断和疗效的判断必须以胃镜检查和病理检查为依据，肝硬化的诊断和疗效的判断必须以影像学检查、生化学检查、病毒学检查、病理学检查等为依据。中医诊断同样需要与时俱进，现代化的检查手段是中医四诊望、闻、问、切的延伸和发展。

中医在长期的医疗实践中形成了独特的望、闻、问、切诊断技术，尤其是舌诊和脉诊在脾胃病诊疗中具有不可替代的作用。"舌为脾之外候""舌为胃之镜"，舌象能较准确地反映消化系统许多疾病的状况，可以作为西医诊断的重要参考。如陈泽霖教授观察了 1 046 例肿瘤患者，青紫舌占 49.6%，舌下静脉粗张占 49.7%；花剥舌在中、晚期患者中的出现率明显高于正常人，花剥舌对鉴别良性恶性胃溃疡具有一定意义，怀疑恶性溃疡者，如出现花剥舌应高度注意。有临床研究提示，肝癌常见舌两侧青紫色条纹或不规律的斑状小点，与其他恶性肿瘤、慢性肝病之间存在着显著差异。黄腻苔和白腻苔是肝炎病变活动进展的标志之一，腻苔程度常常与血清谷丙转氨酶、谷草转氨酶呈正比。在慢性胃炎和消化性溃疡患者中，舌苔黄腻者 Hp 感染率高于其他舌象者。脉以胃气为本，如《素问·平人气象论》说："人以水谷为本，故人绝水谷则死，脉无胃气亦死。"切脉不仅可为心血管疾病如心律失常等提供快捷的诊断，在判断消化系统疾病的进展和预后方面也有重要意义。《素问·脉要精微论》说："大则病进。"晚期胃癌病人脾胃衰竭，气血亏虚，脉本应细弱沉涩，但见脉大而浮滑，这是胃气衰竭至极、邪迫虚阳外越之象，往往是肿瘤扩散、病情恶化的征兆。此外，寻找穴位和耳穴压痛点，可以帮助某些疾病的诊断，如胆病时在胆俞穴及胆囊穴附近常有压痛，胃痛时在胃俞穴及足三里穴有明显的痛觉异常。

（五）宏观微观互照

中医学侧重于从整体宏观上认识人体的生命现象和疾病状态，主张提高和调整人体潜在的抗病能力和自控自稳功能，以维护健康水平和修复疾病状态。而西医学则侧重于从微观上揭示生命现象，重视疾病局部组织细胞的形态学变化，尤其是 20 世纪 50 年代分子生物学的突飞猛进，生命和疾病的本质得到分子层次的微观证实，依此制定纠正病理状态的治疗手段和方法。实现中西医深层次的结合，就要把中医药学和现代细胞分子生物学有机地结合起来，宏观与微观相互参照，必然会大大提高消化病诊疗水平。

中西医宏观与微观相结合，应用最为广泛的是宏观辨证与微观辨证的结合。宏观辨证是以中医理论为指导，根据望、闻、问、切四诊所获得的信息做出病因、病位、病性和病势的辨认，主要是依据病人的外在表现对疾病做出综合的整体的分析判断。微观辨证是运用各种现代科学方法，对各类中医证型进行内在的生理、生化、病理、免疫、微生物等方面客观征象的检查分析，探讨其发生发展的物质基础和提供可作为辅助诊断的客观定量化指标。宏观辨证与微观辨证相参照，微观检测丰富了直观的外象观察，实验分析补充了传统的逻辑推理，促使对病证的探讨由宏观转向微观，促进中医辨证的规范化和客观化。如通过长期对脾实质的研究，已公认木糖吸收试验、血清胃泌素含量测定、水负荷尿淀粉酶活性测定等可以作为诊断脾虚证的辅助性客观化检查指标。危北海教授研究了 125 例慢性乙型肝炎病人中医辨证分型与 7 项血清病毒感染标志之间的关系，发现两者之间有明显的相关性，血瘀证者绝大多数属于重感染型，虚热证者多属于重感染型或感染型；他又研究了 102 例慢性胃炎胃溃疡病人与幽门螺杆菌感染的关系，发现脾胃湿热型的幽门螺杆菌阳性率明显高于脾胃虚弱型。

宏观与微观相结合，可以贯穿于疾病诊疗的全过程。在对疾病的诊断方面，中医的辨证论治能反映对疾病认识的宏观整体性，西医的辨病论治又能体现对疾病认识的微观针对性，两者的结合使我们对病证的认识更加深入与全面。中医望、闻、问、切宏观观察也可以作为判断微观病理变化的参考，如舌紫瘀斑、舌下络脉粗张青紫、红缕赤痕、腹壁青筋显露等可以作为评判肝硬化病情的依据之一。在治疗用药方面，中药的微观药理知识可以指导临床选用药物，如土茯苓、炮山甲、鸡内金、莪术、菝葜等具有抗肠上皮化生和异型增生的作用，五味子、垂盆草有良好的降转氨酶作用。反之，中医宏观的四诊手段有时也能指导西医临床用药，如有人通过临床研究发现肝硬化腹水患者若舌质淡苔腻，可大胆使用利尿剂，用药过程中若因大量利尿导致低钾，舌苔渐剥，此时要停用利尿剂，否则有可能诱发肝昏迷。又如急性肠炎导致的脱水，可根据舌质的色泽枯荣和舌苔的厚薄润燥来推测水电解质紊乱状况以及决定补液量。在对疗效评价方面，西医实验室微观检查的结果是中医疗效不可缺失的评判证据，如肠上皮化生和异型增生的逆转要以病理检查为依据，肝炎的康复要以肝功能检查和病毒学检查为依据；相反，中医宏观的望气色、观舌象、候脉象等也能作为评判微观病变好转或恶化的参考。

（六）标本缓急互助

标与本，是疾病过程中各种矛盾的主次关系；缓与急，是指病势的缓和与急迫状态。"急则治其标，缓则治其本"，西医给药途径迅速，急救设备完善，有一套行之有效的抢救手段和措施，在急性疾病的抢救方面优势突出；中医虽然也有针刺、中成药等急救方法，但手段较落后，设备简陋，在疾病急救方面常常力不从心，但中医擅长扶助正气、调理脏腑、燮理心身，在疾病调治与康复方面具有明显优势。两者优势互补，标本缓急有机结合，有助于疾病抢救、治疗和康复。如急性消化道大出血、急性胃肠穿孔、重症急性胰腺炎、急性梗阻性化脓性胆管炎、绞窄性肠梗阻等危重病证，先以西医包括手术、输液、输血、抗感染、抗休克等方法紧急抢救，以中医方法协助救治，待病情稳定后，就可以发挥中医辨证论治的优势，促进疾病的痊愈与康复。我国医学工作者经过几十年的实践与探索，在中西医结合治疗急腹症方面已取得了举世瞩目的成就。

中西医在疾病治疗上各有所长，各有所短，如西医治疗急性病、细菌性疾病、单纯性疾病、局部性疾病等更有优势，而中医治疗慢性病、病毒性疾病、复杂性疾病、全身性疾病、功能性疾病等更具特色，可以根据不同疾病的具体情况，发扬中西医的治疗特点，科学配合，有机结合，或中医为主西医为助，或西医为主中医为助，或中医先治西医后治，或西医先治中医后治，以达到最佳的治疗效果。如急性黄疸性肝炎，以中医清热解毒利湿为主，西医保肝护肝辅助治疗，能迅速退黄，增进食欲，恢复肝脏功能。慢性乙型病毒性肝炎，以西药抗病毒治疗为主，中医整体调理为辅，大量临床研究表明应用干扰素或拉米夫定等结合中医辨证论治，可明显降低 HBV-DNA 的滴度，促进肝功能恢复，减少反跳和复发率。治疗胃十二指溃疡，首先用质子泵抑制剂抑制胃酸的分泌，迅速缓解疼痛，再用中药进行全面调治，既能缩短疗程，又能减少复发。重症溃疡性结肠炎可先采用氨基水杨酸类制剂和类固醇激素迅速控制症状以治其标，然后以中医药为主辨证论治以治其本。治疗慢性萎缩性胃炎是中医的强项，可先采用中医药治疗，待病情完全控制后应用硒酵母、维酶素、叶酸等西药巩固疗效，既服用方便，又价格低廉。

（七）扶正祛邪互用

疾病发生发展的过程，是正气与邪气双方相互斗争的过程。扶正就是扶助机体正气，提高抗病能力；祛邪就是祛除致病因素，排除或削弱病邪侵袭和损害。中医和西医都重视扶植机体的抵抗力和免疫力，各自持有独特的手段和方法。中医主要是通过健脾益气、补肾固元、益肺护表等来扶助正气，以发汗、散寒、清热、泻下、祛湿、利水、消食、化痰、祛瘀等途径来祛除病邪。西医主要是通过免疫和补充替代方法来提升抵抗力，用抗菌、杀毒、驱虫、杀瘤、切除等手段来消除病因。将两种医学的扶正祛邪方法有机结合起来，相互为用，必然彰显更大的治疗效益，其结合路径有中医扶正西医祛邪、西医扶正中医祛邪。

1. 中医扶正　西医祛邪

用中医中药扶助人体正气，用西医西药消除致病因素，是目前中西医结合治疗肿瘤最为有效的方法。化疗和放疗虽然对肿瘤细胞有较强的杀灭作用，但敌我不分，在杀灭肿瘤的同时极大地伤害人体的脏器和免疫功能，不少病人加速了病情的恶化和死亡。而中医中药有很好的扶助正气、保护脏器和骨髓、增强免疫功能、减少化疗放疗毒性的作用，临床和实验研究都表明人参、黄芪、太子参、冬虫夏草、五加皮、黄精、猪苓多糖、茯苓多糖、灵芝多糖、香菇多糖等具有增强细胞免疫和体液免疫的功能，所以在化疗放疗前、化疗放疗中、化疗放疗后都可以应用中药来扶助病人的正气。何晓晖教授在临床上应用中药配合化疗、放疗治疗胃肠癌症病人，大多能取得非常明显的效果，所治的许多中晚期癌症患者得到缓解，甚至痊愈。中西医结合治疗耐药性幽门螺杆菌感染也有明显优势，姚氏用标准 PPI 三联疗法杀菌以祛邪，用中药健脾益气汤以扶正，总有效率为 94.40%，对照组只用西药，总有效率仅 84.38%，两组间具有显著性差异。又如中西医结合治疗乙型病毒性肝炎肝硬化，可以用拉米夫定、恩替卡韦等药物来抗病毒治疗，用中医中药来扶助正气和抗纤维化，实验研究证明抗纤维化方药具有保护肝脏功能，调节免疫反应，促进肝细胞再生，抑制炎症反应，抑制胶原合成和促进胶原分解的作用，如扶正化瘀胶囊、复方鳖甲软肝片、强肝胶囊等中成药已在临床上被广泛应用。

2. 中医祛邪　西医扶正

用中医中药祛除病邪，用西医西药提供支持，是中西结合治疗急腹症的基本策略。阑尾炎、肠梗阻、胰腺炎、胆囊炎等大多属于阳明腑实证，"六腑以通为用"，常用承气汤、清胰汤、大柴胡汤等通里攻下，以清泄肠胃实热，去其病邪；同时用西医西药支持疗法，纠正水、电解质和酸碱平衡紊乱。又如在重症肝炎的治疗中，在西药保肝护肝治疗的同时，应用利胆退黄药以改善肝功能，利水除胀药以消退腹水，通便泻热药以苏醒神志，凉血祛瘀药以防止消化道出血，清热解毒药以控制感染，从而明显降低了重症肝炎的死亡率。

（八）整体局部互顾

人是一个有机的整体，全身的病态可能表现为某一局部的异常，局部的病变可能是整体失常的反映，所以治疗疾病时必须正确处理好整体与局部的关系。临床中可配合运用中西医治疗方法，把整体治疗和局部治疗巧妙地兼顾结合，形成疗效更好的新治疗方案。

溃疡性结肠炎以腹泻、黏液脓血便、腹痛为临床特征，病因迄今尚未明了，与遗传因素、肠道感染、免疫异常、食物过敏、精神刺激及环境因素有关，是整体病态与局部病变综合作用的结果。陈治水教授提出"脾胃虚弱、免疫功能失调"是本病的主要发病机理，采用中药整体治疗，西药局部治疗，创立新方健脾灵片健脾益气、调节免疫，改善整体失衡状态以治其本，同时局部应用氨基水杨酸制剂或少量类固醇制剂保留灌肠，促进局部溃疡的愈合以治其标。反之，难治性溃疡性结肠炎也可以用西药整体治疗，中药局部治疗，如口服氨基水杨酸类药或糖皮质激素或免疫抑制剂以整体治疗，中药煎剂或锡类散等保留灌肠以局部治疗。中西医结合治疗本病取得良好的疗效，治愈率比单纯西药组提高了 30% 以上，复发率降低了 40% 以上。

治疗慢性痢疾，可采用相应的抗生素在夜间保留灌肠，直接作用于病变局位，以消除局部感染；由于久病致虚，脾肾受损，内服参苓白术散、真人养脏汤等方以温补脾肾，固肠收涩，通过整体治疗促使局部病变更快康复。复发性口腔溃疡虽然病变部位在口腔，其发病机理却与心、胃、肾等脏腑阴阳气血失常密切相关，若仅对口腔局部溃疡进行治疗，只是扬汤止沸，不能根治。以中医辨证论治整体调理，如清心泻火、清热和胃、温肾降火或寒热并治，以治其本；用西药华素片或复方氯己定地塞米松膜等贴于溃疡处，以保护创面和减轻疼痛，以治其标，这种方法，见效快捷，复发减少。

（九）内治外治互兼

外治法具有用药方便、起效迅速、作用准确和毒副作用少等优点。消化系统疾病虽然是以内科病为主，但外治法仍然是其重要的治疗手段。中西医都有丰富的内治、外治方法，中西医结合工作者已择其所长配合利用，创造了许多新的治疗方法。如中西医结合治疗肠梗阻，在西医西药内治的基础上，用中药大黄、芒硝、葱头等调敷腹部，以增进肠道运动，促进排气排便。又如治疗阑尾脓肿，用大黄、芒硝、鲜白花蛇舌草、鲜穿心莲等药捣烂外敷右下腹部，能增进局部血液循环，加快炎症吸收。再如小儿腹泻，在西医控制感染和纠正脱水的基础上，用丁桂儿脐贴贴于脐部，能起到健脾温中、散寒止泻的良好效果。

食管距口腔最近，为外治法的应用提供了可能。以中药锡类散、云南白药、白及粉等实施外治法对食管炎、食管糜烂、食管溃疡、食管出血具有独特的疗效。多数食管炎与胃酸反流有关，应用西药质子泵抑制剂控制胃酸的反流，减少其对食管的损害，同时早晚空腹吞服锡类散药末，使其粘附在糜烂溃疡部位而产生直接治疗作用。锡类散具有清热解毒、祛腐化瘀、生肌护膜的作用，能加速食管糜烂和溃疡黏膜的修复。

（十）补偏救弊互制

中药大多数为天然植物药，不少药物具有扶助正气、保护脏器的作用，能克服西药的毒性反应，我们可以充分利用中医中药的这一优势来造福于人类。放疗、化疗过程中出现的毒性反应是一个世界性的难题，中医药配合化疗或放疗治疗消化系统肿瘤，有增效与减毒的双重作用，大量的临床和实验研究证实益气补血、健脾滋肾药如人参、黄芪、白术、灵芝、黄精、首乌等，可减少抗癌化学药物对骨髓和内脏的伤害作用。何晓晖教授有一个验方，由黄芪、鸡血藤、虎杖3味药物组成，对化疗引起的白细胞减少有很好的治疗作用。类固醇激素被广泛应用于肾病、免疫性疾病、胶原性疾病和血液病，也常用于溃疡性结肠炎、克罗恩病等消化道疾病，激素治疗作用迅速，效果明显，但必须长时间使用，副作用突出，在用激素的同时服用养阴滋肾清火的中药如知柏地黄丸等，可以减少副作用。不少抗生素对肝肾和脑神经有损害作用，六味地黄丸、甘草可以减轻链霉素、庆大霉素等对肾和第八对脑神经的毒性。

反之，西药有时也能减轻中药的副作用，如有报道用紫参、糯稻根治疗急性肝炎有较好疗效，但病人服药后出现腹胀，经检验发现糯稻根为偏碱性，加服酸性药物维生素C后腹胀症状便消失了。

如上所述，中西相参，优势互补，科学结合治疗消化病卓有成效，前景广阔，随着时代的进步，其优势会更加凸显。中医在发展，西医在更新，中西医结合消化病学也会在二者交汇中日新月异，所诞生的新思想、新理论、新方法将会对人类健康事业做出更大贡献！

2

论脾胃生理

一、脾的解剖是"胰腺"

中医五脏中的心、肺、肝、肾，在解剖学上与西医学是一致的，唯独"脾"是另外，一直争论不休，主要有"脾说"和"胰说"两种观点。"胰说"以《内经》为代表，《素问·太阳阳明论》说："脾与胃以膜相连。"《医贯》称脾"其形如锋刀"，《类经图翼》认为脾"形如刀镰"，《医纲总枢》更明确指出脾"形如犬舌，状似鸡冠，生于胃下，横贴胃底，与第一腰骨相齐，头大向右至小肠，尾尖向左连脾肉边，中有一管斜入肠，名曰珑管"。这是脾为现代医学"胰腺"的论述。"脾说"以《难经》为代表，《难经·四十二难》说："脾重二斤三两，扁广三寸，长五寸，有散膏半斤，主裹血。"《医学入门》称脾"扁似马蹄"，《古今图书集成人事典》称脾"象如复盆"。这是脾为现代医学"脾脏"的论述。何晓晖教授认同《内经》的观点，中医的脾是现代解剖学中的胰腺，而不是脾脏，其理由如下：

1. 从解剖学分析，《内经》所说的脾是指现代解剖学中的胰腺

《内经》中没有关于脾的形态描述，但有其解剖位置的一些记载，如《素问·玉机真脏论》说："脾为孤脏，中央土以灌四旁。"胰腺位于胸腹正中央，与《内经》脾居中央的记述完全一致。《素问·太阳阳明论》说："脾与胃以膜相连。"据现代解剖所见，胰腺与胃是紧贴着的，胰管开口于十二指肠。而相比之下脾脏与胃的位置相距较远。所以我们认为《内经》所说的脾是指现代解剖学的胰脏，而《难经》所说的脾形状"扁广"，功能"裹血"，是指现代解剖学的脾脏。《内经》与《难经》是两个不同的理论学派，《内经》是中医藏象理论的主要渊源，依从《内经》关于脾的认识更为确切。

2. 从生理学分析，中医脾的生理功能类似于现代医学的胰腺

《内经》指出饮食入胃，"脾气散精""脾为之行其精气"。脾主运化，具有把水谷化为精微，将精微物质吸收转输全身的生理功能，如《难经集注》所说："裨助胃气，主化水谷。"胰腺是人体不可缺失的重要脏器，具有外分泌和内分泌的双重功能，外分泌腺分泌的胰淀粉酶、胰蛋白酶、胰脂肪酶等多种消化酶，内分泌腺分泌的胰岛素、胰高血糖素、生长抑素、胰多肽、血管活性肽等多种激素，胰腺的外分泌和内分泌功能在机体的营养摄取和细胞新陈代谢等方面起着重要的调节作用，正如《脾胃论》所言："五脏六腑之精气皆禀受于脾。"如果没有胰腺，人的饮食消化和物质代谢无法完成，人体也无法得以生存。而现代解剖学的脾脏仅是一个淋巴器官，具有"裹血"功能及与免疫相关，并不具有中医脾"后天之本"的重要作用。

3. 从病理学分析，中医脾的病变与胰腺的关系最为密切

脾失健运是脾的主要病理变化，由于运化失司，气血生化无源，则可导致脏腑失营、肌肉失养、清气不升、固摄无权、卫气不固等。胰腺病变，极相似于脾失健运，如外分泌功能障碍可导致消化吸收不良，已有多项实验研究表明，脾虚证胰功肽试验显著低下，尿淀粉酶含量显著降低。胰岛内分泌功能障碍是糖尿病发生的重要因素，近现代诸多学者认为糖尿病属于"消渴"范畴。《内经》认为消渴病发病与脾的关系密切，《灵枢·本脏》曰："脾脆则善病消瘅易伤。"《素问·奇病论》曰："此五气之溢也，名曰脾瘅。夫五味入口，藏于胃，脾为之行其精气，津液在脾，故令人口甘也。此肥美之所发也。此人必数食甘美而多肥也，肥者令人内热，甘者令人中满，故其气上溢，转为消渴。"而现代解剖学的脾脏所发生疾病与消化吸收、物质代谢等病理变化几无关联，甚至将脾脏切除对人体健康亦无大碍。

据此正本清源，将中医学脾的解剖确定为现代医学的胰腺，意义重大：一是有利于更准确地体现《内经》的原意；二是有利于更加深入认识脾主运化的本质；三是有利于中医学的国际交流，减少学术上的误会；四是有利于防止反对中医人士对中医脏腑理论的曲解。长期以来一些反对中医人士，往往以"手术切除脾脏也能健康生存"来攻击毁谤中医"脾为后天之本"论点，如把脾的解剖定为胰腺，他们就无可乘之机了。为了不混淆中医脾的解剖学概念，建议将现代解剖学的脾脏命名为"副脾（vice spleen）"，编写教材时附在脾之后简要介绍。

中医藏象之脾，具有运化、生气、生血、统血、升清、主肌肉、主四肢、主涎等多项生理功能，涵盖了现代医学消化系统、物质代谢系统及部分运动系统、血液系统、免疫系统、神经内分泌系统等诸多生理功能，与现代医学胰、胃、小肠、大肠、脾、肝、脑等多个脏器密切相关。藏象脾是多个实质脏器多重功能的组合，是主要包括消化系统以及能量代谢、水代谢的一切器官系统。所以中医藏象之脾与现代脏器之脾是不同的两个概念，藏象之脾与脏器之胰在解剖、生理和病理上关系最为密切，但脾的生理功能与病理变化又远非胰腺所能囊括。

二、脾主运化的新认识

运化，包括运和化两个方面。运，是指运输、转运、输布、输散；化，是指消化、转化、生化、气化。目前中医药院校教材对"脾主运化"生理病理的认识更注重于饮食的消化和吸收作用，而对其转运、布散、产能、化生、气化作用重视不够，未能完整阐明《内经》关于脾主运化功能的全部内容。

《素问·经脉别论》对脾的运化功能做了较完整的论述:"饮入于胃,游溢精气,上输于脾,脾气散精,上归于肺,通调水道,下输膀胱,水精四布,五经并行。"又曰:"食气入胃,散精于肝,淫气于筋;食气入胃,浊气归心,淫精于脉。脉气流经,经气归于肺,肺朝百脉,输精于皮毛。"《脾胃论》在此基础上加以发挥:"夫饮食入胃,阳气上行,津液与气,入于心,贯于肺,充实皮毛,散于百脉。脾禀气于胃,而浇灌四旁,营养气血者也。"《医学正传》也说:"其清者倏焉而化为气,依脾气上升于肺,其至清而精者,由肺而灌溉乎四体而为汗液津唾,助血脉益气力而为生生不息之运用也。"综上所述,脾主运化,包括胃肠消化饮食物将水谷转化为精微,并将精微物质吸收至血,转运至肝,上输于心肺,输布到全身,化生成气血津液以营养脏腑组织,为生命活动提供能量的过程,即食物入口直至能量消耗的物质代谢全过程。何晓晖教授依据《内经》理论,认为脾的运化功能包括八个环节、四个阶段。

(一)脾运化的八个环节

脾主运化包括了物质代谢过程中消化、吸收、转运、转化、输布、产能、化生、贮存等环节,若脾气不健,运化功能失常,各环节均可能出现障碍,导致诸多病证的发生。

1. 消化作用

食物在消化道内进行分解的过程称为消化,包括机械性消化和化学性消化。胃主饮食物的受纳,脾主饮食物的消化。《诸病源候论》说:"胃受谷而脾磨之。"《医方考》说:"胃主受纳,脾主消磨。"这是机械性消化。《血证论》说:"食气入胃,脾经化汁。"《难经集注》说:"脾者,裨也……裨助胃气,主化水谷。"这是化学性消化。食物中的营养成分包括蛋白质、脂肪、糖类、维生素、水和无机盐,除维生素、水和无机盐可以直接被吸收利用外,蛋白质、脂肪、糖类一般都是难以溶解的大分子物质,其分子结构复杂,不能直接为机体所利用,食物必须先经过消化管机械性加工和消化酶的化学性加工过程,分解为氨基酸、甘油、脂肪酸和葡萄糖等可溶性化合物,方能透过消化管壁的上皮细胞进入血液。消化管内含有大量的腺体,消化管外有胰、肝、唾液腺等消化腺,这些消化腺分别能分泌唾液淀粉酶、胃蛋白酶、盐酸、胰蛋白酶、胰脂肪酶、胰淀粉酶、胆汁、肠淀粉酶、脂肪酶、蔗糖酶、麦芽糖酶和乳糖酶等消化酶,对食物进行化学性消化。如脾气虚弱,运化无权,则食物消化不良,营养物质吸收障碍,正如《注解伤寒论》说:"脾助胃气消磨水谷,脾气不转则胃中水谷不得消磨。"《医经精义》说:"脾不化谷,则五味不能达于脏腑。"实验研究表明,脾虚患者胰腺的外分泌功能降低,唾液淀粉酶活性下降。

2. 吸收作用

食物经消化后透过消化管壁进入血液循环的过程称为吸收。小肠是吸收的主要部位，除胃和大肠能吸收一些水和盐类外，绝大部分的氨基酸、甘油、脂肪酸和葡萄糖等化合物都是在小肠内吸收。《素问·奇病论》说："夫五味入口，藏于胃，脾为之行其精气。"胃肠对水谷精微的吸收，必须依赖脾的运化功能才能完成，如《医述》所说："饮食入胃，有气有质……得脾气一吸，则胃气有助，食物之精气得以尽留，至其有质无气，乃纵之使去，幽门开而糟粕弃矣。"脾助胃肠取其精华，去其糟粕。若脾失健运，则胃肠吸收低下。大量实验研究表实脾虚动物肠蠕动功能降低，D-木糖吸收率降低；脾虚患者小肠吸收功能下降，继而生化乏源，营养物质不足，从而引起贫血、低蛋白血症、免疫器官营养不良等。

3. 转运作用

转运，是指从肠道吸收的营养物质（水谷精微）从肠系膜毛细血管转运至门静脉再至肝脏的生理过程。小肠绒毛内部有丰富的毛细血管、毛细淋巴管和平滑肌纤维等，绒毛的节律性的伸缩和摆动可加速绒毛内血液和淋巴的流动，营养物质和水通过跨细胞途径和旁细胞途径进入血液和淋巴，然后汇入门静脉再运输至肝脏。这一转运过程需要脾气的推动，如《医门法律》所说；"盖人之饮食，皆入于胃而运以脾。"若脾气虚弱或血脉瘀滞，则会导致水谷精微转运受阻，如《慎斋遗书》所言："胃气为中土之阳，脾气为中土之阴，脾不得胃气之阳，则多下陷，胃不得脾气之阴，则无转运，而不能输于五脏。"

4. 转化作用

从胃肠吸收的所有营养物质进入肝脏后，必须经过肝细胞进行加工处理，转化为人体可利用的物质后再分配到机体各处，同时对有毒的物质进行分解、解毒，变成无害的物质。肝在糖、脂、蛋白质相互转化中具有特殊重要的作用，是人体物质代谢的枢纽。《素问·经脉别论》说："食气入胃，散精于肝。"《血证论》说："木之性主于疏泄，食气入胃，全赖肝木之气以疏泄之，而水谷乃化。"许多学者都认为，脾主运化包括营养物质的能量转化，如危北海教授主编的《中西医结合消化病学》中明确指出，脾的运化包括了与中间代谢、能量转化关系密切的肝脏部分功能。若脾营不运，肝精不化，可聚湿生痰，痰凝血瘀，而发生脂肪肝等气化病。如《本草述钩元》就有"肝又以湿土为化原，脾气虚则肝之化原病"之说。

5. 输布作用

水谷精微要发挥对机体的营养作用，必须通过心肺血液循环才能输送、布散至全身各器官、组织、细胞。《素问·经脉别论》曰："饮入于胃，游溢精气，上输于脾，脾气散精，上归于肺。""食气入胃，浊气归心，淫精于脉。脉气流经，经气归于肺，肺朝百脉，输精于皮毛。"《脾胃论》也说："夫饮食入胃，阳气上行，津液与气，入于心，贯于肺，充实皮毛，散于百脉。"水谷精微的正常输布，是脾、肺、心多个脏腑共同作用的结果。脾主升清，将水谷精气上输于肺，再通过肺气的宣发和心气的推动作用而分布至全身。脾胃居中焦，为气机升降之枢纽，所以脾在水谷精微的输布中起着主导作用，若脾气虚弱，清阳不升，必然会引起脾不散精，机体失养。

6. 产能作用

脾为生气之源。气是人体生命活动的原动力，是五脏六腑、四肢官窍所需能量和热量的来源，正如《病机沙篆》说："气之源头在乎脾。"《灵枢·五味》也说："五脏六腑皆禀气于胃。"《脾胃论》亦认为："脾胃为滋养元气之源。"机体的能量虽然来自于食物，但机体的组织细胞并不能直接利用食物中的能量，而需要一个中间环节，这就是ATP。细胞所需要的能量（ATP）的95%来自于线粒体，所以现代医学认为细胞线粒体是细胞生命活动的"供能中心""中央动力站""动力工厂"。三羧酸循环主要是在线粒体中进行，其脱下的氢原子通过内膜上一系列呼吸链酶系的逐级传递，最后与氧结合成水，电子传递过程中释放的能量被用于ADP磷酸化形成ATP，ATP是机体各项生命活动的推动力。线粒体的氧化磷酸化产能过程与脾运化水谷精微生气产气的功能有着惊人的相似，所以被称作"内运化"。若线粒体氧化磷酸化障碍，必然导致产能不足，机体失养，如《灵枢·本神》所说："脾气虚则四肢不用，五脏不安。"《明医杂著》也认为："若脾胃一虚，则其他四脏俱无生气。"

7. 贮藏作用

《素问·灵兰秘典论》曰："脾胃者，仓廪之官，五味出焉。"《灵枢·本神》曰："脾藏营，营舍意，脾气虚则四肢不用，五脏不安。"《素问·六节藏象论》曰："脾胃……者，仓廪之本，营之居也。"营，是指由水谷精微所化生的营养物质。脾为仓廪之官，有贮藏营养物质和能量的功能，当营养过剩时则贮存之，机体需要时则释放之，以调节能量的代谢平衡。现代生物化学表明，脂肪、糖元、蛋白质是体内能源物质的主要储存形式。脂肪的主要功能是贮存和供给能量，脂肪贮存于皮下组织、腹膜壁层和内脏器官等处，当机体需要时可迅速分解为甘油和脂肪酸，供组织细胞利用。肝糖原、肌糖原也是重要的储能形式，当血糖下降时糖原可分解成葡萄糖释放入血以维持血糖含量的恒定。ATP是体内又一重要贮能物质，当能量过剩时，可通过ATP将高能磷酸键转移给肌酸，肌酸和磷酸合成磷酸肌酸（CP）而贮存起来，当机体生理活动对能量需求时，CP将高能磷酸键转移给ADP而生成ATP，以补充组织细胞ATP的消耗。脂肪、糖原和ATP等储能物质与脾胃运化功能密切相关，脾的贮藏功能障碍，则会导致疾病的发生。如脾营亏虚，则贮能不足，可发生能量供应不足；脾营不运，分解障碍，则堆积太过，又会出现营养过剩，发生肥胖等症。

8. 生化作用

《脾胃论》说："脾胃为气血阴阳之根蒂也。"脾居中州，禀气于胃，斡旋饮食精微，化生气血津液，以灌溉四旁。脾胃运化的水谷精微在气（能量）的推动下可化生为血、精、津、液等各种生命物质。如《灵枢·决气》说："中焦受气取汁，变化而赤是谓血。"《景岳全书》说："血者，水谷之精也，源源而来，生化于脾。"《褚氏遗书》说："精生于脾。"《素问·六节藏象论》说："五味入口，藏于肠胃，味有所藏，以养五气；气和而生，津液相成，神乃自生。"若脾失健运，则生化无源，气血津液都将亏虚，正如《杏轩医案》所述："脾胃一亏，则生化之源绝矣。"

《金匮要略编注》说："五脏六腑之血，全赖脾气统摄。"脾化生的水谷精微，是人体之气的主要生化来源。气对血液具有固摄作用，即气能摄血。血液中的血小板、凝血酶原等是防止血液溢出脉外的重要凝血物质，其生成有赖于脾胃化生的水谷精微。脾胃虚弱，则气生无源，气不摄血，则发生各种出血之症，这是"脾不统血"的主要机理。

《灵枢·师传》曰："脾者主为卫。"《王九峰医案》说："胃者，卫之源。"卫气主要是由脾胃运化的水谷精气中的慓疾滑利部分化生，脾气盛则正气旺，邪不可干，反之，脾气虚弱，卫气则不固，百病由生，如《脾胃论》所说："百病皆由脾胃虚衰而生。"所以健脾益胃是扶助正气、预防疾病的重要途径。

（二）脾运化的四个阶段

脾运化包括物质代谢和能量代谢的全过程，何晓晖教授将其分为肠运化阶段、肝运化阶段、血运化阶段和胞运化阶段。

"脏腑"是中医学特有的概念，与西医学"脏器"的概念不同。中医学中的脏腑，不仅是一个解剖学的概念，而更重要的是一个生理、病理学的概念，是在古代解剖学基础上演变成的人体功能系统的概念。一个中医学脏腑的功能可能包括西医学几个脏器的功能，而一个西医学脏器的功能，可能分散在中医学的好几个脏腑的功能之中。以脾、肝为例，中医学的脾包括了胰、胃、肠、脾、胆和肝等多个脏器的部分功能，而中医学的肝包括了肝脏贮藏血液、调节血量，以及脑神经、植物神经、内分泌系统对人体生理活动的调节功能，而肝脏对物质代谢、能量代谢的功能却归到脾主运化的生理功能之中。所以下面所说的脾运化四个阶段中的肠、肝、血、胞是指西医学的小肠、肝脏、血液、细胞，它们对物质代谢和能量代谢的作用均属于中医脾的运化功能。

1. 肠运化阶段

肠运化包括食物的消化与吸收。消化是指食物在消化管内进行分解的过程，吸收是指食物经消化吸收后透过消化管壁进入血液循环的过程。小肠为受盛之官，主泌别清浊，是消化吸收的主要场所。《素问·灵兰秘典》说："小肠者，受盛之官，化物出焉。"《类经·藏象类》说："小肠居胃之下，受盛胃中水谷而分清浊，水液由此而渗入前，糟粕由此而归于后，脾气化而上升，小肠化而下降，故曰化物出焉。"《医原》说："人纳水谷，脾化精微之气以上升，小肠化糟粕传于大肠而下降。"

食物中的营养成分包括蛋白质、脂肪、糖类、维生素、水和无机盐，除维生素、水、无机盐可以直接被吸收利用外，蛋白质、脂肪、糖类大多是难以溶解的大分子物质，分子结构复杂，不能直接为机体所利用。因此，食物必须先经过消化管的机械性消化和消化酶的化学性消化，分解成为精华与糟粕两部分，精华部分如氨基酸、甘油、脂肪酸和葡萄糖等，可透过肠壁的上皮细胞进入血液，而糟粕部分为不能吸收利用的食物残渣，则由大肠排出体外。食物的消化需要消化酶的作用，消化管内含有许多腺体，腺细胞可分泌重要的消化液和黏液。在消化管外还有几种大的消化腺，如唾液腺、胰腺、肝脏，由这些腺体生成和分泌的消化液，如唾液中淀粉酶，胰液中的胰淀粉酶、胰脂肪酶、胰蛋白酶和糜蛋白酶，肝脏分泌的胆汁等，循着与消化管相连的导管流入消化管腔内，对食物进行化学性消化。消化过程是吸收的重要前提。

口腔和食管内食物是不被吸收的，胃可吸收酒精和少量水分，食物的吸收极少，大肠主要吸收水和盐类，所以小肠是吸收的主要部位，大部分的营养成分都在小肠中吸收。小肠黏膜具有环行皱褶，并拥有大量的绒毛，每一条绒毛的外面是一层柱状上皮细胞，柱状上皮细胞顶端有纹状缘，每一柱状上皮细胞的顶端约有1 700条微绒毛，由于环状皱褶、绒毛和微绒毛的存在，最终使小肠的吸收面积比同样长短的圆筒面积增加约600倍，达到200m²。因为小肠具有巨大的吸收面积，食物在小肠内停留的时间长（3～8h），以及食物在小肠内被消化到适宜吸收的小分子物质，这些都是小肠吸收的有利条件。营养物质和水通过扩散、易化扩散、主动转运及胞饮等机制，经跨细胞途径和旁细胞途径进入血液和淋巴。

小肠的消化吸收有赖于脾的升清和胃的降浊作用，小肠之升清降浊实际是脾主升清和胃主降浊功能的具体体现。如脾不运化，可出现化物失常和泌别失常。化物失常则小肠不能化物，水谷不能消磨，而出现食入腹胀、完谷不化等症。泌别失常则食物的精微和残渣不分，清浊混杂并走于下，导致便溏、水泻、腹痛、肠鸣等症。因为肠运化是脾运化功能的一部分，所以临床常常是从脾来治疗小肠的病变，如健脾助运、运脾渗湿、健脾止泻等。

2. 肝运化阶段

肝运化主要指肝脏对各种营养物质的转运、转化和生化作用。从肠道吸收的所有营养物质进入肝脏后均先经肝加工再分配到机体各处。《素问·经脉别论》说："食气入胃，散精于肝。"《素问·五常政大论》亦云："木曰敷和。"《血证论》提出："食气入胃，全赖肝木之气以疏泄之。"肝主疏泄，对胃的受纳和脾的运化功能具有重要的调节作用，肝气疏泄作用能够促进脾气上升，脾气升则健运，水谷之清气得以上归心、肺；又能协助胃气下降，使水谷之浊气依次下达小肠、大肠。

肝脏是人体最重要的物质代谢和生物转化的中心和枢纽，肝细胞含有丰富的线粒体和酶系统，所以肝脏在机体糖、脂类、蛋白质、维生素和激素等物质代谢中具有重要的调控作用，如糖原的合成和血糖水平的调控，脂类的分解、合成和运输，蛋白质合成、分解和氨基酸代谢等等均主要是在肝脏中进行。血糖的来源与去路处于动态平衡，主要凭借激素调节，而血糖调节激素的主要靶器官是肝，肝细胞主要通过调节糖原合成与分解、糖异生途径维持血糖的相对恒定，以保证全身各组织的能量供应。肝在人体蛋白质合成、分解和氨基酸代谢中起重要作用，肝除了合成自身固有蛋白外，还可合成与分泌 90% 以上的血浆蛋白质。肝在脂类的消化、吸收、分解、合成及运输等代谢过程均具有重要作用，肝细胞合成并分泌胆汁酸，为脂类物质（包括脂溶性维生素）的消化、吸收所必需。肝是合成甘油三酯和胆固醇最活跃的器官，是血浆胆固醇的主要来源，胆汁酸的生成是肝降解胆固醇的最重要途径，肝不断将胆固醇转化为胆汁酸，以防止体内胆固醇的超负荷，在调节机体胆固醇代谢平衡上起着中心作用。肝在三大物质代谢中的作用属于中医脾的运化功能范畴。

机体通过气化作用而实现物质转化和能量转化。脾胃为气化之枢，肝为气化之调节器。《读医随笔》说："凡脏腑十二经之气化，皆必藉肝胆之气化以鼓舞之，始能调畅而不病。"糖、脂肪和蛋白质等供能物质在肝脏中的代谢，属水谷精微的转输化生过程，而水谷精微的化生、转输、利用，主要在于脾之运化功能。若脾失健运，肝不散精，则阳气不能布升，水谷精微不归正化，生浊生湿，蕴酿成痰，或化为膏脂堆积于体内，发为肥胖症；或沉聚于肝脏，发为脂肪肝；或蕴阻于血脉，形成高脂血症和动脉粥样硬化症；或痰浊蕴积胆腑，湿从热化，湿热蕴蒸日久煎熬成石，发为胆结石。肥胖、高血糖、高血脂、高尿酸等都是气化障碍影响物质代谢的结果。有大量的临床报道，应用健脾祛痰法、运脾除湿法、醒脾化浊法治疗脂肪肝、肥胖症、高血脂症、糖尿病、痛风等代谢性疾病取得明显疗效。

3. 血运化阶段

血运化是指血液对营养物质的运输和输布作用，包括门静脉运输作用和体循环的输布作用。《素问·经脉别论》云："食气入胃，浊气归心，淫精于脉。脉气流经，经气归于肺，肺朝百脉，输精于皮毛。"《脾胃论》曰："夫饮食入胃，阳气上行，津液与气，入于心，贯于肺，充实皮毛，散于百脉。"脾胃生成的水谷精微进入血液循环中，通过血脉的运输作用到达全身，以营养脏腑组织、四肢百骸。血的运行有赖于心气的推动、肺气的宣达、肝气的调畅，也与脾的联系十分密切。《景岳全书》说："血者，水谷之精也。源源而来，化生于脾。"《血证论》说："血之运行上下，全赖于脾。"脾对血液运行作用有四：一是生成血液，以保证血脉的充盈；二是注入充足的水谷精微，并保持各种物质的均衡，以维持血液的稳态；三是脾为生气之源，气是血液循行的推动力；四是脾气统摄血液，使其不溢于脉外。

血液在封闭的血管内循环，具有运输氧气和各种营养物质的功能。血浆蛋白是血浆的主要固体成分，能结合并转运许多物质。血浆蛋白分子的表面分布有众多的亲脂性结合点，脂溶性物质可与其结合而被运输。如甘油三酯和胆固醇必须以脂蛋白形式进行运转；血浆中的清蛋白能与脂肪酸、胆红素、Ca 等多种物质结合。血浆中还有皮质激素传递蛋白、运铁蛋白、铜蓝蛋白等，这些载体蛋白除结合运输血浆中某种物质外，还具有调节被运输物质代谢的作用。保持血液各种化学物质的均衡，对维护血液稳态，防止动脉粥样硬化、血栓形成、出血等各种疾病发生具有重要作用。

血液的正常运行需要血液各种物质成分之间保持着平衡和稳态，如血浆蛋白、血脂、血糖、血细胞、血酸碱度、血比重、血浆胶体渗透压、血浆晶体渗透压，以及凝血因子、抗凝血因子和纤溶系统等均需维持相对的动态平衡，正如《内经》所云"气血平正""气血和调"。中焦为枢，生血统血，血液中的各种物质成分都是由脾胃运化的水谷精微所化生，所以脾气健运对维护血液的稳态发挥着重要作用，如朱丹溪说："气血中和，百病不生。"若饮食不节，如高粱厚味，或饮食偏嗜，或烟酒无度，或烹饪失宜等，必然内伤脾胃，导致脾不散精，营阴不化，聚湿生痰，痰湿黏滞，阻碍血行，血循不畅，甚至血脉瘀阻，而引起血液病、心脑血管病等一系列疾病的发生，如《脾胃论》说："脾胃不足，皆为血病。"现代疾病谱中名列前茅的心脑血管病，大多由动脉粥样硬化所致，表现为血脉瘀阻，而血脉瘀阻又大多由痰浊阻滞、痰瘀交结引起，"脾为生痰之源"，可以说血脉瘀阻是标，脾困酿痰是本。目前临床上常采用的健脾化痰祛瘀法治疗动脉粥样硬化疾病，是有充分的理论依据的。

4.胞运化阶段

胞运化是指细胞线粒体在三羧酸循环、氧化磷酸化过程中释放、转移和利用能量的作用。脾主运化水谷，将水谷精微化生为气，推动人体生命活动，为机体能量之源泉。线粒体中的三羧酸循环是糖、脂肪、蛋白质三大营养物质代谢的最终通路和相互转化的渠道，是细胞呼吸链和氧化磷酸化的中心，细胞生命活动所需要的绝大多数能量均来自于线粒体，因此被称为细胞生命活动的"供能中心""中央动力站""动力工厂""能量转换器"。线粒体氧化磷酸化产能过程与脾"主运化""气化之枢""生气之源"等功能极其相似，所以，刘友章教授首先提出"脾－线粒体相关"理论，认为"中医脾主运化，不仅仅是指食物在胃肠的消化吸收（外运化），更重要的是营养物质在线粒体的生物氧化产能过程（内运化）"。该理论把脾主运化的研究深入到亚细胞水平。

脾统四脏，为五脏六腑之本，而线粒体存在于五腑六腑、四肢百骸中，因为线粒体可以把食物的潜能转化成为供细胞利用而实现功能活动的能量，所以认为中医脾主运化的细胞生物学基础在线粒体。脾气盛衰决定脏腑强弱，线粒体功能正常与否决定细胞所在脏器直至个体的生理功能的盛衰。脾健则四脏皆健，脾衰则四脏俱衰，线粒体功能正常则脏器活动旺盛，线粒体功能异常则脏器活动虚弱。《脾胃论》说："百病皆由脾胃虚衰而生。"线粒体病不止是一种细胞、组织或器官的损伤，而是一种导致多系统紊乱的疾病，如高度依赖氧代谢的器官（如脑、骨骼肌、心脏、肾和内分泌系统）往往首先受到影响。刘友章等研究发现，脾虚病人的线粒体数目明显少于正常人和肝胃不和（实证）病人，且线粒体肿胀、膜缺损、嵴断裂，甚至空泡化，与对照组相比有明显差异。健脾药物四君子汤具有提高细胞线粒体数量，修复线粒体损伤的作用。并从动物实验研究发现，脾虚大鼠胃黏膜组织细胞中三磷酸腺苷酶、琥珀酸脱氢酶、碳酸酐酶等活性明显低于正常组，而健脾益中的黄芪建中汤可使之提高至正常水平，从而提示组织细胞代谢低下是脾虚证发生的病理机制之一。

（三）脾失健运病机的再认识

"内伤脾胃，百病由生"是《脾胃论》的最著名观点。脾的运化功能囊括了人体物质代谢和能量代谢的全过程，若脾失健运，营养物质的消化、吸收、转运、转化、输布、产能、生化、储存等均会发生障碍而导致各种疾病的发生。

1. 肠运化障碍

胃失受纳，脾失运化，首先影响的是肠运化功能，常导致饮食物的消化不良及吸收障碍，可出现纳少、厌食、脘痞、腹胀、呕吐、便溏、腹泻、完谷不化等症状。病延日久，脾营亏虚，气血生化无源，机体失养，元气不足，脏腑虚弱，常出现消瘦、神疲、乏力、头晕、汗多、出血、易感冒等。消化不良症、营养不良症、低血糖症、低蛋白血症、免疫功能低下症等疾病与肠运化功能失常关系密切。以上病证，中医主要是从脾胃论治，脾胃健则气血生，气血生则脏腑盛，脏腑盛则身体壮。

2. 肝运化障碍

脾气不运，脾营不化，必然导致肝运化功能障碍，失于对水谷精微物质（脂肪、糖、蛋白质等）的转化与输布，致浊阴内聚，生浊生湿，蕴酿成痰，痰具黏、浓、聚、凝之性，且随气之升降，内而脏腑血脉，外而筋骨皮肉，造成各种代谢病的发生。如脂类代谢障碍，体内脂肪堆积过多，可发生肥胖症、脂肪肝、高脂血症、动脉硬化症等病，糖代谢障碍，可发生糖尿病；嘌呤代谢障碍，可发生痛风等。这类疾病大多为脾失健运、痰浊积聚所致，临床治疗时应重视健中运脾，脾健则湿化，湿化则痰消，痰消则瘀除。国内许多著名的中医大家从脾治疗代谢病取得了显著的疗效，如关幼波教授指出："血中胆固醇增高，中医则多从痰论治。"王灵台教授指出："脾虚痰阻是脂肪肝的重要病机，健脾化痰是治疗之大法。"健脾助运法治疗糖尿病已在临床上被广泛应用，如祝谌予教授的降糖活血方，重用黄芪、苍术、葛根就是着眼于健脾助运。朱良春教授善用土茯苓治疗痛风，他认为嘌呤代谢紊乱"系湿浊瘀阻、停着经隧而致骨节肿痛、时流脂膏之证，应予搜剔湿热蕴毒，故取土茯苓健胃、祛风湿之功，脾胃健则营卫从，风湿去则筋骨利"。

3. 血运化障碍

脾能生血统血，在血液循行中发挥着重要作用。脾失健运，必然会导致血运化的失常。脾失健运导致的血运化障碍主要有以下两种情况：一是血失"正平"。"气血正平"，是指血液各种物质成分的均衡，从而保持血液稳态和血流的畅通。以动脉粥样硬化（AS）为例，血脂成分异常是其最重要的致病原因，如胆固醇、甘油三酯、低密度脂蛋白是 AS 的危险因子，而高密度脂蛋白却有很强的抗 AS 发病的作用。各类血脂成分的均衡失调，可导致脂质不断沉积于动脉壁内造成血管的各种损伤。虽然高脂血症与先天禀赋关系密切，但后天脾失运化亦是其发生的重要病机。中医认为血脂乃为饮食精微所化，是血液的主要成分之一，其运与化均在脾胃，若脾气健运，则布散有序，各型脂肪含量均匀衡定；反之，脾不健运，布散不周，均衡失常，则生浊生痰，血浊内生，浸渍血脉，阻滞脉络，而发生动脉粥样硬化。又如血浆蛋白是血浆的主要固体成分，目前已知血浆蛋白质有 200 多种，各种血浆蛋白都有其独特的功能，如脂蛋白、凝血系统蛋白质、纤溶系统蛋白质、补体系统蛋白质、免疫球蛋白、载体蛋白等等，各种蛋白质之间保持着动态平衡。任何血浆蛋白质含量异常都有可能引起机体的病理变化，如血清蛋白是维持血浆胶体渗透压的主要成分，若脾失健运，化源不足，而发生低蛋白血症，可导致水肿、腹水等症，这是脾虚水肿的主要病理机理之一。二是脾不统血。脾气虚弱，化源不足，气血生化失源，血虚则血脉亏虚，气虚则统摄无权，而发生脾不统血之出血证。经多项研究表明，多数脾虚证患者血液具有淡、清、稀特征，如血液红细胞减少，血浆蛋白降低，全血比黏度、血浆比黏度、血细胞比容下降，血沉加快。脾气虚又会影响到维生素 K 和有关物质的吸收，从而导致凝血系统蛋白质合成障碍，而出现各种出血症，这可能是脾不统血的主要发生机理。

4. 胞运化障碍

气具有推动、温煦和防御作用，脾胃虚弱则元气亏虚。多项实验研究表明，脾虚患者基础代谢率降低，红细胞酵解活力降低，血清肌酸磷酸激酶、乳酸脱氢酶同工酶活性下降，而经健脾益气治疗后能得以提高，提示脾虚患者存在能量代谢障碍。线粒体是人体细胞生命活动的"供能中心""动力工厂"，绝大部分的 ATP 都来自于线粒体。研究表明脾虚患者的胃黏膜细胞线粒体数量明显减少，线粒体形态异常，由于线粒体的损伤，从而导致三羧酸循环障碍，产能不足，出现神疲少气、四肢乏力等症状，健脾治疗可以使线粒体的损伤得到明显改善。《灵枢·五癃津液别》说："脾为之卫。"脾气虚弱，卫气亦虚，抗邪无力，导致免疫功能低下，大量实验研究表明，脾虚证患者免疫功能失调，体液免疫和细胞免疫功能均有低下，采用健脾益气中药治疗后，免疫功能有所提高。

综上所述，脾主运化不仅仅局限于食物的消化、吸收和输布几个方面，而是囊括了物质代谢的全过程；脾失健运也不仅仅是消化吸收障碍，且可导致诸多的代谢病、血液病、免疫病、肌肉病、官窍病及其他脏腑疾病。《万病回春》说："调理脾胃者，医中之王道也。"从脾胃论治内伤杂病，前景广阔，大有作为。

三、"脾藏营"新探

《素问·五脏别论》曰："五脏者，藏精气而不泻也。"五脏的共同特点是化生和贮藏精气，如心藏神，肺藏气，肝藏血，肾藏精。《素问·灵兰秘典论》曰："脾胃者，仓廪之官，五味出焉。"脾为"仓廪之官"，必有所藏。所藏是何物？以往的各版中医院校教材《中医学基础》均未阐明，其藏象学说理论体系尚欠完整性，教学中常常遇到同学们的质疑。《黄帝内经》是中医学理论的渊源。《灵枢·本神》曰："脾藏营，营舍意。"《素问·六节藏象论》曰："脾胃……者，仓廪之本，营之居也。"可见《内经》已明确提出了"脾藏营"的概念，但这一重要内容却长期被忽略了。何晓晖教授曾在《上海中医药杂志》1989 年第 6 期发表了《试论脾藏营》论文，并在 2000 年率先将"脾藏营"内容写进了他主编的全国规划教材《中医基础学》。

（一）营的含义

《素问·痹论》曰："营者，水谷之精气也。"营的含义有二：一是指从水谷中吸收的营养全身的精微物质（如现代医学所指的蛋白质、糖、脂肪、维生素、无机盐等）；二是指营气，"营出中焦"，营气乃由脾胃运化和贮藏的水谷精微所化生。

（二）营的生成

"荣者，水谷之精气也。"《素问·痹论》已明确指出营为水谷之精气。《脾胃论》也说："胃气者，谷气也，荣气也。"可见，营是由饮食水谷所化生的。《素问·经脉别论》曰："饮入于胃，游溢精气，上输于脾，脾气散精，上归于肺。""食气入胃，散精于肝。"食物进入胃后，经胃的消磨，脾的运化，而化生为水谷精微，再通过小肠的吸收、肝的散精、肺的输布而到达全身，以营养机体，化生气血。

（三）营的生理功能

营的生理作用有四：一是对机体的营养作用。《素问·痹论》说："荣者，水谷之精气也，和调于五脏，洒陈于六腑，乃能入于脉也，故循脉上下，贯五脏络六腑也。"营为水谷之精气，对全身脏腑组织、四肢百骸具有重要的营养作用，为生命活动能量的来源。二是生成营气。《灵枢·荣卫生会》说："营出于中焦。"饮食通过脾胃的消化生成水谷精微，再由脾上输于肺，在肺的宣发作用下，水谷精微中精专部分进入脉中，成为营气。三是化生血液。《灵枢·邪客》曰："荣气者，泌其津液注之于脉，化而为血，以荣四末，内注五脏六腑。"营气经脾的转输，上输心肺，在肺吐故纳新之后复注入心脉，与脉中的其他成分一起化赤而为血。四是化生脾阴。营为阴，脾属阴土，为"阴中之至阴"，脾藏之营是脾阴的重要组成部分，脾阴是脾气运化功能相互依存的物质基础。

（四）"脾藏营"的生理机制

《内经》称脾胃为"营之居"，《冯氏锦囊秘录》说："脾者荣之本。"脾的主要生理功能是一方面通过运化作用，把水谷化为精微，并将精微物质吸收并转输至全身；另一方面又如同仓库一样，具有贮藏营养物质和能量的功能。当营养过剩时则贮存之，机体需要时则释放之，以调节机体的物质和能量代谢平衡。现代生物化学表明，脂肪、糖原、ATP 等是体内能源物质的主要储存形式。脂肪的主要功能是贮存能量及氧化供能；肝糖原、肌糖原也是重要的储能形式，当血糖下降时糖原可分解成葡萄糖释放入血以维持血糖含量的恒定。ATP 是体内又一重要贮能物质，当能量过剩时，可通过 ATP 将高能磷酸键转移给肌酸，肌酸和磷酸合成磷酸肌酸（CP）而进行贮存。中医藏象之脾，具有运化、生气、生血、统血、升清、主肌肉、主四肢、主唇、主涎等多项生理功能，是现代医学胰、胃、小肠、大肠、脾、肝、胆等多个实质脏器多重功能的组合，是主要包括消化系统及与能量代谢等相关器官的功能系统。脂肪、糖原和 ATP 等储能物质来源于水谷之精微，而水谷精微有赖于脾胃的纳运，脾胃健运则生化有源，能量充足，仓有所藏。脾营充盈，能量充足，气血盛旺，脏腑强盛，表现为精力充沛，思维敏捷，四肢健壮有力。所以说"脾藏营""脾为仓廪之官"。

四、胃质学说

中医体质学说理论体系的构建，为中医基础理论的发展与应用拓展了新的学术领域。体质是对个体心身特性的概括，是个体在遗传的基础上，在内外环境的影响下，在生理发育的过程中形成的个体特征。体质是通过组织器官表现出来的脏腑气血阴阳之偏颇和功能活动之差异，是人体生理活动综合状况的反映。

脏腑是构成人体、维持人体生命活动的中心，所以脏腑盛衰决定体质，脏腑的形态和功能特点是构成并决定体质差异的最根本因素。《灵枢·本脏》说："五脏者，固有大小高下、坚脆、端正、偏颇者；六腑亦有小大、长短、厚薄、结直、缓急。"由于个体的五脏六腑的特质差异，造成了个体的体质差异。何晓晖教授从事脾胃病专科工作40余年，深刻认识到人群中胃的特质具有很大的差异性，这种差异深刻影响着胃病的发生、发展、转归和预后。他通过对《内经》等经典著作的研究和长期的临床探索与总结，2005年首先创立"胃质"新学说，提出"胃质可分""胃质可辨""胃质可调"的观点，并指导临床胃病的预防与治疗，取得良好的成效。

（一）胃质概念

胃质，是指胃的形态和功能相对稳定的特质。

脏有大小、坚脆、偏颇之异，腑有小大、长短、厚薄之别，因此胃也有形态的不同和功能的差别。如《灵枢·论痛》说："筋骨之强弱，肌肉之坚脆，皮肤之厚薄，腠理之疏密，各不相同……肠胃之厚薄坚脆亦不等。"《灵枢·本脏》说："脾合胃，胃者，肉其应……肉䐃坚大者胃厚，肉䐃么者胃薄。""肉䐃小而么者，胃不坚""肉䐃不称身者，胃下。"《灵枢·论痛》说："胃厚色黑，大骨及肥者皆胜毒，故其瘦而胃薄者，皆不胜毒也。"这都是关于胃质差异的最早论述，也是胃质学说的理论渊源。

在人群中，胃质的差异是客观存在的。有人情绪剧烈波动时，胃脘即刻疼痛；有人喝冷饮后，胃部冷痛不适；有人稍微饮酒，则胃部灼热难忍；有人吃少量阿司匹林等药物，就引起胃痛发作，甚至胃糜烂、胃溃疡、胃出血；有的家族中胃癌发病率极高。由此可见，每个人胃的特性都有不同。由于先天禀赋不同，后天饮食与调养的差异，每个人胃的形态结构、生理功能均有差别，这就是胃的特质差异，即胃质的差异。由于存在着胃质的差别，人群中胃腑对各种致病因素的反应性、亲和性、耐受性不同，胃病的发病倾向也不同，发病后表现的证候性质亦有不同。可以说，胃质是制约和影响胃病发生发展变化的基本要素。

胃有特质，其他脏腑也一定存在特质。胃质有差异，心质、肝质、脾质、肾质、肺质及胆质、大肠质、小肠质、膀胱质亦有差异。脏腑特质是构成人体质的生理和病理基础，脏腑特质的研究是体质学说研究的深化，脏腑特质研究的成果将是对体质学说的丰富与发展。胃是一个空腔性器官，与外界相通，对寒热、饮食、情志的变化非常敏感，胃的特质可以从口味、饮食偏嗜、胃脘感觉、大便、全身状态、舌象及脉象等方面表现出来，从而容易被辨析和判断。因此，脏腑特质的研究，最佳路径是从胃的研究开始。如果将五脏六腑各自的特质研究得较为透彻，体质学说的内容就更加丰富了，体质学说的应用就更加具体了。所以说，胃质的研究是体质学说的深入与发展。

（二）胃质可分

由于先天禀赋及后天调养不同，人的胃质各有差异。现代医学也认为，胃的形态、体积和位置变异很大，主要取决于体型、体位、胃壁张力以及邻近器官对胃的压迫，如矮壮体型者胃张力高，状如牛角，瘦长体型者胃张力低，呈垂直钩状；又由于先后天的差异，胃的神经调节、体液调节不同，胃酸、组胺、胃蛋白酶原、黏液及胃肠激素等的分泌均存在着差别，胃的张力与动力也有差别。所以，从中医和西医的观点看，人群中胃质的差异是客观存在的。何晓晖教授经过长期的临床观察与初步统计分析，认为胃质的主要类型有以下八种。

1. 胃正常质

饮食健旺，口味正常，食无偏嗜，大便调和，面色红润，舌苔薄白而润泽，脉象从容和缓。

2. 胃气虚质

体型瘦长，或形体消瘦，食少，或食后脘胀，神疲乏力，大便不实，舌体胖质淡，苔薄白，脉虚弱。

3. 胃阳虚质

胃脘时有冷感，喜温喜按，口淡不渴，喜进热饮及热性食物，时泛吐清水，畏寒肢冷，舌淡或淡胖，脉缓无力。

4. 胃阴虚质

口燥咽干喜饮，食少，胃脘时有灼热感，大便干结，唇红，舌红苔少，脉细数。

5. 胃气郁质

性情抑郁，多愁善感，或性情急躁，喜嗳喜叹，脘腹胀闷，情绪波动时则胃脘作痛，大便溏结不调，睡眠欠安，舌淡红，脉细数。多见于青壮年女性。

6. 胃蕴热质

喜辛辣炙炸食物，时有烧心，或消谷善饥，口臭，口苦，常牙龈肿痛或出血，大便干结，舌红，苔黄，脉数。

7. 胃湿热质

嗜好烟酒，或体型肥胖，脘腹痞胀，纳少，口苦口腻，大便粘厕，舌质红，苔黄腻，脉滑数。

8. 胃血瘀质

多有"老胃病"史，反复发作，时愈时患，或曾有胃出血史，或有胃手术史，唇色黯紫，舌质黯有点状或片状瘀斑，舌下静脉曲张，脉细涩。

（三）胃质可辨

《景岳全书》亦说："凡胃气关于人者，无所不至，即脏腑、声色、脉候、形体，无不皆有胃气。"所以胃之厚薄、坚脆、强弱、寒热，可以从外部特征推知，从而使胃质类型的辨别成为可能。判断胃质的类型，可从以下八个方面进行分析与辨别：

1. 口味

脾胃开窍于口，口味是传递胃的信息重要途经。如胃阳虚质者多有口淡，胃阴虚质者多有口干，胃蕴热质者多有口臭，胃湿热质者多有口甜或口腻。

2. 饮食偏嗜

胃的功能状态，可以从饮食嗜好方面反映出来。如胃阳虚质者喜热饮或温热性质食物；胃湿热质者多嗜好烟酒，或喜油腻甘甜食物。

3. 胃部感觉

胃脘是胃所居之处，胃部感觉亦是胃质的外部征象。如胃阳虚质者多有胃部冷感，喜温喜按；胃蕴热质者多善饥，时有烧心；胃湿热质者多有脘腹胀闷；胃气虚质者多食则脘胀。

4. 大便

胃与大肠相系，大便状况也可以反映胃的功能状态。胃蕴热质和胃阴虚质者多大便秘结；胃阳虚质和胃气虚质者多大便不实。

5. 舌象

舌是一面镜子，胃的特质可以较客观地从舌象上反映出来，所以辨舌象是辨别胃质的最有效方法。如胃湿热质者舌苔黄腻，胃血瘀质者多舌色暗紫或有瘀斑；胃阴虚质者舌红少苔；胃阳虚质和胃气虚质者舌淡胖有齿痕。

6. 脉象

平脉的三大特征是：有胃、有神、有根。人以胃气为本，脉亦以胃气为本。有胃气之常脉是和缓、从容、流利。所以胃的功能可以从脉象中得以表现，如胃气虚质脉多虚弱、胃血瘀质脉多细涩、胃阴虚质脉多细数。

7. 全身状态

人以胃气为本，胃气状况也可以反映于形体、肌肉、精神、情绪、面色、声音、睡眠等方面。如胃气虚质者，多形体消瘦、倦怠无力；胃气郁质者，多情绪抑郁、多愁善感；胃阳虚质者，多形寒肢冷、面色淡白。

8. 现代检查

现代科学的各项检查方法，是望、闻、问、切的发展与延伸，故同样可以作为胃质辨别的依据。如胃湿热质多有幽门螺杆菌感染；X 线检查提示胃呈垂直钩状或胃下垂，是胃气虚（气陷）质的重要依据；胃动力障碍为胃气郁质的重要表现；胃镜下发现的息肉、疣状增生、平滑肌瘤等都是胃血瘀质的证据。

（四）胃质可调

中医体质学说认为，体质的稳定性是相对的，而后天的各种环境因素、营养因素、精神因素又使体质具有动态可变性。胃质的形成是先天和后天因素长期共同作用的结果，既是相对稳定的，又是动态可变的。因此，在亚健康状态下，针对各种胃质的偏颇，及早采取相应措施纠正或改善其某些偏颇，促使"潜病未病态"向"健康未病态"转化，从而预防胃病发生，即《内经》"不治已病治未病"之旨。调节和纠正胃质的方法有饮食调节法、体育调节法、药物调节法和心理调节法等。

1. 胃正常质

胃正常质者，要保持良好的生活习惯，注意调养脾胃，做到饮食有节，饥饱有度，寒热适中，营养全面，清洁卫生。生活规律，心情平和，劳逸结合，坚持锻炼，以保脾胃调和，身体健康。

2. 胃气虚质

（1）饮食调节：胃气虚者多兼有脾气虚弱，故饮食不宜过于滋腻，应选择营养丰富而且易于消化的食品。饮食调养可选用具有补脾健胃益气作用的食物，如山药、扁豆、粳米、小米、薏苡仁、香菇、胡萝卜、红薯、土豆、牛肉、兔肉、猪肚、鸡蛋、鸡肉、比目鱼、黄鱼等。

（2）体育调节：可选择一些比较柔和的传统健身功法，如太极拳和气功等。瘦长体型者要加强腹部肌肉的锻炼，如仰卧起坐等，以预防胃下垂发生。

（3）药物调节：健脾益胃，培补中气。代表方为六君子汤、补中益气丸等。

3. 胃阳虚质

（1）饮食调节：少吃生冷黏腻之品，即使在盛夏也不要过食寒凉之物。宜适量多食一些具有温中补阳的食物，如羊肉、猪肚、鸡肉、狗肉、鹿肉、虾、黄鳝、刀豆、韭菜、茴香、核桃等。

（2）体育调节：选择和暖的天气进行户外锻炼，传统体育中的一些功法、适当的跳跃运动（如跳绳等）可以振奋阳气，但运动量不可过大，以防汗多伤阳。可自行按摩气海、足三里、涌泉等穴，以助补阳气。

（3）药物调节：温补中阳，建中益胃。代表方为理中丸、黄芪建中汤等。

4. 胃阴虚质

（1）饮食调节：少吃辛辣及性热之品（如狗肉、羊肉等），不宜多食烤炙食物。应选择食用一些清补胃阴之物，如芝麻、糯米、绿豆、乌贼、龟、鳖、海参、海蜇、鸭肉、猪皮、银耳、豆腐、梨、甘蔗等。

（2）体育调节：胃阴虚者阳气偏亢，不宜进行剧烈的强度运动，以免出汗过多，损伤阴液。静气功锻炼对人体内分泌的双向调节，能促进脾胃运化，增加津液的生成，改善阴虚质。

（3）药物调节：生津养胃，滋阴清热。代表方为沙参麦冬汤、六味地黄丸。

5. 胃气郁质

（1）心理调节：培养良好性格，保持健康心态，善于处理人际关系，以达到心情舒畅，气机调和。

（2）饮食调节：可选择食用一些理气解郁、调理脾胃功能的食物，如大麦、荞麦、刀豆、蘑菇、豆豉、萝卜、洋葱、苦瓜、丝瓜、柑橘等。

（3）体育调节：应增加户外运动，可坚持进行较大的运动锻炼，大强度、大负荷的发泄性运动，如跑步、登山、游泳、打球、武术等，能疏泄肝气，舒畅情志，改善睡眠。体娱游戏（如下棋、打牌、气功、瑜伽）有解郁悦神、调畅气机的作用。

药物调节：疏肝解郁，行气和胃。代表方为逍遥散、越鞠丸等。

6. 胃湿热质

（1）饮食调节：宜食清利化湿的食品，如薏苡仁、小米、莲子、赤小豆、绿豆、鸭肉、鲫鱼、冬瓜、丝瓜、葫芦、苦瓜、西瓜、黄瓜、芹菜等。少食辛辣燥烈、大热大补之品，如辣椒、姜、狗肉、羊肉等，不宜吸烟和饮酒。

（2）体育调节：胃湿热质为湿浊内蕴、阳气偏盛，适合做较大强度和较大运动量的锻炼，如中长跑、游泳、爬山、各种球类、武术等，可以消耗体内多余的热量，排泄多余的水分，达到清热除湿的目的。

（3）药物调节：清化湿热，运脾助胃。代表方为连朴饮、甘露消毒丹等。

7. 胃蕴热质

（1）饮食调节：饮食宜清淡，多吃寒性食物，如豆腐、青菜、莴笋、芹菜、银耳、苦瓜、丝瓜、冬瓜、绿豆、赤小豆、西瓜、鸭肉、鸭蛋等。少吃辣椒、花椒、胡椒、大蒜、姜等辛辣之品，忌食狗肉、羊肉、鹿肉等热性食物。禁喝白酒。

（2）体育调节：热性体质者多为燥热亢奋，体育锻炼以柔缓清静或动静结合的运动为佳，如散步、太极拳、气功、瑜伽等。运动时不宜出汗过多，运动后要注意及时补充水分。

（3）药物调节：清泻胃热，育阴养胃。代表方为清胃散、泻黄散等。

8. 胃血瘀质

（1）饮食调节：胃血瘀质为胃络血行不畅或血瘀内阻，应选择食用具有活血化瘀功效的食物，如黑豆、黄豆、山楂、香菇、茄子、油菜、木瓜、红糖、黄酒、葡萄酒、白酒（少量）。

（2）体育调节：适当的体育运动有益于促进气血运行，故应坚持经常性锻炼，但运动量不宜过大。可根据兴趣爱好选择易筋经、保健操、导引、按摩、太极拳、太极剑、五禽戏、健身操等。步行健身法能够振奋阳气，促进全身气血运行。

（3）药物调节：活血化瘀，疏经通络。代表方为血府逐瘀汤。或服用田七粉、云南白药等。

（五）辨胃施养

健康和长寿是人们的永恒追求。养生即保养生命之意，养生对于预防疾病，提高人类健康水平和延年益寿，有着十分重要的意义。人以胃气为本，胃为水谷气血之海。《灵枢·五味》说："胃者，五脏六腑之海也，水谷皆入于胃，五脏六腑皆禀气于胃。"脏腑的盛衰，主要取决于胃气的强弱，胃气强则五脏俱强，胃气弱则五脏俱弱。中医养生的法则有顺其自然、形神共养、调养脾胃、保精护肾等，但以调脾养胃最为重要。如《脾胃论》指出的"养生当实元气""欲实元气，当调脾胃"。

养生先养胃，如何养胃？千篇一律的方法是和中医学养生思想背道而驰的。养胃要因人而异，因人制宜。不同的体质，不同的胃质，要采用不同的养胃方法。因此，开展胃质的研究，对于弘扬中医学养生理论，促进科学养生，预防疾病，提高人类健康水平具有重要意义。

（六）辨胃施护

"有胃气则生，无胃气则死。"前贤们治疗疾病时十分重视保护胃气，如李中梓在《医宗必读》中说："犹兵家之饷道也，饷道一绝，万众立散。胃气一败，百药难施。"

又如张介宾《景岳全书》所言："凡欲察病者，必须先察胃气，凡欲治病者，必须常顾胃气；胃气无损，诸恶无虑。"医圣张仲景是治病注重和胃固本的楷模，他常用调和脾胃的甘草、大枣、生姜为使佐，以顾护胃气，《伤寒论》的113首方剂中，使用了甘草的有70首，使用了大枣的有40首，使用了生姜（干姜）的有63首。所以，临床治病用药时应把"保胃气"作为重要的治疗原则。

体质是"证"的未病形式，体质的偏颇是病证潜在状态，同样胃质也是胃病证的病理基础。胃质是胃的形态和功能相对稳定的特殊状态，必然会成为制约和影响疾病发生、发展、变化的基本要素，胃质的差异性决定着胃病发生、发展、转归、预后上的差异性。如胃阳虚质易发生脾胃阳虚证，胃气虚质易发生中气下陷证，胃蕴热质易发生胃火证，胃气郁质易发生肝胃不和证，胃血瘀质易发生胃络瘀滞证。

由于胃质的差异性，所以中医对胃病的诊断要辨病、辨证与辨胃质三者相结合，治疗胃病立法用药，就不仅要考虑致病因素，更要注意其胃质的类型和状态，既要有效地治疗疾病，又要纠正偏颇胃质，用药时应避免对胃质的不良影响。顾护脾胃时应用佐使药，须因胃而异，辨证用药，如胃蕴热质少用或慎用性温的生姜和干姜，胃湿热质少用慎用滋腻的甘草。饮食的忌宜，同样要因人而异，根据病人不同的胃质，指导其不同的食疗方法。

五、胃主胃肠五窍

《灵枢·胀论》说："胃之五窍者，闾里门户也。"张景岳在《类经》中注释："闾，巷门也；里，邻里也。胃之五窍，为闾里门户者，非言胃有五窍，正以上自胃脘，下至小肠大肠，皆属于胃，故曰闾里门户，如咽门、贲门、幽门、阑门、魄门，皆胃气之所行也，故总属胃之五窍。"胃为太仓，水谷之海，在整个胃肠运动中起着中心的作用，五窍的开阖与胃气的和降关系密切，故曰"胃主五窍"。

咽门、贲门、幽门、阑门、魄门是食管、胃、小肠、大肠自上而下的五道门卡，具有传导和调控水谷、糟粕运行的作用。五窍有着共同的解剖、生理、病理特点：一是均为消化管道的狭窄部位，有括约肌或瓣膜约束；二是具有通过开阖来约束和调控食物与糟粕通行作用；三是运行的方向只宜下降不宜上升，即以降为顺，以通为用；四是由于结构狭隘，食物或糟粕停留时间较长，是炎症、梗阻及肿瘤等病理变化的好发部位。胃主饮食物的受纳，以通为用，以降为顺，胃气上贯食管，下至直肠，主司五窍之开阖，即"咽门、贲门、幽门、阑门、魄门，皆胃气之所行"。若胃失和降，则五窍失司，或通降阻滞，或气机上逆，或痰浊蕴聚，或热瘀互结，而导致一系列疾病的发生。何晓晖教授对《内经》"胃主五窍"理论进行了挖掘与发挥，并在临床常从胃论治咽门、贲门、幽门、阑门和魄门的疾病，取得良好疗效。

（一）胃与咽门

咽门，是咽与食管连接处，为饮食水谷之门。《重楼玉钥》说："咽，嚥也，主通利水谷，为胃之系，乃胃气之通道也。"

咽与食管在环状软骨处相连，此为食管的第一生理狭窄区。此处有上食管括约肌（UES），在静息状态下，UES 收缩使食管呈封闭状态，以防止吸气时气体进入胃中。食物经咀嚼并与唾液混合形成食团，经过口舌肌群的协调运动，将食物推向咽部，食团刺激软腭、舌底、扁桃体、悬雍垂、咽喉部感受器，经过脑干的吞咽中枢调节，引起一系列复杂的反射性肌肉收缩，食团由咽挤入食管上端。食团在到达 UES 时，出现快而协调的环咽肌及 UES 松弛，继而出现吞咽后的收缩。

饮食物入口，通过咽的吞咽运动，顺食管而下，入于胃中，故"咽为胃腑所系"。咽虽与肝、肺、胆等脏腑相关，但咽为胃之系，咽病的发生与胃的关系最为密切。咽门病的主要临床表现是吞咽困难、咽喉疼痛、咽部异物感或阻塞感等。吞咽困难大致可分为器质性和功能性两大类，功能性吞咽困难患者常表现为咽部异物感或阻塞感，但吞咽时并不加重，进食、饮水时症状常可减轻，常伴有某些精神或心理障碍，如癔症、神经官能症等，多属于中医肝胃气郁、气痰交阻之病证。器质性吞咽困难常由食管器质性疾病所引起，如咽炎、会厌炎、食管炎、食管良恶性肿瘤等，中医认为是由于热结、痰凝、血瘀等所致。

咽胃相系，胃和则咽畅，若胃气失和，则咽门不利，可引发诸多咽病的发生。如胃气不降则吞咽困难，胃火上炎则咽喉肿痛，胃阴亏虚则咽干口燥，痰气交阻则发为"梅核气"。因为咽与胃在病理上密切关联，何晓晖教授在临床上常常从胃论治咽病，屡获佳效。

病例 1：咽肌痉挛症（胃气上逆证）

患者乐某，女，32 岁，农民，江西东乡人。初诊时间 2008 年 5 月 12 日。

主诉：咽部肌肉跳动不宁半年。

病史：患者半年前因情绪不遂而发病，软腭及咽部肌肉持续性不自主跳动，咯咯作响，昼夜不止，痛苦万分，曾到上海、南昌等地治疗无效。诊时见咽红，咽部和软腭抽动，不能自制，每分钟 100 次左右，他人可闻咯咯响声，伴胃脘灼热，反酸嗳气，胸闷，耳鸣，肠鸣，大便溏薄，1 日 4 ～ 5 次，情绪忧郁，夜眠多梦。舌淡胖嫩、苔薄黄，脉沉细稍弦。

治疗经过：辨证为胃失和降，气逆扰咽。治则疏肝和胃，健脾调中，降逆解痉，以逍遥散合半夏泻心汤加减治疗。处方：

柴胡 10g，白芍 20g，枳壳 15g，当归 10g，茯苓 30g，姜半夏 8g，黄连 4g，黄芩 10g，干姜 4g，木香 8g，葛根 30g，钩藤 30g，五味子 10g，夜交藤 30g，甘草 8g，7 剂。

二诊：药后胃脘灼热消失，反酸嗳气明显减少，咽部及软腭抽动频率见缓（50 次左右），耳鸣及肠鸣缓减，大便好转，1 日 2 次，精神转佳，舌脉如前。效不更方，上方加党参 12g，再进 14 剂。

三诊：咽部痉挛抽动基本控制，只有情绪激动时发生，但时间短暂。胃部无所苦，睡眠安宁，耳鸣和肠鸣消失。舌质淡红、苔薄白，脉细。在前方基础上加减服药 3 周，以巩固疗效。

按语： 本例患者因情志所伤，致肝气郁结，横逆犯胃，气逆上冲，扰乱咽窍，使咽部肌肉抽动不宁。中医强调整体观念，从胃治咽，拟疏肝解郁、和胃降逆，用逍遥散和半夏泻心汤加减。其中逍遥散疏肝健脾，半夏泻心汤和胃降逆，再加钩藤、夜交藤、五味子安神镇静，重用白芍、葛根、甘草缓急解痉。全方形神兼治、中焦同理、气血同调、升降相济、寒热并治，方药切合病机，故半年之顽症得以消除。

病例 2： 会厌囊肿合并慢性声带炎（胃虚热证）

患者王某，女，50 岁，干部，江西省南昌人。初诊时间 2008 年 3 月 20 日。

主诉：咽喉干涩疼痛，声音嘶哑 1 年。

病史：患者从事教学和教育管理工作 20 多年，咽喉时常不适。近 1 年来，咽喉疼痛加剧，干涩灼热，声音嘶哑，发音困难，严重影响工作。电子喉镜检查：会厌囊肿（0.5cm×0.6cm），声带边缘肥厚闭合欠佳。省级多家医院治疗未能获效，西医建议手术治疗，患者惧怕手术而求治于中医。诊时咽喉干涩灼热疼痛，伴有异物感，声音嘶哑，口干思冷饮，心烦，胃中嘈杂易饥，大便干结不畅，睡眠欠安。舌质红，苔薄黄少津，脉细稍数。

治疗经过：辨证为胃阴亏损，虚热灼咽。治则养胃清热，解毒化瘀。主方益胃汤加减。

北沙参 15g，麦冬 10g，玉竹 12g，生地黄 15g，玄参 15g，生甘草 4g，知母 10g，金银花 15g，连翘 15g，赤芍 15g，丹皮 15g，鱼腥草 30g，肿节风 20g，石见穿 15g，夜交藤 30g，10 剂。

二诊：咽喉疼痛和灼热明显好转，口咽干燥缓解，胃脘嘈杂基本消失，大便稍干。舌脉如前。守方加白花蛇舌草 15g，肿节风改 30g，15 剂。

三诊：咽喉已无任何不适症状，声音明显好转，口干基本消失，睡眠仍欠佳。前方加酸枣仁 l2g，15 剂。

四诊：服药 40 剂，所有症状均消失，声音已洪亮；数小时讲课或报告均无不适。电子喉镜复查示会厌囊肿基本消失，声带边缘整齐闭合尚可。仍在原方基础上加减变化调治 1 个月，以巩固疗效。随访 10 余年无复发。

按语： 胃为燥土，喜润恶燥。胃阴亏虚，燥热内生，胃中虚火循经上炎，灼于咽喉以致咽喉疼痛、干涩灼热，正如《血证论·卷六》说："凡咽痛而 饮食不利者，胃火也。"本例患者既有声音嘶哑、咽喉干涩灼热等内热之象，又有嘈杂易饥、口干思饮、大便干结等胃阴亏虚之症，四诊合参，细究病机，乃为胃阴亏虚，火从内生，虚火上灼于咽喉，脉络被灼致血行不畅，血瘀内阻而成肿块。遵《内经》"阳病治阴"之旨，以益胃汤养阴益胃，加知母、金银花、连翘、鱼腥草、肿节风等清热解毒利咽，赤芍、丹皮、石见穿等清热活血化瘀。胃阴得充，则虚热自灭；血行得畅，则血瘀自除。

（二）胃与贲门

贲门，为胃之上口，其名出于《难经·四十四难》。贲，通奔，食物从此处奔入于胃，故曰贲门。

贲门是食管与胃的接口，其主要的生理功能是防止胃食管反流。贲门的主要解剖学结构是下食管括约肌（LES），LES 通常呈关闭状态，是防止胃–食管反流的重要屏障。此外，下段食管和贲门连接处的一些解剖结构对防止反流亦有一定的作用。一是膈–食管裂孔管，食管下端的膈脚在食管裂孔处包绕食管，有括约肌样作用，又被称为"膈括约肌"，收缩时裂孔缩小，局部压力增高，有抗胃食管反流的重要作用。二是膈–食管膜，系食管下端附着于横膈上的筋膜，此膜可防止裂孔疝形成，并且由于"弹簧夹"作用，也具有抗反流作用。三是食管–胃角作用，食管腹段斜向和胃连接，使食管下端和胃底形成锐角，称为贲门切迹或食管–胃角（His 角），并使该处胃壁内面的黏膜形成贲门皱襞，当胃内压力增加时，此皱襞有一定关闭贲门的作用。四是胃黏膜的活瓣作用，贲门处的胃黏膜皱襞形成楔形凸起，有活瓣样作用。上述解剖结构共同达到贲门对抗胃食管反流的作用。

食管主传导，胃腑主受纳，食管与胃一脉相承，贲门的开阖与胃的通降功能息息相关，胃降则降，胃逆则逆，胃和则健。若胃气不降，水谷下行不畅，则发生吞咽困难、呕吐、反胃等。若胃气上逆，则浊气逆返于食管，出现烧心、吐酸、胸痛等症。胃–食管反流病、食管–贲门失弛缓症、贲门炎、贲门肿瘤等疾病的发生与胃的功能失调关系密切，所以在治疗贲门疾患时，要以治胃为先，才能取得满意的效果。

病例3：胃食管反流病（胃浊上逆证）

傅某，女，55岁，干部，江西南昌市人。2009年月11月21日初诊。

主诉：心窝及胸骨后灼痛1月。

病史：有胃病20多年，近1月来病情加重，胃镜检查提示"反流性食管炎，贲门黏膜糜烂，痘状胃炎"。刻下胸骨后及心窝处灼热刺痛，得温饮反舒，夜间常因反酸惊醒，喉头不适，声音嘶哑，口苦，神疲、肢冷，大便稀溏，纳尚可。舌质暗红，苔薄白，脉弦。

治疗经过：辨证为脾虚胃热，浊气上逆。治拟平调中焦，和胃降逆，以和中调胃汤治之。处方：

姜半夏10g，党参15g，黄连4g，干姜4g，黄芩10g，炒白芍15g，蒲公英15g，海螵蛸15g，龙胆草2g，山药15g，厚朴10g，木香10g，延胡索20g，石见穿15g，7剂。

二诊：心窝及胸骨后灼痛缓解，夜间反酸已止，咽喉不适减轻，舌脉如前。守方去干姜，加高良姜5g。14剂。

三诊：烧心、吐酸、口苦等症状基本消除，时有胃部刺痛，大便仍溏，肠鸣，腹时胀，得矢气则舒，时嗳气，舌边暗，脉弦缓。证已以气滞血瘀为主，改用降逆调胃汤治疗。处方：

柴胡10g，炒白芍15g，枳壳12g，姜半夏10g，干姜3g，黄连4g，党参15g，焦白术15g，茯苓30g，木香10g，延胡索15g，石见穿15g，乌药8g，三七粉3g（冲）。

四诊：以上方为基本方加减变化，共服药40余剂，症状基本消失，纳增便调寐安。2010年3月10日复查胃镜，诊断为"非萎缩性胃炎，食管无异常，Hp（－）"。嘱服猴菇菌片1个月以巩固疗效。

按语：胃主贲门之约束，热蕴胃腑，胃气不和，浊气不降，扰于贲门，逆于食管，而致反酸烧心。治分二步：先是和中安胃降逆，胃气和则痛息，胃浊降则酸止；后是理气活血健脾，气血畅则瘀散，脾气旺则体健。

病例4：食管贲门癌（热瘀痰凝证）

涂某，男，78岁，江西新建县人。2010年5月26日初诊。

主诉；吞咽困难3月。

病史：近10年来进食后咽部有梗阻感，未进行检查，近3月来吞咽困难，进食减少，体重剧减，在南昌大学二附院做胃镜检查，发现食管贲门处有 1.5cm×2.0cm 大小肿块，病理切片诊断为"鳞状上皮癌"。因年事已高，拒绝手术和化疗，求治于中医。诊时见症：咽喉如梗，吞咽困难，可缓缓进软食，但稍多食则呕吐，胸骨后灼痛，痰多而黏，消瘦，面黄，精神尚可，大便如常，舌质暗红，舌前部苔剥，舌根部苔黄厚，左脉细带滑，右脉沉细涩。

治疗经过：辨证为热毒蕴胃，痰结血瘀，气阴虚衰。治拟益气养阴，清化热毒，逐瘀化痰，软坚散结。因病人服药困难，用中药颗粒剂治疗。处方：

黄芪 20g，太子参 15g，石斛 15g，北沙参 15g，姜半夏 10g，浙贝母 10g，海藻 10g，昆布 10g，黄药子 10g，半枝莲 15g，白花蛇舌草 15g，蟾皮 6g。7 剂。

1 日 1 剂，开水调分 2 次服。并告之饮食禁宜。

二诊：药后精神稍好转，其他症状如前，无不良反应。再服前方 14 剂。

三诊：咽喉不适已有缓解，吞咽见利，呕吐已少，纳增，精神佳，语音响亮，寐安，两便正常，时有咯痰。舌质偏红，苔薄黄。病有起色，药已见效，上方加石见穿 1 包，再服 14 剂。

四诊：症状明显减轻，身体日益好转，仍在上方的基础上加减变化，共服药 140 天，吞咽无任何障碍，体重增加 10kg，体力恢复正常。复查胃镜，食管贲门肿块消失，病理切片仍发现有癌细胞。前方主体不变，随证略作加减，隔日 1 剂。半年后，3 日 1 剂。因年逾八旬，未再胃镜检查。3 年后回访，患者面色红润，饮食正常，精神抖擞，声音洪亮。

按语：此案为高龄食管贲门癌，且阻塞贲门导致吞咽困难。经过中医治疗 2 年，肿块奇迹般地消失，病体完全恢复。事实表明，肿瘤有时也是可逆的，中医药治疗晚期、高龄癌症有一定的优势。本案在扶正方面注重护胃气、益脾气、保阴气，在祛邪方面着重清热毒、逐血瘀、散痰结。正确处理好正与邪的关系，是治疗癌症的关键所在。

（三）胃与幽门

幽门，为胃之下口。幽门是胃与小肠的接口，现代解剖学将幽门分为近侧胃窦部和远侧幽门管两段，近幽门部的胃环形肌发达增厚，形成幽门管括约肌，收缩时形成一管道，称幽门管，长 0.5～3cm。该处黏膜层向腔内凸出形成皱襞，称为幽门瓣。幽门和幽门括约肌有控制胃内容物进入十二指肠和防止肠内容物反流的作用。

幽门上与胃窦相连，下与十二指肠相通，胃窦十二指肠连接部包括末端胃窦、幽门、十二指肠。胃十二指肠协调运动是食物在胃内得到消化，进而有序通过幽门排出的重要条件。胃十二指肠协调运动的重要意义有两个方面：一方面当胃窦收缩时，十二指肠收缩也增强，可使胃排空减慢，有利于食物在胃内的研磨；另一方面在胃窦收缩后顺序出现十二指肠收缩，即可将十二指肠内容物推向远端进入空肠，有利于胃排空的正常进行。胃十二指肠协调运动的调节机制包括神经、胃肠激素、肌源性、电活动、食物等多方面因素。食物在胃窦部停留时间较长，可影响局部的血液循环，所以易发生炎症、糜烂、溃疡，也是肿瘤好发部位。协调胃窦 – 幽门 – 十二指肠的运动，是防治胃窦疾病的重要途径。

中医认为，胃主受纳，脾主运化；胃主降浊，脾主升清；胃喜润恶燥，脾喜燥恶湿，只有脾胃纳运相助，升降相因，润燥相济，幽门方可弛张有序，开阖有度，胃中食糜有节制的下达小肠，又制约肠中浊气上逆犯胃，以保证胃肠消化吸收功能的正常进行。若纳运失司，升降不调，均可导致幽门开阖障碍。若开多合少，则嘈杂易饥；开少合多，则胃脘胀满；闭合失职，则胆汁上逆，浊气上扰。临床上常见疾病如胆汁反流性胃炎、十二指肠反流和功能性消化不良等，均与幽门功能障碍有关，大多数是由于胃失和降所致。所以，调和胃的通降是治疗幽门疾病的重要途径。

十二指肠反流（DGR），又称肠 – 胃反流，是指十二指肠内容物反流入胃。导致DGR 的原因有胃手术后 DGR、原发性幽门功能障碍、胃排空迟缓（特发性胃轻瘫、糖尿病胃轻瘫等）、肝胆疾患（肝硬化、胆囊炎、胆石症、胆囊切除术后等）、植物神经功能紊乱、过度吸烟饮酒等。胆汁反流性胃炎多见于手术之后，由于幽门被切除，失去了防止十二指肠液反流入胃的功能，发生过量十二指肠液反流入胃而引起胃黏膜炎症。而发生在非手术胃的胆汁反流性胃炎，通常称为原发性胆汁反流性胃炎，临床表现为上腹痛或不适、恶心伴呕苦水。目前认为，该病的主要发病机制是胃 – 幽门 – 十二指肠协调运动失调，引起十二指肠逆蠕动增加、幽门关闭功能减弱、胃排空延迟，从而导致十二指肠内容物过量反流入胃。功能性消化不良（FD）的病因及发病机制至今尚未明确，研究表明 FD 常表现为胃窦收缩力减弱或完全缺乏，幽门开放异常，导致胃窦 – 幽门 – 十二指肠协调运动减少，而逆向传导的十二指肠幽门胃窦运动增多，引起碱性十二指肠内容物反流至胃，从而发生上腹疼痛等临床症状。中医药治疗上述疾病具有明显优势，从调节脾胃纳运、升降、润燥和平衡脾胃寒热、气血、阴阳着手，常常取得良好的治疗效果。

病例 5：胃黏膜脱垂症（中气下陷证）

徐某，女，66 岁，江西抚州人，2011 年 8 月 3 日初诊。2010 年 5 月 12 日初诊。

主诉：胃脘胀闷隐痛 10 月。

病史：患者近 10 个月来，胃脘疼痛胀闷，且不断加重，中西医屡治不效。胃镜检查为"胃窦黏膜脱垂（幽门阻塞），慢性浅表性胃窦炎伴糜烂"。诊时见胃脘疼痛，轻按则舒，重按则痛甚；饥时疼痛明显，稍食则胀闷欲吐，嗳气味重，嘈杂，清晨口苦口臭，尿急淋沥不尽，大便如常。舌质暗红，苔白厚腻，脉沉细无力。

治疗经过：辨证为中气下陷，胃浊不降。治疗先拟和胃降浊，后拟补中益气。处方：

姜半夏10g，黄连5g，黄芩10g，干姜3g，大黄3g，赤芍12g，白术12g，蒲公英20g，五灵脂10g，蒲黄10g，白及12g，木香10g，厚朴12g，枳壳15g，海螵蛸15g，10剂。

并告之患者饮食注意事项。

二诊：药后痛减，嗳气已少，口苦口臭见减，纳增，大便溏，1日2次，尿频见轻，舌苔厚腻减少。守方去白及，加延胡索15g，14剂。

三诊：前8天病情好转，因食欲增加而进食油团，胃脘又胀痛不适，胃中有振水声，神疲倦怠，舌苔已净，脉弱无力。处方：

黄芪30g，党参12g，白术15g，茯苓20g，当归10g，升麻5g，黄连4g，蒲公英15g，大黄3g，白及12g，田七2g（冲），枳壳30g，北沙参15g，海螵蛸15g，莱菔子10g，14剂。

四诊：诸症已缓解，纳食正常，二便如常，精神好转。复查胃镜为"浅表性胃炎，胃黏膜脱垂消失"。继续进上方14剂后，改服补中益丸1个月以巩固疗效。

按语： 本案为胃窦黏膜脱垂导致的幽门不完全梗阻，其标为浊气阻胃、胃失和降，其本为脾胃虚弱、中气下陷。"急则治标，缓则治本"，治疗分二步，先用半夏泻心汤平调中焦，化浊降逆，待蕴热得解、浊气得化后，再用补中益气汤补中升清，以固其本。因辨证准确，疗效明显，疑难病证得到治愈。

病例6： 萎缩性胃炎、皮革胃、幽门不完全梗阻（胃阴亏虚证）

邹某，男，60岁，退休职工，江西崇仁人。1996年12月5日初诊。

主诉：脘腹胀闷反复发作7年。

病史：患者胃病日久，中西医治疗效果不显。胃镜诊断为"慢性萎缩性胃炎、皮革胃、幽门不完全梗阻、胃潴留、食管静脉瘤"。目前上腹饱胀，稍食则胀甚欲吐，伴烧心，空腹时灼热如焚，口干咽燥，纳少，消瘦，大便尚调。舌质暗红，少苔，脉细偏弦滑。

治疗经过：辨证为胃阴亏虚，瘀热蕴阻，胃失和降。治拟养阴益气，清热逐瘀，降逆除痞，以润中调胃汤加减治疗。处方：

太子参 20g，北沙参 15g，麦冬 10g，姜半夏 10g，黄连 4g，黄芩 10g，蒲公英 20g，田基黄 15g，赤芍 15g，石见穿 15g，莪术 10g，刺猬皮 10g，干姜 4g，木香 10g，枳壳 15g，海螵蛸 15g，锡类散 1 支。7 剂。

1 日 1 剂。并作心理开导和饮食指导。

二诊：食后上腹饱胀减轻，胃脘灼热缓解，口干咽燥好转，大便较稀，每日一行，舌脉同前。前方去锡类散，加厚朴 10g。14 剂。

三诊：诸症已明显缓解，胃胀与烧心轻微，口与唇干，纳增，精神好转，舌尖稍红，苔薄黄，脉细稍滑。前方去田基黄、莪术，加青黛 5g（冲），五灵脂 10g，蒲黄 10g，14 剂。

四诊：症状基本消失，饮食不当时胃部有轻微不适，体重增加。在前方基础上加减变化再治疗 28 天，复查胃镜为"慢性非萎缩胃炎、食管静脉瘤（大小同前），幽门形态和功能正常"。病已基本痊愈，嘱服双蒲散（院内制剂）2 个月，以巩固疗效。

按语： 胃主降宜通喜润，患者胃病日久，阴虚气亏，胃失润降，热邪内蕴，聚结成瘀，致下窍不利，胃腑不通。本方以养阴益气扶其正，清热逐瘀祛其邪，攻补兼施，标本同治。方中黄连、蒲公英、田基黄、青黛、锡类散清热化毒消肿；莪术、赤芍、石见穿、刺猬皮活血逐瘀通窍；太子参、北沙参、麦冬滋阴益气以养胃；半夏、干姜辛温反佐以和胃；木香、枳壳、厚朴行气导滞以降胃；海螵蛸制酸保膜以护胃。胃和则窍通，幽门病可愈矣。

（四）胃与阑门

《难经·四十四难》曰："大肠小肠会为阑门。"阑门，是指大、小肠交界部位，即回盲口。

回肠与盲肠互相交接的部位，称回盲部。回盲部组成有回肠末端、盲肠、阑尾及其系膜、血管、淋巴结、神经等。盲肠腔内有回肠末端的开口，称回盲口，回盲口处有回盲瓣，是由黏膜覆盖增厚的环形肌而形成的上下两片半月形的皱襞，具有括约肌的作用，一是控制着回肠内容物的排空，使末端回肠反复发生逆蠕动，以保证残余营养物质、水、电解质、胆盐和维生素 B_{12} 充分消化吸收；二是阻止大肠内容物倒流入回肠。阑尾开口于回盲瓣后下方处，口有半月形阑尾瓣，可防止粪汁或异物进入管腔内。

回盲部是回盲瓣炎、回盲瓣综合征、回盲瓣脱垂、肠套叠、肿瘤等疾病的好发部位。回盲瓣炎是回盲瓣慢性炎症反应，常见的发病原因多为继发于上消化道炎症、不洁饮食、刺激性和辛辣饮食以及胆囊炎、胰腺炎等疾病。回盲瓣综合征又称回盲括约肌综合征，由各种原因导致的回盲瓣充血、水肿、肥厚，甚至瘢痕形成等病理改变，致使括约肌痉挛或增生，末端回肠需加强活动克服阻力，从而造成回肠蠕动增强，肠内容物推进加快，主要临床表现为反复性腹泻，右下腹疼痛，可伴有腹胀、食欲减退、体重下降等消化功能紊乱的症状。阑尾腔梗阻和继发感染是阑尾炎的两大基本原因，回盲口的功能障碍及炎症水肿，又是诱发阑尾腔梗阻和感染的重要原因之一。阑门的结构和功能都较为复杂，所以深入阑门生理病理研究，对于防治肠道疾病具有重要意义。

胃以通降为顺，肠主传导通降，胃气和降，则腑气通利，阑门开阖有序，粪便排泄有制。反之，胃失和降，上病及下，腑气不通，阑门失司，则可导致气机阻滞，血行不利，壅而化热，而出现腹痛、腹胀、腹泻、聚积、痈疡等病理变化。所以依据《内经》"胃主五窍"理论，治疗阑门疾病时要从整体出发，充分考虑胃对其的病理影响。

病例 7：回盲瓣综合征（胃肠气滞证）

周某，女，51 岁，干部，江西抚州人。1998 年 10 月 21 日初诊。

主诉：右下腹部胀闷疼痛伴腹泻 1 年余。

病史：患者进入更年期后，情绪忧郁，心烦多疑，夜寐不安。一年来，胃脘胀闷，嗳气频作，咽如物梗。继而右下腹部疼痛胀闷，剧烈时需用手挤按才能缓解，肠鸣，大便溏泻，夹少许黏液，一日数次，便后有不尽之感，矢气欠畅，体重日益减轻。肠钡餐检查和腹部 B 超检查提示胃肠气体增多，胃镜检查为"慢性浅表性胃炎"，肠镜检查见回盲瓣充血、水肿，诊断为"回盲瓣综合征"。舌质淡红，苔薄黄稍腻，脉细稍涩。

治疗经过：西医诊断为"功能性消化不良""肠易激综合征""回盲瓣综合征"，中医辨证为"胃肠气滞证"。治疗宜和胃通降，理气止痛，以经验方疏肝调胃汤和双枳实丸治疗。处方：

柴胡 10g，炒白芍 15g，炒白术 12g，苍术 10g，枳实 10g，枳壳 12g，茯苓 20g，党参 12g，姜半夏 10g，木香 10g，延胡索 15g，葛根 30g，夜交藤 30g，钩藤 30g，麦芽 15g。7 剂。

1 日 1 剂。同时进行心理疏导及饮食指导。

二诊：服药 1 周，患者诸症均缓解，右下腹疼痛明显减轻，大便次数减少，矢气通畅，肠鸣见轻，胃胀也减轻，睡眠好转。仍以前方加五味子 10g，再进 7 剂。

三诊：腹痛基本消失，大便转实，已无黏液，1 日 2 次，嗳气及矢气均少，胃胀已少。舌质淡红，苔薄黄，脉细。处方：

柴胡 10g，炒白芍 12g，枳壳 12g，茯苓 20g，党参 15g，姜半夏 8g，木香 10g，苍术 12g，山药 15g，延胡索 15g，葛根 30g，夜交藤 30g，五味子 10g，谷麦芽各 12g。14 剂。

四诊：诸症消失，病基本痊愈。嘱患者服逍遥丸及参苓白术散 1 月以巩固疗效。

按语： 回盲瓣综合征为回盲瓣括约肌痉挛或增生，致使回肠蠕动增强，肠内容物推进加快所致。本患者正值更年期，气机不舒，脾胃升降失调，大肠传导失司。以疏肝调胃汤和双枳术丸和胃通降、理气止痛，胃降则肠顺，气畅则痛止。

病例 8： 慢性阑尾炎（热蕴气滞证）

瞿某，男，医生，江西南昌人。2009 年 12 月 5 日初诊。

主诉：右下腹部疼痛 1 周。

病史：2 年前曾发生右下腹部疼痛，诊断为"慢性阑尾炎"，经保守治疗缓解，近 2 年中劳累时偶有右下腹部隐痛不适。一周前因工作加班劳累，右下腹疼痛又作，痛势较剧，放射腰部和右下肢。经 B 超和 X 光检查确诊为"慢性阑尾炎急性发作"，曾在其工作的医院西药治疗 5 天，病情基本控制，血象恢复正常，但右下腹仍有疼痛，故求中医治疗。诊时右下腹可触及 4cm×4cm 大小包块，质软，边界不清，有明显压痛拒按，右足伸则痛甚。大便不畅如粟状，矢气则舒，口臭口苦，嗳气味重，食欲欠佳。舌红暗，苔黄厚津少，脉弦带滑。

治疗经过：辨证为热蕴胃肠，气滞腑实。治拟泄胃热、通腑气、散瘀结，以小承气汤扩充。处方：

大黄 10g，厚朴 12g，枳实 12g，桃仁 10g，丹皮 12g，穿心莲 30g，蒲公英 30g，白花蛇舌草 30g，败酱草 30g。5 剂，1 日 1 剂。

二诊：大便通畅形软，右下腹部疼痛消失，右足伸屈自如，下腹包块已明显变软缩小。口臭嗳气已少，并恢复上班。前方大黄改 5g，再进 5 剂。5 日后来电告之，一切如常。嘱再进上方 5 剂，以固疗效。一年半后再遇患者，病无反复。

按语： 胃与大肠主阳明，阳明腑实，必腑气不通，阑门则不利，不利则成滞成瘀。症在阑尾，病在阳明，以小承气汤通腑化滞，再加穿心莲、蛇舌草、蒲公英、败酱草清热解毒，桃仁、丹皮化瘀散结，药简力专，有的放矢，故起效快，效果佳。

（五）胃与魄门

魄门，又称肛门、粕门、后阴，是大肠的下口，具有控制和排泄粪便的作用。

肛门是消化道末端通于体外的开口，肛门与直肠之间为肛管，肛管具有控制和排泄粪便的功能。肛管外有内、外肛门括约肌，内括约肌是非随意的平滑肌；外括约肌由横纹肌构成，是随意肌。外括约肌收缩时肛门闭锁而控制排便，松弛时粪便则排出。肛管外的肛提肌有增强和上提盆底、向前牵拉肛门、挤压直肠以助排便，以及协助外括约肌紧缩肛门等作用。肛门的生理活动受到中枢神经和植物神经的调节，肛门部的肌肉血管组织相互间的协调一致对人体的粪便排泄和腹部脏器固定起到重要作用。

《内经》曰："魄门亦为五脏使，水谷不得久藏。"中医认为肛门的生理功能与五脏均相关，肛门的启闭依赖心神的主宰、肝气的调达、脾气的升提、肺气的宣降、肾气的固摄，方不失其常度。肛门是消化道下口，脾胃主人体之消化，故脾胃与肛门的关系最为密切。脾胃与肛门关系体现在三个方面：第一，脾胃为气血生化之源，如《脾胃论》所言："脾禀气于胃，而灌溉四旁，荣养气血者也。"气对大肠有推动和固摄作用，血对大肠有滋润和营养作用，从而直接影响着肛门对粪便的排泄与调控。第二，胃主受纳腐熟水谷，以通降为顺，大肠与肛门为传导之官，排泄粪便，胃降则肠通，肠通则便畅。第三，足阳明胃经与手阳明大肠经两经相贯，生理上相互联系，病理上相互影响，阳明热盛，既可表现为气分大热，也可表现为腑实燥屎。

在病理方面，胃与肛门息息相关，如胃有实热，消灼津液，波及大肠，可致大便燥结，出现便秘、便血、肛裂等；胃有湿热，犯及大肠，可致大肠湿热，而见大便黏滞、里急后重等；胃气失和，腑气不降，上病及下，魄窍不调则肛门疼痛、排便失常；胃气虚弱，水谷失于磨化，影响至大肠，可见大便溏泻或完谷不化；中气下陷，胃腑下垂，可致升提无力，出现肛门下坠或脱垂。脾胃失调是肛门常见疾病如痔疮、肛裂、脱肛、肛痛、大便失禁等主要致病因素之一。所以诊治肛门疾病，也必须以联系的观点，充分考虑脾胃对病证发生发展的病理影响。

病例 9：脱肛（中气下陷证）

刘某，女，58 岁，退休职工，江西南昌市人。2015 年 5 月 12 日初诊。

主诉：肛门坠胀伴大便溏薄 3 年。

治疗经过：6 年来大便不实，形溏色青；近 3 年肛门坠胀，便后有不尽之感，肛门下坠胀重，时有黏膜脱垂。肠镜检查未见异常，肛门检查见括约肌松弛。曾中西医治疗效果不显。目前大便 1 日 1～2 次，无黏液，纳食佳，夜寐安，面色稍黄，精神欠振，时有胃脘胀痛。舌质淡稍胖，苔薄黄，脉细。

治疗经过：辨证为脾胃虚弱，中气下陷。治拟补中益气，升提固脱，以补中益气汤扩充。处方：

黄芪 30g，党参 15g，炒白术 15g，陈皮 6g，升麻 5g，葛根 15g，苍术 12g，茯苓

30g，山药 15g，姜半夏，黄连 4g，丹参 12g，枳壳 15g，甘草 5g，7 剂。

指导饮食调节。

二诊：药后症状缓解，肛门下坠感已轻微，但大便仍不实，1 日 1 次。守方加薏苡仁 30g。14 剂。

三诊：肛门坠胀完全消失，大便呈条状，1 日 1 次，颜色转黄，精神转佳，纳增寐安，脉象较前有力。再以前方加减善后。

按语：肛门为消化道之下窍，脾升胃降协调平衡，肛门则开阖有度。《脾胃论》有言："九窍不通利，肠胃之所生也。"患者脾气虚弱，长年大便不实，久之致中阳不升而下陷。治拟补中益气升阳，胃气得振，脾气得升，数年顽疾，一周则病缓，三周则病愈。中医特色在于整体观念和辨证论治，此案可为证。

病例 10：痉挛性肛门痛（肝胃不和证）

陈某，女，34 岁，农民，江西东乡县人。初诊 2008 年 9 月 23 日。

主诉：胃脘胀痛伴肛门阵发性疼痛半年。

病史：半年前因情绪不遂而起病，胃痛胃胀，嗳气肠鸣，继而肛门疼痛不适。肛门呈阵发性、痉挛性疼痛，持续 1 分钟左右，一日数次至数十次，有时夜间因剧烈疼痛而醒，情绪波动时发作更为频繁。大便时干时溏，无脓血和黏液，睡眠多梦，心烦易怒，形体消瘦。胃镜检查为"非萎缩性胃炎"，肠镜检查为"轻度慢性结肠炎"，肛门检查未见明显异常。舌尖边红，苔薄黄，脉细弦数。

治疗经过：西医诊断为痉挛性肛门痛、慢性胃炎。中医辨证为肝胃不和，腑气不利。治拟疏肝和胃，理气止痛。用柴胡疏肝汤、芍药甘草汤加减治疗。处方：

柴胡 10g，白芍 30g，枳实 15g，香附 10g，川芎 10g，甘草 10g，姜半夏 10g，当归 12g，党参 12g，北沙参 15g，黄连 4g，木香 10g，蒲公英 20g，钩藤 30g，夜交藤 30g。7 剂。

并对患者进行心理开导，解除其沉重的思想负担。

二诊：胃痛胃胀已缓解，嗳气及肠鸣减少，睡眠已安，纳食增进，但肛门疼痛无明显好转，大便不畅。守方去香附，加葛根 30g，莱菔子 15g。7 剂。

三诊：胃无不适，肛门疼痛已缓，发作频率已减，1 日数次，夜间已不发作。效不更方，仍进前方 14 剂。

四诊：肛痛已除，精神转佳，体重增加。上方去钩藤、川芎，加丹参 12g，白芍改 15g，甘草改 6g。14 剂。隔日服 1 剂，以巩固疗效。

按语：痉挛性肛门痛，或称一过性直肠痉挛、肛提肌综合征，是一种发作性的剧烈的直肠疼痛，其病因可能与尾骨肌和提肛肌痉挛有关，精神因素在发病过程中起重要作用。本例患者因于情志所伤，肝气不疏，先是胃肠气机失调，胃痛胃胀，嗳气肠鸣，后出现肛门疼痛，故病理机制是肝胃不和，气机郁滞。采用疏肝和胃之法治疗，以柴胡疏肝汤及半夏、木香畅达气机，调和肝胃，肝得条达、胃得和降则下窍通利。以大剂量白芍、葛根缓急解痉，大剂量钩藤、夜交藤安神定痉，再用黄连、蒲公英清胃肠蕴热，用党参、当归、沙参补气血不足。治病必求于本，故能药到病除。

六、食管的生理特性

食管，古人称为"胃管""脘管""咽门"，为"胃之系"。古籍对食管的论述甚少，《内经》及《难经》只有对食管的一些形态学的描述，如《灵枢·肠胃》曰："咽门重十两，广一寸半，至胃长一尺六寸。"《难经·第四十二难》曰："咽门重十二两，广二寸半，至胃长一尺六寸。"关于食管的生理功能与特点，《医林改错》说："喉之后名咽，咽者嚼也，嚼饮食入胃，即胃管上口是也。"《医贯》说："咽系柔空，下接胃本，为饮食之道。"《医学指要》说："胃管柔空，府之系也。"指出了食管的功能是"饮食通道"，其生理特点是"柔空"。

食管疾病占消化道疾病的 10% ~ 15%，胃食管反流病的发病率正逐年上升，食管癌的患病率居高不下。中医药治疗食管病具有一定的优势，深入研究食管的生理特征和用药特点具有重要的临床意义。何晓晖教授治疗食管病经验丰富，疗效突出，源于他长期致力于食管生理病理的理论研究，所总结的食管生理特性、食管与五脏关系等具有独到的学术见解。

（一）食道的生理特性

食管为管腔性器官，为"胃之系"，也属于腑，所以具有"传化物""泻而不藏""以通为用"等六腑的生理特点。樊代明院士从现代医学角度总结食管的特点是正常食管必备通畅、光滑、运动及抗反流的功能，无论是因器质性抑或功能性原因造成上述四个功能出现问题，均导致食管疾病，而一切有效治疗手段的最终目的也不过是保通畅、复光滑、促运动、抗反流。何晓晖教授通过文献的复习和长期的临床观察，把食管的生理功能归纳为以降为顺、以柔为喜、以空为用、以衡为健四个特点：

1. 以降为顺

食管为胃之系，"胃主通降"，食管亦以降为顺，包括食宜降、酸宜降、气宜降三个方面。

（1）食宜降

食管为"饮食之道"。现代医学认为食管有两大功能，即食团从口腔转运至胃和控制胃－食管反流。

一是食物传导功能。口腔咀嚼后的食物通过吞咽进入食管，再通过食管蠕动性收缩使食团向下推进送入胃中，这一过程自始至终均以"通降"为顺。若通降不畅，则可发生"噎""膈""呕"等病证。食管的三个生理狭窄区，食物转送欠顺畅，所以是异物滞留、炎症、瘢痕狭窄、憩室及肿瘤的好发部位，从而导致通降障碍，如《临证指南医案·噎膈反胃》所说："脘管窄隘，不能食物。"

二是抗反流功能。食管的抗反流功能包括外源性抗反流机制和内源性抗反流机制。其外源性抗反流机制有四：一是贲门角的机械瓣膜作用；二是横膈裂孔的"弹簧夹"作用；三是横膈－食管筋膜固定食管防止贲门后滑作用；四是贲门黏膜皱襞由于黏膜肌层收缩具有的抗反流的"瓣膜"功能。内源性抗反流机制主要是下食管括约肌本身的静息高压带，有抗反流的屏障作用。由于食管的上述抗反流机制，以确保食物下降而不上逆。《脾胃论》说："浊气在上，则生䐜胀。"若食管的抗反流功能失常，则可导致食物的反流而发生食管炎症，出现泛酸、烧心、胸骨后闷痛等症状。

（2）酸宜降

胃反流物中的胃酸、胆汁和胃蛋白酶是食管黏膜的主要损害因子，尤以胃酸更为重要。生理状况下，食管的酸廓清能力是依靠食管的推进性蠕动、唾液中的碳酸氢盐对酸的中和作用和食物的重力这三者的相互作用发挥对酸性反流物的清除，因而不会导致食管黏膜损害，所以即使正常人胃食管反流时有发生，仅少部分人会患反流性食管炎。如果食管的酸廓清功能障碍，反流物中盐酸、胆汁、胃蛋白酶等会对食管黏膜造成损伤，导致充血、水肿、糜烂、溃疡、出血、狭窄及 Barrett 食管，后者易发展为食管癌。

（3）气宜降

气有清浊之分，气机有升降之别。清气宜升，浊气宜降，脾主升清，胃主降浊。食管系之于胃，胃气以降为顺，食管之气亦以降为顺。现代研究表明，正常人胃底、结肠、小肠都积有气体，如氧、氮、氢、二氧化碳、甲烷等，每日约有 600mL 气体经过直肠，通过气体下行经肛门排出，只有少量胃底中的气体经口嗳出。若胃肠失调，气失和降，或肝气横逆，胃气阻滞，或胆气犯胃，胃气不降，均可导致浊气上逆扰于食道，出现噎、哕、呕、痞等病证。若气与痰交结，阻于咽喉，则咽中如有炙脔肉，咯吐不出，吞咽不下，伴胸膈满闷，即"梅核气"。因此浊气不降则诸病丛生，正如《脾胃论》所言"浊气在阳，乱于胸中""清气不升，浊气不降，清浊相干，乱于心中"。

2. 以空为用

《素问·五脏别论》曰："水谷入口，则胃实而肠虚，食下，则肠实而胃虚。"胃肠如此虚实交替，完成饮食的消化与吸收。而食道则不然，只宜虚，不能实，正如《医学指要》所说："胃管柔空。"《医贯》称食管为"清道"。因此，"空""清"是食管完成吞咽和传送食物的生理基础。

为了保持食管"空""清"状态，食管具有多种廓清功能，如食管的推进性蠕动、唾液的中和、食物的重力等，三者的相互作用发挥对反流物的清除，以利于减少反流物与食管黏膜接触时间，而发挥着抗反流损伤作用。食管蠕动形式可分为原发性、继发性和病理性蠕动三种，继发性蠕动是当食管内残留物或胃内容物反流入食管时，食管体部发生的传导性收缩，将食管内残留物及反流物排空；残存于黏膜陷窝内少量酸性物可被唾液腺及食管黏膜下腺分泌的 HCO_3^- 中和，从而保持食管空虚和清洁状态。若食管体部功能紊乱，失蠕动或运动不协调，对食团无推进作用，食物潴留于食管内，如长期的食管内容物残留，可导致食管扩张、弯曲、炎症、溃疡、憩室甚至癌变。夜间睡眠唾液分泌几乎停止，食管继发性蠕动罕有发生，食管酸廓清功能明显延迟，故容易导致食管炎的发生。老年人胃食管反流病发病率较高与食管继发性蠕动减少、抗反流损伤功能减弱有关。

3. 以柔为喜

叶天士在《临证指南医案》中说："阳明胃土，得阴自安。"食管为阳明胃腑之系，位于胸中阳位，下传食物，体阳而用阴。柔，阴也，柔阴是食管的重要生理特性之一。食管喜柔，包括喜柔顺和喜柔润两个方面。

（1）喜柔顺

食管是一扁平管状肌性器官，其管壁富有弹性，上食管括约肌（UES）和下食管括约肌（LES）保持着协调性松弛，以保证食物转送的通畅无阻。UES、LES协调性松弛机制是食团吞咽和向下推进的必备条件，如松弛不完全或完全不能松弛则可发生吞咽困难，口咽型吞咽困难、贲门失弛缓症就是由于UES和LES不能正常松弛所引起。食管肌层柔软而富有弹性是其生理传导性蠕动的基础，若其柔性发生改变，则食管肌性运动障碍，可发生吞咽困难。如硬皮病、红斑狼疮、类风湿性关节炎和结节性多动脉炎，其中以硬皮病最为突出和多见，由于食管平滑肌被纤维组织替代，收缩无力，LES失去张力，而发生反流性食管炎，部分患者因食管狭窄而导致吞咽困难。

（2）喜柔润

食管黏膜表面光滑柔润，有赖于阴液的濡养。食管上下端的黏膜层内有分泌黏液的食管腺和贲门腺；黏膜下层含疏松的结缔组织，内有黏膜分泌腺。唾液量、碳酸氢盐的中和能力以及黏膜分泌量的联合作用对食管黏膜提供重要的润滑保护作用。阴津是唾液和黏液分泌之源，如果阴液亏损，黏液化生无源则分泌减少，食管失于濡润而易发生干涩粗糙。老年人阴气亏虚，食管黏膜腺的分泌保护功能减弱，是老年性食管炎和食管癌发生率偏高的重要原因之一。干燥综合征由于腺体分泌减少，食管黏膜失于滋润而易发生吞咽困难、食管功能障碍和胃食管反流等。噎膈之证，《内经》认为"三阳结谓之膈"，多因恣食辛辣燥热之品，胃肠热结，津伤血燥，以致食道干涩、食物难下。滋养阴津是防治食管癌的重要方法之一，如中国中医研究院课题"六味地黄丸预防食道癌的实验和临床研究"，获得 1990 年国家科学进步二等奖。

4. 以衡为健

食管的生理功能是通过吞咽将食团送入胃腔内。这一过程看似简单，实际上是一个包含着弛张有序、升降有度、上下协调、动静结合的复杂生理功能平衡的过程。从现代医学来看，正常的食管吞咽运动需在神经系统的调控下，通过食管上括约肌（UES）、食管体和食管下括约肌（LES）三者相互协作才能完成。如食物通过吞咽进入食管送到胃腔，口咽期、咽期、食管期三个阶段的循序渐进；上食管括约肌、下食管括约肌及食管体部的上下压力与运动的协调平衡；UES 和 LES 的收缩与松弛的协调统一；食管体部的原发性蠕动和继发性蠕动的相互配合；LES 静息高压、食管腔廓清机制、食管黏膜屏障等三种抗反流功能协调一致等，均是食管完成正常食物传导功能、防止反流损伤的保证。如其中某一环节发生障碍，都易发生各种与食管有关的疾病，如胃食管反流病、贲门失弛缓症、弥漫性食管痉挛、易激食管、"胡桃钳"食管等均是上述功能的平衡失调而发生的疾病。

食管受交感神经和副交感神经的双重支配。迷走神经与交感神经纤维相互盘绕形成食管神经丛，迷走神经的副交感纤维促进食管肌层的运动和腺体的分泌；交感神经控制血管的收缩、食管括约肌收缩、肌层松弛、降低腺体分泌和食管蠕动。食管肌神经丛受脑干的吞咽中枢的调控，从而协调吞咽及食管运动功能。食管运动也受激素的调节，胃泌素、胃动素、铃蟾素、胰多肽、甘丙肽及 P 物质等对食管有收缩作用，而促胰液素、CCK、胰高糖素、抑胃肽、VIP 及神经降压素则能降低 LES 的压力，松弛LES。因此只有中枢神经、周围神经以及内分泌功能的协调平衡，食管的生理功能才能得以正常完成。所以说食管"以衡为健"。

（二）食道与脏腑之间的关系

人体是一个统一的有机整体，各脏腑之间在生理上相互联系，在病理上相互影响。食管也不例外，与各个脏腑之间有着密切的生理和病理联系。

1.食管与脾胃的关系

食管下连于胃，为胃之系。胃腑主受纳，食管主传导，胃气以降为顺，食管亦以降为用，胃喜润恶燥，食管亦喜柔润。所以食管与胃一脉相承，其传导功能与胃的通降功能息息相关，胃降则降，胃逆则逆，胃润则润，胃燥则燥。在解剖学上，胃贲门皱襞、胃 His 角具有一定的抗胃食管反流作用；在生理学上，食管 - 胃屏障压是重要的抗食物反流机制；胃肠激素如胃泌素、胃动素等对 LES 有着直接影响。在病理学上，胃的排空功能障碍可引起胃内压升高，当超过屏障压时，就可导致胃食管反流，所以胃排空延迟是胃食管反流病（GERD）发生的重要因素之一，有报道在 GERD 病人中胃排空延缓者 >40%。在治疗学上，治疗食管病要以治胃为先，或与治胃同时进行，才能取得满意的效果。

脾为生痰之源，梅核气和噎膈等食管病的形成，多与痰阻有关。忧思伤脾，脾伤则气结，气结则津液不得输布，凝聚成痰，气痰交阻，闭塞胸膈，食道不利；日久气病及血，痰瘀内结，阻于食道，食入即吐。如《临证指南·噎膈反胃》所说："气滞痰聚日壅，清阳莫展，脘管窄隘，不能食物，噎膈渐至矣。"

2.食管与肝胆的关系

肝主疏泄，调畅脾胃气机，食管气机运动同样需要肝的调节。食管功能性疾病如胃食管反流病、食管失弛缓症、食管痉挛等与情志不遂、肝失疏泄密切相关。胃食管反流病的基本病机为肝胆失于疏泄，胃失和降，胃气上逆。据临床报道，42 例食道反流患者的中医辨证，属肝胃不和型占大多数（71.4%），其余属肝郁脾虚型（28.6%）。噎膈形成，亦与长期情志不遂有关，正如《诸病源候论》所说："忧恚嗔怒所生。"所以在临床上治疗食管疾病，必须注意调畅肝气，宣通气机。

胆的生理特征是"阳升阴降"。阳升，即少阳胆气升发，以助肝之疏泄，从而调畅胃肠气机。阴降，即胆贮藏的胆汁向下排泄于小肠以促进饮食物的消化。若胆的功能失常，胆气上扰，胆汁上逆，常常引起食管的损伤。如胆囊切除术后胆汁贮存功能丧失、幽门成形术损坏幽门括约肌功能等，导致十二指肠液（包括胆汁、胰液）反流，其中胆盐、胰蛋白酶可引起碱性反流性食管炎。

3.食道与肺、大肠的关系

食管与肺同居胸中，肺主肃降，食管以降为顺，食管通降有赖于肺气肃降之助。LES 压力（LESP）是抗反流屏障的重要组成部分，其压力受呼吸运动的影响，腹段 LES 受腹压影响，当吸气时压力升高；胸段 LES 受胸内压影响，吸气时压力降低。反之，胃 - 食管反流入咽部、喉部或呼吸道，可致咽痛、声音嘶哑、咳嗽、哮喘及吸入性肺炎，有的甚至可有呼吸暂停，反流物吸入气管可引起反射性支气管痉挛而窒息死亡。

食管与大肠同属消化道器官，食管传导食团，大肠传导糟粕，均为传导之官。大肠腑气通畅，则胃中浊气得降，食管通降功能才可正常。现代研究发现，远段结肠也影响胃十二指肠协调运动，如结肠内过多的粪便未能及时清除也抑制胃的排空。所以腑气不通，则胃气不降，必反于上，浊气上逆，直犯清道，致食管失于通降，诸疾则生。胃食管反流病常常伴有大便不畅，噎膈证多有大便秘结如羊粪。据此，何晓晖教授在临床上治疗反胃、吞酸、噎膈等食管病证，常用些通腑导滞药以保持大便的通畅，即《素问·阴阳应象大论》"病在上者，下取之"之旨。

4.食道与心的关系

食管与心脏相邻。心主血脉和神志，为一身之大主，食管亦在心的主宰下完成传导食物的功能。现代医学研究，食管受交感神经和副交感神经的双重支配，中枢神经和周围神经的障碍都可引起食管功能失常。在 GERD 病人中有 25% ~ 50% 存在自主神经功能异常，提示迷走神经功能与反流性食管炎发病关系较密切。食管与心脏的神经支配一致，当食管黏膜上皮的化学、物理或温度感觉器受刺激时，可引起心绞痛样胸痛。部分食管疾病如弥漫性食管痉挛和食管裂孔疝可表现出心血管症状，如胸闷、心前区压迫感、阵发性心律失常，甚至晕厥。主要是原发疾病刺激血管迷走神经，反射性引起冠状动脉供血不足，从而产生一系列相关症状。

5.食道与肾的关系

肾为先天之本，内宅真阴真阳。肾阴为诸阴之本，亦为食管阴液之本，食管的柔润有赖于肾阴的滋养。若肾精亏耗，阴亏液涸，则食道干涩，饮食难以吞咽，发为噎膈。古人对此已有深刻认识。如明代赵献可《医贯》认为三阳热结，当责之于肾，"盖肾主五液，又肾主大小便，肾与膀胱一脏一腑，肾水既干，阳火偏盛，熬煎津液，三阳热结，则前后闭涩，下既不通，必反于上，直犯清道，上冲吸门喉咽，所以噎食不下也"。治疗主张滋养肾水为主，"直须以六味地黄丸料大剂煎饮"。又如关格证，是小便不通与呕吐不止并见的危重病证，多由肾阳衰微、命门火衰所致。肾脾阳虚，阳不化水，则尿少尿闭；湿浊内生，浊邪上逆，上扰清道，则食入即吐、滴水难咽。

七、胆的生理特性——阳升阴降

（一）胆生理特性的传统认识

胆属中医"六腑"之一，又为"奇恒之腑"，在中医藏象理论中占有特殊而重要的地位。《黄帝内经》中对于胆的生理功能和特点论述较为精简，主要有以下几点：

《素问·灵兰秘典论》曰："胆者，中正之官，决断出焉。"《灵枢·本输》曰："胆者，中精之府。"《素问·六节藏象论》曰："凡十一脏，皆取决于胆也。"基于《内经》以上论述，后世历代医家对此有许多发挥，如李东垣在《脾胃论》中指出："胆者，少阳春生之气，春气升则万化安。故胆气春升则余脏从之，胆气不升则飧泄肠澼，不一而起矣。"当前中医药高等院校所使用的教材多采纳李东垣"胆气主升"的观点，如21世纪课程教材《中医基础理论》（人民卫生出版社，2004年）把胆的生理特性概括为"胆气主升和性喜静谧"两个方面。但又有教材提出与此相反的观点，如普通高等教育"十一五"国家级规划教材《中医基础理论》（中国中医药出版社，2003年）在论述胆的生理功能时说："胆气以下降为顺。"同一时期不同版本本科教材的观点完全相反，可见当前对胆的生理特性的认识仍存在较大差异。"胆气主升"说和"胆气宜降"说，从不同的角度来归纳胆的生理特征，均有一定的理论依据和实践基础，但两者都未能全面概括胆的生理特性，对于指导胆病相关的临床实践有一定的局限性。

（二）"阳升阴降"是胆的生理特性

何晓晖教授在学习经典著作基础上，结合多年临床经验和体会，提出胆的生理特点应为"阳升阴降"，既不是单纯的"胆气主升"，也不是单独的"胆气宜降"。

"阳升"是指胆气主升，因气属阳。胆合肝，同属于木，通于春季，胆主升发，能振奋人身之阳气，犹如春天生发之气，春天生气一来，则万物茂盛。《内经》说"十一脏取决于胆"，就是指胆气升发，可助肝之疏泄，通达和调畅诸脏腑之气机，则脏腑协调，气血调和，经络通利，精神安定，机体安康。

"阴降"是指胆液宜降，因胆液属阴。胆属于六腑之一，六腑以通降为顺，胆贮藏的胆液，向下排泄于小肠以促进饮食物的消化，故胆液应以下降为顺。

胆气宜升发，胆液宜通降，阳升阴降，升降相宜，如此一升一降才能维持胆的正常生理功能，促进胆和其他脏腑气机的协调，而达到中焦升降、纳运平衡。正如清代医家唐容川在《医学见能》中所言："胆者，肝之腑，属木。主升清降浊，疏利中土。"若胆的阳升阴降失调，则疏泄失司，通降不利，而发生种种病证。如阳升太过而阴降不及，则导致胆气上逆，胆液扰胃，胆胃不和，常出现口苦、呕吐苦水、烧心、便秘等症状，正如《灵枢·四气》云："邪在胆，逆在胃，胆液泄则口苦，胃气逆则吐。"反之，阳升不及而阴降太过，则有碍于肝胆的条达之性，导致胆气郁结、横逆犯胃或湿热蕴结、胆郁痰扰等，常出现胁痛、脘胀、黄疸、善太息、失眠易惊等症状，正如《灵枢·邪气脏腑病形》云："胆病者，善太息，口苦。"

"阳升阴降"理论是对经典藏象学说的继承和诠释：第一，胆为"两栖之腑"，既为六腑，又为奇恒之腑，内藏精汁，类似于脏。脏静而为阴，腑动而为阳，故胆腑并不是独阳或独阴，气机运动也就不是独升或独降，而是有升有降，升降相因，协调平衡，从而通达阴阳，维持脏腑气机特别是中焦气机的条畅。正如《类经》云："足少阳为半表半里之经，亦曰中正之官，又曰奇恒之腑，所以能通达阴阳。"第二，胆属木，与肝互为表里。肝胆一脏一腑，一阴一阳，肝的特点为体阴而用阳，而胆的特点为体阳而用阴。肝气以升为主，胆液以降为顺。肝胆不仅互为表里，并且在生理特点上存在着阴阳互根和互用。第三，胆为六腑之一，六腑主传化水谷，受纳排空，虚实交替，故六腑以通降为用。胆虽不直接受纳转运水谷，但其所排胆液下注于肠而参与消化，胆液也应以通降为顺。由此可见，胆"阳升阴降"的论点有着深厚的理论基础，也有一定的新意和临床指导意义。

八、"衡"与"通"是胃肠生理之基

何晓晖教授认为"衡"与"通"是食管、胃、胆、小肠、大肠等消化器官最突出的生理特性，也是胃肠道正常生理功能活动的基础。失衡与失通是胃肠疾病的最主要病理变化，恢复胃肠的"衡"与"通"是临床治疗的主要目的与着力点。

（一）胃肠生理之基石——衡

1. 中医中焦平衡观

《素问·调经论》："阴阳匀平……命曰平人。"中医认为人体是一个有机的整体，以五脏为中心的五大功能系统之间相互依存、相互为用、协调平衡，以共同完成人体正常的生命活动。脾胃为中土，内宅中和之气，为人体气机升降之枢纽，脾主运化主升，胃主受纳主降；脾为湿土阴土，体阴而用阳，胃为燥土阳土，体阳而用阴；脾喜燥而恶湿，得阳则运，胃喜润而恶燥，得阴则安。脾与胃，一脏一腑，一阴一阳，一纳一运，一升一降，相辅相成，协调一致，保持着相对的动态平衡，从而维持着人体正常的消化吸收功能，故说脾胃是人体生命活动平衡之枢。

（1）脾胃纳运平衡

胃主受纳，脾主运化。胃主纳，指胃对食物的接受、容纳和腐熟消磨作用；脾主运，指脾对食物的消化吸收和对水谷精微的转输、转化、生化作用。胃纳为脾受盛水谷，脾运为胃输布精微，脾与胃互为表里，纳与化紧密配合，只有纳运相助，协调平衡，整个消化吸收活动才能得以完成。《内经》云："饮食自倍，肠胃乃伤。"胃气受伤则纳谷异常，能化难纳，食少纳呆，或胃中嘈杂，多食善饥；脾气受损则运化失司，能纳难化，食后腹胀，大便溏薄，消瘦乏力。如唐容川《医经精义》所说："脾与胃，统称仓廪之官。言脾胃主消磨水谷也……胃不纳谷，则五味不入……脾不化谷，则五味不能达于脏腑。"

（2）脾胃升降平衡

脾升与胃降是脾胃运动矛盾统一体的两个方面："脾升"就是升清，是指脾摄取水谷之精微上输于心肺，布达运行于全身；"胃降"就是降浊，是指胃气将经过初步消化的食物下移于肠，以保持肠胃的虚实更替，并将食物糟粕由大肠排出体外。清气上升，浊气才能下降；浊气下降，清气才能上升，升降相互协调、相反相成以保证脾胃纳运功能的顺利完成。如《灵枢·肠胃》所说："胃满则肠虚，肠满则胃虚，更虚更满，故气得上下，五脏安定，血脉和利，精神乃居。"

胃以降为顺，降则和，不降则滞，反升为逆，而发生胃气不降和胃气上逆两类病证；脾以升为健，若脾不升清，则水谷不能运化，气血生化无源，内脏无以升举，而发生脾气不升和脾气下陷两类病证。脾胃失健，虽然胃以浊气不降为主要病理变化，脾以清气不升为主要病理变化，但常常又是相互影响，浊气不降可致清阳难升，清气不升可致浊阴失降。

（3）脾胃湿燥平衡

脾为湿土属阴，胃为燥土属阳。《临证指南医案》说："太阴湿土，得阳始运；阳明燥土，得阴自安，以脾喜刚燥，胃喜柔润故也。"脾主运化而升清，以阳气用事，故喜燥恶湿；胃主受纳腐熟而降浊，赖阴液滋润，故喜润恶燥。脾的健运，有赖于胃阳的温煦；胃的受纳，又有赖于脾阴的滋润。胃润脾燥，燥湿相济，相互为用，相反相成，保证了胃纳和脾化的顺利进行。如《金匮翼》说："土具冲和之德，而为生物之本。冲和者不燥不湿，不冷不热，乃能生化万物。是以湿土宜燥，燥土宜润，使归于平也。"

2.西医胃肠平衡观

现代医学也强调消化运动的动态平衡，如胃肠运动的平衡、胃肠神经调节的平衡、胃肠激素的平衡、胃肠免疫平衡、肠道菌丛平衡等。消化系统被认为是人体内最大的内分泌器官，肠神经系统也被称为"微脑""肠之脑"，肠神经系统与内分泌细胞紧密毗邻，协同作用，组成肠道的神经内分泌网络，共同维持消化系统各组织器官功能的协调平衡，并在维持人体新陈代谢平衡中起着重要的调节作用。

（1）胃肠运动的平衡

食管、胃、小肠、结肠、胆囊等器官在神经内分泌的调节下，相互协调，共同完成饮食物的消化和吸收。而每一脏器也要保持着顺逆、弛张、上下等运动的动态平衡，如食管的原发性蠕动与继发性蠕动相协调，上、下食管括约肌及食管体部的上下压力与运动相配合，食管反流与抗反流相抗衡，从而保持食管空虚和清洁状态，以确保食物下降而不上逆。又如胃容受性舒张与紧张性收缩，小肠的蠕动与逆蠕动，结肠推进性运动与非推进性运动，胃肠道括约肌的收缩与松弛等，都必须保持相对的动态均衡，其正常的消化活动才能得以顺利完成。

（2）胃肠神经调控平衡

保持消化系统的生理活动协调平衡，依赖于神经系统和内分泌激素的控制与调节。调控消化活动的神经包括中枢神经系统、植物神经系统和肠神经系统。大脑有重要的胃肠道功能调节作用，下视丘有保持自主神经系统的完整性、维持机体内环境稳定的作用。植物神经分为交感神经和副交感神经，两者的作用相互拮抗，但又是相反相成、对立统一、协调一致的，从而灵敏地调节消化系统的活动。肠神经系统是肠道的自主神经，由肌间神经丛和黏膜下神经丛组成，含有大量能分泌神经肽和其他递质的神经纤维，支配和调节着胃肠的平滑肌、腺体和血管。中枢神经系统、植物神经系统和肠神经系统组成的神经调控系统在维持各消化器官功能的协调平衡中起着十分重要的作用。

（3）胃肠激素平衡

消化系统被认为是人体内最大的内分泌器官，自胃至直肠的整个胃肠道以及胰腺，分布着各种各样具有特异性分泌功能的内分泌细胞。这些内分泌细胞以内分泌、旁分泌、自分泌等方式，分泌出50多种胃肠激素和胃肠神经肽，如胃泌素、胃动素、生长抑素、胰泌素、胆囊收缩素、神经降压素、抑胃肽、胰多肽、酪肽、阿片肽、P物质等。胃肠内分泌细胞在食物成分和胃肠腔化学作用刺激下，在外源性神经和肠神经系统的调控下，根据需求分泌不同类型的胃肠激素和神经肽，它们既相互对抗，又相互作用，共同对人体消化活动进行复杂而精细的调节，使之达到协调平衡。

（4）胃肠微生态系统平衡

胃肠微生态系统的平衡是保证胃肠正常消化功能的重要条件。人的胃肠道细菌是由30属500多种厌氧菌、兼性厌氧菌和需氧菌组成，它们构成一个复杂的微生态系统，胃肠道微生态菌群的种类和数量在动态变化中保持平稳，对维持肠黏膜发育、抑制病菌生长、促进物质代谢具有十分重要的意义。若肠道菌群失调，微生态的平衡受到破坏，则会导致病菌大量繁殖，引发许多胃肠道疾病的发生。

（5）胃肠免疫平衡

胃肠免疫是人体免疫功能的重要组成部分。胃酸、胃蛋白酶等损害因子和黏液－碳酸氢盐屏障等黏膜防御机制之间相均衡，是保证胃黏膜不受损害的重要机制。肠道上皮细胞是人体系统抵御外来病原菌和有害入侵的一条重要防线，胃肠道免疫不仅提供非特异性免疫保护，并涉及各种特异性免疫应答，胃肠道黏膜细胞免疫和体液免疫的相对稳衡，是维持消化系统稳态、防止疾病发生的重要生理机制。胃肠道肿瘤的发生，也是癌基因与抑癌基因两者之者失去衡定的结果。

由此可见，协调平衡是脾胃最突出的生理特点。《内经》云："谨察阴阳所在而调之，以平为期。""调其气血，令其调达而致和平。"何晓晖教授以《内经》理论为指导，倡导"衡"法治疗脾胃疾病，通过燮理纳运、斡旋升降、权衡润燥、平衡阴阳、平调寒热、兼顾虚实、调畅气血、调和脏腑、调谐心身、调协内外等，促使脾胃纳运相助、升降相因、润燥相宜，从而达到机体气血和调，阴平阳秘，平和安康。

（二）胃肠运动之基础——通

通，是人体生命健康的特征，保持气机畅通、血行畅通、经络畅通、脉道畅通、呼吸畅通、胃肠畅通、胆道畅通、大便畅通、小便畅通、汗孔畅通、经血畅畅、精道畅通等，就维护了生命的健康。消化道由口、咽、食管、胃、小肠、大肠、胆等组成，其共同的生理功能是传导水谷，主持饮食物的受纳、腐熟、消化和排泄。胃、胆、小肠和大肠属于六腑，《素问·五脏别论》说："六腑者，传化物而不藏，故实而不能满也。"六腑主传导化物，所以必须保持通畅，"泻而不藏"，以通为用，以通为顺，故"通"也是胃肠最重要的生理特征。通，包括四个方面：一是消化管腔的通畅，食物入口后自上而下通行无阻；二是气机运动的畅通，在肝的疏泄作用下脾、胃、肠、胆气机疏通畅达；三是血液运行畅通，使各消化器官能得到血液和津液充分的濡养；四是经络运行的通畅，保障气血循行流畅、上下脏腑沟通及全身整体协调。若胃肠道一旦失于通畅，则水谷传导失常，不通则痛，不通则病，诸多疾患随之蜂起。

1. 食管以通为顺

食管为"饮食之道"，经口咀嚼后的食物通过吞咽进入食管，再通过食管蠕动性收缩使食团向下推进送入胃中，这一过程自始至终均以"通降"为顺。《医贯》称食管为"清道"，"空""清"是保证食管畅通而完成吞咽和传送食物的生理基础。食管若通降不畅，则可发生"噎""膈""呕"等病证，如《临证指南医案·噎膈反胃》所说："脘管窄隘，不能食物。"

2. 胃以通为和

通降是胃最基本的生理特征，包括"以通为和"和"以降为顺"两个方面，合称为"胃主通降"。饮食物经食道进入胃中，经胃受纳腐熟后再下传小肠，再经过小肠的分清泌浊，其浊者下移于大肠，然后形成粪便排出体外。在这一过程中，胃气宜保持通畅下降的运动趋势，才能使饮食物的运行通畅无阻。通与降互为条件，互为因果，有了通，才能降；有了降，才能保持通。胃主通降是胃主受纳的前提条件，吐故才能纳新。所以胃失通降，则出现纳呆或厌食、胃脘胀满或疼痛、大便秘结等胃失和降的病理变化。

3. 胆以通为健

胆属于六腑之一，六腑以通降为顺，胆贮藏的胆液，向下排泄于小肠以促进饮食物的消化。胆道的通畅无阻是胆囊排泄胆汁的基本条件，只有胆道畅通，胆液才能顺利下降至小肠，以助脾胃的消化，胆的升发作用和主决断的功能得以正常发挥。胆道失利和不通是胆腑诸多疾病的病理基础，如过食肥甘厚味酿生湿热，蕴积于胆，日久成石，阻塞胆道，发为黄疸、胁痛。蛔虫逆行窜入阻塞胆道，导致蛔厥。胆汁排泄受阻，又可导致胆气上逆、胆液扰胃，出现口苦、呕吐苦水、烧心等症。临床所见的胆囊炎、胆石症、胆囊息肉、胆汁反流性胃炎等胆病大都是在胆道不畅的基础上演变发生的。

4. 大小肠以通为用

小肠主受盛化物和泌别清浊，是水谷消化吸收的主要场所。小肠泌别清浊将水谷化为精微和糟粕，精微赖脾之升清作用而输布全身，糟粕靠小肠的通降功能而下传于大肠。大肠为传导之官，主要功能是传导糟粕，生成粪便。大、小肠乃为六腑，六腑以通为用。小肠接受胃所传递的经初步消化的饮食物，经进一步消化吸收后将其糟粕输送至大肠，大肠不断地承受小肠下移的饮食残渣并形成粪便而排泄。大小肠始终处于"虚实更替""实而不满"的畅通状态，故其生理特性也是以通为用、以降为顺。若食积不化，或湿热蕴结，或气机阻滞，或血瘀壅阻，都会导致肠道传导失司，通降失常，可导致腑气不通，而出现腹痛、腹胀、便秘、下利、积聚等病证。故治疗肠道疾病，常以"通降"为大法。

5. 胃肠五窍以通为常

咽门、贲门、幽门、阑门、魄门是食管、胃、小肠、大肠自上而下的五道门卡，具有传导和调控水谷、糟粕运行的作用。五窍有着共同的解剖、生理、病理特点：一是均为消化管道的狭窄部位，有括约肌或瓣膜约束；二是具有通过开阖来约束和调控食物与糟粕通行作用；三是运行的方向只宜下降不宜上升，即以降为顺，以通为用；四是由于形状狭隘，食物或糟粕停留时间较长，是炎症、梗阻及肿瘤等病理变化的好发部位。食管、胃、小肠、大肠主饮食物的传导，以通为用，以降为顺，故咽门、贲门、幽门、阑门、魄门五窍也以通降为常，若胃失和降，则五窍失利，通降阻滞，或气机上逆，或腑气闭塞，或痰浊蕴聚，或热瘀互结，而导致一系列疾病的发生。

"不通则痛"是胃脘痛的关键病机，董建华教授认为胃脘痛的病机要点在一个"滞"字，所以治疗上始终以通降为主旨："气滞者，理气使之通；血瘀者，活血使之通；阳虚者，温阳使之通；阴虚者，滋阴使之通；火热痰湿，则清火泻热祛痰除湿，而使之通。"何晓晖教授十分推崇董教授的学术观点，治疗胃肠疾病，遵循胃肠"以通为用""以通为补"之旨，临证常常以"通降"为大法，或理气通降，或泄热通降，或散寒通降，或导滞通降，或祛湿通降，或化瘀通降，或滋阴通降，或辛开苦降，或通阳降逆等。他临床治疗食管、胃、胆、小肠、大肠各种疾患，常常用大黄、枳实、厚朴、大腹皮、槟榔、莱菔子等药来通腑导滞，以达"通则不痛""通则不胀"之目的。

3

一、伤食为百病之长

伤食有狭义与广义之分。狭义的伤食是指因饮食伤于胃肠而致食物不化的病证，如《素问·痹论》说："饮食自倍，肠胃乃伤。"《灵枢·小针解》说："寒温不适，饮食不节，而病生于肠胃。"狭义伤食临床症状显而易见，通过"问诊求因""审证求因"方法就能确立，治疗也较为容易。广义伤食是指因饮食不节所导致的五脏六腑、形体官窍的各种病变。如《素问·阴阳应象大论》说："水谷之寒热，感则害人六腑。"《素问·通评虚实论》云："消瘅仆击，偏枯痿厥，气满发逆，肥贵人则高粱之疾也。"广义的伤食多隐伏难明，变化多端，无处不到，可生痰、浊、湿、风、热、寒、燥等病邪，可致痛、痹、眩、悸、咳、喘、呕、膈、积、瘀、石、痒、痈等病证。广义伤食可以通过"辨证求因"和"实验检测"来确定，因为大多数是慢性疾患，故治疗也较为困难。

传统中医理论认为"风为百病之长"，随着现代疾病谱的变化，传染性疾病已经不再是危害人类健康的第一杀手了，而与饮食所伤关系密切的心脑血管病、肿瘤、糖尿病等已经成为死亡率最高的疾病，还有许许多多的疾病也由饮食失节所致，所以说"伤食为百病之长"。

（一）伤食是现代疾病的罪魁祸首

近半个世纪以来，随着经济的发展及生活方式的变化，与生活习惯密切相关的疾病——生活方式病（life- style related diseases），如高血脂、高血压、冠心病、肥胖症、糖尿病、痛风、恶性肿瘤等已取代了传染性疾病，成为人类生命的"头号杀手"。现代人所患疾病中有 45% 与生活方式有关，而死亡因素中有 60% 与生活方式有关。据卫生部的资料显示，我国 1.2 亿人血脂异常，2 亿人体重超标，1 亿人有高血压，3 亿烟民，癌症每年增加 300 万人。据最近统计，有 1/3 的成年人患上了"生活方式病"，在北京血脂异常者占 15.1%，高血压者占 11.7%，肥胖者 10.7%，糖尿病者占 4.4%，冠心病者占有 3.8%。这些以老年患者为主的慢性疾病现在已经有明显的"年轻化"趋势。生活方式病也有人称之为"富裕病""文明病"，主要是由不健康生活方式引起，如不合理饮食、吸烟酗酒、缺乏运动和体力活动、心理压力和紧张情绪等，其中又以饮食不节最为突出，可见饮食所伤是生活方式病的罪魁祸首。

1.伤食是诸病之源

许多疾病的发生与伤食关系十分密切，如消化系统疾病如食管炎、食管癌、急性胃炎、慢性胃炎、消化性溃疡、胃癌、慢性结肠炎、结肠癌、急性胰腺炎、传染性肝炎、酒精性肝硬化、肝癌、胆囊炎胆石症等，与饥饱失常、进食习惯不良、饮食不洁、饮酒过度等关系密切；代谢性疾病如肥胖症、高脂血症、糖尿病、痛风、脂肪肝、低钙血症、低血糖症等，均与饮食不节相关；营养性疾病如营养不良症、维生素缺乏症、微量元素缺乏症等，多因食物营养缺乏或吸收不良所致；呼吸系统疾病如支气管哮喘、慢性支气管炎、肺癌等，与吸烟密切相关；心脑血管病如动脉粥样硬化病、冠心病与进食甘肥厚味过多相关，高血压病与盐摄入量过多关系紧密；内分泌疾病如性早熟、呆小病、缺碘性甲状腺肿等，血液病如缺铁性贫血等，五官疾病如夜盲症、舌炎等，也多与饮食失常有关；过敏性疾病如荨麻疹、过敏性肠炎等常由食物过敏引起。

2. 伤食与三大疾病关系密切

现代社会死亡率最高的三大疾病心脑血管病、肿瘤和糖尿病，饮食不节是其最主要致病因素之一。动脉粥样硬化是心脑血管病的病理基础，而高血脂、高血压、高血糖和吸烟等是动脉粥样硬化的最主要易患因素。半个多世纪以来，本病在欧美国家发病率逐渐明显增高，成为流行性常见病。近 30 年来，随着我国人民生活水平的显著提高，饮食结构从以素食为主向高热量饮食转变，动脉粥样硬化导致的心脑血管病发病率不断增加，现已跃居成为人类死亡的头号杀手。恶性肿瘤严重地危害着人类生命健康，随着现代化、工业化、城市化的进程，环境污染和食品污染日益严重，肿瘤的发病率每年都在迅猛上升，许多恶性肿瘤与饮食有关，如食管癌、胃癌、结肠癌与饮食习惯和食物污染密切相关，吸烟是肺癌发生的主要致病因素，酗酒也是肝癌发生的重要原因之一。我国糖尿病患者已超过 4000 万人，其中以 2 型糖尿病占绝大多数，目前尚无根治的药物和方法，合并症也不能得到有效的控制。糖尿病虽然是一个遗传倾向显著的疾病，但发病与饮食起居密切相关。过去我国民众生活比较清贫，人们以素食为主，糖尿病发病率较低，而随着经济的发展，人均收入大幅度提高，膳食的开支也不断增加，摄取高热量饮食，体力活动减少，肥胖者增多，糖尿病患病率随之攀升。由此可见，危害人类健康的三大疾病均与伤食有着密切的联系。

（二）伤食致病的新变化

《素问·六节藏象论》说："天食人以五气，地食人以味。"食物是人类生存不可缺少的物质基础，是机体化生水谷精微及气血精津，维持生命活动的最基本条件。但是，饮食失宜，又常常成为重要的致病因素。当今存在着许多饮食导致的健康问题，如饮食结构失衡、饮食时间紊乱、食物烹调失度、食物严重污染、饮食文化陈腐、科普宣传混乱等。当前导致饮食所伤的主要原因，大致分为三大类：

1. 饮食失节、摄食过度

以往饮食不节的主要问题是饥饱失常、摄食不足所导致的脾胃所伤，而当今社会进入了"饱食年代"，饮食不节的主要表现形式已是摄食过量、暴饮暴食和食无定时，如宴席、夜宵，日日肉饱酒醉，日久必损伤脾胃，不仅会出现消化吸收功能障碍，还可导致水谷精微和能量的转化、输布、化生、贮藏失常，如《脾胃论》所说："内伤脾胃，百病由生。"摄食过量、运动减少已成为现代社会的突出问题，营养过剩已经成为一种"过饱"的新形式，已有2亿中国人体重超标，肥胖症成为很多疾病的发病温床，严重影响着人们的健康。正如《管子》所云："饮食不节……则形累而寿命损。"孙思邈《千金要方》所说："饱食即卧，乃生百病。"

2. 膳食失衡、饮食偏嗜

平衡膳食，是维持机体生命需求的保证。经济落后时期，因食品的匮乏而造成营养不良，当今生活富裕同样因不合理饮食而导致营养失衡，如独生子女偏食、挑食，年轻人晚睡晚起不进早餐，女子为了瘦身而过度节制进食等，常常导致营养偏乏。随着生活水平的提高，大吃大喝、奢侈浪费也悄然成风，饮食偏嗜成为伤食的又一突出原因。偏嗜肥甘厚味，最易酿生痰浊，变生他病，如肥胖、胸痹、肝癖、消渴等病证，如《素问·奇病论》说："肥者令人内热，甘者令人内满。"食物五味和调，滋养五脏六腑，但五味偏嗜，则反会伤及脏腑气血，《灵枢·五味》说："酸走筋，多食之令人癃；咸走血，多食令人渴；辛走气，多食之令人洞心。"如食酸、辛太过易致胃肠损伤，食盐太过易致头痛眩晕。人们多喜甜食，过去糖是营养之品，食之滋补脏腑，但今日多食则令人生湿生痰，后患无穷，故有人把糖称为伤人的"毒品"。生活方式的现代化，偏嗜生冷成为伤食的又一重要原因。大人生吃鱼虾，小孩恣进冰饮，生冷伤脾胃，寒凉损肺肾，可致胃痛、泄泻、痰饮、痹病、虚劳等病证。由于物质的丰富、文化的交流，人们不断追求饮食口味的变更，各种烹调方法争奇斗艳，过度炙煎炸烤的食品，其性燥热，《素问·阴阳应象大论》说："热伤气……热伤皮毛。"燥热易伤阴、伤肺、伤皮毛，引发咳嗽、鼻衄、便秘、痔疮、痤疮等疾患。生活富足，烟、酒、茶更被人们所青睐，少量喝酒、饮茶有益健康，但嗜酒酗酒，损伤肝心胃；过度嗜好浓茶、咖啡，同样有损心神，不利健康。吸烟是现代社会的白色瘟疫，烟雾中含有5 000多种有害物质，致癌物质达69种，嗜烟最伤肺心，可引发咳喘、胸痹、肺癌等众多疾患。

3. 食物污染、饮食不洁

对饮食不洁的传统认识，是指食用不清洁、不卫生或陈腐变质的食物。今天因经济条件的极大好转，人们的卫生观念与卫生习惯的转变，食品保鲜设施的改善，饮食卫生带来的显性食物中毒和寄生虫病越来越少了。但随着工业化进程，环境污染日益严重，再加上人们生态观的偏差，现代饮食不洁问题的危害性更大，多种多样的食品污染如激素、农药、化肥残留，以及食品添加剂、着色剂、防腐剂、防潮剂、化学包装等，如潜伏的杀手时时刻刻毒害着人类的生命，是许多肿瘤、代谢病、免疫病、过敏病的罪魁祸首。《道德经》曰："人法地，地法天，天法道，道法自然。"《灵枢·邪客》说："人与天地相应。"人类在自然规律面前不能随心所欲，生命活动也必须遵循自然规律，否则必然受到惩罚，如《素问·天元纪大论》所说："敬之者昌，慢之者亡，无道行私，必得夭殃。"转基因食品、非天然食品、反季节食品等乃饮食中的不正之气，对人体来说均属食邪，过度食用必然有损健康。

（三）"脾胃内伤，百病由生"再探讨

《脾胃论》指出："脾胃内伤，百病由生。"狭义伤食与广义伤食的主要病理机制都在"脾胃内伤"。《内经》云："饮食不节，而疾生于肠胃。""饮食自倍，肠胃乃伤。"一般认为伤食是因饮食不节导致的脾胃损伤，病位在脾、胃、肠；病机是饮食不节，伤于胃肠，胃失和降，肠失化物，食滞不化；主要病证是脘腹痞满胀痛、嗳腐吞酸、厌食纳呆、肠鸣矢气、泻下不爽、臭如败卵等，这是显性伤食，即狭义之伤食，采用消食化滞之法治疗，效果易显。而当今伤食之病，已远远超越了狭义伤食的范畴，病位不仅仅局限于脾胃，且涉及五脏六腑、形体官窍、气血经脉，病机有虚有实，生痰生瘀，夹寒夹热，化风化燥，错综复杂，可导致诸多疾病的发生。

饮食所伤，可致实致虚，实证多以痰浊为患，虚证多以营亏为主。"脾为生痰之源"，食邪伤人，先伤脾胃，脾失健运，水谷精微不化，生痰生浊，无形之痰随气流行，内而五脏六腑，外而四肢百骸、肌肤腠理，引起许许多多的病证，如《杂病源流犀烛》所说："痰之为物，流动不测，故其为害，上至颠顶，下至涌泉，随气升降，周身内外皆到，五脏六腑俱有。"痰阻心脉，血行瘀滞，则胸痹、怔忡、心痛；痰阻于肺，气道不利，则咳嗽、哮喘；痰蕴于肝，肝络瘀阻，则肝癖、肝积；痰扰头目，脑络失畅，则头痛、眩晕；痰窜四肢，经络痹阻，则痛风、肢痹。痰浊内蕴，亦可化热、生寒、生风、化燥，内扰脏腑，外犯体肤。另一方面，"脾为仓廪之官""营之居""气血生化之源"，饮食所伤，脾胃虚弱，纳运失权，水谷精微生成不足，气、血、精、津液生化无源，脏腑失荣，机体失养，则发生消瘦、倦怠、头晕、健忘、肢麻、乏力、儿童五迟、成人早衰、男子不育、女子不孕等。由此可见，食邪致病，均是先伤脾胃，脾胃伤则百病由生。

（四）深化伤食研究的意义

随着社会的变迁，疾病谱已发生了显著变化，内伤病已取代了外感病成为人类

最大的健康危害，而伤食是内伤病的主要病因，伤食已成为了"百病之长"。防治伤食引发的代谢性疾病、心脑血管病、变态反应性疾病和肿瘤等，中医药具有独特的作用，也越来越受到人们的关注与重视。中医学理论的经典著作《黄帝内经》蕴含着大量的生命科学先进理念，如"人与天地相应""五脏一体""成败倚伏生乎动""生病起于过用""不治已病治未病""治病求本""正气为本""三因制宜""药食同源"等，这些都是我们深入研究伤食病的丰富理论基础。中医药学是中华民族几千年与疾病作斗争的经验总结，在历代医家的著作和民间大众中蕴藏着大量的防治伤食病的宝贵经验，药疗、食疗、针疗、灸疗、气功、推拿、按摩及民间丰富多彩的方法和手段，已在人们的日常健康保健中发挥着不可替代的重要作用。我国有中药材 12800 多种，医籍记载的方剂 10 万多首，目前生产的中成药有 5000 多种，还有全国东西南北中数不胜数、特色各异的药膳处方，这些都是防治伤食病新药开发的巨大资源。中医药学是一个伟大的宝库，是中医伤食学研究取之不尽、用之不竭的学术源泉，相信通过广大中西医工作者的共同努力，中医药学能为战胜饮食所伤的难治性疾病，促进人类健康作出新贡献。

二、生病起于过用

《素问·经脉别论》说："春秋冬夏，四时阴阳，生病起于过用，此为常也。""生病起于过用"是《内经》著名的病因学观点，对于中医病因学研究具有普遍的指导意义，尤其对脾胃病的病因病机认识更具重要学术价值。

"过则为灾。"人生活于自然界，外有春夏秋冬、阴阳寒暑的交替和风寒暑湿燥火六气的变化，内有饮食、劳逸、起居及喜怒忧思悲恐惊的情志变化，人体在生命活动的过程中，通过自身的调节机制，产生了一定的适应自然、自我调控的能力，从而维持"阴阳匀平"的生理状态。过用，即过度作用而超出了人体生理限度，扰动脏腑官窍，损伤阴阳气血，因而导致疾病的发生。如一年四季寒暑变更，人体应顺应气候变化起居作息，若违背"虚邪贼风，避之有时"养生之道，肆意触风露宿，冒犯寒暑，外邪入侵，发为外感热病。又如"人有五脏化五气，以生喜怒悲忧恐"，七情变化是人体七种不同的情志反应，一般不会使人致病，但突然的、强烈的、持久的情志刺激，暴怒、狂喜、大悲、大惊、猝恐、思虑、忧愁等，超过了人体心理承受和调节能力，引起脏腑气血功能紊乱，也会导致疾病发生。饮食是维持人体生命活动的最基本条件，但是饮食过度或饮食偏嗜，又常常成为了重要的致病原因，如《素问·痹论》所说："饮食自倍，肠胃乃伤。"又如药物使用要适度，《素问·五常政大论》提出：

"方有大小，有毒无毒，固宜常制矣。大毒治病，十去其六……无伤其正也。"若过度用药，则会损伤正气，偏助脏气，导致阴阳失衡而发生疾病。正如《素问·至真要大论》所说："气增而久，夭之由也。"

脾胃病是最为常见的内伤疾病，《脾胃论》说："脾胃内伤，百病由生。"引起脾胃内伤的原因很多，《内经》云："生病起于过用。"脾胃病多因于"过用"，如饮食失宜、七情失节、劳逸失度等。

（一）饮食失宜

健康饮食应结构合理，五味调和，寒热适中，无所偏嗜，即"平衡饮食"。《内经》云："饮食不节，而疾生于肠胃。"随着人们生活水平的不断提高，过度饮食和饮食偏嗜成为导致脾胃病的最主要原因。消化系统许多疾病的发生与伤食关系十分密切，如食管炎、食管癌、急性胃炎、慢性胃炎、消化性溃疡、胃癌、慢性结肠炎、结肠癌、急性胰腺炎、传染性肝炎、酒精性肝硬化、肝癌、胆囊炎、胆石症等。

1. 进食过度

"民以食为天"，饮食是人类生存不可缺少的物质基础，但是饮食失节又是人类最常见的致病因素之一。在过去物质缺乏的时代，饥饿及饮食不洁是最常见的现象，而随着社会的进步，人们生活水平的提高，摄食过量、饮食偏嗜已成为饮食失节的常见现象，营养过剩已经成为一种"过饱"的新形式。如宴席、夜宵，大吃大喝，日日肉饱酒醉，日久必损伤脾胃，不仅会出现消化吸收功能障碍，还可导致水谷精微和能量的转化、输布、化生、贮藏失常，从而膏浊内生，聚湿酿痰，发生一系列代谢性疾病。目前已有 2 亿中国人体重超标，肥胖症成为很多疾病的发病温床，严重影响着人们的健康。

2. 五味偏用

酸、苦、甘、辛、咸是日常食品中的五味，"谨和五味"是中医饮食的又一重要法则。饮食五味化生水谷精气，为人体生理活动的物质基础，然五味太过则亦可成为致病因素，如《素问·生气通天论》说："阴之气生，本于五味；阴之五宫，伤在五味。"食物五味和调，滋养五脏六腑。但五味偏嗜，则反会伤及脏腑气血。饮食的五味与人体的五脏，各有其亲和性，《素问·至真要大论》说："夫五味入胃，各归所喜，故酸先入肝，苦先入心，甘先入脾，辛先入肺，咸先入肾。"如果长期嗜好某种食物，就会造成与之相应的内脏机能偏盛，久之还可损伤其他脏腑，破坏五脏的平衡协调，导致疾病的发生，如《素问·生气通天论》所说："味过于酸，肝气以津，脾气乃绝；味过于咸，大骨气劳，短肌，心气抑；味过于甘，心气喘满，色黑，肾气不衡；味过于苦，脾气不濡，胃气乃厚；味过于辛，筋脉沮弛，精神乃央。"五味过用，可导致许多疾病的发生，如《灵枢·五味》说："酸走筋，多食之令人癃；咸走血，多食令人渴；辛走气，多食之令人洞心。"《素问·五脏生成》说："多食咸，则脉凝泣而变色；多食苦，则皮槁而毛拔；多食辛，则筋急而爪枯；多食酸，则肉胝而唇揭；多食甘，则骨痛而发落。此五味之所伤也。"

（1）味过于酸

酸味食物有开胃消食、生津止渴、滋阴润肺、养血补肝、美容养颜的作用。食醋能促进消化，促进皮肤血液循环。葡萄、草莓、蕃茄、苹果、柠檬、橘子、乌梅、山楂等酸味水果营养丰富，含有大量维生素C，对人体具有很好的保健作用。酸味又可以补充人体胃酸的不足，有健胃开胃作用，改变胃肠道的酸碱环境，有利于营养物质的溶解吸收。但酸味能增加胃酸的分泌，故多吃酸会加重胃及十二指肠溃疡的病情。也有研究表明，过食酸性食物，会改变人体内的酸碱平衡，影响某些生化反应的进行，不利于健康。

（2）味过于咸

咸味食物有软坚、散结、泻下、补益阴血的作用，咸盐在饮食中是不可缺少的，它不仅起调味作用，而且其中的钠、氯离子是维持人体酸碱平衡和调节渗透压的重要物质，但盐不可多食。明代李时珍说："咸走血，血病毋多盐，多食则脉凝泣而变色。盐之味微辛，辛走肺，咸走肾，喘嗽、水肿、消渴者，盐为大忌。或引痰旺，或泣涩血脉，可助水邪故也。"食盐过多，会引起钠水潴留，血脉瘀滞，增加肾脏和心脏的负担，可使血压升高。调查表明，食盐摄入量大的地区，高血压的发病率也高。所以老年人、高血压、心脏病、肾脏病、水肿病等要限制咸盐的摄入。

（3）味过于甘

甘味食物有补益、和中、缓和痉挛、缓解疼痛的作用。甜食是大多数人都爱吃的食品，甜食中有大量的糖，过量的糖摄入体内会自行转化为脂肪，使人发胖，而肥胖是多种疾病的根基，如高血压、高血脂、动脉硬化、脂肪肝、糖尿病、痛风等。吃糖过多，影响蛋白质、脂肪、矿物质、维生素、纤维素的吸收，会使人发生营养不良和贫血，还会使体内钙质代谢紊乱，导致骨质疏松。甘益脾，但过食甘易伤脾，脾失健运，不能运化水湿，聚湿生痰，湿郁、痰蕴可化热，生成湿热、痰热之证。

（4）味过于苦

苦味食物有清热、泻火、燥湿、降气、解毒的作用。苦味食品以蔬菜和野菜居多，苦味食品能促进食欲、清心健脑、泄热解毒、消炎杀菌、防癌抗癌等，多认为是保健食品，所以吃点苦有益于健康。但"吃苦"不是无所节制，一次食用不宜过量。"苦寒败胃"，过量进食苦寒之品易伤胃败胃，引起恶心、呕吐等不适反应。苦味性多寒凉，长期过食寒凉易伤人的阳气，导致脾胃阳虚，出现食欲不振、脘腹胀满、便溏等症。

（5）味过于辛

辛味食品性多温热，具宣通发散、行气通脉、开胃健中、瘦身减肥之功，能增加食欲，促进消化，促进血液循环和新陈代谢。辛辣食品有辣椒、生姜、大蒜、花椒等，北方人喜爱大蒜，南方人嗜好辣椒，有"不怕辣""辣不怕""怕不辣"之称。辣味虽然好吃，但弊害也不少，口里辣、胃里烧、肛门痛，多食辛辣使人上火，易发生咽肿、齿痛、鼻衄、口疮、痤疮、目赤、便秘、痔疮等，也会使胃溃疡、胃糜烂、结肠炎、胆囊炎等病证加重。

综上所述，过食酸、咸、甘、苦、辛五味对人体都是有害的，轻则身体不适，重则损脏折寿，所以我们应该加以足够重视，合理适量食用五味。

3. 寒热过用

食物外有生冷热烫之别，内有寒热温凉之性。良好的饮食习惯要求寒热适中，寒热适中包括食物温度冷热和食物性质寒热两个方面。

《灵枢·师传》说："食饮者，热无灼灼，寒无沧沧。寒温中适，故气将持，乃不致邪僻也。"饮食不能过于热烫，过于灼热的食物，易烫伤口腔、食道和胃肠黏膜。长期反复的烫伤刺激，是导致口腔和食道糜烂溃疡、食管肿瘤的重要病因之一。吃凉食时不能过于寒冷，过于寒冷的食物，易损伤脾胃阳气。大人生吃鱼虾，小孩恣进冰饮，生冷伤脾胃，寒凉损肺肾，可致胃痛、泄泻、痰饮、痹病、虚劳等病证。现代医学认为寒冷食物能抑制消化液的分泌，使胃功能减弱，久而久之可导致食欲下降，消化不良。

药物有寒、热、温、凉药性之别，食物也有寒、热、温、凉性质之异。如蔬菜中生姜、辣椒、花椒性热，苦瓜、丝瓜、白菜、芹菜性凉；肉类中鹿肉、狗肉、羊肉性热，鸭肉、兔肉等性凉；水果中龙眼、荔枝、橘子性温，梨子、李子、西瓜性凉。《内经》主张"寒温中适"，如《素问·脏气法时论》所说："五谷为养，五果为助，五畜为益，五菜为充。"强调了平衡饮食。若过分偏嗜寒热食物，也会偏助脏气，导致五脏阴阳失调而发生许多胃肠疾病。如偏嗜辛温燥热之品，则可导致胃肠积热，出现口渴、口臭、牙痛、咽肿、便秘，或酿成痔疮等症。反之，过食寒凉食物，可损伤脾胃，耗损中阳，引起胃痛、纳少、腹泻、肠鸣等病证。

4. 烹饪过度

烹饪是指对食物原料进行调配、加工、烹制、调味，使之成为色、香、味、形、质、养兼备的安全无害、利于吸收、益于健康的饭菜食品。当前，随着物质的丰富、生活水平提高，人们不断追求饮食色香味的变更，各种烹调方法争奇斗艳。在追求筵席菜肴多样化的过程中，通过炸、熘、爆、炒、烧等多种技法的展现，难免会使一些菜肴加工过度，造成食物中的营养成分被流失或破坏。如炒菜时油温过高，煎煮时间过长，会破坏蔬菜中的营养物质；使用反复炸过的油，不仅油中的营养物质遭到破坏，还会产生各种有害的聚合物，这些有害物质有损于人体健康。又如过度炙煎炸烤的食品，其性燥热，《素问·阴阳应象大论》说"热伤气""热伤皮毛"，燥热食物易伤阴、伤肺、伤皮毛，引发咳嗽、鼻衄、便秘、痔疮、痤疮等疾患。这都是烹饪过度所带来的弊端。

5. 烟酒过用

酒、茶、烟是人们日常生活中的一部分，适量喝酒和饮茶有益健康。酒多为粮食和果品所酿，富有营养和一定的药用价值。适量饮酒，可宣通血脉，舒筋活络，避风寒，益气力，助消化，有益于健康；用于治病，可消邪气，引药势。若长期过量饮酒，则易损伤肝胆脾胃，聚湿生痰，内生湿热，变生他证。《诸病源候论》专门列有"饮酒中毒候"，《医门法律》也提到："过饮滚酒，多成膈证。"说明偏嗜饮酒，或饮酒不当均可引起包括肝硬化、食管炎、消化性溃疡及肝癌、食管癌等严重疾病。饮茶有益于身体健康，能提神益思维，解渴除烦躁，消食助消化，舒筋解疲劳，但饮茶过多也有害，茶叶中含有咖啡碱，在体内积累过多，会损伤正常神经功能，造成心脏机能亢进、精神过度兴奋等。所以饮茶不能过多、过浓，傍晚特别是晚间不宜饮茶，以免影响睡眠。吸烟有损于健康，烟雾中含有 5 000 多种有害物质，致癌物质达 69 种，嗜烟最伤肺心，也伤食管和胃，可引发咳喘、胸痹、肺癌以及胃食管反流、胃炎、胃溃疡等众多疾患。

（二）七情失节

《素问·天元纪大论》曰："人有五脏化五气，以生喜怒思忧恐。"在正常情况下，七情是人体对外界客观事物和现象所作出的七种不同的情感反应，是人体正常的机能状态，不会使人发病。但突然的、强烈的或持久的不良情志刺激，如暴怒、狂喜、悲哭、大惊、猝恐、思虑、忧愁等，超过了人体心理承受和调节能力，则会导致脏腑气血功能紊乱，可引起诸多疾病的发生。

心主神明，肝主情志，脾胃为气机升降之枢，激烈的情志变化和情绪波动，最易伤及心、肝、脾三脏，而导致脏腑气机失调。气机升降逆乱主要表现在胃肠功能的改变，如发生痛、痞、吐、泻、噎、嗳、哕等病证。如《灵枢·举痛论》所言："怒则气逆，甚则呕血及飧泄，故气上矣。"《三因极一病证方论》所言："若五脏内动，泪以七情，则气痞结聚于中脘，气与血搏，发为疼痛。"《医学正传·胃脘痛》所说："胃脘当心而痛……七情九气触于内之所致。"七情内伤，可直接伤及脾胃，也可先伤肝、心，而后影响于脾胃，如肝郁犯胃、心病及胃等。

（三）劳逸失度

正常的劳动有助于气血流通，增强体质，而必要的休息可以消除疲劳，恢复体力和脑力。劳动与休息的合理调节，是人体健康的保证，也是胃肠生理运动的必要条件。但若长时间的过度劳累或过度安逸，都可能成为致病因素而致人发病，许多脾胃疾病发生与劳逸失宜有关。

1. 劳力太过

劳力过度，主要是指持久地从事繁重或超负荷的体力劳作，耗气伤筋而积劳成疾。过度劳力一方面导致筋、骨、肉等形体损伤，另一方面耗损精气导致脏气虚少、功能减退。由于脾为气之源，肺为气之主，故劳力太过最易耗伤肺脾之气。如《素问·本病论》所说："人饮食劳倦即伤脾。"《素问·调经论》所说："有所劳倦，形气衰少，谷气不盛。"常见症状如纳呆食少、少气懒言、体倦神疲、喘息汗出等。

2. 劳神太过

思虑太过，或长期用脑过度也会积劳成疾。由于心藏神，脾主思，血是神志活动的重要物质基础，故用神过度，长思久虑，则易耗伤心血，损伤脾气，以致心神失养，神志不宁而心悸、健忘、失眠、多梦；脾失健运而纳少、腹胀、便溏、消瘦等。

3. 安逸太过

"流水不腐，户枢不蠹"。适当的活动能促进气血流畅，帮助胃肠消化，保持脏腑机能旺盛。若长期不从事体力劳动，又不进行体育锻炼，易使人体气血不畅，脾胃功能减弱，以致出现食少、脘痞、腹胀、便秘、精神不振、肢体软弱，或发胖臃肿、动则心悸，气喘及自汗等，或继发其他疾病。

三、"脾藏营"的病理变化

脾的病理变化除了表现在运化无权而致消化吸收功能失常及水湿潴留、统血无权、清阳不升等方面外，还可以出现"脾藏营"功能失调。如脾营亏虚，则贮能不足，而发生能量供应不足的营养不良症。脾失健运，水谷精微不得布散，则堆积太过，发生肥胖、脂肪肝、高血脂等病证。脾藏营失常的病证有脾营虚证及脾营不运证。

（一）脾营虚证

1. 定义

脾营虚证是指脾所藏水谷精微亏虚，机体失于营养所表现的证候，以营养不良、机体失养为临床特征。营养不良症、低蛋白血症、低血糖症、消瘦症多属于脾营虚证的范畴。

2. 临床表现

形体消瘦，肌肉痿弱，甚则大肉尽脱，精神疲惫，头晕，四肢无力。舌质淡，苔薄白，脉虚无力。

3. 成因

导致脾营虚的常见原因有三：一是食物中营养物质缺乏，或小儿喂养不当，饮食偏嗜，营养摄入不足；二是饮食不节或劳倦思虑过度，导致脾失健运，便溏腹泻，水谷精微不能吸收，脾营化源不足；三是久病、重病、恶性肿瘤或寄生虫病等消耗太过，脾营亏损。

4. 病机

"营"富有营养，具有对全身脏腑组织的营养作用。脾营虚证的主要病理变化为营养缺乏，机体失养。脾营虚少，生化失源，气、血、精、津液均不足，脏腑组织失于滋养而精神疲惫、头晕；四肢肌肉缺乏营养，则形体消瘦、肌肉痿弱，甚至大肉尽脱；四肢无力、舌质淡、脉虚无力等均为脾虚之象。正如《灵枢·本神》说："脾藏营，营舍意，脾气虚则四肢不用，五脏不安。"

5. 类证鉴别

脾营虚证要与脾气虚证和脾阴虚证鉴别。脾营虚证和脾气虚证均可见四肢无力、精神疲惫、脉虚弱等中气虚弱的症状，但脾营虚证以机体失养、形体消瘦、肌肉痿弱为特征，而脾气虚证则必有纳少、腹胀、便溏等脾失健运的症状，临床上脾营虚与脾气虚常常并见。营属阴，脾营虚证与脾阴虚证均有肌肉消瘦、疲惫乏力、脉虚弱等，但脾阴虚乃可见口渴唇燥、大便干结、舌红少津等虚热之象，而单纯的脾营虚证多无热象。

6. 治疗

治法：健脾益营。

代表方：健脾益营汤（太子参、白术、山药、莲肉、茯苓、薏苡仁、扁豆、葛根、大枣、山楂、鸡内金、陈皮）。

本方为何晓晖教授的经验方，由参苓白术散化裁而来。方中太子参益气健脾，养阴益营为主药。白术、茯苓健脾助运；鸡内金、山楂助脾消食，脾健则生化有源；山药、扁豆、莲肉、薏苡仁、葛根、大枣等味甘性柔质润，既有健脾之功，又富有营养，食药两用，是健脾益营之佳品；陈皮理气和中，使之补而不滞。

治疗本证时必须注意三点：一是要重视原发病的治疗，去除导致脾营虚的致病因素；二是要注重脾胃的调理，只有脾胃健运，才能生化有源；三是要注意饮食的调节，合理增加食物的营养。

附：病案举例

徐某，男，42岁，工人，江西抚州市人。1979年5月30日初诊。

主诉：消瘦、神疲、乏力1年。患"十二指肠溃疡"近10年，1年前已施行手术治疗。症见形体消瘦，肌肉瘦弱，面色萎黄，四肢乏力，精神不振、懒言少气，纳少，大便溏薄，颜面及下肢浮肿。舌质淡胖，苔薄白，脉虚无力。辨证为脾营虚证，治拟健脾益气益营，参苓白术散主之：

党参15g，炒白术10g，茯苓15g，山药15g，炒薏苡仁15g，炒扁豆15g，莲子肉10g，黄芪15g，山楂15g，大枣5枚。

进药5剂后，精神转佳，大便见实，浮肿见退，诸恙均缓。守方加减，再进药20剂，纳食增进，精神已往，肌力倍增，面色见荣。嘱注意饮食调理，继服六君子丸以善其后。

按语：患者素有胃疾，脾胃虚弱，又经手术致胃腑残损，中焦运化失司，水谷消化吸收障碍，导致后天无源，脾营亏虚，机体失养。方用党参、白术、茯苓、黄芪益气健脾，山药、扁豆、莲子肉、薏苡仁、大枣益脾补营，山楂消食助运，陈皮理气和中。药后脾得健运，营有化源，机体得养，故康复迅速。

（二）脾营不运证

1. 定义

脾营不运是指脾气失健，散精障碍，导致营蕴不化，堆积为患的病证。以形盛而体弱为临床特征。肥胖、脂肪肝、高脂血症等多属于脾营不运的范畴。

2. 临床表现

形体肥胖，大腹便便，倦怠无力。痰湿型兼见胸闷脘痞，肢体沉重，舌苔腻，脉弦滑；气虚型兼见少气懒言，动则汗出，形寒嗜卧。舌淡苔白，脉细弱。

3. 成因

导致脾营不运的常见原因有二：一是恣食膏粱肥厚，痰湿滋生，困阻于脾，脾运失健，营蕴不化；二是劳倦伤脾，脾气受损，运化无力，营滞内积。

4. 病机

脾主运化，为人体气化之枢。糖、脂肪和蛋白质等供能物质属水谷精微，而水谷精微的消化、吸收、转运、输布、产能等主要依靠脾的运化功能。脾气健旺，则饮食入胃后，经脾的消化、吸收、转输和散精作用，水谷精微布散全身，变化气血，产生能量，以滋养脏腑组织。若脾失健运，则阳气不能布升，气化失司，布散障碍，水谷精微失于转运和输布，以致营阴不化，蕴聚内停，生浊生痰，成膏成脂，膏脂堆积于体内，发为肥胖症；或沉聚于肝脏，生成脂肪肝；或蕴阻于血脉，形成高脂血症及动脉粥样硬化。膏脂属于痰浊，生于脾失健运，故"脾为生痰之源"。膏脂内壅，则体型肥胖，大腹便便；因脾不散精，营阴不运，失于化生气血，供能不足，脏腑组织失养，故形盛而气弱，倦怠乏力；胸闷脘痞、肢体沉重，苔腻脉滑为痰浊内阻之候；少气懒言、动则自汗、形寒嗜卧、舌淡脉弱，为脾气虚弱之象。

5. 类证鉴别

有人形体丰腴，但肌肉坚实，四肢有力，精神饱满，血脂和肝脏 B 超检查正常，不属于病理，应与脾营不运之肥胖症相鉴别。

6. 治疗

治疗原则：运脾散营。痰湿型，兼以祛痰化湿；气虚型，兼以健脾益气。

处方：运脾化浊汤（白术、苍术、茯苓、薏苡仁、半夏、陈皮、泽泻、山楂、草决明、丹参、三七、葛根、荷叶）。

本方为何晓晖教授的经验方，由六君子汤合平胃散化裁而成。方中白术、茯苓、薏苡仁益中健脾，苍术、半夏、泽泻、陈皮祛湿运脾，荷叶、葛根升清醒脾，脾健则水谷能运，精微能化。山楂、草决明消食降脂，丹参、三七活血散积，诸药共奏运脾散营消脂之效。气虚明显者，可加党参、黄芪等；脘腹胀满者，加大腹皮、厚朴等。为了服药方便，可以制成丸药、散药或膏方。

本证的治疗要注意三点：一是要节制饮食，低脂低糖；二是要加强体育运动，帮助脾营运化；三是持之以恒，坚持较长时间的调治。

附：病案举例

范某，男，38 岁，公司总经理，江西南昌人。2006 年 9 月 23 日初诊。

主诉：肥胖伴高血脂、高血糖 5 年。青少年时体型偏瘦，近 10 年因从商应酬频繁，嗜食肥甘，体重增加迅速（身高 176cm，体重 98kg），大腹便便，动则汗出，易疲劳，上楼则气喘，嗜睡，睡时鼾声如雷，胸闷，时有心悸动，纳可，便调。舌质淡胖，苔白稍腻，脉沉弦按之力弱。血生化检查异常：TC8.9mmol/L，TG3.54mmol/L，谷丙转氨酶 104U，空腹血糖 7.4mmol/L；血压 140/92mmHg；肝 B 超检查提示重度脂肪肝；心电图提示室性早搏。曾服用多种降脂西药，副作用明显，疗效不稳定，停药后血脂反升高。病属代谢综合征。证属脾虚痰湿，营失健运。治宜健脾运营，化浊除脂。以运脾化浊汤治之。处方：

白术 15g，茯苓 15g，苍术 10g，党参 12g，薏苡仁 30g，法半夏 10g，陈皮 6g，泽泻 15g，干荷叶 12g，葛根 15g，大腹皮 10g，山楂 20g，草决明 20g，三七 3g。

并嘱节制饮食，每晚进粗粮粥，并加强体育运动。服药 14 剂后，自觉胸闷、心悸、嗜睡、疲乏、汗出好转。上方加绞股蓝 20g，再连续服药 1 月，体重减少 7kg，腹围明显缩小，血压、心电图、血糖、谷丙转氨酶恢复正常，血 TC6.8mmol/L，TG2.3mmol/L，B 超提示中度脂肪肝。再以上方制成丸剂，1 日 2 次，每次 10g。服药 3 月后，精神振奋，四肢有力，体重 79kg，血脂偏高，血糖正常，轻中度脂肪肝，心电图正常。为巩固疗效，嘱服参苓白术颗粒、六味地黄丸和三七粉半年，并注意生活及饮食调节。随访 2 年，病情稳定。

按语：患者因饮食自倍，脾胃乃伤，脾失健运，营阴不化，聚浊生痰，化生膏脂，滞留血脉，蕴阻心肝，而致肥胖、脂肪肝、高血脂等。脾被痰浊所困，营失输布，则身失所养，故形盛而体弱，疲乏，自汗，嗜睡，脉弱。方中茯苓、白术、党参健脾益气，苍术、半夏、陈皮、薏苡仁、泽泻祛痰化湿运脾，荷叶、葛根、绞股蓝升清化浊醒脾，山楂消脂化积，大腹皮宽中行滞，三七散瘀除积降脂。小米、玉米、燕麦粥助中利湿降脂，体育锻炼助运消脂。整体调治，重在治脾，脾健则营运，营运则脂散，脂散则体健。

四、脾虚生五邪

"内生五邪"，为机体的五种病理反应，是疾病在发展过程中由于脏腑阴阳失调、气血津液代谢异常所产生的类似风、寒、湿、燥、火五种外邪致病特点的病理变化。一般认为，内风与肝关系密切，内寒与肾关系密切，内湿与脾关系密切，内燥与肺关系密切，内热与心关系密切。脾属阴土位居中央，为万物之母，生化之源，人体生命活动的基本物质精、气、血、津液均由脾胃运化的水谷精微所化生；脾又为人体气机上下升降之枢纽，若脾气健运斡旋，交通上下，则气血津液得以灌溉四旁，机体才能生机盎然，四脏亦可安和。若脾气虚弱，清阳不升，运化功能和气机升降失常，则生化无源，气血津液不足，脏腑组织、四肢百骸失于滋养而发生各种病理变化。《脾胃论》说："内伤脾胃，百病由生。"脾气虚弱，不仅可内生湿邪，还可导致内风、内寒、内燥、内火的发生，即"脾虚生五邪"。

"脾虚生五邪"的主要病机是脾气虚弱，运化失司，气、血、津液化生无源。脾失运化，阴血不生，筋失所养则生内风；脾阳亏损，中焦失温则生内寒；脾失健运，水液不化则生内湿；脾津不布，失于滋润则生内燥；脾阴亏损，阳亢化火则生内热。

"内生五邪"的治疗关键是健脾益中，何晓晖教授常用四君子汤、参苓白术散为基本方加减变化治之，如内风者兼以养血息风、内寒者兼以温中祛寒、内湿者兼以温运化湿、内燥者兼以滋阴润燥、内热者兼以养阴清热。

（一）脾虚生内风

内风，又叫"风气内动"。《素问·至真要大论》说："诸风掉眩，皆属于肝。"因内风与肝的关系密切，故又称"肝风内动"。内风又有虚实之分，实证如肝阳化风、热极生内，多为肝的病理变化；而虚证如阴虚动风、血虚生风等，则与肝脾肾三脏相关。脾气虚弱，气血生化无源，肝无所藏，筋无所养，亦可致虚风内生。小儿慢惊风，又称"慢脾风"，就是由脾虚生风所致，《小儿药证直诀》曰："小儿慢惊，因病后或吐泻，或药饵伤及脾胃……此脾虚生风无阳之证也。"我们在临证观察到脾虚生风不仅仅见于小儿，亦可见于成人。

脾虚生风证，是以脾气虚证兼见手足蠕动，或四肢抽搐，闭目撞头等类风症状为主要表现。其发病原因有先天禀赋不足，或后天喂养不当，或吐泻久作，或大病久病，伤及于脾，导致脾之气阴两虚，阳气衰惫。脾虚生风的病理机制有二：一是脾失健运，筋失所养，虚风内生。脾主运化，为气血津液生化之源，人体全身肌肉筋膜均有赖于气血津液的濡养，如《素问·经脉别论》所说："食气入胃，散精于肝，淫气于筋。"肝筋得以充分的濡养，才能运动灵活，强健有力。反之，脾胃虚弱，生化无源，气血不足，津液亏虚，则肝无所藏，筋失其养，而出现筋脉拘挛、伸缩不能自如、手足抽搐等类似于风的病理变化。二是脾气虚则木来乘土，虚风内生。五行之间，相互化生与制约，木克土，风为脾之所不胜，土虚则木旺，肝旺则生风，正如《幼科发挥·急慢惊风》所说："脾虚则土泻生风，此脾土败而肝木乘之。"本证的病理变化是脾虚在先，肝旺在后。临床所见胃肠道疾病并发的低血糖症、低血钙症等，出现的手足抽搐，多属于脾虚生风证。

本证多为脾胃虚证的严重阶段，治疗必求于本，脾虚生风的治疗关键是健脾补中，以培其本。可用参苓白术散或资生丸健脾益气，补血养筋。气虚严重者，可用独参汤大补中气；脾阳虚者，以附子理中汤健运脾阳，佐以钩藤、白芍、天麻、白蒺藜等平肝息风以治其标。药物治疗的同时，应注意饮食的调养。

病例 1：脾虚生风案

熊某，女，73 岁，湖南浏阳人。2003 年 4 月 3 日初诊。

主诉：便溏、纳少伴四肢抽搐 1 周。

病史：患慢性萎缩性胃炎 10 余年，纳少，食后腹胀，大便溏薄，消瘦，屡治不效。近 3 个月来，诸症加重，进食极少，大便稀而量少，消瘦明显，头晕目眩，神疲乏力，形寒肢冷。1 周来，每于夜间四肢痉挛作痛，且频频抽搐，痛苦难熬，子女们轻轻揉按后约 1 小时方可逐渐缓解。诊时见面色萎黄，肌肉消瘦，精神萎靡，四肢不温，舌胖色淡苔少，脉沉细稍弦，按之若无。

治疗经过：辨证为脾虚内风证，治拟健脾益气、养血息风，用参苓白术散加减：

红参 6g，茯苓 30g，白术 12g，山药 15g，薏苡仁 30g，扁豆 15g，当归 10g，白芍 12g，北沙参 12g，钩藤 30g（后下），天麻 10g，葛根 20g，枳壳 12g，大枣 5 枚，甘草 4g。3 剂。

1 日 1 剂。服药 3 剂后，纳食稍增，精神好转，夜间手足抽搐稍有缓解。用药初见成效，前方加仙灵脾 10g，再服 7 剂，大便转实，手足抽搐基本缓解。去红参、天麻、钩藤等，加党参、黄芪等，并嘱加强食物营养。以上方加减变化，共服药 3 个月，饮食已佳，腹胀消除，大便基本正常，未发生手足抽搐现象，已能做一般家务。

（二）脾虚生内寒

内寒，是指机体阳气虚衰，温煦气化功能减退，阳不制阴，虚寒内生的病理状态。肾藏命火主一身之阳，内寒的发生与肾阳虚密切相关，而脾宅中阳，脾阳虚亦可导致内寒的发生。脾阳虚又名脾阳不振、中阳不振，因脾虚生内寒，故又被称为脾虚寒证或中焦虚寒证。

此证以中焦阳气衰退，气化无权，失于温煦为其病理特点。多因于脾气虚弱失于治疗而进一步损及脾阳，或肾阳不足失于温煦脾阳所致。脾虚寒证以脾气虚证与虚寒证并见为审证依据，即除脾气虚证的主症外，尚有脘腹冷痛、肢冷畏寒等阳虚的症状。临床主要表现有：纳减腹胀，腹痛喜温喜按，久泻便溏，形寒怕冷，四肢不温，面白无华或虚浮，或肢体浮肿，或带下量多而清稀色白。舌质淡胖或有齿痕，苔白滑，脉沉迟无力。若脾阳虚甚，气化无权，不能行水，则水饮内停心下，脘中有振水声，背寒如掌大，胸胁支满，心悸气短。本证常见于胃及十二指肠溃疡、慢性胃炎、胃下垂、胃潴留、慢性肠炎、慢性肾炎等疾病中。

脾虚寒证的治则是温中散寒、健脾益气，以附子理中汤为代表方。若饮停心下，宜用苓桂术甘汤温脾以化饮；并见肾阳虚者，应加用助肾阳药，即"益火生土"。

病例 2：脾虚生寒案

龚某，男，43 岁，农民，江西临川人，1996 年 10 月 12 日初诊。

主诉：胃脘冷痛 2 月。

病史：患"十二指肠溃疡"20 余年，反复发作。近 2 月来胃脘冷痛如冰，日夜以热水袋或电热炉置于胃部方能安宁，十分痛苦。诊时所见：面色淡白，消瘦，精神不振，胃脘冷痛，喜温喜按，时泛吐清水，形寒肢冷，大便不实，一日 3 ～ 5 次，舌胖大，质淡红，苔白滑，脉大而缓。

治疗经过：辨证为脾胃虚寒证，用附子理中汤合黄芪建中汤温中健脾、祛寒止痛。药用：

黄芪 30g，桂枝 10g，白芍 15g，制附子 8g（先下），红参须 10g，白术 12g，茯苓 15g，干姜 5g，黄连 3g，吴茱萸 4g，海螵蛸 15g，瓦楞子 15g，甘草 5g。

服药 7 剂，诸症若失，病家欢欣鼓舞。再以上方加减变化，共服药 45 剂，胃无所苦，精神振奋，纳佳便调。复查胃镜，球部溃疡已完全愈合。随访 8 年，均未复发。

（三）脾虚生内湿

脾为湿土，具运化水湿之功，恶湿。脾虚生内湿，是由于脾气虚弱，运化失职，水湿停聚所致，临床以脘腹满闷、泄泻、浮肿等为主要特征。明代吴崑在《医方考·湿门》中指出："湿淫于内者，脾土虚弱不能制水而湿内生也。"脾气虚健运失司，水湿不运，困遏脾阳，脾阳失展，阳气不化，湿聚为水，积水成饮，饮凝成痰，而出现一系列的病理变化。

脾虚内湿证以脾的运化无力和水湿停留为特征。脾虚湿困，可生痰饮，则久咳喘息，痰稀量多，或兼有畏寒肢冷及面目浮肿；脾阳不振，水饮不化而积饮于胃，则胃中有振水声，呕吐清水痰涎。治宜温阳健脾化湿，方用苓桂术甘汤、泽泻汤等。脾虚湿困又可表现为泄泻，症见大便溏薄甚则如水、完谷不化、腹痛腹胀、食少、乏力、舌苔白腻、脉濡或滑，治宜温脾燥湿，方用理中汤或参苓白术散加减。脾虚湿阻为水，可发为水肿，其身肿以腰以下为甚，兼见脘腹满闷不适、纳少、纳后腹胀加重、面色萎黄、神疲乏力、大便溏泄、舌质淡胖有齿痕、苔白滑腻、脉濡，治宜健脾益气、温运脾阳，方用实脾饮或参苓白术散。

病例 3：脾虚内湿案

蔡某，男，72 岁，农民，江西进贤县人。2008 年 4 月 12 日初诊。

主诉：纳少、腹胀、下肢水肿半年。

病史：2 年前因患胃癌行胃全切除术，并化疗 5 次。术后食少，稍饮食不慎则腹泻。半年前开始下肢出现水肿，一月来头面浮肿，两足肿甚，腹部膨大，肢体沉重，胸闷腹胀，不思饮食，小便量少。注射白蛋白后，水肿稍有消退，但数日后又依然如故。检查：面色萎黄，颜面浮肿，腹部胀满，两小腿肿胀，按之难复。舌淡白、体胖，有齿痕，苔白稍腻，脉沉弱。腹部B超提示中度腹水；胃镜检查为"吻合口炎"；心肺检查基本正常；血液化验肝功能正常，总血浆蛋白和白蛋白降低；尿化验正常。

治疗经过：病属营养不良性水肿；证属脾虚生湿，阴水泛滥。治拟健脾益气，利水消肿，用参苓白术散合五皮饮治疗。处方：

红参须10g，炒白术15g，茯苓皮30g，黄芪30g，山药15g，薏苡仁30g，扁豆15g，干姜5g，大腹皮15g，陈皮6g，猪苓12g，泽泻15g，仙灵脾12g，大枣5枚。

1日1剂。并嘱合理饮食以加强营养。服药14剂后，水肿明显消退，纳食见增，大便转实，腹胀减轻，精神好转。再以上方加减连续服药2个月，水肿完全消除，大便如常，体重增加，饮食基本正常。仍嘱继续服用参苓白术颗粒3个月，以巩固疗效。

（四）脾虚生内燥

内燥，又称"津伤化燥"，是指体内津液不足，人体的各组织器官和孔窍失于濡润而出现一系列干燥枯涩的病理状态。脾为湿土，喜燥恶湿，故脾虚多生湿，但若脾的阴液亏损，也可致燥热内生，出现口干、腹胀、消瘦、便秘等脾阴虚证候。医界多重视脾阳虚和胃阴虚，而常常忽视脾阴虚的辨证论治。如清代医家吴澄在《不居集》中所说："古人理脾健胃，多偏胃中之阴，而不及脾中之阴，然虚损之人多为阴火所伤，津液不足，筋脉皮骨皆无所养，而精神日渐羸弱，百病丛生也。"我们在从事脾胃病治疗中发现脾虚内燥证并不少见。脾与胃以膜相连，互为表里，嗜食辛热炙煿或过用温燥之药，均可导致胃热，胃中有热或胃阴亏损多累及于脾阴，如明代王伦《明医杂著》说："胃火愈旺，脾阴愈伤。"李东垣《脾胃论》说："燥热太甚，脾阴干涸。"劳倦忧思，五志化火，亦可使脾阴暗耗。五脏阴亏，尤其是肾阴亏耗，均可累及脾阴，如《不居集》所说："相火者……炽而无制，则为龙雷，而涸泽燎原……上入于脾，则脾阴受伤。"

脾为消化系的中心，为胃行其津液，开窍于口，主涎，主肌肉，与食管、胃、小肠、大肠等器官联系密切，若脾的津液不足，可导致这些器官失于滋润，而产生一系列的病证。脾主涎，涎为脾阴所化，脾阴不足，则涎生化无源而分泌减少，口失其润泽而口干舌燥；若脾阴枯耗，不能上泽于食道，则纳食不畅，日久发生噎膈重症；脾阴不足，又常并见胃阴亏虚，胃腑失润，通降不利，则食少、食后腹胀；脾阴不足，不能下润大肠，出现"脾约"之证，表现为肠燥便秘；脾之津液不足，不能濡养肌肉筋脉，常见消瘦、四肢疲乏无力。

脾虚生燥的治疗，宜甘润养阴，选择温而不燥、凉而不寒、淡而不利的药物。常用药物有山药、茯苓、太子参、扁豆、莲子肉、黄精、薏苡仁、玉竹、葛根、天花粉、北沙参等。脾阴虚多兼见脾气虚，故补脾阴应与补脾气兼顾，如《慎斋遗书》言："用四君子汤加山药引入脾经，单补脾阴，再随所兼之证而用之。"何晓晖教授多以参苓白术散（人参易太子参或西洋参）治疗脾虚内燥证，每获佳效。"脾约"之证，用仲景麻子仁丸泻胃中之阳而扶脾中之阴，润燥而通便。

病例 4：脾虚生燥案

孙某，女，46 岁，农民，江西崇仁人。1990 年 12 月 23 日初诊。

主诉：脘痞、口干、便结 1 年。

病史：胃镜及病理检查诊断为"慢性萎缩性胃炎"，治疗近一年未效。刻下胃脘胀闷不适，不思饮食，食后胀甚；口干，咽喉干燥，吞咽食物艰涩不畅；面色淡白而口唇色红干裂；大便干结，一周一行。舌质偏红，苔少无津，脉细略弦。

治疗经过：证属脾胃阴虚，燥邪内生，用参苓白术散合沙参麦冬汤治疗。药用：

太子参 30g，白术 15g，茯苓 15g，山药 30g，薏苡仁 30g，扁豆 15g，北沙参15g，麦冬 12g，生地黄 20g，白芍 15g，山楂 15g，枳壳 15g，蒲公英 15g，莱菔子15g。

1 日 1 剂。服药 1 周后，自觉腹胀明显减轻，纳食增加，口干咽燥见轻，吞咽已无障碍，大便 3 日 1 次，解之不畅。仍以上方加制首乌、石见穿、刺猬皮等继续治疗约 3 个月，上述症状基本消失，精神好转，食欲旺盛。将上药制成丸药口服，半年后复查胃镜及病理检查，诊断为"慢性浅表性胃炎"。

（五）脾虚生内热

内热，又叫"内火"，是由于阳盛有余，或阴虚阳亢，或五志化火等而产生的火热内扰的病理状态。脾虚生内热，是脾虚生内燥的进一步发展，由于脾阴亏损严重，而致"阴虚生内热"。此外，还有一种"阴火"是由脾阳虚衰，阴盛格阳，虚阳浮越所致。阴虚生热和阳虚生热均是脾虚所致，但病理机制和治则治法完全不同。

脾阴虚内热的主要病理表现是脾气虚和阴虚内热证共见，以食欲不振、食后腹胀、大便秘结、体瘦倦怠、涎少口燥、唇干色红、舌红苔少、脉细数为主要临床表现。脾虚内燥证和脾虚内热证均是由脾阴虚变化而来，都有阴津不足的症状，但脾虚内热证的热象更为明显，如烧心、烦热、口干、唇红、舌红、脉数等。本证治疗原则是滋阴清热，健脾益气。何晓晖教授常用参苓白术散健脾益气滋阴，再加知母、沙参、玉竹、天花粉等养阴清热。脾虚生"阴火"，是脾虚的又一种病理变化。李东垣《脾胃论》创"阴火"学说，并确立了相应的治法和方剂，将在下面"阴火证"专题中讨论。

病例 5：脾虚内热案

傅某，女，73 岁，江西南昌人。1999 年 3 月 4 日初诊。

主诉：胃脘灼热、口干便秘 2 年。

病史：患"慢性萎缩性胃炎"10 余年，经北京、南昌等地医院治疗不愈。2 年来胃脘胀闷灼热，时常有口舌溃烂和牙龈红肿出血、口干唇燥、咽喉干燥灼痛，频频欲饮温水，一夜中需起床饮水数次，故夜眠不安；大便干结，数日一行；纳少，消瘦，疲神乏力。诊见唇红，舌红绛干裂、光苔，脉细数无力。

治疗经过：辨证为脾胃阴虚，虚火内生。治拟健脾益气，养阴清热。以参苓白术散合益胃汤加减变化：

太子参 30g，山药 20g，茯苓 15g，薏苡仁 30g，北沙参 15 g，麦冬 12g，玉竹 12g，生地黄 20g，石斛 15g，黄连 4g，干姜 3g，山楂 12g，莱菔子 8g，1 日 1 剂。

服药 2 周后上述症状均有所缓解，仍以前方加减变化治疗 4 个月，胃脘胀闷及灼热消除，口干咽燥明显好转，夜间不饮水也可安眠，偶有口舌溃烂；大便基本通畅，一日一行，纳增，精神已佳；舌质偏红，已生长薄苔。仍以上方为基本方变化，每月服药 7 剂，余时服六味地黄丸，以巩固疗效。患者坚持治疗 2 年，身体安康。

五、阴火证新识

《脾胃论》首创"阴火"之说，并确立了"甘温除大热"治疗法则，数百年来为后世所沿用。何晓晖教授在临床上屡遇阴火之证，效东垣之法论治，屡试屡验，从而对阴火学说有了较深刻的认识和理解。

火为五行之一，《素问·阴阳应象大论》曰"水火者，阴阳之征兆也"，故火属阳。但根据阴阳无限可分的法则，阴中又可分阴阳，阳中也可分阴阳，所以水可分为阴水阳水，火可分为阴火阳火。如临床上水肿有阴水、阳水之分，身热有阴火、阳火之别。所以，《脾胃论》的阴火说是有充分理论依据的。

阴火是一种假热，其性质属寒，现象为热，即"本寒标火""真寒假热"，治法宜温忌清。阴火的发生机理：一是肾阳虚极，不能潜藏而反浮越，以致虚阳亢奋，而发生肾衰格阳之真寒假热之阴火证，病位主要在肾；二是脾气虚甚，清阳之气下流肝肾，占位而迫使相火离位外越，引起虚阳亢奋，而发生脾虚发热的阴火证，病位主要在脾。后者就是《脾胃论》所论的阴火。

（一）脾虚阴火证举例

病例 1：吴某，女，62 岁，农民，江西金溪县人。2007 年 12 月 8 日初诊。

主诉：食道癌术后低热半年余。

病史：今年 3 月因吞咽困难被省城一家三甲医院诊断为"食管癌"，并在该院进行了手术治疗，术后经 5 次化疗，身体日益虚弱，进食减少，于 5 月上旬始出现低热，经当地医院和原手术医院中西医治疗低热仍持续不退。诊时身有低热（腋表 37.7℃），两颧时时烘热，手心发热，心烦，口干，胸骨后梗塞不利，时泛酸，纳少，消瘦。初看似"阴虚发热"之证，前医曾用滋阴清热之剂无效。再详审病证，虽身热却喜衣被，颧热但面色萎黄，手心热触之却欠温，口干但喜热饮；胃中寒冷喜温喜按；大便溏薄。仔细观舌切脉，舌质胖嫩，舌边齿痕明显，苔薄白；脉浮取芤滑，稍按则无力。

治疗经过：辨证为"脾气虚衰，虚阳外越"之阴火证。治拟健脾益气、热因热用，以补中益气汤化裁以甘温除热。处方：

黄芪 30g，太子参 15g，白术 15g，当归 10g，柴胡 6g，茯苓 20g，葛根 15g，丹皮 10g，青蒿 12g，石斛 15g，黄精 15g，白花蛇舌草 20g，半枝莲 20g，石见穿 15g。14 剂。

复诊：服药 1 周后身热渐减；2 周后发热消退，颧热及五心烦热均除，精神好转，纳食增加，反酸已少，患者及家属感激万分。仍守方加减治疗 1 月后，症状基本消失，身体逐渐康复，体重增加。之后间歇性服用扶正抗癌药，以防肿瘤复发。

病例 2：翁某，女，33 岁，农民，江西鄱阳县人。2011 年 10 月 12 日初诊。

主诉：自觉身热伴神疲乏力、头晕头痛 2 年余。

病史：患者 10 年前产后大出血，3 年前又因卵巢囊肿破裂大出血，遂行卵巢切除术。因多次出血，身体日益虚损。2 年来，多于半夜身热不适，两颧发热，手足心热，胃脘灼热，但测量体温正常。不思饮食，食后脘胀，大便时泻，完谷不化，肛门下坠；头晕头痛，恶寒怕冷，四肢无力，时常昏倒；白带量多色黄，月经紊乱量少；失眠多梦。诊时见面色苍黄，裹头厚衣，俯桌待诊，表情淡漠，懒于对答。舌质暗淡，苔薄黄稍腻，脉沉细弱无力。

治疗经过：证属内伤脾胃，气血亏虚，中气下陷，阴火外扰。拟补中益气，甘温除热，补中益气汤治之。处方：

黄芪 30g，党参 12g，炒白术 15g，当归 12g，柴胡 6g，升麻 6g，陈皮 6g，茯苓 30g，苍术 12g，藿香 12g，桂枝 5g，枳壳 12g，黄连 4g，黄柏 10g，谷芽 15g，麦芽

15g。10 剂。

复诊：服药 10 剂，夜间发热消失，烧心缓解，头痛头晕见轻，大便转实，胃纳有增，腹胀肛坠减轻，精神好转，面有笑容，对答流畅。方药对证，疗效显著，仍以上方加减变化治疗 2 个月，并指导生活起居的调养，体质逐步好转，症状渐渐消除，能做轻微家务劳动。

病例 3：肖某，男，38 岁，干部，江西九江市人。2010 年月 11 月 3 日初诊。

主诉：腹泻伴烘热、汗出 1 年。

病史：患者 2005 年因饮酒过度致"胃溃疡出血"，经住院治疗后病情好转。但 5 年来胃部常常不适，隐隐冷痛，多食则胀。近 1 年来大便溏薄，甚时如水样，1 日 4～6 次，伴间歇性全身烘热，热作时心烦汗出。诊时所见：自觉身热，但测量体温正常，动则头汗出，手心汗出如流，触之汗冷，面色淡白，消瘦，倦怠，肢凉，脘胀，肠鸣，寐差，舌质淡红，苔薄黄，脉沉细。

治疗经过：综合病情，审证求因，热为假象，病由脾失健运，中阳虚衰，虚阳亢奋外越，逼津外泄。治拟温中补虚，益气固汗。黄芪建中汤合补脾胃泻阴火升阳汤化裁治之。处方：

黄芪 30g，桂枝 6g，白芍 12g，柴胡 6g，党参 15g，苍术 10g，黄连 4g，黄芩 10g，姜半夏 10g，干姜 4g，茯苓 30g，枳壳 12g，海螵蛸 15g。7 剂。

复诊：服药 1 周，烘热消失，汗出大减，精神振奋，面色转红，胃胀腹痛缓解，大便基本成形，可谓药到病除，患者喜形于色。仍以前方加谷麦芽各 12g，10 剂，以固疗效。

病例 4：夏某，女，68 岁，江西乐安人。2003 年 1 月 23 日初诊。

主诉：口舌生疮半年。

病史：患者素有胃肠之疾，时有脘痛腹泻。半年来口腔溃疡反复发作，久治不瘥，近 1 月，口舌连续发生多个溃疡，灼热疼痛，伴牙龈胀痛，饮食及言语不利，入夜疼痛更甚。诊见唇、舌、腭处多个溃疡，大者达 0.7cm×0.5cm，牙龈稍肿，舌质偏红胖大，齿痕明显，舌苔黄腻。观察全身状况，面黄，形瘦，肢凉，神倦，脉弱。再仔细询问全身情况，口黏口干，含温热水则溃疡疼痛减轻；胃脘隐痛，喜按喜温；大便不实，一日数次；小便清长，夜尿频繁；怕冷嗜睡。

治疗经过：从整体分析，口疮仍中焦虚火上炎所致。治温中健脾、引火归原，附子理中汤合左金丸治疗。处方：

制附子 6g，干姜 6g，党参 15g，白术 12g，茯苓 20g，黄连 5g，吴茱萸 4g，莲子心 5g，肉桂 3g，姜半夏 10g，赤芍 12g，金银花 15g，生甘草 6g。10 剂。

复诊：因交通不便，患者之子来电告之，药后口疮痊愈，胃痛已止，诸症均缓。嘱按前方再进 10 剂，以巩固效果。1 年后随访，病无复发。

（二）阴火的临床表现

李东垣在《脾胃论》《内外伤辨惑论》《兰室秘藏》等著作中记述了阴火证的临床表现，如："脾胃气虚，则下流于肾，阴火得以乘土。故脾证始得，则气高而喘，身热而烦，其脉洪大而头痛，或渴不止，其皮肤不任风寒，而生寒热。""盖阴火上冲，则气高而喘，身烦热，为头痛，为渴，而脉洪大。""气衰则火旺，火旺则乘其脾土，脾主四肢，故困热无气以动，懒于语言，动作喘气，表热自汗，心烦不安。""夫饮食不节则胃病，胃病则气短精神少而生大热，有时而显火上行，独燎其面。""心火亢甚，乘其脾土曰热中，脉洪大而烦闷。""饮食劳役所伤，自汗小便数，阴火乘土位，清气不生，阳道不行，乃阴血伏火。""四肢者，脾胃也，火乘之，故四肢发热也。""脾胃既为阴火所乘，谷气闭塞而下流，即清气不升，九窍为之不利。"

综合李氏描述的阴火证，将其临床症状分为阴火旺（假热）和脾阳虚（真寒）两大类。阴火旺的症状有大热、表热、面热、烦热、烦闷、四肢发热、口渴、汗出、九窍不利、气高、头痛、脉洪等，这些症状是假象，是由于虚阳上浮与外越，扰乱卫表、头面、心神、官窍所致。脾阳虚的症状有不任风寒、精神少、动作喘气、懒于语言、自汗、小便数等，这些症状是真象，是由于脾胃虚弱，气血亏虚，推动无力，固摄无权所致。

上述四个临床病例所见，阴火的假热之象有发热、自觉身热、面部烘热、烦热、四肢发热、胃部灼热、大汗出、口疮、牙痛、头痛、口渴、脉浮大等。同时又有一派脾胃虚寒之象，如神疲体弱、面黄肌瘦、四肢无力、纳呆食少、脘腹胀满、喜温喜按、大便溏薄、完谷不化、肛门下坠、舌胖色淡、脉无胃气等。根据我们的临床观察，阴火证的临床表现有以下四个特点：①多见于慢性脾胃疾病日久不愈，如胃癌、胃肠手术后、胃下垂、慢性萎缩性胃炎、顽固性胃十二指肠溃疡、慢性肠炎等。②病人整体观察为虚寒之体，如面黄无华、精神萎靡、疲惫乏力、懒言少语、恶寒肢冷等。③虽有热象，但与阳热之象有别。如身热而体温不高，或自觉有热而体温如常，恶寒恶风不怕热；四肢热而触之不温；烘热烦热时有时无；汗出恶风，动则更甚；口渴不思饮，或喜热饮；口疮、牙痛含热水反舒等。④舌象、脉象具有重要诊断意义。阴火证舌苔可有厚薄黄白，但舌体多胖而色淡。脉可有大有小，但均无胃气。浮大之脉，浮而无根，重按则无；大而乏力，缓散软弱。沉细之脉，急促模糊，来去无力。

据此，只要抓住阴火证的临床特点，全面仔细地分析患者的症状和体征，阴火证的诊断就不困难了。

（三）阴火的发生机理

《素问·阴阳应象大论》说："壮火之气衰，少火之气壮；壮火食气，气食少火；壮火散气，少火生气。"李东垣以此立论，创立了阴火学说，《脾胃论·饮食劳倦所伤始为热中论》说："若饮食失节，寒温不适，则脾胃乃伤；喜怒忧思，损耗元气。既脾胃气衰，元气不足，而心火独盛。心火者，阴火也，其系于心，心不主令，相火代之。相火，下焦包络之火，元气之贼也，元气与火不两立，一胜则一负。脾胃气虚，则下流于肾，阴火得以乘其土位。"

1. "阴火"病机再探讨

自李东垣提出"阴火"学说之后，历代医家对阴火产生的机理做出不同的探索，归纳起来有以下几种认识：①脾胃气虚，中气下陷占位，相火离位外越，虚阳亢奋而生阴火；②脾胃气虚，无力推运，升降痞塞，气机郁滞而化为阴火；③脾气虚甚，无以生血，使气失所附，导致虚阳浮越而生阴火；④脾胃虚衰，卫阳不固，不任风寒，感邪而发热；⑤脾虚生湿，蕴热化火上冲，发为阴火；⑥脾胃虚弱，气血亏虚，心营不足，心阳偏亢而生阴火；⑦脾胃气虚，化源匮乏，致阴血亏虚而化热生火；⑧情志所伤，心君不宁，五志化火，心火独亢，等等。何晓晖教授认为第一种观点比较符合《脾胃论》的原意。

以《脾胃论》阴火理论为主要依据，可以把阴火的病理性质归纳为以下三点：①为离位之火，即因脾胃虚衰、中气下溜而逼迫下焦相火离位上乘；②为邪火，即由下焦生理之少火（相火）转化为致病的病理之火；③为假火，其表象为"火"，本质为"阴"，即"真寒假热"。

表象为火：为虚火假热，如身热、表热、面部烘热、烦热、四肢发热、烧心、口舌灼热等。其热象特点：一是部位在上在表，如体表、头面、口舌、四肢等；二是热势不甚，多为低热、微热或自觉发热。

本质属阴：病因、病位、病性均属于阴。病因为阴，病多因于饮食劳倦、喜怒忧思。病位为阴，病在于脾，脾为至阴；火自内生，内为阴，火生下焦，下为阴。病性为阴，形衰气少，虚为阴；假热真寒，寒为阴。

阴火证为脾气虚甚，"至虚有盛候"，是真虚假实之证；阴火证又为脾阳衰弱，寒从内生，逼迫虚阳浮越于外，是真寒假热之证。其主要的病理机制是内伤脾胃，中气虚衰，清气不升反下流于肾，占位迫使相火离位外越，虚阳亢奋，致阴火内燎，而出现体表、头面、口舌、四肢假热之象。

2."心火者，阴火也"释疑

李东垣说："既脾胃气衰，元气不足，而心火独盛。心火者，阴火也。起于下焦，其系于心，心不主令，相火代之；相火，下焦胞络之火，元气之贼也。""心火亢甚，乘其脾土曰热中。"心为火脏，且为阳中之阳，是"君火"。但李氏何以称之为"阴火"呢？此阴火又如何起于下焦呢？既然是"心火乘脾土"，又何谓"相火代之"呢？让人费解！

"阴阳可分"是阴阳学说的重要观点之一。心虽为阳脏，但亦有心阴心阳之别；心虽为火脏，也有阴火阳火之分。阳火（即君火）藏于胸中，故古人称胸为"纯阳之地"。肾藏元阴元阳，为五脏阴阳之本。命门之火，又名"命火""相火"，为"少火"，宅于肾中，为心火之根蒂。一方面，心火赖肾水上奉之养而下行，肾水赖下行心火之温而上行，即"心肾相交，水火既济"；另一方面，心火也必须有赖于肾中元阳之激发和温煦，即心火根于肾中之元阳。根据事物阴阳属性相对性的基本原理进行推理，藏于上焦胸中之火（君火）为阳火，根于下焦肾中之火（相火）为阴火，即李氏所言："心火者，阴火也。起于下焦，其系于心。"肾主闭藏，潜藏肾中的阴火（相火）为生理之火，外越上乘的阴火则为病理之火。脾胃为中焦，主阴阳气机之升降，为心肾阴阳、水火、上下交通之机枢，若脾胃虚甚，清阳不升，中气下陷，则清阳之气下流于肾，占位而迫使下焦相火（即阴火）离位外越，引起虚阳亢奋，而发生脾虚发热的阴火证。正如李氏所言："脾胃气虚，则下流于肾，阴火得以乘土。""脾胃虚则火邪乘之。""阳道不行，阴火上行。"上述四例病案，均是由于脾气损伤日久，水谷运化失司，升降机枢失职，致虚阳亢奋，阴火外越，从而出现各种虚火假热之象。

3."火与元气不两立"释疑

《脾胃论》有"火与元气不两立，一胜则一负"之论。火属阳，气亦属阳，气为火之用，火为气之变，因气与火同属，所以朱丹溪说："气有余便是火。"从阴阳消长的观点来观察，难以看到气与火对立制约的一面。张介宾《景岳全书》对"火与元气不两立"提出异议，认为阴与阳相互对立，寒与热相互对立，元气属阳，所以应是"寒与元气不两立"。因此只局限于阴阳对立理论是难以理解"火与元气不两立"的论点。

《素问·阴阳应象大论》说："壮火散气，少火生气。"少火，发源于命门，又名"肾阳"或"元阳"。元气，又名真气，根源于肾，滋生于脾胃，如《脾胃论》所说："非胃气不能滋。""元气之充足，皆由脾胃之气无所伤，而后能滋养元气。"肾为先天，脾为后天，先天促后天，后天滋先天，脾胃纳运必须依赖于肾中少火之温煦与鼓舞，肾藏元气必须依靠脾胃生化的水谷精微滋养，所以少火与元气是相互资生的，即"少火生气"。

朱丹溪所论之火是"阳火"，其性质为阳；李东垣所论之火是"阴火"，其性质为阴，但两者都是邪火，是病理之火，即能食气的壮火。离位的"阴火"，即由"生气"的"少火"变为"食（蚀）气"的"壮火"。李东垣从阴阳升降的角度观察火与元气的对立制约关系，《脾胃论》和《兰室秘藏》云："脾胃气虚，则下流于肾，阴火得以乘土。""火与元气不两立，火胜则乘其土位。""气衰则火旺，火旺则乘其脾土。""壮火食气，故脾胃虚而火旺"。若脾胃损伤，中气虚衰，升降失司，则清阳不升而下流于肾，占位逼迫下焦相火离位外越，生为病理之阴火。阴火内燎，既助心火亢乘，又损脾胃元气，阴火越升，元气越衰，中气越陷，如此"壮火食气""气衰火旺"，形成恶性循环。所以李东垣认为这种"食气"的"壮火"是"元气之贼"，从而创立"火与元气不两立"之千古论断。李氏的气火学说富有创造性，是对阴阳学说的丰富和发展。

（四）阴火的治疗心得

对阴火的治疗，《脾胃论》说："劳者温之，损者温之。盖温能除大热，大忌苦寒之药，损其脾胃。""唯当以辛甘温之剂，补其中而升其阳，甘寒以泻火则愈。"李东垣一反"寒者热之，热者寒之"的常规，运用以反求平的施治原则，以顺应机体升降运动的自然趋势，调复阴阳升降运动。

何晓晖教授遵李氏"甘温除热"之法，常用补中益气汤、补脾胃泻阴火升阳汤、附子理中汤、黄芪建中汤等治疗阴火证，用药精到，多出奇制胜，疗效显著。他认为以甘温为主治疗阴火证，要注意以下几点：①本证主要病机是脾气虚衰，运化失司，所以治疗关键在于振奋脾胃，健脾益气药剂量宜大，药力宜足。②阴火的发生，因于气机升降失调，中气下陷，清阳不升，而致阴火上乘，故必须调协气机之升降，柴胡、升麻、葛根主升，枳实、枳壳、厚朴主降，宜升降配合应用。③脾胃虚弱，必致中焦失衡，阴阳气血紊乱，所以在健脾益气的同时，仍应调理阴阳气血，平衡中焦。④阴火虽其性为阴，但亦属于火，所以《脾胃论》中升阳益胃汤、黄芪人参汤、补脾胃泻阴火升阳汤均在温补之中佐以少量黄连、黄芩、黄柏、石膏等泻火之药，以反求平，达健脾胃、升阳气、泻阴火之效。

李氏创立补中益气汤甘温除热，是治疗阴火证屡治屡验的千古名方。该方用黄芪、人参、白术、炙甘草扶脾之气，用柴胡、升麻升脾之阳，以复枢机升降之职，使元气内充，清阳得升，阴火自息。阴火证主要病机是脾气虚衰，但气虚无以生血必兼血虚，气虚无以推动必伴气郁，脾虚不能运湿必兼湿滞，火郁日久损津耗液必伴阴伤，所以在益气升阳的基础上仍要佐以补血、行气、运湿、养阴。补血用当归、大枣，行气用枳壳、陈皮，运湿用苍术、茯苓，养阴用葛根、沙参。方中黄芪、白术、枳壳、葛根剂量要大些。何晓晖教授常常少佐莱菔子，使升中有降，补而不滞。

4

论脾胃病治则治法

一、脾胃病四辨一体诊疗模式

中医的生命在临床，临床的关键在疗效，疗效的取得依靠科学的临证思维，诊疗模式是临证科学思维的集中体现。"辨证论治"作为传统的中医诊疗方法得到广泛运用，是中医最具特色的诊疗模式，但是随着时代的进步和学术的发展，单一的辨证论治已不能完全适应中医临床的需求。与时俱进，拓展临床思维空间，创新诊疗模式是时代发展的需要，是进一步提升临床疗效的需求。

整体观念、天人合一、神形统一、治病求本、审病求因、辨证论治、因人因地因时制宜是中医最基本的治疗思想，把辨病、辨证、辨体、辨时四者有机结合，建立综合性的更为科学实用的诊疗模式，是实现这些治疗思想的最佳路径。何晓晖教授在长期的脾胃临床工作中逐步形成的辨病－辨证－辨体－辨时四辨一体的诊疗模式，即辨病论治、辨证论治、辨体论治和辨时论治四者的综合应用，有助于对疾病本质的全面认识，有益于对疾病病机的精准把握，有利于疾病治疗效果的提高。

辨病主要是从现代医学角度对疾病进行诊断和鉴别诊断，从而明了疾病的病因病理机制，掌握贯穿于疾病始终的基本矛盾，把握疾病的预后与转归。辨证主要是将望、闻、问、切四诊所收集的资料，运用中医学理论进行分析、综合，辨清疾病的病因、病性、病位和病势，从而确定证候，为确立治则、治法和组方用药奠定基础。辨体主要是通过判断病人的体质类型，探明体质因素对疾病发生发展的影响，从而为疾病的辨证、治疗、康复和防止复发"因人制宜"提供依据。辨时主要是根据不同季节和天气变化来判断气候因素在疾病发生发展中的作用，从而为临床"因时制宜"组方用药提供帮助。何晓晖教授认为，辨病是论治的先导，辨证是论治核心，辨体是论治的基调，辨时是论治的辅佐，四辨是一个有机的整体，相互之间密切联系，相辅相成。

（一）辨病是论治的先导

病，既是西医的概念，也是中医的概念，辨病包括辨中医之病和辨西医之病。中医从《内经》开始就非常重视于病，经统计《内经》所记载的病名有100余种，相关的脾胃病有口疮、飧泄、霍乱、痢疾、胃脘痛、肠痈、肠瘤、肠覃、脾瘅、痔疮等等。《内经》载方13个，均是以病设方，如生铁落饮治狂证，用兰草汤治脾瘅。病名是对疾病全过程的特点（病因、病机、主要临床表现）与规律（演变趋势、转归、预后）的病理综合概括，是对疾病本质的认识，抓住了"病"，就抓住了疾病自始至终的主导病机，也就抓住了论治的纲领，治疗就能有的放矢。如口疮的主病机是火邪上扰；痢疾的主病机是湿热蕴肠，气滞络瘀；肠痈的主导病机是热毒蕴肠、结聚成痈。但是由于历史原因，中医疾病名称比较混乱，诊断标准不够严格与规范，病名与症名常常混淆，许多病名是症状，如胃脘痛、鼓胀、吐酸、泄泻、呕吐、黄疸、便秘等等，是多种疾病的共有临床表现，并不具有特异性的主病机，对临床论治的指导意义不是很大，所以近些年来，中医病的概念被淡化了。清·徐灵胎《医书全集·兰台轨范·序》中说："欲治病者，必先识病之名。"所以首先确定中医的病名还是有必要的。

病，则是西医临床诊疗的核心，一切医疗活动几乎都是围绕着病来展开，即辨病定治。我们所说的四辨一体诊疗模式中的辨病，主要是指西医的病，即疾病的诊断。明确疾病的诊断，是临床论治的前提，不能确诊疾病，治疗就难以下手，所以说辨病是论治的先导。

中医治病，首先明确西医的诊断，这是掌控疾病病理规律和发展趋势的需要，是选择最佳治疗方法的需要，是防范医疗差错的需要，是时代发展的必然要求。作为一名现代中医工作者，必须熟悉西医各科常见疾病的基本知识，掌握西医诊断与鉴别诊断手段和方法，善于运用现代诊断技术为中医诊疗服务。治病先进行西医辨病，不是西化，而是为中医辨证论治服务，是为了更好地提高辨证论治的效果。辨病的意义主要在以下六个方面。

1. 明确疾病诊断以防患误诊

西医辨病，就是对疾病的诊断和鉴别诊断。辨病是以现代解剖组织学、病因学、病理学、病理生理学为基础，以患者的病史、临床症状和体征以及实验室检查为依据，对疾病做出准确的诊断。同是一个胃脘痛，有可能是胃痉挛之类的功能性疾病，又有可能是胃十二指肠溃疡之类的器质性疾病，也有可能是胃癌等恶性疾病，还有可能是心绞痛放射至心窝处。临床曾多次遇到患心肌梗死的老年患者，以胃痛前来消化专科就诊，如未能及时通过心脏检查确诊则贻误病情，造成严重的不良后果。也多次遇到因未及时胃镜检查而误诊的胃癌患者，曾遇一位 21 岁的韩姓青年，平时没有任何胃部不适症状，胃痛 1 周后就诊，胃镜检查发现已是晚期胃癌。所以如果只讲辨证而不辨病，误诊的事件必然会经常发生。

2. 确定疾病病因以有的放矢

目前大部分疾病的致病原因都已经清楚了，所以明确了疾病诊断，也就能基本掌握疾病的致病原因。以脓血便为例，细菌性痢疾、阿米巴痢疾、血吸虫病、溃疡性结肠炎、结肠癌等多种疾病都可出现脓血便，其病因不同，预后和治疗方法则完全不同，传统的望、闻、问、切方法难以准确地明了脓血便的致病原因，如能借助于现代技术设备来帮助诊断，就可以弥补中医诊断方法的不足。功能性疾病是消化道的常见疾病，精神心理因素在发病中起着重要作用，情志调节也就成为其不可忽视的治疗手段，但要诊断为功能性疾病，首先必须通过相关检查排除器质性病变后才可确定。

3. 明晰疾病机理以掌控病情

每一种疾病都有特定的病理变化机制，其对疾病发生、发展和转归起着决定性的作用。以消化性溃疡为例，其发生与胃酸、胃蛋白酶、幽门螺杆菌、烟酒、药物等损害因子和黏液 – 碳酸氢盐屏障、黏膜血流、前列腺素、细胞更新、上皮生长因子等黏膜防御机制之间相互作用有关；典型溃疡呈圆形或椭圆形，急性期充血水肿明显，有炎性细胞浸润及肉芽组织形成；溃疡侵蚀血管可并发出血，向深层侵袭可穿透浆膜引起穿孔而并发腹膜炎；溃疡愈合后留有瘢痕，瘢痕收缩或与浆膜、周围组织粘连可引起病变部位畸形及幽门狭窄；部分胃溃疡可以发生癌变。认识了溃疡病的发病机制，就能把握疾病全过程的基本矛盾，就能正确地对溃疡病进行治疗、预防并发症和防止复发。

4. 明了疾病预后以掌握演变

不同的疾病都有不同的预后，如消化道功能性疾病的预后良好，而不少疾病的预后较差，有的疾病存在着生命的危险。溃疡病可并发大出血和腹膜穿孔，胆石症并发严重感染可发生急性梗阻性化脓性胆管炎和败血症；溃疡性结肠炎的并发症有大出血、穿孔、中毒性巨结肠和癌变等；Barrett 食管、萎缩性胃炎、肠上皮化生或异型增生、胃肠息肉、克罗恩病等易发生癌变，等等。老年人往往兼有多系统疾病，许多消化系统患者合并有心脑血管病，心脑血管病有猝死的危险。"上工治未病"，作为一个当代中医工作者，要对常见疾病的预后心中有数，从而"既病防变"。

5. 根据疾病差异以选择治法

中医和西医都不是万能的，各有所长所短，各有治疗的优势病种，对于消化系统疾病同样如此。有些病西医具有独特的治疗优势或特效的治疗方法，如中早期恶性肿瘤的手术切除、胃肠穿孔的手术修补、消化道大出血的紧急抢救、阿米巴肠病的抗病原体治疗、肠结核的抗痨治疗，等等。作为一名医生，不能包治百病，也不能包揽百病，而应从实际出发，从病人的生命安危出发，向病人推荐最佳的治疗措施，以达到最佳的治疗效果。

6. 依据西医理论以对病用药

西医对疾病的病因病理认识、现代诊断技术的检查报告及其中药药理研究结果，能拓宽视野和启迪思路，为中医辨证论治提供许多有益的参考。如萎缩性胃炎的主要病理变化是固有腺体减少、纤维增生、肠上皮化生和异型增生等，为中医采用活血化瘀、益气滋阴治疗提供了微观形态学依据。幽门螺杆菌是导致胃十二指溃疡、慢性胃炎、胃癌的重要致病原因，使用黄连、黄芩、蒲公英等清热解毒药成为治疗胃病的新路径。治疗过敏性肠炎在辨证用药的基础上加用乌梅、防风、蝉衣、甘草等具有抗过敏的药物。胃肠内镜的广泛应用，为中医论治提供了有益的参考，如胃黏膜暗红，或黏膜粗糙不平，或结节隆起，或息肉，均是血瘀阻滞的征象，可加丹参、三七以活血化瘀；胃黏膜充血、水肿、糜烂，多为湿热中阻，加蒲公英、黄连、黄芩，以清热燥湿；胃黏膜干燥变薄，分泌物少，多为胃阴不足，加麦冬、石斛、玉竹等，以养阴益胃。病理切片检查结果也可以为临床用药提供指导，如肠上皮化生或不典型增生，加莪术、白花蛇舌草、土茯苓、菝葜、刺猬皮等以清热解毒、活血消癥。这些都是西医疾病知识对中医治疗的帮助。

（二）辨证是论治的核心

辨证论治是中医学术特点的集中体现，是中医治疗百病的法宝。辨证是以整体观念为指导，以阴阳、五行、脏腑、经络、精气血津液等理论为依据，对四诊所收集的资料包括症状和体征进行综合、分析、归纳，在辨明疾病发生的原因、病变部位、病理性质及邪正盛衰的基础上确立证候，为论治提供依据。辨证与论治，是诊治疾病过程中相互联系、不可分割的两个方面，辨证是论治的前提和依据，准确地辨证是正确的立法、用药的保证，叶天士《临证指南医案》说："医道在乎识证、立法、用方，此为三大关键，一有草率，不堪司命。然三者之中，识证尤为紧要。"所以辨证是论治的核心。

四诊是辨证的基础，其中问诊是四诊的重要部分，要准确判断证候，就必须通过全面系统的问诊采集有关疾病资料。脾胃病的症状繁多，问诊时必须内容全面，重点突出，何晓晖教授为了能让学生更好掌握脾胃病的问诊要点，自编了一首"脾胃病六问歌"，供学生问诊时参考："一问口咽：一味二干三涩四疮五龈六食欲；二问食管：一噎二哕三呕四痛五闷六噎梗；三问胃脘：一痛二胀三酸四嘈五饥六灼热；四问胁腹：一胀二痛三坠四鸣五聚六矢气；五问大便：一形二次三色四质五血六肛感；六问全身：一神二身三温四汗五寐六史因。"（注：味包括口苦、口臭、口甜、口酸、口淡、口黏等；龈包括牙龈疼痛、出血等。呕包括呕吐、恶心、反胃、呕血等；噎梗包括吞咽困难、咽喉异物感等。痛包括隐痛、胀痛、刺痛、闷痛、冷痛、灼痛、绞痛等性质。聚指腹部包块时聚时散，走窜不定。便质包括黏液、脓血、不消化食物等；肛感包括肛门疼痛、肛门灼热、里急后重、肛门下坠、脱肛等；神包括精神、情志、心理等状况；身包括身倦、身重、四肢乏力及头身疼痛等；温是指体温及怕冷、怕热情况；史因包括既往史、现病史、家族史及发病原因等）

脾胃病辨病大致分为探求病因、落实病位、分辨病性、判断病情、审度病势、阐释病机和确定证名七个步骤。

1. 探求病因

"辨证求因"，是通过询问病史和分析病情资料来探求发病的原因。中医具有独特的求因方法，一是"问诊求因"，通过询问发病的经过及相关情况，以推断发病原因。如暴饮暴食后发生腹痛腹泻，此为伤食致病；大怒大悲后发生胃痛呕吐，此为情志致病。二是"取类比象"，把疾病的症状和体征与自然界的事物现象进行联系比较，并加以概括，以此来推测发病原因。如大便干结、口干唇燥、舌红苔黄燥少津，类似自然之燥，此为阴虚肠燥致病。三是"审症求因"，即通过分析其症状和体征来推求病因，如胃痛如刺、痛处固定、舌有紫斑，此为血瘀致病。

2. 落实病位

病位即病变所在部位，病位可分为大体部位和具体部位。大体部位有表里、内外、上中下等，如寒湿束表证、虚寒内生证、中气下陷证，均是以大体部位来定位。具体部位可分为脏腑、经络、形体、官窍等，如肝脾不和证、阳明腑实证、血瘀阻络证，均是指具体的部位。落实病位，是通过对病情资料的分析，以确定病变所在的上下表里、脏腑经络、形体官窍等。脾胃病的主要病位有胃、脾、食道、小肠、大肠、肝、胆，并涉及心、肺、肾等脏腑。

3. 分辨病性

病性包括寒热病性和虚实病性。寒热是辨别疾病性质的纲领，寒热最能反映疾病中机体阴阳的偏胜偏衰，所以辨清疾病的寒热属性，就能把握住患者机体阴阳盛衰的基本状况。虚实主要是反映病变过程中人体正气的强弱和致病邪气的盛衰，邪实有风、寒、湿、热及痰、瘀、石、虫、食、毒之分，正虚有气、血、精、津液及阴、阳之别，在辨证中只有正确辨别了虚实，论治时才能攻补适宜，免犯虚虚实实之误。在分辨病性时，要特别注意寒热真假和虚实真假的辨别，当疾病发展到严重阶段时，会出现一些与病证本质相反的假象，即真热假寒、真寒假热、真实假虚、真虚假实，这就要求我们认真仔细地辨别症状和体征的真假，从纷纭复杂的病情中把握病证的本质。

4. 判断病情

病情有轻重缓急，治疗分标本先后，辨证中医生必须迅速对病情做出总体评估与判断，以便把握抢救和治疗的最佳时机。如脾胃虚寒或肝胃不和的腹痛，病情较缓，治疗可从长计议；而热毒炽盛或腑闭热结的腹痛，可致内闭外脱之危候，若不及时救治，则可危及生命。所以在临床上要辨证与辨病结合，正确判断病情，抓住主要矛盾，分清病证的主次先后和病情的轻重缓急，"急则治其标，缓则治其本"，以达到救治病人的最佳效果。

5. 审度病势

病势，是指病变发展演变的趋势。疾病处于不断地运动变化之中，病位可发生表里之间、脏腑之间、经络之间的传变，病性可发生寒热之间、虚实之间的转变，一种疾病可以并发另一种疾病，一个病证可以变化成另一个病证。转归，是指疾病发展的最后结局，有痊愈、死亡、缠绵、后遗等。审度病势，就是为了把握病证发展与演变的趋势，推测病证的转归与预后。如慢性胃炎脾胃湿热证日久不愈，可阻滞气血而成为气滞血瘀证，进一步发展又可演变成胃络瘀阻、气血虚衰的恶性病证。又如急性胰腺炎，肝郁气滞、肝胆湿热等轻证未能及时救治，可演变为腑闭血瘀、内闭外脱、气阴两竭等重证。《素问·四气调神论》提出"不治已病治未病"，就是要求医生能准确把握疾病发生、发展、变化的规律，从而做到"未病先防"和"既病防变"。

6. 阐释病机

每一个证，都有其发生、发展、变化及其转归的机理。如果把病因、病位、病性、病势等问题基本搞明白了，该证的基本病机也就清晰了。如脾胃病中最常见的肝郁气滞证，该证多因情志不遂、肝失疏泄所致，由于肝气失于疏泄，导致气机郁滞，经络不利，而出现情志抑郁、胸胁痛闷；肝气可横逆乘脾犯胃，肝脾不和则腹痛、腹泻、肠鸣，肝胃不和则胃痛、呕吐、嗳气；肝郁可化火，火灼胃津，则致胃阴亏损；肝气郁结日久，气滞则血瘀，导致血瘀之证；气不利则水不行，湿聚则生痰，痰瘀交结则成噎膈、积聚等重病顽疾。明白了病证的病理机制，论治才能胸有成竹。

7. 确定证名

确定证名，就是通过辨析证候的病因、病位、病性、病情、病势、病机之后，进行病因、病位、病机的高度概括，提出完整的证名诊断。证名要包括病因、病位、病性以及病机等内容，如大肠湿热证，病因为湿热，病位在大肠，病性以热以实为主，病机是湿热内蕴大肠，气血失和，传导失司。脾胃病大多数是一个慢性过程，由于病人体质不同，病程变化不同，治疗过程不同，故疾病中所表现的证候可发生不断的变化，病情的变化可使较单纯的证变成复杂的夹杂证。因此，辨证是一个动态的过程，一旦证候发生了变化，其证名诊断也应随之而变。

（三）辨体是论治的基调

体质是人体在先天禀赋和后天获得的基础上所形成的形态结构、生理功能和心理状态方面综合的、相对稳定的固有特征。不同的体质，由于正气强弱、阴阳偏衰的差异性，因而对某些致病因素有着易感性，或对某些疾病有着易罹性、倾向性，从而形成某些（类）疾病发生的基础，如"肥人多中风""瘦人易痨嗽"。消化病的发生与体质密切相关，如十二指肠溃疡多发生于气虚质和阳虚质之人，肠易激综合征易发生于气郁质之人，胃肠肿瘤易发生于血瘀质之人。体质又影响着疾病病机的变化，如同为脾胃湿证，阳盛之体易从阳化热成为湿热之证，阴盛之体易从阴化寒成为寒湿之证。体质状态也是预测疾病预后和"治未病"的重要依据，如血瘀质慢性胃炎患者若伴有中重度肠上皮化生或异型增生，就要高度警惕恶变的发生。体质是疾病发生、发展、变化和转归的重要内在因素，是证候形成的生理病理基础，也是论治时组方遣药的根据，清代医学大家叶天士强调治病"平素体质不可不论"，所以辨体是论治的基调。

辨体，就是通过对病人体质类型的辨析，探明其体质在所患疾病病因病机中的影响和作用，从而为疾病的治疗、康复和预防复发提供依据。古今医家都非常重视体质的辨析，如《素问·疏五过论》说："圣人之治病……从容人事，以明经道，贵贱贫富，各异品理；问年少长，勇怯之理，审于分部，知病本始。"强调诊病须先明其体质。张仲景在临证用药时更加重视病人的平素体质，如以"平人""强人""羸人""湿家""汗家"等来描述患者的体质状况和提出用药宜忌。张介宾《景岳全书》说："当识因人因证之辨。盖人者，本也；证者，标也。证随人见，成败所由。故当以因人为先，因证次之。"把辨体放在本的位置。当代中医大家蒲辅周强调："治病不可见病不见人。"魏长春指出："中医治病，以人的体质及受病原因为处方用药要旨。"这些都是辨体论治的宝贵经验。王琦教授全面系统地阐发了中医体质学说，所倡导的"辨体－辨病－辨证诊疗模式"，在脾胃病诊治中具有重要的指引作用。辨体主要包括以下四个方面内容。

1. 判定体质类型

患者走进诊室就开始进入了我们医生的观察视野，《难经》有"望而知之谓之神"之论，从病人的胖瘦强弱、面容气色、言行举止中，我们就能大致对患者的体质有初步的印象，再经过问诊了解其平时的生活习惯和发病情况，结合舌诊、脉诊等综合分析，就能基本确认患者的体质类型了，所以辨证的过程也是辨体的过程。常见的体质类型有平和质、气虚质、阳虚质、阴虚质、痰湿质、湿热质、血瘀质、气郁质、特禀质九种，但临床上以各类型相兼体质为多见。

2. 分析体质影响

体质确认后，把体质与诊断的疾病和确定的证候联系起来，探求它们之间是否存在着相关性。体质与某些脾胃病的发病倾向密切相关，如十二指肠溃疡患者多为阳虚或气虚体质，功能性消化不良、肠易激综合征与气郁体质关系密切，胆囊炎、结肠炎等与湿热体质相关。体质是形成"证"的重要生理病理基础，所以体质常决定临床证候的类型。以胃脘痛为例：气郁质者易发生肝胃不和证，阳虚质者易发生脾胃虚寒证，阴虚质者易发生胃阴不足证，血瘀质者易发生血瘀阻络证。体质也常常影响着证候的发展与转归，如胃气虚质进一步发展可演变为中气下陷证，胃血瘀质可发展成胃络瘀阻证。此外，过敏性疾病（如过敏性胃肠炎）常见于特禀体质。

3. 兼顾体质因素

因为体质是病证的重要生理病理基础，所以体质也成为论治时组方用药的重要根据。不论何种病证，凡气郁质者应注意疏肝理气，湿热质者兼以清热化湿，气虚质者辅以健脾益气，血瘀质者施以活血化瘀。何晓晖教授曾治疗一位慢性乙型肝炎大学生患者，经省级医院西药抗病毒治疗 1 年，肝功能不能恢复，HBV–DNA 持续阳性，食少、神疲、失眠、消瘦，家长万分焦急。通过临床观察和了解病史，得知患者平素性格内向，情绪抑郁，患病后因病致郁，唉声叹气，精神萎靡。辨体为气郁型体质，辨证为肝郁湿阻，以柴胡疏肝汤为主兼以健脾安神治疗。1 周后精神明显好转，食增寐安，3 周后复查肝功能恢复正常，HBV–DNA 转为阴性，全家喜出望外。此外，由于体质差异，病人对药物的耐受性和反应性不一，因而用药的剂量和毒副反应也存在差异，以大黄为例，有人用 3 ~ 5g 就能通便，而有人用量超过 15g 却不能显效。

4. 调养体质善后

脾胃病最易复发，预防复发是论治的重要内容。体质是发病的内在基础，也是疾病复发的重要因素。如阳虚质者，十二指肠溃疡易反复发作；湿热质者，慢性肠炎易缠绵反复；血瘀质者，胃肠息肉易反复发生。所以，指导患者体质调治，对巩固疗效和预防疾病复发极为重要。临床可指导患者通过饮食调养、运动调养、起居调养、精神调养、药物调养等手段来改善体质，如能持之以恒，就会达到防止复发的理想效果。

（四）辨时是论治的辅佐

天人合一，因时制宜，是中医对疾病论治的又一特色。《内经》中有丰富的辨时论治的思想，《素问·宝命全形论》说："人以天地之气生，四时之法成。"一年四季的气候，有温热凉寒的变化，人体的脏腑阴阳气血与之相通应，亦发生着相应的变化，所以《素问·八正神明论》强调治疗疾病时要"以时调之"。《素问·六元正纪大论》所说的"用寒远寒，用凉远凉，用温远温，用热远热"，是对辨时论治的精辟概括。李东垣阐发了《内经》时间医学思想，他在《脾胃论》中说："人身亦有四时。""天地四时之阴阳，人之十二脏应之。"并明确指出："凡治病服药，必知时禁……冬不用白虎，夏不用麻黄。"他倡导四时用药："夫诸病四时用药之法，不问所病，或温或凉，或热或寒，如春时有疾于所用药内加清凉风药，夏月有疾加大寒之药，秋月有疾加温里药，冬月有疾加大热药，是不绝生化之源也。"李氏时间医学思想值得我们学习与借鉴。

脾升胃降为全身气机升降之枢纽，其生理运动同样要适应一年四季升浮降沉的气候变化，所以治疗脾胃病一定要关注四时季节，在组方用药时要充分考虑四时气候对脾胃的影响，选用一些时药，以协调人体与外界环境的关系。此外，时间医学还包含周日节律、周月节律，依据生命节律而择时服药、择时针灸，以提高治疗效果。辨时，包括以下三个方面内容：

1. 明确当前季节和节气

春夏秋冬四时气候有不同特点，容易发生季节性疾病，如《素问·金匮要言论》所说："春善病鼽衄，仲夏善病胸胁，长夏善病洞泄寒中，秋善病风疟，冬善病痹厥。"也容易引起相应部位的疾病，如《灵枢·四时气》所说："四时之气，各不同形，百病之起，皆有气生。"消化系统疾病同样与四时季节变化密切相关，如春天肝病和胃痛最易复发，炎夏暑湿最易阻滞胃肠，夏末秋初易患湿热腹泻，冬季虚寒性胃肠疾病常常病情加重。据研究表明幽门螺杆菌的感染率有明显的季节性分布特征，以 7～8 月份为高峰，7、8 月份正值长夏时节，脾胃与长夏之气相通应，这也可能是长夏为脾胃病好发季节的原因之一。

2. 分析当前气候顺与逆

六气是风、寒、暑、湿、燥火六种正常的自然界气候，其变化具有一定的规律，当气候变化异常超过了一定的限度，六气太过或不及，非其时而有其气，如春天应温而反寒，秋天应凉而反热；或气候变化过于急骤，暴冷暴热，机体如不能与之相适应，则可导致疾病的发生。反常气候容易诱发胃肠病的发生或加重病情，如急骤降温时，许多胃病患者胃痛、胃胀、胃酸等症状可加重，腹泻发病率也明显增加。

3. "以时调之"用时药

《素问·八正神明论》提出的"以时调之"治疗原则，就是根据不同气候特点，在组方用药时充分考虑气候因素对疾病的影响，选用一些时药来协调人与气候之间的关系。脾胃病发生发展与气候变化关系密切，所以应效法东垣重视时药的应用，如春天阴雨之季，可选用佩兰、藿香、苍术、砂仁、蔻仁等芳香化湿药以醒脾助运；夏日炎暑之季，可选用荷叶、黄连、莲心、竹叶等清热祛暑药以清泄胃热；秋天温燥之季，可选用桑叶、杏仁、芦根、天花粉、百合等生津滋润药以润中祛燥；冬日寒冷之季，可选用桂枝、干姜、生姜、蜀椒等辛温祛寒药以温中散寒。

（五）临证四辨配合应用

西医的"辨病论治"，是运用西医的知识和现代技术对疾病作出诊断和相应的治疗；中医的"辨证论治"，是运用中医学理论辨析疾病的表现以确立证候、确定治则及组方用药。中医辨证论治与西医对症治疗相比，有其明显的优越性，它整体观念较强，以人为本，更重视人体的内在抗病能力，具有更大的治疗多样性和灵活性，尤其是对某些西医不能做出诊断且无法治疗的疾病，亦有丰富的治疗对策和手段。但由于历史条件的限制，辨证论治只是直观地对疾病进行观察、分析和判断，对疾病的病因、病位、病机认识不够深入细致，难以十分精确地把握疾病的转归和预后，而西医辨病正好能弥补中医辨证的不足。辨病与辨证的结合，既能反映对疾病认识的宏观整体性，又能体现对疾病认识的微观针对性，取长补短，相得益彰。

体质在疾病发生、发展、演变、转归中起着重要作用，体质因素深刻影响着不同证候病机的形成，所以疾病、证候的产生无不系于体质，病证是标，体质为本。"治病必求于本"，辨证论治主要针对证候的治疗，而辨体论治则是以人的体质作为认知对象，把握其健康、疾病的整体要素与个体差异，在此基础上制定防治原则，"因人制宜"选择相应的治疗、康复、预防、养生方法。所以从某种意义上说，辨证论治是治标，辨体论治是治本。辨证论治与辨体论治相结合，既能针对性解决疾病现阶段主要病理矛盾，又能充分考虑人的整体体质因素从而实施个体化治疗，达到标本兼顾。

人生活在大自然中，必须适应自然界的变化，所以在治疗过程时也要根据春夏秋冬的气候变化，择时用药，从而遵循"因时制宜"治疗原则，体现"天人合一"的生命理念。

附：临床病案举例

病例1：贺某，男，59岁，农民，江西抚州市人。2008年11月6日初诊。

主诉：胃脘刺痛、灼热、嘈杂半年余。

病史：嗜好烟酒30多年，时有胃脘胀痛。半年来胃脘刺痛、灼热、嘈杂，在当地多家医院治疗不效，前往北京首都医科大学某附属医院（其女儿进修的医院）诊治。胃镜诊断为"Barrett食管、慢性萎缩性胃炎"，病理诊断为"食管炎、食管上皮柱状化生；胃窦及胃角中 – 重度慢性萎缩性炎，结肠型肠上皮化生及部分腺管上皮轻度异型增生"；Hp（–）。因西医无特殊治疗方法，西医专家建议中医药治疗，遂回江西求治。

初诊：胃脘灼痛，日夜不休，时疼痛如锥，嘈杂易饥，稍食则胀。纳食不馨，口干，二便调，寐欠安定，疲乏无力，不能参加田间劳动。面青灰暗，舌质暗紫，两侧可见3块黄豆大小的瘀斑，舌下络脉青紫粗张，苔薄黄少津，脉弦带滑。辨病为"萎缩性胃炎、肠上皮化生和异型增生"；辨证为"脾胃阴虚，血瘀阻滞"；辨体为"湿热兼血瘀质"；辨时为"初冬气凉"。治拟健脾养胃，清化湿热，逐瘀抗化，以经验方扶正抗化汤加减治疗。处方：

太子参 20g，北沙参 15g，茯苓 20g，薏苡仁 30g，丹参 15g，赤芍 15g，莪术 10g，刺猬皮 10g，穿山甲 3g（冲），鸡内金 10g，姜半夏 8g，瓦楞子 15g，蒲公英 20g，白花蛇舌草 15g，大黄 2g，枳壳 12g，14 剂。

1 日 1 剂。并对病人进行心理开导和饮食指导。

二诊：服药 2 周，诸症见缓解，胃脘灼热及嘈杂明显好转，纳增，时有嗳气。大便溏，舌脉如前。初见成效，守方去大黄，加三七 3g（冲），土茯苓 30g，21 剂。

三诊：病情进一步好转，灼热已轻，体力有增，面黄转好，近日因饮食不节，胃脘时疼痛胀闷，大便已实，夜寐好转。舌暗紫见轻，脉细弦。去穿山甲，加干姜 4g，太子参改 30g，28 剂。

四诊：时有胃脘灼热，纳食佳，睡眠安，精神已充，能下地劳动，舌紫变淡，两侧紫斑缩小。莪术改 15g。28 剂。

复诊：服药近百剂，除偶有胃部灼热外，其他症状均消失，完全恢复劳动能力。面色已红润，舌色已基本正常，左侧紫斑已消失，右侧紫斑缩小且色浅，脉细弦稍滑。复查胃镜，诊断为"Barrett 食管，萎缩性胃炎伴胃窦轻度糜烂"，病理诊断为"轻 - 中度萎缩性胃炎，轻度肠上皮化生，未见异型增生"。患者临床症状已基本消除，胃镜及病理切片也明显好转，仍以健脾益气养阴、清热逐瘀散结之法治疗。处方：

太子参 20g，黄芪 15g，石斛 15g，丹参 15g，姜半夏 10g，赤芍 15g，莪术 15g，木香 6g，枳壳 15g，土茯苓 20g，石见穿 15g，黄连 4g，白花蛇舌草 20g，蒲公英 15g，刺猬皮 8g，田七粉 3g（冲），鸡内金 10g。28 剂。

以上方为基本方加减变化又治疗 5 个月，前 2 月每日 1 剂，后 3 月 2 日 1 剂。病情日益转佳，胃部无不适，体重增加了 11kg。2009 月 8 月 6 日于南昌大学一附院复查胃镜，诊断为"非萎缩性胃炎，Barrett 食管"，病理切片提示"中度慢性浅表性胃炎，轻度肠上皮化生，未见结肠型肠上皮化生和异型增生现象"。再以前方加减治疗 3 月，2 日 1 剂。之后服猴菇菌片、六味地黄丸巩固疗效，防止 Barrett 食管变化。2 年后回访，患者一切如常，食管无变化。

体会：本案为中重度萎缩性胃炎、结肠型肠上皮化生、异型增生，是典型的胃癌前病变，也是难治性疾病，经过中医药近 1 年的治疗，终于化险为夷，得以基本痊愈。四辨一体的诊疗模式，是本案能获取佳效的认识基础。

西医的胃镜和病理学诊断，为治疗明确了方向和目标，也为治疗效果的评判提供了微观、客观的依据。病理学的疾病诊断是本病论治的先导，其有三个方面的意义：

①全面把握了疾病的整体演变过程，以逆转癌变为治疗主线，目标明确，重点突出；②针对癌前病变有的放矢治疗，自始至终选用了对肠上皮化生具有良好作用的药物如土茯苓、白花蛇舌草、刺猬皮、石见穿、鸡内金等；③以病理切片为疗效评判依据，以细胞病理学改善为最终目的，临床症状消失后仍坚持治疗半年，故治疗较彻底，疗效较巩固。

辨证论治是获取疗效的保证。本案始终以中医辨证论治为核心。患者胃脘疼痛如锥，舌质紫暗、瘀斑，舌下青筋曲张，面色灰暗，此为胃络瘀阻之有力证据，此瘀为热毒痰瘀之交结，所以活血逐瘀贯穿于本案治疗的全过程。处方以丹参、三七活血化瘀，以赤芍、石见穿清热祛瘀；以莪术、刺猬皮、穿山甲破结散瘀，以半夏、瓦楞子、鸡内金软坚解瘀。枳壳、木香行气活血，血活则瘀散，瘀散则病愈。导致血瘀的原因是湿热蕴阻，湿性黏滞，阻滞血行；热灼阴液，津伤血滞，故佐以清热化湿之药蒲公英、薏苡仁、黄连、茯苓等。胃病日久，必伤脾气胃阴，以太子参、北沙参、黄芪、石斛健脾益气养阴。全方以整体观念为指导，祛邪为主佐以扶正，逐瘀为重兼以行气，虚实兼顾，标本同治，脾胃共理，阴阳并调。舌诊是中医诊察疾病独特的手段，"舌为胃之镜"，最能反映脾胃的生理和病理状况，通过舌象的观察可以较确切地推测胃病的病性和病势。本例患者全舌紫暗，舌边紫斑，舌下络脉青紫粗胀，准确地反映了胃络瘀阻的病理状态，治疗过程中始终把舌象变化作为观察疾病进退的客观指标，舌象改善与病理好转几乎同步出现，最终舌象恢复正常，胃黏膜萎缩、结肠型上皮化生、异型增生也基本消失。中医宏观舌象观察与西医微观病理检查取长补短，大大丰富了脾胃病的诊断手段。

患者嗜好烟酒数十年，酿湿生热，湿热阻滞气血，日久而形成了湿热兼血瘀体质。因此在治疗的全过程中，不仅重在活血逐瘀，且兼以清化湿热，以除起病之根，湿热化则血瘀散。人与天地相应，脾胃病治疗须"本于四时"，初诊时正值冬季，气候寒凉，故方中少佐干姜以温中散寒。此后春夏之季，天气温热，少佐黄连以清中泄热，从而协调人与天地气候的关系。总之，辨病、辨证、辨体、辨时四者结合论治，是此疑难病例治疗成功的要诀。

病例 2：饶某，男，57 岁，农民，江西东乡人。2002 年 1 月 8 日初诊。

主诉：胃痛、胃胀 3 个月，加剧 10 天。

病史：自年青时起嗜好烟酒，胃脘时常不适。3 个月来胃脘疼痛频作，10 天前因外出着凉，诱发疼痛加剧，到县人民医院胃镜检查发现胃体部有一个 5cm×4cm 巨大溃疡，Hp（＋），高度怀疑为恶性溃疡，决定采用手术治疗。患者身体虚弱，上手术台后因恐惧而虚脱昏迷，经抢救苏醒后拒绝手术，因而求治于中医。

初诊：胃脘疼痛如灼如刺，嘈杂难忍，得温饮稍缓，不思食，食后则胀满，时吐酸嗳气，口苦，大便色暗黑，一日一行。面黄消瘦，神疲乏力，四肢不温。舌质淡暗，苔黄稍腻，脉细按之稍弦。辨病为"胃巨大溃疡"；辨证为"脾虚血瘀湿阻、寒热虚实夹杂"；辨体为"湿热兼气虚质"；辨时为"冬季大寒"。治拟和中调胃，寒热虚实气血并治，佐以西药制酸。和胃调中汤合失笑散加减治疗。处方：

姜半夏10g，党参15g，干姜5g，黄连5g，吴茱萸3g，白芍15g，五灵脂10g，蒲黄10g，蒲公英15g，白及15g，海螵蛸15g，瓦楞子15g，茯苓15g，枳壳15g。7剂。

1日1剂。另奥美拉唑20mg，1日2次。

二诊：服药2剂后，疼痛减轻，7剂后胃脘痛消失，纳食增加，精神好转，黄腻苔已少。上方加田七粉3g。14剂。

三诊：胃部已无不适。请原医生复查胃镜，出乎意料原5cm×4cm溃疡已缩小为1cm×0.8cm大小，恶性溃疡已可排除。前方加丹参15g，黄芪20g，黄连改4g，21剂。奥美拉唑20mg，1日1次。

复诊：精神已振，体重增加，纳食恢复正常，无不适症状，舌质淡红，苔白稍滑，脉细有力。再次复查胃镜，胃体溃疡全部愈合，留有一个0.3cm×0.3cm大小疤痕，Hp（－）。病已痊愈，以六君子汤合当归补血汤加减，健脾和胃，补益气血，2日1剂。并告之生活饮食调节，戒烟限酒，以防复发。5年后患者因久咳不愈前来求治，得知五年胃无不适，身体健康。

体会：患者患巨大溃疡，为手术治疗指征，因不能耐受手术而接受中医治疗，起效迅速，效果显著，2个月巨大溃疡完全愈合，5年无复发，总花费不到千元。辨病、辨证、辨体、辨时四者相结合，是本案诊疗的基本思路，现代胃镜和实验技术为本案治疗提供了病理学的依据，从而对本病可能发生的病理变化如恶变、出血、穿孔等做到心中有数，未病先防。现代中药药理知识又为组方遣药提供了参考，如应用蒲公英、黄连等药抗幽门螺杆菌，消除溃疡炎症反应；应用白及、瓦楞子、五灵脂、蒲黄等中和胃酸，保护胃黏膜，促进溃疡愈合；应用三七、丹参改善胃黏膜血液循环，提高溃疡愈合质量。质子泵抑制剂具有强大的制酸作用，治疗初始应用奥美拉唑辅助中药，加强抑酸作用，以迅速控制病情。

患者临床症状复杂，寒热虚实夹杂，阴阳气血俱病，所以紧紧抓住其证候特点，以"衡"为治疗大法，把平衡阴阳气血、寒热虚实贯穿于治疗的全过程，所用的调中和胃汤、左金丸、失笑散、当归补血汤等均为平调阴阳、气血、寒热、升降、虚实之剂。患者嗜好烟酒，生湿生热，日久必伤脾胃，中气化生不足，故病人为湿热兼气虚体质，治疗中以黄连清热燥湿、半夏辛温燥湿以祛湿热，以党参、茯苓、白术健脾助运以益中气。患者素有中寒，又值严冬之季，因感受寒邪而病情加重，方中以干姜、吴茱萸为时药，内温中阳，外驱寒邪。辨病、辨证、辨体、辨时四者的结合，为本例重症患者诊疗提供了更开阔的诊断视野和更缜密的治疗思路。

病例 3：廖某，女，64 岁，退休教师，江西南昌市人。2010 年 3 月 10 日初诊。

主诉：胃脘刺痛、胸闷不适 2 年。

病史：患者性格内向，忧虑多愁。近 4 年来，经省级医院检查陆续发现有"脑垂体瘤""甲状腺囊肿""子宫颈息肉""结肠多发性息肉""疣状胃炎〔（病理切片糜烂性胃炎，中度肠上皮化生，Hp＋)〕"。每年 CT 检查脑垂体瘤有不断增大趋势，结肠息肉年年在内镜下摘除，年年复查又有多个新的息肉生长。疣状胃炎屡经西医和中医治疗无效，胃体黏膜痘疹样隆起日益增多。自春节以来症状加重，经朋友介绍来本专家门诊诊治。

初诊：形体消瘦，面色苍黄，胃脘胀闷，左胁刺痛，胸闷，嗳气频繁，肠鸣，腹部时聚包块，情绪忧郁，愁眉苦脸，喜叹气，大便时溏，纳少，夜寐不宁。舌质暗红，苔薄黄，脉细稍弦。辨病为"疣状胃炎""结肠息肉"；辨证为"胃肠血脉瘀阻"；辨体为"气郁、血瘀质"；辨时为"春季风旺"。治宜疏肝理气，活血化瘀，血府逐瘀汤主之。处方：

柴胡 10g，白芍 12g，枳壳 15g，红花 6g，当归 10g，川芎 8g，赤芍 12g，石见穿 15g，三七 3g，刺猬皮 10g，五灵脂 10g，蒲黄 10g，姜半夏 10g，黄芪 15g，郁金 10g，鸡内金 10g，7 剂。

并向患者解释疾病状况，解除患者沉重的心理负担。

二诊：胃胀、胁痛好转，纳稍增，寐差，神疲。守方去川芎，加夜交藤 30g，酸枣仁 15g，14 剂。

三诊：脘腹胀痛已减轻，但时有烧心、心烦，手心热，舌质暗见好转，脉细弦数。前方去黄芪、半夏，加丹皮 10g，山栀 8g，北沙参 15g，14 剂。

四诊：胃热、心烦、手心热缓解，寐好转，精神见好，大便溏，一日数次，时头晕头痛，嗳气仍频。上方去五灵脂、蒲黄，加茯苓 20g，延胡索 15g，14 剂。

复诊：以上方为基本方随症状变化而加减治疗四个半月，症状逐渐减轻。7 月 28 日回原医院复查脑 CT 及肠镜，脑垂体瘤未见增大，结肠未见有息肉生长。患者兴奋不已，精神振作，治疗信心大增，仍要坚持治疗。因被单位返聘工作，煎药不便，改服中药颗粒剂。处方：

黄芪 15g，太子参 10g，当归 10g，赤芍 10g，丹参 10g，石见穿 15g，蒲公英 15g，刺猬皮 6g，王不留行 10g，夜交藤 15g，土茯苓 15g，半夏 10g。

在此方基础上加减变化治疗 4 个月，症状基本消失，纳佳，寐安，便调，体重增加 3.5kg。12 月 29 日复查胃镜，结果为"非萎缩性胃炎，胃体疣状物消失，胃窦黏膜光滑，Hp（－）"病理切片诊断为"浅表性胃炎，轻度肠上皮化生"。病已基本痊愈，为了防止复发，嘱长期服用逍遥丸、猴菇菌片及隔日服三七粉 2g。

体会：患者通过西医各项检查诊断为脑垂体瘤、甲状腺囊肿、结肠息肉、子宫颈息肉、疣状胃炎、肠上皮化生等多内脏增生性病变，中医辨证必然是"血瘀证"，西医的辨病为中医辨证提供了充分的诊断依据。中医寻求病因的常用办法有"问诊求因""审症求因""取类比象"等，随着时代的发展，现代科学各种检查手段，成为了望、闻、问、切的延伸和发展，为中医辨证提供了客观依据，"影象观察""实验检测"等也成了中医寻找病因的新途径。本例患者就是通过西医诊断手段来确定中医证候类型的。

体质是形成"证"的生理病理土壤，体质常常决定疾病的证候类型。患者全身多处有血瘀阻滞，且反复发生，由此可见患者体质为"血瘀质"。血的运行有赖于气的推动，气行则血行，气滞则血滞，患者素来性格内向，情绪忧郁，好愁易悲，以致肝气郁结，气机不展，故时常胸闷喜叹、嗳气频繁、肠鸣不休、腹聚包块等，依此又可以判断其为"气郁质"体质。患者由气郁致血瘀，形成了"气郁兼血瘀"体质，并且成为了所患全身多处增生性病变的生理病理基础。所以治疗的全过程，始终紧紧抓住气滞血瘀这一主病机，在疏肝解郁的基础上或活血散瘀，或破血逐瘀，或软坚化瘀，经过 10 个月的治疗，终于获得气行瘀除的良好效果。俗话说"江山易改，本性难移"，体质的纠正是长期的、艰难的，所以在疾病基本治愈后，仍要求患者坚持服用逍遥丸、三七粉等行气活血药，并嘱精神及生活调摄，以防复发。患者初诊时正值早春之季，肝气主令，肝旺犯中，故胃病加重，处方中以柴胡、郁金疏泄肝气，以应时令变化。

病例 4：万某，男，2 个月零 25 天，江西南昌县人。2011 年 7 月 19 日初诊。

主诉：大便水样泻 20 日。

病史：患儿出生时身体如常。20 天前开始大便溏泻，一日数次，经县医院治疗不效，便如水状，而转省某儿童医院住院治疗，半个月中经抗炎、补液等多种方法治疗腹泻不止，1 日 10 余次，进食或进水 5 分钟后即水样泄泻，花去医药费近万元。因怀疑为胃肠先天畸形建议转上海治疗，父母在临行前一天下午抱患儿试请中医诊治。

初诊：患儿精神萎靡，泄泻清稀，小便短黄，低热头汗，口渴欲饮，皮肤枯瘪，哭而无泪，腹胀而软，肠鸣声响，肛门不赤，舌质偏红，苔黄白腻，指纹青紫达命关。辨病为"婴儿腹泻"；辨证为"暑湿腹泻"；辨时为"夏季炎暑"。治拟清暑化湿，和中止泻，新加香薷饮合藿香正气散加减治疗。处方：

金银花 4g，连翘 3g，厚朴花 2g，香薷 2g，扁豆 3g，藿香 3g，佩兰 3g，黄连 1g，荷叶 3g，葛根 5g，车前子 3g。2 剂，1 日 1 剂，水煎频频喂服。

2 天后患儿父亲来电报喜，服药 1 剂后，大便即成糊状，1 日 3～5 次；服药 2 剂后大便已成条状，1 日 2 次，身热见退，饮食正常，病已痊愈。

体会：7 月中旬，南昌正值炎热之时，天暑下逼，地湿上蒸，湿热弥漫。患儿正气未充，脾胃娇嫩，最易感受湿热病邪，致运化失司，水谷不化，故腹泻不止。西医不论气候变化，千篇一律施治，花费万元而不效。中医治病讲究"天人相应"，辨证为暑湿腹泻，遵《内经》"以时治之"之旨，治拟清暑化湿，和中止泻。一剂知，二剂愈，花费不满 10 元。中医"天人一体"的整体治疗观，临床应用得当，如此效如桴鼓。

二、脾胃病治疗一字经——衡

何晓晖教授在 40 多年的中医临床工作中，探索、领悟和总结的脾胃病治疗一字经——衡，疗效确切，重复性好。在此介绍他以衡法治疗脾胃病的经验，与同道们共享。

（一）衡法的基本概念

《周易》曰："保合太和，乃利贞。"《中庸》曰："中也者，天下之大本也，和也者，天下之达道也。""和"是中国传统文化中最具特征的哲学思想，是中华民族核心的价值观念和崇高理念。"和"，这一哲学思想渗透于政治、经济、生活、健康等各个方面，如"天地人和""协和万邦""和群济众""家和万事兴"等。"和"也是《内经》的核心理念，贯穿于中医生理学、病理学和预防治疗学整个理论体系。"和"，是人体生命健康和谐的最佳状态，包括人体的心身和谐、脏腑和谐、气血和谐、精气神和谐及人与自然和谐等丰富内涵。求"和"，是中医预防和治疗思想的集中体现，"执中致和""执和致平"是中医药学治疗疾病最重要的思想原则，如《内经》所言："因而和之，是谓圣度。"

衡，原义指称杆，泛指称、天平等衡器。《前汉律历志》曰："衡，平也，所以任权均物，平丈之器可运转者。"《礼记·曲礼下》谓："大夫衡视。"可见"衡"与"平"

相通，衡即平衡、均衡之义。"衡"，是人体健康和谐在生命活动中的具体体现，如阴阳平衡、代谢平衡、气血平衡、脏腑平衡、经络平衡、升降平衡等。若机体脏腑、阴阳、气血、升降平衡失调，必然导致疾病的发生。《素问·至真要大论》说："谨察阴阳所在而调之，以平为期。"中医治疗就是针对偏差加以调整，促使机体重新趋于平衡，即"以平为期"。

和法，即调和之法，有广义和狭义之分。广义和法，囊括了各种治法，如张介宾所说："和方之剂，和其不和者也。凡病兼虚者，补而和之；兼滞者，行而和之；兼寒者，温而和之，兼热者，凉而和之，和之为义广矣。"包括调和机体之阴阳、表里、营卫、气血、津液、寒热、虚实，等等。狭义和法，是中医治疗八法之一，仅包括和解少阳、调和肝脾、调和寒热、表里双解等。广义"和法"是总体治疗思想，狭义"和法"是一种具体治疗法则。

衡法，即平调、平治之法，是中医治疗学中一个具体的法则，通过平调、平治达到人体阴阳、脏腑、经络、气血、津液、升降、出入的相对动态平衡。衡法是"和"思想在治疗学中的具体应用，"和"，是衡法治疗的目的和追求，"和"是目标，"衡"是手段，即由衡达平，由平至和。正如《素问·至真要大论》所说："谨守病机，各司其属……以致和平。"

衡法内容丰富，应用广泛，在脾胃病治疗中的具体运用包括燮理纳运、斡旋升降、权衡润燥、平衡阴阳、平调寒热、兼顾虚实、调畅气血、调和脏腑、调谐心身、调协内外等十个方面，通过平衡之法，使脾胃纳运相助、升降相因、润燥相宜，气血和调，脏腑和协，阴平阳秘，机体安康。衡法既根源于和法，又不完全同于和法，衡法是和法的拓展，是和法在脾胃病中的具体应用。

（二）衡法的历史沿革

《内经》是中医学的理论渊源，包含着丰富的"中和"和"平衡"的哲学思想。"和"字，《素问》出现了79次，《灵枢》出现了74次；"平"字，《素问》出现91次，《灵枢》出现40次，如"阴平阳秘""阴阳匀平""气血平正""气血和调""气血以和""内外调和""因而和之""而致和平""平治权衡""和于术数""以平为期""致于中和"等等。《内经》中"阴平阳秘，精神乃治""谨察阴阳所在而调之，以平为期""调其气血.令其调达而致和平""谨道如法，万举万全，气血正平.长有天命"等著名学术思想是"衡法"的理论渊源。

历代医家在治疗脾胃病时十分重视和法、衡法的应用，积累了丰富的理论和治疗经验。《伤寒杂病论》开创和奠定了中医学辨证论治的理论体系，张仲景十分重视和法的运用，尤其注意脾胃的调和，常常以"胃中和""胃中不和"作为审视疾病转归的重要依据。他常用甘草、生姜、大枣、粳米等来调和、保护胃气，所创立的五泻心汤是何晓晖教授在衡法中应用最广泛的方剂。金元大家李东垣首创脾胃学说，从脾胃生化之源立论，强调脾升胃降是全身气机升降的枢纽，认为脾胃不和，谷气下溜，阳气沉降，阴精失奉，以致"百病皆由脾胃虚衰而生"。脾胃损伤必然破坏脏腑阴阳制约的平衡，治疗当补脾健胃，以复机枢升降之职，他虽然强调脾阳升清的一面，但也紧紧抓住脾胃病多虚实寒热夹杂的病理特点，寒热并治，升降并用，通补相寓，燥润相伍，如补脾胃泻阴火升阳汤、升阳益胃汤、益胃汤、清暑益气汤等均是寒热虚实并治之方；李氏十分重视协调脾胃与其他四脏的关系，安五脏以调脾胃，如其立专篇《安养心神调治脾胃论》；他提出"天地之气不可止认在外，人亦体同天地也"，所以根据季节确定治法和用药法度，以达到"人与天地相应"。

明代张介宾将"和法"立为"八阵"之一，并倡"和其不和"之论，进一步扩展了"和法"的应用范围。清代叶天士不仅是温病学大师，且对脾胃学术发展做出了巨大贡献，他擅长治疗脾胃病，《临证指南医案》共有 1 175 个医案，属于脾胃疾病者 179 案，占 15.2%，华岫云概括叶氏治疗"木乘土"疾患的经验时曾说："至于平治之法，则刚柔寒热兼用。"此实为叶氏治疗脾胃病经验之精髓。纵观其临床用药特点，刚柔相兼，通补相伍，纳运同理，升降同调，气血同疏，肝脾同治，可谓是"衡法"治疗脾胃病之先师。清代医家吴瑭《温病条辨》有著名的论断"治中焦如衡，非平不安"，意指外感病湿热证的病因为湿热，病位在中焦脾胃，治疗时应针对湿热轻重之不同，脏腑功能之差异，应用药物纠正其偏，使中焦脾胃功能达到相对"平衡"状态。这一治疗原则已不限于外感中焦湿热证，可扩展于脾胃内伤的许多病证，后世医家多遵此训来组方遣药，取得良好的疗效。

当代国医大师颜德馨首先倡导的"衡"法，是治疗老年病和疑难杂症的一种新思路和方法。他认为气血是临床辨证的基础，提出"久病必有瘀，怪病必有瘀"的学术观点，以活血化瘀药为主，配以行气、益气，以发挥调畅气血、扶正祛邪、固本清源、平衡阴阳的治疗作用，颜氏发展了中医气血学说，为疑难杂症和老年病治疗开拓了一条新途径。当代不少脾胃大师十分推崇应用"和""衡"之法治疗脾胃病，如张镜人强调"寒温相适，升降并调，营阴兼顾，虚实同理"；徐景藩倡导"虚实兼顾，升降相需，润燥得宜"；张泽生提出"权衡升降润燥，气血兼调，散中有收"；刘志明指出："临床常见慢性胃痛，则多属虚实相兼，寒热错杂，宜用和法。"综观古今，平调平治是治疗脾胃病的有效之法。何晓晖教授传承和发扬前贤们应用和法、衡法的宝贵学术经验，经过几十年的临床探索与总结，形成了独具特色的脾胃病"衡法"治疗思想和用药经验。

（三）衡法的理论基础

人体是一个有机的整体，以五脏为中心的五大功能系统之间相互依存、相互为用，协调平衡，以共同完成人体正常的生理活动。脾胃为中焦，内宅中和之气，为人体气机升降之枢纽，脏腑气机升降受脾胃升降的影响，脾胃升降运动也有赖于其他脏腑气机升降的协调。脾主运化主升，胃主受纳主降，脾气升则水谷之精微得以输布，胃气降则水谷及其糟粕得以下行。脾为湿土，胃为燥土，脾喜燥而恶湿，胃喜润而恶燥；脾为阴土，得阳则运，胃为阳土，得阴则安；脾与胃，一脏一腑，一阴一阳，一运一纳，一升一降，相辅相成，协调一致，维持着人体正常的消化吸收功能。脾胃健则气血充足，气血足则脏腑安定。所以说，脾胃为中，是人体生命活动平衡之枢。

脾胃病以慢性过程最为常见，多迁延日久，病机常常错综复杂。久病伤正，正消邪长；脾病及胃，胃病及脾；由实转虚，由虚生实；阴胜阳消，阳胜阴消；由寒化热，由热转寒；气病及血，血病涉气；因病致郁，因郁致病，故许多慢性胃肠病常表现为脾胃兼病，寒热错杂，虚实并存，气血同病，痰湿夹杂，纳运失健，升降不调，心身不和等。在寒热虚实之中，病因病机又交织相错，如寒有外寒与里寒之分，热有实热与虚热之别，虚有气、血、阴、阳之不足，实有气滞、血瘀，痰湿、食积之不同，气有气滞、气逆、气结、气陷之区别，痰有湿痰、燥痰、热痰、寒痰之差异。所以治疗脾胃病，先要审察病机，明辨寒热虚实气血，细分主次异同真伪，再谨守病机，治病求本，整体调治。《内经》云："间者并行，甚者独行。"《脾胃论》曰："善治病者，唯在调理脾胃。"《温病条辨》曰："治中焦如衡，非平不安。"治脾胃，重在平衡，"执中致和"，是脾胃病治疗之准绳。通过平衡纳运、升降、润燥、阴阳、气血、寒热、虚实等，达到脾胃纳运相助、升降相因、燥湿相宜的协调与和谐。

动态平衡是人体生命健康的体现，如新陈代谢平衡、细胞增殖凋亡平衡、大脑神经活动平衡、植物神经功能平衡、内分泌激素平衡、呼气吸气平衡、血液循环平衡、氮平衡、糖平衡、水平衡、电解质平衡、胆红素代谢平衡、酸碱平衡、免疫平衡等等。同样，动态平衡也是维持人体正常消化活动的保证，如食管的原发性蠕动与继发性蠕动，胃容受性舒张与紧张性收缩，小肠的蠕动与逆蠕动，结肠推进性运动与非推进性运动，括约肌的收缩与松弛等，都必须保持相对的动态均衡。上食管括约肌、下食管括约肌及食管体部的上下压力与运动的相配合，食管反流与抗反流相抗衡，胃窦－幽门－十二指肠运动相协调，胃酸、胃蛋白酶等损害因子和黏液－碳酸氢盐屏障等黏膜防御机制之间相均衡，胃黏液的分泌与降解相统一，胃液的酸性与胆汁、胰液的碱性相中和，胆汁中胆盐和胆固醇比例相适合，胃肠道黏膜细胞免疫与体液免疫相稳衡等，均是维持消化系统稳态、防止疾病发生的重要生理机制。人的胃肠道细菌是由 30 属 500 多种厌氧菌、兼性厌氧菌和需氧菌组成，它们构成一个复杂的微生态系统，胃肠道微生态菌群的种类和数量在动态变化中保持平稳，对维持肠黏膜发育、抑制病菌生长、促进物质代谢具有十分重要的意义，若肠道菌群失调，微生态的平衡受到破坏，则会导致病菌大量繁殖，引发许多胃肠道疾病。由此可见，"动态平衡"是消化系统正常生理功能的集中体现。

保持消化系统的生理活动协调平衡，依赖于神经系统和内分泌激素的控制与调节。调控消化活动的神经包括中枢神经系统、植物神经系统和肠神经系统。中枢神经位于脑和脊髓，大脑有重要的胃肠道功能调节作用，下视丘有保持自主神经系统的完整性、维持机体内环境稳定的作用。植物神经分为交感神经和副交感神经，交感神经使胃肠蠕动减慢减弱，胃肠括约肌收缩，抑制肝和胰的分泌，唾液腺分泌黏稠唾液；副交感神经则与之相反，使胃肠蠕动加快加强，胃肠括约肌舒张，促进肝和胰的分泌，唾液腺分泌稀薄唾液。交感和副交感神经的作用相互拮抗，但又是相辅相成、对立统一、协调一致的，藉此以灵敏地调节消化系统的活动。肠神经系统是包埋在消化道壁内庞大的周围神经系统，是肠道的自主神经，被称为"肠之脑""微脑"。肠神经系统由肌间神经丛和黏膜下神经丛组成，含有大量能分泌神经肽和其他递质的神经纤维，支配和调节着胃肠的平滑肌、腺体和血管，如兴奋性神经元释放速激肽、P 物质等兴奋递质，刺激平滑肌收缩，肠黏膜隐窝分泌水、电解质和黏蛋白；抑制性神经元释放 VIP、NO 等抑制递质，抑制平滑肌收缩，减低其张力。肠神经系统并与内分泌细胞紧密毗邻，协同作用，组成肠道的神经内分泌网络，共同维持消化系统各组织器官功能的协调平衡。

消化系统被认为是人体内最大的内分泌器官，自胃至直肠的整个胃肠道以及胰腺，分布着各种各样具有特异性分泌功能的内分泌细胞。这些内分泌细胞以内分泌、旁分泌、自分泌等方式，分泌出 50 多种胃肠激素和胃肠神经肽，如胃泌素、胃动素、生长抑素、胰泌素、胆囊收缩素、神经降压素、抑胃肽、胰多肽、酪肽、阿片肽、P物质等等。胃肠内分泌细胞在食物成分和胃肠腔化学作用刺激下，在外源性神经和肠神经系统的调控下，根据需求分泌不同类型的胃肠激素和神经肽，它们相互对抗，相互作用，相反相成，协调平衡，共同对人体消化活动进行复杂而精细的调节。

综上所述，消化道功能的调节，是包括了中枢神经系统、植物神经系统、肠神经系统、内分泌系统和效应系统在内的"脑－肠轴"共同作用的结果。因为消化系统生理平衡机制纵横交错，所以大多数消化系统慢性疾病的发病机制错综复杂，临床表现也往往是变化多端。如胃食管反流病是多种因素参与发病，包括食管下段括约肌功能失调、食管廓清功能下降、食管组织抵抗力损伤、胃排空延迟、胃酸及胃蛋白酶等主要攻击因子损害、幽门螺杆菌感染、社会心理因素等的共同作用。消化性溃疡的发生是胃酸、胃蛋白酶、幽门螺杆菌、非甾体抗炎药等损害因子和黏液 - 碳酸氢盐屏障、黏膜血流、前列腺素、细胞更新、上皮生长因子等黏膜防御机制之间相互作用的结果。溃疡性结肠炎病因和发病机制更为复杂，目前认为和遗传易感性、免疫调节紊乱、感染、环境等因素有关。又如功能性消化不良，其病因及发病机制至今尚未明确，可能与胃肠道平滑肌肌电活动、胃平滑肌运动、胃腔内压力及张力的周期性变化、胃腔内食物的分布以及胃窦 - 幽门 - 十二指肠协调运动紊乱等因素有关，柯美云教授指出，治疗胃十二指肠功能性疾患时，无论是饮食和药物治疗，均应着手于恢复其协调运动。由于胃肠疾病发病机理的复杂性，决定了其治疗的整体性，单纯的对抗疗法、替代疗法只能是局限于治标和缓急，只有整体性的综合治疗，恢复消化运动的协调平衡，才能取得理想的远期疗效和防止疾病的复发。这就是"衡"法的现代生理病理学理论基础。

（四）衡法的具体运用

衡法，为平衡中焦脾胃之法，包括燮理纳运、斡旋升降、权衡润燥、平衡阴阳、平调寒热、兼顾虚实、调畅气血、调和脏腑、调谐心身、调协内外等十个方面。

1. 燮理纳运

胃主受纳，脾主运化，纳运是脾胃的主要功能，也是脾胃为后天之本和气血生化之源的基础。胃主纳，指胃对食物的接受、容纳和腐熟消磨作用，即胃为"水谷之海"；脾主运，指脾对食物的消化吸收和对水谷精微的转输、转化、生化作用，即"脾主散精"。胃纳为脾受盛水谷，脾运为胃输布精微，脾与胃互为表里，纳与化紧密配合，只有纳运相助，整个消化吸收活动才能得以完成。

《内经》云："饮食自倍，肠胃乃伤。""湿伤脾"，饮食内伤或外感六淫，均可损伤脾胃。若胃气受伤则纳谷异常，能化难纳，食少纳呆，或胃中嘈杂，多食善饥；脾气受损则运化失司，能纳难化，食后腹胀，大便溏薄，消瘦乏力。脾胃病多是病程日久，脾病及胃，胃病及脾，往往是脾胃同病，既难纳又难化，如饮食减少和食后腹胀同存，多食善饥与消瘦疲乏并见，故治疗时要脾胃两顾，纳运同理。治疗胃纳呆滞，或消导开胃，或芳香开胃，或酸甘开胃，但必须兼以健脾助运，脾运健才能胃纳佳。治疗脾失健运，或祛湿助运，或益气助运，或温中助运，但必须兼以开胃助纳，胃气和才能脾气旺，如当代脾胃学家张海峰教授所言"补脾必先开胃"。香砂六君子汤就是一张燮理纳运、脾胃同治的代表方，其中党参、白术、茯苓、甘草健脾益气以助运，木香、砂仁、半夏、陈皮理气和胃以助纳。

2. 斡旋升降

脾主升，胃主降，升与降是脾与胃矛盾统一体的两个方面。升就是升清，"脾升"是指脾摄取水谷之精微上输于心肺，布达运行于全身；降就是降浊，"胃降"是指胃气将经过初步消化的食物下移于肠，以保持肠胃的虚实更替，并将食物糟粕由大肠排出体外。清气上升，浊气才能下降；浊气下降，清气才能上升，《临证指南医案》"脾宜升则健，胃宜降则和"之论点，是对脾胃生理特性的精辟概括。脾胃的纳化，必赖于升降，浊气降胃方可受纳，清气升脾才能运化，升降协调是脾胃纳运的前提条件。

胃为水谷之腑，以通为用，以降为顺，降则和，不降则滞，反升为逆，而发生胃气不降和胃气上逆两类病证。胃气不降常出现吞咽不利、脘腹胀痛、大便秘结等症状；胃气上逆则常发生呕吐、嗳气、呃逆、反胃等症状。通与降，是胃的主要生理特性；滞与逆，是胃病的主要病理特点，所以治疗胃脘疾病，关键在"通""降"二字，如理气通降、泄热降逆、导滞通降、滋阴通降、辛开苦降、通阳降逆等。

脾为后天之本，以升为健。脾气升发，谷气输布，生机才能益然，四脏亦可安康。若脾不升清，则水谷不能运化，气血生化无源，内脏无以升举，而发生脾气不升和脾气下陷两类病证。脾气不升常出现食后腹胀、大便溏泻、肌肉瘦弱、倦怠无力等症状；脾气下陷则可发生脱肛、内脏下垂、崩漏、大便滑脱不禁等症。治疗脾病，必须围绕"升"这一生理特点，在健脾、助运、益气的同时，佐以升提清阳，常用药物有柴胡、升麻、葛根、桔梗、荷梗等。

脾胃互为表里，脾升胃降，升清降浊，升降相因，相反相成，共同维持正常的消化运动。脾胃失健，虽然胃以浊气不降为主要病理变化，脾以清气不升为主要病理变化，但常常又是相互影响，浊气不降可致清阳难升，清气不升可致浊阴失降，故临床往往是呕吐、嗳气、呃逆等胃气上逆症状与食后腹胀、便溏、内脏下垂等脾气不升的症状同时发生，所以治疗脾胃病要权衡升降，升降相伍，在通降药中佐以升散，在升清剂中少佐通降，使降中有升，升中有降，升降得宜。如补中益气用升降，升麻配枳壳；理气止痛用升降，柴胡配枳实；活血化瘀用升降，桔梗配牛膝；清泄郁热用升降，吴萸配黄连；化湿除浊用升降，菖蒲配厚朴；清肠止泻用升降，葛根配黄芩等。

3. 权衡润燥

脾为湿土属阴，胃为燥土属阳。《临证指南医案》说："太阴湿土，得阳始运，阳明燥土，得阴自安，以脾喜刚燥，胃喜柔润故也。"脾主运化而升清，以阳气用事，故喜燥恶湿；胃主受纳腐熟而降浊，赖阴液滋润，故喜润恶燥。《医方考》云："夫脾为己土，其体常湿，故其用阳，譬之湿土之地，非阳光照之，无以生万物也；胃为戊土，其体常燥，故其用阴，譬之燥土之地，非雨露滋之，无以生万物也。况脾之湿，每赖胃阳以运之，胃之燥，又借脾阴以和之，是二者有相需之用。"脾湿的健运，有赖于胃阳的温煦；胃燥的受纳，又有赖于脾阴的滋润。胃润脾燥，燥湿相济，相互为用，相反相成，保证了胃纳和脾化的顺利进行。所以调理中焦脾胃，必须兼顾阴阳，燥润相济，《金匮翼》说："土具冲和之德，而为生物之本，冲和者不燥不湿，不冷不热，乃能生化万物，是以湿土宜燥，燥土宜润，使归于平也。"平，就是相对平衡和协调，无太过，无不及，燥湿相得，刚柔相济。

湿为阴凝之邪，最易伤脾，脾失健运又可湿从内生，湿从阴化则为寒湿，湿从阳化则为湿热。治疗脾湿当以燥药治之，但有寒湿和湿热之别，寒湿证用平胃散化湿运脾，湿热证用连朴饮清热化湿。燥为阳热之邪，易犯于胃，可因温热之邪犯于阳明灼伤胃阴，又可由胃阴不足而生内燥。治疗胃燥证宜滋阴柔养，常用益胃汤、沙参麦冬汤等方。但临床上并不是燥湿绝对分明，时常可见到燥湿相兼之证，如中焦湿热日久可损伤脾阴而生内燥，胃阴亏虚日久可伤中气而生内湿。燥湿相兼须燥湿同治，如《金匮要略》麦门冬汤，润燥的麦冬和燥湿的半夏同用，是一张燥湿同治的代表方剂。茯苓、山药、薏苡仁、扁豆等药性味淡平，既能育阴，又能去湿，何晓晖教授常常用以燮理脾胃燥湿。

胃脘痛多用理气止痛药，宣通行气药多辛温香燥，燥属阳属刚而易伤阴，可配伍阴柔之药以制其弊，护其阴津，如白芍、乌梅、石斛、芦根、麦芽之类，如叶天士所说："刚药畏其劫阴，少滋以柔药。"胃津亏损而需柔药治之，或甘凉滋阴，或甘酸化阴，但难免有碍气机之宣畅，故少佐微辛之刚药，既可运药和中，又防滞碍气机，如枳壳、陈皮、佛手、砂仁之类。如此润燥相伍、刚柔相济，收散相合，有利于扬长避短，更好地发挥药效。

4. 平衡阴阳

《素问·生气通天论》曰："生之本，本于阴阳。"脾胃亦本于阴阳。脾在脏为阴，胃在腑属阳。脾主运化而升清，以阳气用事，体阴而用阳；胃主受纳而降浊，以阴津为养，体阳而用阴。正如《临证指南医案》所说："太阴湿土，得阳始运，阳明燥土，得阴自安。"《素问·至真要大论》云："谨察阴阳所在而调之，以平为期。"脾胃为中焦，含中和之气，具冲和之德，以平为健。"衡"法，就是以平衡中焦阴阳为纲，燮理升降、调理湿燥、平调寒热、协调气血等均是实现中焦阴阳平衡的途径与方法。

张景岳说："阴阳者，一分为二也。"根据事物阴阳无限可分性的原理，脾有"脾阴""脾阳"之分，胃亦有"胃阴""胃阳"之别。脾阳即脾气，指脾的阳气和运化功能，具对水谷的运化、吸收和输布作用。脾阴即脾营，指脾运化和贮存的水谷之精微，可营养全身和生化气血与津液。脾阳、脾阴即相互对立，又互根互用，脾阴有赖于脾阳的化生输布，脾阳有赖于脾营的能量供给。胃阳即胃气，胃有赖于阳气的运动和温煦来消磨食物、腐熟食物、消化食物、排泄食物，如赵献可云："饮食入胃，犹水谷在釜中，非火不能熟。"胃阴即胃津，胃有赖于阴津的濡润来滋养胃体、润滑食物。胃阴、胃阳相互制约与促进，如胃气消磨食物需要津液的润滑，胃津的化生需要阳气的鼓动。脾阴与胃阴、脾阳与胃阳之间也是相互滋生、相互为用的。

脾阳不足，以食入不化、消瘦、下利、水肿、痰饮等为主要表现，治宜健脾温中，方用附子理中汤等。脾阴不足，以肌瘦而干、皮肤粗糙、大便干结难解、唇干唇红为主要表现，治宜滋脾清中，方用参苓白术散和麻子仁丸等。胃阳不足，以口淡、不思食、食后脘胀、或朝食暮吐等为主要表现，治当助阳温胃，常用六君子汤治之。胃阴不足，以口干、食难下咽，或饥不欲食、嘈杂，或胃中灼热而痛，或大便燥结难解为主要表现。治当滋阴养胃，常用益胃汤治之。

因阴阳互根互用，治疗脾胃阴阳不足之证，亦要"阴中求阳，阳中求阴"，即在温补脾阳胃阳方药中加入适量滋补脾胃之阴的药物，在滋养脾阴胃阴方药中适量加入温补脾胃之阳的药物，正如《医门法律》所言："人身脾胃之地，总名中土，脾之体阴而用则阳，胃之体阳而用则阴，理中者兼阴阳体用而理之，升清降浊，两擅其长。"如此则"阳得阴助而生化无穷，阴得阳升而泉源不竭"。

5. 平调寒热

阳胜则热，阴胜则寒，阴虚则热，阳虚则寒，阴阳失调则生脾胃寒热之证。脾胃热证有虚有实，有外因有内伤。外因如感受热毒邪气，食积壅而化热，燥邪伤阴生热，湿邪从阳化热等；内伤如情志不遂肝郁化火，胆火久蕴横逆犯胃，肾阴亏虚胃生燥热等。同样脾胃寒证也有虚实之分，有外伤有内生。外伤如恣食生冷寒积于中、外感寒邪直中中焦、湿邪遏阳生寒等；内生如脾气虚衰寒从中生、命门火衰中焦虚寒等。脾胃疾病多缠绵日久，临床表现往往是有寒有热，亦寒亦热，寒热夹杂。如口苦口臭、胃脘灼热、嘈杂善饥、大便秘结、舌红苔黄等热性症状与口淡不渴、泛吐清水、胃脘冷痛、喜温喜按、大便不实等寒性症状相参出现。何晓晖教授在长期临床中观察总结，认为慢性消化道疾病大约近半是寒热夹杂之证。

"寒者热之""热者寒之"是治疗寒热证的大法，但治疗脾胃病并非如此简单，因脾胃病多为寒热夹杂，虚实相兼，苦寒太过败胃，又伤脾阳；辛温太过亦伤胃，劫阴生燥，故临床用药切不可纯寒纯热、大寒大热、重寒重热。治宜辨明寒热虚实，权衡寒热主次，寒温相配，平调寒热。尤其是治疗小儿脾胃病，更应注意寒热适中。如南昌籍儿科大家万全的《幼科发挥》认为小儿"脾常不足""用药贵在平和""偏寒则伤脾，偏热则伤胃"，故"制方之法，宜五味相济，四性俱备""寒热适中，攻补有度，刚柔相济"。何晓晖教授常选用寒热并治的经方如半夏泻心汤、黄连汤、乌梅汤、大黄附子汤、大小柴胡汤、左金丸等治疗慢性脾胃病，疗效显著。他常用寒热相伍的药对有：黄连配吴茱萸、黄芩配干姜、大黄配附子、知母配桂枝、蒲公英配半夏，等等。此外，在应用纯温之剂时适当加入一二味寒性之药，应用纯凉之剂时适当加一二味温性之药，可以调和药性，除弊纠过，护阴顾阳。

6. 调畅气血

脾胃为气血生化之源，内伤脾胃，气血诸病乃生，如《脾胃论》所说："脾胃不足，皆为血病。""胃病元气不足诸病所生。"气血是脾胃生理活动的物质基础，气血失调亦可导致诸多脾胃疾病的发生，如《素问·调经论》所说："血气不和，百病乃变化而生。"脾胃气血失调有虚实之分：气病实证主要是气机不畅，如脾胃气滞、肝气犯胃、胃气上逆、腑气不通等；血病实证主要是血行不利，如胃络阻滞、肠胃血瘀、肝积癥块等。虚证主要是中气虚弱、气血两亏等。在慢性脾胃病中常常见到的是气血同病，如气血不和、气血亏虚、气滞血瘀等。

调畅脾胃气血，关键是"和"，核心是"畅"。和：一是要调和气机，使升降有序；二是要调和气血，使互生互用。畅：一是要理气导滞，使气行畅通；二是要活血通络，使血脉畅行。因此，脾胃病治疗诸法如清法、温法、泻法、和法、补法、消法，都离不开理气理血法，组方遣药时一定要重视调气药和调血药的配伍运用。气为血之帅，血为气之母，所以要注意调协气与血之间的关系。如理气止痛剂中要兼用一些理血活血药，如赤芍、丹参、当归等；活血化瘀剂中务必配伍理气行气药，如柴胡、枳壳、陈皮等。柴胡疏肝汤、逍遥散就是气血同理、调畅气血的脾胃病常用之方。

7. 兼顾虚实

脾为脏，藏精气，满而不能实；胃为腑，传化物，实而不能满。由于脾胃的生理功能有别，虚实病理变化也有异。脾病多虚，如脾气虚、脾阳虚、脾阴虚、脾营虚。脾虚运化失司，可生内邪而致实，如脾虚生湿、生痰、生积。胃病多实，如蕴热、积寒、气滞、血瘀、食积、湿浊、痰饮。胃实日久，又可伤正而致虚，如热伤胃阴，寒伤胃阳。脾虚胃实又可相互影响，脾虚可致胃实，如脾虚生痰内阻于胃，脾虚不化食滞于胃；反之，胃实可致脾虚，如胃寒久积内伤脾阳，胃热久蕴伤及脾阴。脾胃病多为缠绵不愈，所以虚实夹杂证最为常见。

脾胃病的常见症状有胃痛、腹胀、烧心、嘈杂、嗳气、呕吐、吐酸、呃逆、便秘、便血、腹泻、下痢等，导致这些症状发生的病机有虚有实，或虚实兼见。所以治疗脾胃病，要辨明虚实，权衡虚实，兼顾虚实。治实重在胃腑，因胃肠以通降为用。治实之法，着眼一个"通"字，"胃以通为补"，如理气通降、泄热通腑、消食通导、滋阴润通、降浊宣通、散寒通阳、化瘀通络等。治虚重在脾脏，因脾为气血之源。"脾欲甘"，补脾胃必用甘味。甘有甘温和甘凉之别，阳不足者，治宜甘温，阴不足者，治宜甘凉。脾为湿土，多宜甘温之性以助其升，如李东垣所说："甘温以补其中而升其阳。"胃为燥土，多宜甘凉以助其降。如叶天士所说："胃为阳土，宜凉宜润。"因为脾胃亦有阴阳之分，故又不可拘泥于"脾喜甘温"和"胃喜甘凉"，脾阴虚证亦宜甘淡，胃阳虚证亦宜甘温。

补益脾胃，倡导"通补"和"运补"。通补，为补与通相伍，补中寓通，通中寓补，补中有散，通中有收，补而不滞，通而不破，代表方如补中益气汤、升阳益胃汤、逍遥散等。运补，为补与运相伍，补中与运脾结合，脾运化则中气生，中气盛则脾健旺，代表方如参苓白术散、六君子丸等。

8. 调和脏腑

脾胃属土居于中焦，位于五脏之中位，"以生四脏"，与各脏腑关系均为密切。脾胃有病，可导致其他脏腑病变，反之，其他脏腑失调，也会影响到脾胃，或母病及子，或子病及母，或不及相乘，或太过相侮。临床脾胃常见病证多与诸脏腑功能失调相关，所以治疗脾胃病必须调和脏腑，即"安五脏即所以调脾胃"。

调和脏腑，着重在调和肝脾及调和肝胃，因为肝脾不和证和肝胃不和证在临床上最为常见。肝胆属木，主升发疏泄，能协调脾胃气机的升降平衡，脾土必得肝木的条达才能升清举阳，从而水谷精微得以运化输布；胃气必赖肝木的疏导才能畅通和降，从而纳食得以消磨传导，正如《血证论》所言："食气入胃，全赖肝木以疏泄之。"肝气郁结、肝火内炽、肝胆湿热均可横逆损脾伤胃，导致肝脾不和、肝胃不和之证，所以《临证指南医案》说："肝为起病之源，胃为传病之所。"《内经》说："邪在胆，逆在胃。"由于脾胃病常由肝木乘犯所致，所以前贤们有"治疗脾胃必先疏肝理气"之验。调和肝与脾胃，重在"疏"与"和"，常用方法有疏肝理气法、清泄肝火法、柔肝缓急法、利胆降逆法等，四逆散、柴胡疏肝汤、逍遥散、痛泻要方等是临床调和肝脾胃的常用有效方剂。

脾为肺之母，脾虚可影响于肺，肺虚也可病及于脾。肺主宣发肃降，有助于脾的运化与胃的受纳。脾主散精，运化输布水谷与水液，有赖于肺气宣发相助；胃主和降，消磨水谷和下传糟粕，有赖于肺气肃降相佐。肺失宣发，水液不化，可聚湿成饮生痰，停滞中焦；肺失肃降，胃气上逆，可成噫、成哕、成呕。因此，治疗脾胃病也要辨识与肺的病理联系，如脾肺同病则要脾肺同治，肺胃同病则要肺胃同理。

心为脾之母，脾胃的纳运，有赖于心阳的温煦，心阳不振可波及脾胃的运化，而形成痰饮留中之证，出现心悸、气短、脘冷、腹痛、腹泻等，《金匮要略》用苓桂术甘汤治之，意在温通心阳，心阳得振则中阳健运。又如心火过亢、夜不安寐之证，日久"母令子实"传病于胃腑，而致阳明燥热、大便干结、食后腹胀、不思饮食，治疗当用黄连泻心汤泻其心火，心火平则胃腑安。

肾为先天，脾为后天，先天资后天，后天促先天，相互为用。肾宅元阴元阳，为一身阴阳之本，亦为脾胃阴阳之根，命火温煦脾土，命水滋润胃土，脾肾阳衰所致的五更泻、痰饮、水肿等，必须"益火之源"，温肾阳以助脾阳。肾胃阴亏所致的胃痞、胃痛、胃灼热等，必须"壮水之主"，滋肾阴以养胃阴。所以治脾胃应注意调五脏，五脏安则脾胃安。

9. 调谐心身

"形神合一""心身统一"是中医学理论的又一大特点。精神心理因素是脾胃病重要的致病之由，许多胃肠疾病由于情志异常而诱发和加剧，所以说"胃是情绪的镜子"。临床常见的脾胃疾病如神经性呕吐、神经性厌食、神经性嗳气、功能性腹泻、习惯性便秘等神经症，以及食管－贲门失弛缓症、弥漫性食管痉挛、功能性消化不良、肠易激综合征、胃肠胀气症等胃肠动力障碍性疾病与精神心理关系十分密切，胃十二指肠溃疡、溃疡性结肠炎、慢性胃炎、胃肠肿瘤等也受到心理因素的极大影响。中医病证如噎膈、呕吐、厌食、嗳气、呃逆、胃痛、腹胀、烧心、肠鸣、腹泻、便秘等均与情志密切相关。徐景藩教授从700例慢性胃脘痛患者的资料中分析，情志失调引起者占有42.3%。所以治疗脾胃病必须重视情志和心理的调节。

治病先治神，这是中医重要的治疗思想。治神的方法，一是情志疗法，二是药物和针灸推拿疗法。情志疗法也叫精神疗法、心理疗法，是通过医生的言、行、情、志等影响病人的认知、情感和行为，以达到治疗目的的方法，即"心病要用心药治"。《灵枢·师传》言："告之以其败，语之以其善，导之以其所便，开之以其所苦。"《内经》中有丰富的情志疗法内容，如移精变气、劝说开导、解惑释疑、心理暗示、情志相胜等等，可作为调治脾胃病情志异常的借鉴。如恶性肿瘤和癌前病变患者多有恐惧、忧愁、悲观甚至绝望的心理，要通过解释、安慰、开导、鼓励等方法来解除患者心理纠结，增强其战胜疾病的信心，只有医患密切配合才能达到事半功倍的治疗效果。药物疗法在调谐身心中也具有良好作用，脾胃病患者多有焦虑、忧愁、失眠等，处方时可选用一些疏肝解郁、养心安神、宁胆定志的药物来调理精神情志。针灸推拿对疏通经络、松弛精神紧张、改善睡眠常有良好的效果。

10. 调协内外

《灵枢·岁露论》云："人与天地相参，与日月相应也。"《脾胃论》说："人身亦有四时。""天地四时之阴阳，人之十二脏应之。"天人相应，脏腑气机升降取决于脏腑的阴阳消长，并与自然界的阴阳变化相应。脾升胃降为全身气机升降之枢纽，其生理运动同样要适应一年四季的气候变化，所以治疗脾胃病一定要讲求四时季节，因时因地制宜。李东垣倡导四时用药，"诸病四时用药之法，不问所病，或温或凉，或热或寒，如春时有疾，于所用药内加清凉风药，夏月有疾加大寒药，秋月有疾加温气药，冬月有疾加大热药。"李氏时间医学思想值得学习与借鉴，在处方用药时要充分考虑四时气候对脾胃的影响，选用一些时药，以协调人体与外界环境的关系，如春天阴雨之季，可选用佩兰、藿香、苍术、砂仁、蔻仁等芳香化湿药以醒脾助运；夏日炎暑之季，可选用荷叶、黄连、莲心、竹叶等清热祛暑药以清泄胃热；秋天温燥之季，可选用桑叶、杏仁、芦根、天花粉等生津滋润药以润中祛燥；冬日寒冷之季，可选用桂枝、干姜、生姜、蜀椒等辛温祛寒药以温中散寒。

胃肠为囊，无物不受。"病从口入"，所以饮食不节最易损伤脾胃，如饮食不洁、偏嗜寒热、过食肥甘、过度烟酒，均可导致"内伤脾胃，百病由生"。因为脾胃病与饮食关系极为密切，所以治疗脾胃病，饮食调理往往比药物治疗更为重要。调节饮食，一是要纠正患者不良饮食习惯，二是要告知患者饮食禁忌，三是要指导患者饮食疗法。病有寒热虚实，食有四性五味，施行饮食疗法，必须坚持因人而异，辨证施食。如脾胃虚寒证，宜辛甘温补，忌寒凉生冷；胃阴亏虚证，宜甘凉滋养，忌辛温香燥；脾胃湿热证，宜清淡素食，忌甘甜肥腻。

（五）衡法的用药用方

1. 衡法的代表药物

半夏与柴胡是衡法的代表药物。半夏和胃，柴胡和肝，大部分以"和""衡"为主的方剂都是以半夏或柴胡为君药。

（1）半夏

半夏，其味辛性温，生半夏有毒，经生姜、明矾加工炮制后，其毒性可以消除。半夏入脾、胃、肺经，具有和胃止呕、消痞除胀、化痰止咳、软坚散结等功效，应用范围很广。《灵枢·邪客》中说："饮以半夏汤一剂，阴阳已通，其卧立至。"这是用半夏交通阴阳治疗不寐的最早记载。《伤寒论》《金匮要略》中有40多个方剂使用了半夏，其中半夏泻心汤为调升降、平寒热、和阴阳、消痞满的调和胃肠代表方。后世半夏方更是不计其数。《本经疏证》说："半夏主和。"《本草纲目》记述半夏"能散亦能润"，古人认为半夏能降、能散、能燥、能润，更能和，为调和阴阳之要药。

脾胃居中焦，为阴阳升降之枢纽。《成方便读》指出半夏"能和胃而通阴阳"；《本草汇言》称半夏"本脾胃中州之剂"。半夏是调和胃气无可替代的良药，在胃病中应用最为广泛。半夏配生姜或干姜和胃止呕，去饮降逆；配陈皮、茯苓燥湿化痰，理气和中；配黄连、黄芩平调寒热，和胃消痞；配厚朴、苏叶、茯苓行气散结，降逆化痰；配枳实、茯苓、竹茹、陈皮理气和胃，清胆安神；配旋覆花、代赭石降逆化痰，和胃止噫；配瓜蒌、薤白宽胸散结，清热化痰；配山楂、神曲、莱菔子消食导滞；配天麻、白术、茯苓化痰降逆，息风止呕；配麦冬、人参益胃润肺，降逆下气。

现代药理研究表明，半夏对消炎痛型、幽门结扎型、慢性醋酸型胃溃疡有显著的预防和治疗作用，对水浸应激性溃疡也有一定的抑制作用，并有减少胃液量、降低游离酸和总酸度、抑制胃蛋白酶活性的作用，对急性损伤有保护和促进黏膜修复作用。半夏能显著增强肠道的输送能力，又可抑制乙酰胆碱、组织胺、氯化钡所引起的肠道收缩。半夏对家兔有促进胆汁分泌的作用。这些药理作用可能是半夏调和胃肠的药理机制。

以半夏为主药治疗脾胃病的常用方剂有半夏泻心汤、生姜泻心汤、甘草泻心汤、黄连汤、小半夏汤、二陈汤、半夏厚朴汤、旋覆代赭汤、麦门冬汤、小陷胸汤、温胆汤、连朴饮、藿香正气丸、三仁汤、藿朴夏苓汤、保和丸等。何晓晖教授常用的 8 个调胃汤，大都是以半夏为主药。

（2）柴胡

柴胡，味苦性微寒，入肝、胆经。主要功能是和解表里，疏肝解郁，升提阳气等。《本经》曰："主心腹肠胃结气，饮食积聚，寒热邪气，推陈致新。"《药品化义》说："柴胡，性轻清，主升散，味微苦，主疏肝。"《本草经解》说："柴胡，其主心腹肠胃中结气者，心腹肠胃，五脏六腑也。脏腑共十二经，凡十一脏皆取决于胆，柴胡轻清，升达胆气，胆气条达，则十一脏从之宣化，故心腹肠胃中，凡有结气者，皆能散之也。其主饮食积聚者，盖饮食入胃，散精于肝，肝之疏散，又借少阳胆为生发之主也，柴胡升达胆气，则肝能散精，而饮食积聚自下矣。"自古以来，柴胡是和解少阳、疏泄肝胆、调理脾胃的最重要药物之一。

消化系统疾病的主要病位在肝、胆、脾、胃、小肠、大肠，柴胡是调和这些脏腑常用方剂的主药，如四逆散、柴胡疏肝散、逍遥散、丹栀逍遥散、小柴胡汤、大柴胡汤、血府逐瘀汤等。这些方剂被广泛应用于消化系统各种疾病治疗，故《本草经百种录》称柴胡为"肠胃之药"。

现代药理实验研究表明，柴胡除能通过镇静发热中枢而具解热作用外，对消化系统多个器官有良好的调节作用。如能促进肝脏蛋白质合成，有明显的保肝抗炎作用；水浸剂与煎剂均能使犬的总胆汁排出量与胆盐成分增加；柴胡能明显抑制胃酸分泌，使胃蛋白酶活性降低，减少溃疡系数；不同的柴胡提取物对豚鼠离体肠平滑肌具有兴奋、收缩或解痉作用。柴胡还有镇静、镇痛、抗痉挛等中枢抑制作用及抗变态反应作用。柴胡的上述多种药理功能，发挥着对消化系统各种疾病的治疗作用。

2. 衡法的常用药对

《神农本草经》曰："药有阴阳配合。"药对又叫对药，是医生临床处方时，在中药"四性五味""七情"理论的指导下两味药物的合理配伍，以发挥更好的治疗效应。中药七情中相须、相使，为两药的协同作用，属于相辅相成药对；相畏、相恶、相反、相杀，为两药的拮抗作用，属相反相成药对。临床中既要应用好相辅相成药对，更要通过学习和实践应用好相反相成药对，因为相反药对更能体现中医阴阳互生、五行制化、气机升降、水火相济、润燥相因等理论特点，更能有助于大病、险病、难病的治疗。

一般认为相畏、相反配伍能增强药物的毒性反应或副作用，属配伍禁忌，但对于某些疾病仍可配用，故并非绝对禁忌，正如古人所说"恶而不恶""畏而不畏""相激相成"。如医圣张仲景《金匮要略》中的附子半夏汤中附子与乌头相伍、甘遂半夏汤中甘遂与甘草同用。反佐是相反药对的另一种涵义，是指将两种性能对立的药物配合运用，起到"相反相成"的治疗效果。根据反佐药对的功能又可分成寒热药对、升降药对、散收药对、通补药对、润燥药对等类型。何晓晖教授应用衡法治疗脾胃病时，广泛而巧妙地应用反佐药对，在此介绍23组最常用的反佐药对：

（1）半夏—黄芩

为寒热药对。特点是辛开苦降，平调寒热。

半夏辛温，散结除痞；黄芩苦寒，泄热消痞。两药寒热并用，为治寒热互结之痞证之要药。《伤寒论》中半夏泻心汤、小柴胡汤、生姜泻心汤、甘草泻心汤均以半夏配伍黄芩，辛开苦降，平调寒热，调和阴阳，广泛应用于寒热错杂、升降失调的胃肠疾患。

（2）黄芩—生姜

为寒热药对。特点是清散相兼，寒热并调。

《本经》谓黄芩与生姜相反，但历代医家应用甚多，如小柴胡汤、生姜泻心汤等。黄芩苦寒，清泄胆胃之热；生姜辛温，发散肺胃之寒。两者相伍，表里同治，寒热并调，散泄兼施，以调和胆胃，治胆胃不和之胃痛烧心、恶心呕吐。

（3）黄连—干姜

为寒热药对。特点是辛苦相伍，寒热同理。

黄连味苦性寒以泄热开痞，干姜味辛性热以温中散寒。两药相伍，一寒一热，一升一降，一散一敛，能调中焦寒热，理脾胃升降，达和胃降逆、散结消痞之功。《伤寒论》中半夏泻心汤、甘草泻心汤、生姜泻心汤、黄连汤等和胃消痞之方均是以黄连与干姜相伍。

（4）黄连—吴茱萸

为寒热药对。特点是辛开苦降，平调寒热。

苦寒黄连与辛热吴茱萸为伍，此为左金丸，辛开苦降，调治肝胃。黄连既泻肝火，又清胃热，肝火泻则不得横逆犯胃，胃火降则其气自消。但黄连苦寒，收敛气机，郁结难解，佐以辛热疏利之吴茱萸，既能使肝气条达，郁结得开，又能制约黄连之寒，使泻火而无凉遏之弊。左金丸中黄连与吴茱萸用量比例为6∶1，主要功效是清泻肝胃之火，但可根据证候寒热轻重来调整两者剂量比例，达平调寒热之功，如黄连量大于吴茱萸名寒左金、吴茱萸大于黄连名温左金、两药剂量相等名平左金。

（5）知母—桂枝

为寒热药对。特点是寒热并治，润燥相济。

脾为阴土喜燥恶湿，胃为阳土喜润恶燥，胃病日久，病机错杂，可见兼寒、兼热、兼湿、兼燥，寒与热同在，湿与燥同存。知母味苦性寒质润，能泻胃热，清胃燥；桂枝味辛性温质燥，能散胃寒，祛胃湿。两药相配，相反相成，同理中焦阴阳失调。

（6）大黄—附子

为寒热药对。特点是寒热相配，温通并用。

大黄与附子配伍，共为温下代表方温脾汤、大黄附子汤的君药。大黄大苦大寒，泻下通便，攻逐积滞；附子大辛大热，温里散寒，补益脾阳。寒积腹痛，因脾阳不足，寒积中阻所致，若单用攻下，必更伤中阳；纯用温补，则寒积难去。大黄与附子相伍，温通并用，温下以攻逐寒积，常常用于肠梗阻、慢性肠炎、慢性痢疾、尿毒症属寒积者。

（7）木香—黄连

为寒热药对。特点是寒热同理，止泻止痢。

木香配黄连，名曰香连丸，是治湿热痢疾之名方。木香味苦性温，气味芳香，能疏肝气，和胃气，理脾气，是宣通上下、畅利三焦气滞之要药。黄连味苦性寒，气薄味厚，能清心火、泻胃热、祛湿热，是泻火解毒、调治胃肠吐泻之圣药。木香辛温，健胃消食，行气止痛，理气止泻；黄连苦寒，清热燥湿，泻火解毒，厚肠止泻。两药配伍，一温散，一寒折，调升降，理寒热，共奏行气化滞、清热燥湿、和胃止呕、理脾厚肠、止痢止泻之效，主治胃肠湿热所致的呕吐、腹泻、痢疾等。

（8）石膏—细辛

为寒热药对。特点是寒热、升降、收散相伍。

石膏味辛甘，性大寒，质重气沉，入肺、胃经。入胃经以清热泻火，治胃火亢盛，火炎于上之牙龈肿痛、口渴、烧心等；入肺经以清泄肺热，止咳平喘。细辛味辛，性温热，气浮性烈，入肺、肾经。上行入肺经，散在表之风寒；下行走肾经，祛肾中之阴寒。细辛又有较强的止痛之效，能通络止痛。石膏气味寒凉，清热泻火，善清胃腑之火；细辛性温香窜，发散风寒，善止胃络之痛。两药一寒一热，一升一降，一表一里，一散一敛，共奏清胃泻火、通络止痛之功。何晓晖教授常以石膏与细辛寒热相伍，治热蕴于胃所致的胃脘灼热疼痛，或胃经蕴热上炎所致的口舌生疮、牙痛、牙龈肿痛等。石膏用量 15 ～ 40g，细辛用量 1 ～ 3g。

（9）大黄—升麻

为升降药对。特点是升降伍用，相反相成，凉血止血。

大黄为苦寒泻下之圣药，其气味俱厚，走而不守，能荡涤积聚，泻火凉血，清热解毒，逐瘀通经，利胆退黄，被广泛用于胃肠疾病的治疗。升麻为升提阳气之佳品，其体轻升散，能升阳散郁，清热解毒，疏风透疹。大黄以沉降为主，升麻以升散为要，两药配合，升降相兼，相反相成，能增强清热解毒、凉血止血之功效。大黄与升麻相伍，善治出血诸症。治清窍吐血、鼻衄、齿衄者，大黄宜酒炒，以借酒性上升，逐瘀热于下。治下窍便血、尿血、崩漏者，升麻宜炒炭，以增强升清止血之效。

（10）枳壳—升麻

为升降药对。特点是升降相助，调谐脾胃。

脾胃纳运相助，升降相因，若脾胃虚弱，中焦失健，则清阳不得上升，浊阴不得下降，常出现脘腹痞满、恶心呕吐、纳呆食少、大便秘结或大便溏泻等症。升麻主升脾之清气，枳壳主降胃之浊气，两药合用则能燮理脾胃之升降，使升中有降，降中有升。补中益气汤以升提脾气为主，若加用枳壳 15 ～ 30g，则升中寓降，疗效可明显提高。济川煎中以枳壳下气宽肠而助通便，佐少量升麻以升清阳，清阳升则浊阴自降，寓意妙哉。

（11）柴胡—枳实

为升降药对。特点散通结合，燮理升降。

脾主升清，胃主降浊，为人体气机升降之枢纽；肝气宜升，胆汁宜降，共同调畅脏腑气机之升降。柴胡升散，枳实通降，两药配合，升降相伍，能疏畅肝与胆、脾与胃之气机，以奏升清降浊之效。此组药对，是燮理脾胃、肝胆气机升降的最佳搭配，如四逆汤、柴胡疏肝汤、大柴胡汤等。

（12）柴胡—黄芩

为升降药对。特点是散泄相伍，协调升降。

小柴胡汤以柴胡为君，黄芩为臣，疏泄肝胆，和解少阳。柴胡苦平，主疏主散，能疏泄气机之郁，透解少阳之邪；黄芩苦寒，主泄主清，能清泄胆胃之热。两药配对，升降、散泄相伍，达和解少阳、调和胃气之效。此组药对为治疗肝胃不和，胆胃不和之慢性胃炎、慢性胆囊炎、胆汁反流性胃炎、胃食管反流病的必用之品。

（13）桔梗—牛膝

为升降药对。特点是升降相伍，行上走下。

桔梗主升，开宣肺气，能载药力上行；牛膝主降，活血祛瘀，能引血瘀下行。血府逐瘀汤以桔梗配牛膝，升降相伍，行上走下，运行气血，从而增强药力，充分发挥活血化瘀之效。

（14）柴胡—白芍

为散收药对。特点是阴阳互用，散收相兼。

肝为刚脏，体阴而用阳。肝气郁结，最易乘脾犯胃，致肝脾不和、肝胃不和之证，治当以柴胡疏肝解郁。柴胡能升发阳气，疏肝理气，透邪解郁，但其性升散，有耗阴伤血之弊。白芍味酸性凉，主收主敛，能养血敛阴。柴胡与白芍成对，一散一收，一升一敛，一刚一柔，阴阳互用，以条达肝气，敛阴和阳。所以柴胡伍白芍，是调和肝脾、调和肝胃方剂四逆散、柴胡疏肝汤、逍遥散的主要配伍。

（15）附子—白芍

为散收药对。特点是一收一散，润燥相伍，刚柔相济。

附子味辛性大热大燥，入于气分，走而不守，通行十二经脉，既具夺关斩将之气、起死回生之力，又有劫营伤阴之弊。白芍味酸性寒，入于血分，补而不破，善于养血敛阴，具有柔肝、益阴、和营和缓急止痛之功。两药相伍，附子主散、主走，白芍主收、主守，一寒一热，一阴一阳，一燥一润，一气一血，一刚一柔。两者刚柔相济，燮理阴阳，相反相成，以调气血、理虚实、调寒热。张仲景善长附子与白芍配伍，如芍药甘草附子汤、真汤武等。何晓晖教授学习古人之经验，常用附子配白芍治疗寒热虚实错杂的难治性脾胃病，屡屡显效。

（16）桂枝—白芍

为散收药对。特点是散敛结合，刚柔相济。

桂枝汤调和营卫，解肌发表，小建中汤温中补虚，和里缓急，两方均是桂枝与白芍配伍为主药。桂枝味辛性温主散，白芍味酸性凉主收。桂枝温阳而祛寒，有助卫阳之力；白芍化阴而缓急，有益营之效。两药相伍，辛酸相配，阴阳相助，收散结合，刚柔相济，外能调和营卫。治外感风寒表虚证，内能补虚和里，治脾胃中焦虚寒证。

（17）大黄—茯苓

为通补药对。特点是寓通于补，通补互用

胃肠以通为用，大黄具有通下、导滞、降逆、解毒、化瘀、止血、健胃等多种功效，故在脾胃病治疗中应用十分广泛，但其性猛烈，易致大便泄泻，损伤脾胃。茯苓具有健脾益胃、渗湿止泻之功，辅佐大黄，寓通于补，通补互用，可缓大黄泻下之急，可制大黄伤正之弊，使通便而不猛烈，祛邪而不伤正。

（18）人参—莱菔子

为通补药对。特点是补消兼用，相反相成。

人参补气，莱菔子破气，故一般认为服人参不宜同时服食萝卜及莱菔子。临床实践表明，人参或党参与莱菔子同用，补消兼施，不但不会减少人参的补气作用，反而会补而不滞，增强疗效。如《本草新编》所说："或问萝卜子专解人参，一用萝卜子则人参无益矣，此不知萝卜子而不知人参者也。人参得萝卜子，其功更神，盖人参补气，骤服气必难受，得萝卜子以行其气，则气平而易受。"国医大师朱良春也认为，人参与莱菔子同用无碍。何晓晖教授在运用人参、西洋参、党参时常少佐一些莱菔子，补气与行气兼施，益脾与运脾同用，通补结合，可使其补而不壅。

（19）白术—枳实

为通补药对。特点是消补兼施，健脾消痞。

脾气不运，气行不畅，饮食不化，因虚可成痞，因痞可致虚，治当消补兼施。白术补中健脾助运，枳实行气导滞消痞，两药补消结合，脾健则食运，气行则痞除。白术量重于枳实，补重于消，为《脾胃论》之枳术丸；枳实量重于白术，消重于补，为《金匮要略》之枳实汤。李东垣善用白术、枳实对药治脾胃病证，如枳实消痞丸、枳实导滞丸均是以两者为主药。何晓晖教授在枳术丸基础上再加枳壳和苍术，名双枳术丸，运脾消痞之力更强。

（20）半夏—麦冬

为润燥药对。特点是润燥结合，理脾和胃。

脾恶湿，半夏味辛性温主燥，有燥湿运脾之功，但有耗伤胃阴之弊；胃恶燥，麦冬味甘性寒主润，有滋润养胃之功，但有滋腻碍脾之嫌。半夏与麦冬同用，辛甘相伍，温凉相配，润燥相济，半夏得麦冬相济则燥而不伤阴，麦冬得半夏相助则润而不腻滞，相反相成，燮理脾胃。

（21）苍术—芦根

为燥润药对。特点是温凉相伍，燥润互制。

脾胃湿热，湿邪伤阳，热邪伤阴，胶着难解。苍术燥湿，芦根渗湿，两药均有胜湿之功。苍术辛温性燥，祛湿以运脾；芦根甘寒性润，清热以养胃，一温一凉，一润一燥，一脾一胃，燥润同理，燥湿不伤阴，清热不损阳，以清化湿热，调理脾胃，常用于脾胃湿热之证。苍术用量为 6 ～ 15g，芦根用量为 30 ～ 60g。

（22）苍术—玄参

为润燥药对。特点是润燥相伍，互制互用。

苍术味辛苦，性温，入脾、胃经，其辛香发散，苦温燥湿，长于健脾运湿、升阳散郁，祛风明目。玄参味甘咸，性寒，入肺、胃、肾经，其质润多液，甘咸生津，长于清热凉血、滋阴降火、软坚散结、清利咽喉。苍术特点是一个"燥"字，玄参特点是一个"润"字。两药配伍，以玄参之润制苍术之燥，以苍术之温制玄参之腻，一温一凉，一润一燥，相互制约，相互促进，共同调理脾胃之平衡。何教授常用此药对治疗脾胃失调所致的大便时溏时结，也常用于糖尿病的治疗。

（23）黄芩—葛根

为润燥药对。特点是燥润相济，解表清里。

黄芩苦寒能燥湿，以清化湿热为长；葛根甘平能生津，以解表止泻见胜。黄芩性燥主降，葛根性润主升。两者一表一里，一升一降，一润一燥，均有理肠止泻之功，两药相配，表里双解，清热化湿，是治疗湿热痢、湿热泻的要药。以两药为主药的葛根芩连汤，既可解表清里治急性痢疾，又可清利湿热疗慢性肠炎，临床最为常用。

3. 衡法的代表方剂

前贤们创立了许多以"衡"为主治疗脾胃病的著名方剂，如半夏泻心汤、黄连汤、乌梅丸、左金丸、柴胡疏肝汤、丹栀逍遥散、大柴胡汤、小柴胡汤等，在临床被广泛应用于脾胃、肝胆疾病的治疗。何晓晖教授推崇《内经》"执和致平"治疗思想，在学习前人治疗经验的基础上，创立了 12 首脾胃病"衡法"新方，临床运用效果明显，重复性好。

（1）半夏泻心汤

半夏泻心汤出自《伤寒论》，是以"衡"治疗脾胃病证的最具代表性的经典方剂。本方原治小柴胡汤证误用下剂，损伤中阳，寒热互结而成的心下痞，如《伤寒论》云"但满而不痛者，此为痞，柴胡不中与之，宜半夏泻心汤"，《金匮要略》也应用该方治疗内伤"呕而肠鸣，心下痞者"。因其组方严谨巧妙，疗效显著，临床被广泛应用。本方用黄连、黄芩之苦寒降泄除其热，半夏、干姜之辛温开结散其寒，人参、甘草、大枣之甘温益气补其虚。全方寒热并治以和其阴阳，苦降辛开以调其升降，补泻兼施以理其虚实，以达寒散热解、逆降痞消、胃和脾安之功。凡邪乘中焦或内伤脾胃，寒热错杂、升降失调、清浊混淆而致的脾胃失司、肠胃不和、脘腹胀痛、呕吐哕噫、烧心嘈杂、肠鸣下利等，均可以此方加减治疗。

以此方为基础，去黄芩加桂枝为黄连汤，治上热下寒，腹痛欲呕之证；重用炙甘草为甘草泻心汤，治胃气虚弱，寒热互结之痞证；干姜减量再加生姜为生姜泻心汤，治水热互结中焦之证。上述四个泻心汤均是辛开苦降，寒热并调，主治寒热虚实夹杂之证，因剂量加减变化，主治各有侧重，辨证精确则能应手而效。

实验研究表明，半夏泻心汤对大鼠实验性胃溃疡具有良好的防治作用。通过观察胃溃疡面积、胃液游离酸、总酸度、胃蛋白酶活性等指标，结果表明本方对大鼠幽门结扎型胃溃疡有保护作用，对醋酸性胃溃疡有明显的治疗作用。

（2）小柴胡汤、大柴胡汤

小柴胡汤是和解少阳之方，《伤寒论》中用大量条文叙述小柴胡汤的汤证、加减法、类证和类方。小柴胡汤证的主症有寒热往来、胸胁苦满、默默不欲食、心烦喜呕、口苦咽干等，大部分是胃肠症状，可见小柴胡汤是调和胃肠的重要方剂。半夏泻心汤就是本方去人参、生姜加黄连、干姜变化而成。日本人常用此方治疗肝炎、胆囊炎等消化系疾病，我们也常以此方为基础加减变化治疗胃食管反流病、胆汁反流性胃炎等，疗效肯定。由此可见，小柴胡汤不仅是治伤寒少阳证主方，也是治疗胃肠疾病的常用有效方剂。大量实验研究表明，小柴胡汤可抑制大鼠胃酸分泌，抑制水刺激、阿司匹林等引起的大鼠胃溃疡，能明显抑制牛黄胆酸钠对大鼠胃黏膜的损伤作用。

方中柴胡苦平为君，既能透解少阳之邪，又能疏畅肝胆之郁；黄芩苦寒为臣，既能清泄少阳之热，又能清降胃肠之火，两药相伍，使少阳邪热得散，郁滞气结得解，治外感能和解少阳，治内伤能调和木土。半夏、生姜和胃止呕降逆，人参、大枣、甘草益气健脾扶正。诸药合用，和解表里，清透邪热，调畅枢机，祛邪扶正，条达肝胆，调和脾胃，平衡阴阳，则诸症自除。王琦教授从该方剂组成分析，认为小柴胡汤并非专治少阳证，而是清解表里、疏利肝胆、调和脾胃、调达上下、扶正祛邪之方，适应病证广泛。

大柴胡汤系小柴胡汤去人参、甘草，加大黄、枳实、芍药而成，和解为主兼有泻下，即和解少阳，内泻热结，治少阳与阳明合病。全方散泄相伍，表里双解，内外兼顾，《医宗金鉴》称之为"下中之和剂"。大量临床报道，用此方治疗急性胰腺炎、急性胆囊炎、胆结石、胃十二指肠溃疡穿孔、胆汁反流性胃炎等，疗效确凿。

（3）逍遥散、丹栀逍遥散

逍遥散出自《局方》，丹栀逍遥散是在逍遥散基础上加丹皮、山栀而成。逍遥散与丹栀逍遥散能和调肝、脾、胃、胆、肠等脏腑，故被广泛应用于胃十二指肠溃疡、慢性胃炎、胃神经官能症、功能性消化不良、肠易激综合征、慢性肝炎、胆囊炎、胆石症等消化系统疾病。消化系统疾患相当部分是功能性疾病或身心性疾病，多由中枢神经、植物神经及胃肠内分泌功能紊乱引起，与精神心理因素密切相关，中医认为多由气机郁结、肝气不舒、肝脾不和、肝胃不和所致，主要病位在肝，所以治疗重点也在肝。

肝为刚脏，主升发喜条达恶抑郁，体阴而用阳，阳常有余而阴常不足。柴胡为逍遥散之君药，性刚燥，能条达肝气，疏解肝郁，以复肝之用，但其升散易劫肝阴。白芍为臣，味酸性凉，性柔润，能敛阴养血，涵养肝气，以养肝之体，又防柴胡升散耗阴伤血之弊。两药散敛相伍，润燥相助，刚柔相济，成为疏肝养肝最佳配对。当归养血和血，携白芍补肝体助肝用；佐少量薄荷、生姜辛散达郁，以助柴胡疏散郁遏之气。木旺则乘土，肝病易传脾，用白术、茯苓、甘草健脾益气，即扶土以抑木，又助营血生化之源。肝郁日久必化热，阴血亏虚亦生热，丹栀逍遥散加山栀泻肝中郁火，加丹皮清血中伏火，全方立法周全，组方严谨，疏肝养肝、清肝凉肝、肝脾同理、气血兼顾，疏中寓养，相反相成。因其功效卓著，被广泛应用胃肠、肝胆、妇产及精神心理疾病的治疗。

现代实验研究表明，逍遥散具有镇静、镇痛、抗抑郁、保肝和调节胃肠运动的作用。逍遥散对兔胃肠运动有双向调节功能，对处于正常状态的肠平滑肌呈现兴奋作用，对处于肠麻痹的肠平滑肌则可使其逆转，恢复小肠的正常蠕动，而对处于痉挛状态的肠平滑肌具有缓解作用。逍遥散可降低肠易激综合征大鼠内脏高敏感性，其机制可能在于通过下丘脑－垂体－肾上腺皮质系统轴调节皮质醇的分泌与释放。研究又发现逍遥散可影响小鼠中枢 5- 羟色胺、去甲肾上腺素的含量及多巴胺系统，提示逍遥散可能通过调节中枢单胺类神经递质而改善临床症状。

（4）乌梅丸

乌梅丸为《伤寒论》治疗寒热错杂之厥阴病主方，又治疗蛔厥证，临床也用于寒热错杂之肠炎下利。本方寒凉温热四性并存，酸苦辛甘四味合用，阴阳气血同理，祛邪扶正相兼，是以"衡"为法的代表之方。方中乌梅味酸性平主收敛，蜀椒、细辛、干姜味辛性温主发散，黄连、黄柏味苦性大寒主泄热，附子、桂枝味辛性大热主祛寒，人参、当归、蜂蜜味甘补益气血主扶正，全方寒热并用，散敛同施，邪正兼顾，气血同理，共奏温中清热、祛邪安正之功。慢性肠炎和慢性痢疾，多为病程日久，邪恋正虚，湿热滞留，寒热交错，因酸能敛肠止泻，苦能清热燥湿，辛能祛寒温中，甘能补虚扶正，乌梅丸正合病机，故用于寒热虚实夹杂之久利者，每获良效。又因酸能安蛔，辛能伏蛔，苦能下蛔，故本方又为治疗蛔厥证的代表方。

临床报道应用乌梅丸治疗寒热错杂、虚实夹杂的顽固性溃疡性结肠炎、慢性胃炎、反流性食管炎，往往可获得出乎意料的疗效。实验研究表明，乌梅丸具有抗溃疡性结肠炎作用，以二硝基氯苯免疫加醋酸局部灌肠法建立溃疡性结肠炎大鼠模型，该模型病理切片及超微病理结构观察显示，经乌梅丸治疗后溃疡性结肠炎病变结肠黏膜明显修复好转，其改善程度优于柳氮磺胺吡啶，乌梅丸通过上调抗炎细胞因子，下调促抗炎细胞因子达到抑制肠道炎症的作用。

（5）和中调胃汤

和中调胃汤是何晓晖教授自创的经验方，是治疗慢性胃肠疾病频繁应用的衡法代表方。此方由半夏、黄连、干姜、党参、黄芩、白术、茯苓、白芍、丹参、枳壳、吴茱萸、蒲公英、海螵蛸、莱菔子等14味药物组成，有和胃健脾、平调中焦之功效。主治慢性胃炎、胃十二指肠溃疡，属寒热虚实夹杂者。症见胃脘疼痛，饥时嘈杂，食后脘胀，烧心，嗳气吐酸，纳少或易饥，大便不调，舌苔白或黄，脉细弦或缓。本方由经方半夏泻心汤和四君子汤、戊己丸等方化裁组成。其中半夏泻心汤（半夏、干姜、黄连、黄芩）辛开苦降，平调寒热；戊己丸（黄连、吴茱萸、白芍）疏肝和脾，清热降逆；四君子汤（党参、白术、茯苓）健脾益胃运湿；再加枳壳、莱菔子理气化滞，丹参理血活血，蒲公英清热健胃，海螵蛸制酸护胃。本方以"衡"为法，寒热并用，通补兼施，气血同调，湿食同理，平调中焦脾胃阴阳、气血、寒热、虚实、升降、润燥。

何晓晖教授以"衡"为主法创立了一系列的脾胃病治疗经验方，如温中调胃汤、清中调胃汤、润中调胃汤、清化调胃汤、疏肝调胃汤、降逆调胃汤、逐瘀调胃汤、健脾益营汤、健脾清化汤、健脾息风汤、健脾止泻汤等，被广泛应用于常见脾胃病的治疗中，若辨证精准，疗效确切。

三、治胃先治神

《素问·宝命全形论》所说："一曰治神，二曰知养身，三曰知毒药为真，四曰制砭石小大。"把"治神"置于药、针治疗之先。中医治疗学从形神合一、心身统一的生命观出发，强调治神在疾病治疗中的重要作用，脾与胃肠与精神情志关系密切，所以何晓晖教授认为治疗脾胃病，首先要重视对病人情志的调节。

（一）胃肠是情绪之镜

《素问·举痛论》说："百病生于气也。"脾胃为气机升降之枢，激烈的情志变化和情绪波动，最易伤及心、肝、脾三脏，而导致脏腑气机失调，气机升降逆乱主要表现在胃肠功能的改变，如发生痛、痞、吐、泻、噎、噫等病证，所以有人把胃肠称为情绪的"镜子"。正如《灵枢·举痛论》所言："怒则气逆，甚则呕血及飧泄，故气上矣。"《三因极一病证方论》所言："若五脏内动。汩以七情，则气痞结聚于中脘，气与血搏，发为疼痛。"《医学正传·胃脘痛》所说："胃脘当心而痛……七情九气触于内之所致。"

现代研究表明，精神心理与胃肠活动关系密切，社会竞争、工作压力、紧张的生活节奏等都可能引起消化系统的功能紊乱。柯美云教授提出："胃肠是人类最大的情绪器官，心理障碍很容易引起胃肠道功能紊乱。"不良的心理刺激不仅影响胃肠运动功能，还影响消化腺的分泌。精神乐观、情绪稳定可使消化器官活动旺盛，从而促进食欲，有益健康。相反，不良的心理刺激可导致某些消化器官疾病的发生，或致使已患疾病的病情恶化。有学者对精神紧张或情绪负荷下的各种内脏活动，特别是消化道的变化做过系统的观察，在不同的情绪状态中，胃液的分泌、黏膜的血管舒缩和胃壁的运动均有所不同。在愤怒、恐惧、敌意、焦虑、反抗的情绪状态时，胃黏膜出现充血，胃酸分泌增加，食欲明显下降，甚至出现点状出血或糜烂；在严重灾害、恐怖、悲哀、失望情绪之下，胃的全部功能降低，甚至运动和分泌停止；在抑郁寡欢、灰心丧气和激烈体育比赛时肠蠕动抑制而出现大便秘结。然而当消除了不良的精神因素，情绪处于愉快、自信、乐观等积极状态时，胃肠功能则协调，糜烂、溃疡可以愈合。又有研究表明，情绪改变可使胃黏膜发红、胃液分泌和胃窦收缩；催眠使酸排量减少和胃肌松弛；遇到工作困难时可有食管痉挛；震惊时可即时诱发其直肠、乙状结肠收缩及黏膜充血。这些都表明心理和精神因素对胃肠道的影响是十分明显和广泛的。

依据心理因素的影响程度，可将胃肠道疾病大致分为三类。第一类是胃肠道神经症，如神经性呕吐、神经性厌食、神经性嗳气、功能性腹泻、习惯性便秘、弥漫性食管痉挛、功能性消化不良、肠易激综合征、胃肠胀气症等，患者多有一定的人格基础和心理障碍，主要表现为各种胃肠道症状，但无器质性改变的证据，或主诉的严重程度与客观检查结果相距甚远，仔细询问多兼有焦虑或抑郁等情绪症状。第二类是心身性疾病，如胃食管反流病、食管–贲门失弛缓症、胃十二指肠溃疡、非特异性溃疡性结肠炎等，这类疾病是在一定的人格基础上经过长期的心理因素作用而导致器质性的改变。第三类疾病为胃肠器质性病变，如慢性胃炎、慢性结肠炎、胃肠道肿瘤等，虽然与心理因素的关系并不直接，但心理因素也在疾病的发生、发展和转归过程中起一定的作用。

消化系统心身疾病的病种和发病率居内科心身疾病的首位。据 K.Wayne 报道心身疾病躯体化症状伴抑郁、焦虑的比例中，其中功能性胃肠疾病占 50%，居其他各种疾病之首。国内曾有专家统计，消化系统心身疾病占本系统所有疾病的 42%，而近年来又呈逐渐上升趋势。王伯军等对明确诊断为各种胃肠疾病的 1523 例门诊患者用"Zung 自我评定焦虑量表"进行评定，其中情绪障碍者 498 例，发生率为 32.7%。《名医类案》卷六载 30 例胃脘痛病案，其中半数以上因情志剧烈波动而引发或复发，许多患者性情急躁、易怒、多思虑。《临证指南医案》中有 47 方治疗胃脘痛，其中 16 方与情志有关，如因"饮食动怒""惊恐嗔郁""情志郁勃拂逆""素体多怒""思虑郁结"等种种原因而发病。

临床观察表明，长期精神紧张、焦虑或情绪波动的人易患消化性溃疡。有报道精神刺激在消化性溃疡的发病中占全部病人的 5.4%～20.5%，经常处于精神高度紧张状态的职业人群，如司机、医生等容易患溃疡病。高玉德通过对 275 例慢性胃炎与情志关系的探讨，发现其病因多为情志失调造成，约占 64.73%，且胃炎症状反复发作者亦多由情志刺激引起。胃食管反流病人中有 25%～50% 有自主神经功能异常，有报告该病的中医辨证分型，肝胃不和型占 71.4%，肝郁脾虚型占 28.6%。肠易激综合征（IBS）发病与精神情志关系更这密切，病人伴有焦虑、恐惧，甚至神经质、癔症、妄想对抗等精神异常是其他疾病的 3 倍，精神状态改变可诱发 IBS 症状，65%IBS 病人精神症状出现在肠道症状之前；半数 IBS 病人首发病前遭遇应急事件，超半数病人因应激事件而加重。

（二）情志伤脾胃机理

七情内伤，可直接伤及脾胃，也可先伤肝、心而后影响于脾胃。常见的病因病机有七情伤胃、思虑伤脾、肝郁犯胃、心病及胃等。

1. 七情伤胃

大悲大怒，可致人体气机逆乱，胃气失和，通降失司，而发生胃痛、呕吐、吐酸、嗳气等症。尤其是胃气郁质者，平日多性情抑郁，多愁善感，或性情急燥，情绪波动时则更易发生胃脘疼痛。

2. 思虑伤脾

思为脾之志，《素问·阴阳应象大论》："思伤脾。"若思虑太过，"思则气结"，致脾气郁结，中焦气滞，水谷不化，而见胃纳困滞，脘腹胀满。脾失健运，水湿不运，可聚湿生痰，气痰互结，阻碍气机，又可致胃痛胃胀。

3. 肝郁犯胃

肝主疏泄，调畅情志，七情所伤，最易伤肝。或因郁致病，或因病致郁，肝气郁结，气机逆乱，横逆乘脾犯胃，导致肝脾不和或肝胃不和，如《素问·六元正纪大论》所说："木郁之发，民病胃脘当心而痛。"林佩琴《类证治裁·痞满》所说："暴怒伤肝，气逆而痞。"胃肠疾病的发生发展与肝郁气滞关系十分密切，故《临证指南医案》说："肝为起病之源，胃为传病之所。"

4.心病及胃

心为君主之官，通过主神志及主血脉功能联络、调节脾胃的功能活动。情志致病，多伤心神，如《类经》曰："情志之伤，虽五脏各有所属，然求其气由，则无不从心而发。"《灵枢·口问》曰："悲、哀、愁、忧则心动，心动则五脏六腑皆摇。"心主失健，脾胃气血则失调，也常常导致胃肠功能障碍。心神不安，夜寐难安，胃不和卧不安，卧不安胃难和，故称"心胃相关"。

现代医学研究表明，胃肠功能的调节，是包括了中枢神经系统、植物神经系统、肠神经系统、内分泌系统和效应系统在内的"脑－肠轴"共同作用的结果。大脑有重要的胃肠道功能调节作用，脑－肠的相互作用是通过迷走神经、骶部副交感受神经和交感受神经到达肠管的。经研究表明，强烈持久的精神刺激引起的情绪变化，能直接影响大脑皮层对皮层下中枢的控制，并通过神经体液机制的改变而扰乱胃的正常功能，引起壁细胞与 G 细胞受刺激而大量分泌胃酸，亦可导致肾上腺皮质激素分泌亢进，促使胃酸与胃蛋白酶增多，损伤胃黏膜而发生坏死、出血和糜烂，甚至溃疡。同时由于长期情绪障碍可致下丘脑功能紊乱，通过神经内分泌的作用使胃、肠黏膜血流减少，黏膜防御机能降低，黏膜缺血而发生各种病变。

脾胃疾病的情志失常，有些是因郁致病，有些是因病致郁。因郁致病者，往往是由于思虑过极以致脾气结滞，或忧愁不解以致肝气郁结，气机失畅，升降失司，脾胃纳运失常，而发生胃脘作痛、嗳气泛酸、食欲不振、胸满痞闷、肠鸣腹痛、大便溏泄等症。因病致郁者，常因不能进食、恶心、呕吐、腹痛、腹泻、便秘等症状造成忧愁苦闷、焦虑恐惧，情绪变化而致气机抑郁，脾胃运化失司，纳呆食少，消瘦虚弱。

（三）治胃以治神为先

治神，常常采用精神疗法。精神疗法也叫情志疗法、心理疗法，它是通过医者的言、行、情、志等影响病人的认知、情感和行为，以达到治疗目的的方法。

脾胃病的发生与情志关系密切，所以治疗脾胃病就必须重视精神情志的调节。《素问·汤液醪醴论》曰："精神进，志意治，故病可愈。"《青囊秘录》曰："善医者先医其心，而后医其身。"李东垣说："治斯疾者，惟在调和脾胃，使心无凝滞，或生欢欣，或逢喜事……或眼前见欲爱事，则慧然如无病矣，盖胃中元气得舒伸也。"先贤们的治疗经验，值得我们学习与借鉴。

治神，首先要与病人建立良好的医患关系。孙思邈在《大医精诚》中说："凡大医治病……先发大慈恻隐之心，誓愿普救含灵之苦。若有疾厄来求救者，不得问其贵贱贫富，长幼妍蚩，怨亲善友，华夷愚智，普同一等，皆如至亲之想。"做一名好医生，首先要做一个好人，"德才兼备，以德为先"。医生对病人进行心理治疗，必须要有"五心"，即善心、平心、静心、耐心、匠心。一是善心，要富有同情心，把病人当亲人，关心病人的痛苦，尽心尽力去解除病人的痛苦；二是平心，要平等对待所有的病人，不可居高临下，不可昂首戴面，应心平气和地与病人交谈，拉近医患距离，消除心理隔阂，这样才能听到病人的真话、心里话；三是静心，要静心倾听病人的诉说，即使是诊务繁忙、门庭若市，也要静下心来与病人交谈，从而取得病人的信任，找到情志不遂的真正原因；四是耐心，治神就是做耐心细致的思想工作，胃肠功能性疾病患者多是久治不愈，情绪忧郁，性格孤癖，心理疏导不可能一蹴而就，必须经过较长时期的耐心治疗方能见效；五是匠心，治神是一门高超的心理治疗艺术，要独具匠心，具有巧妙的思路和方法，从而以情胜情，出奇制胜。《学记》曰："亲其师，信其道。"治病同样如此，如能得到病人高度信任和密切配合，治疗效果常常会事半功倍。

（四）调神治胃的方法

调神治胃的方法有情志疗法、药物疗法、针灸疗法等。

1. 情志疗法

吴崐《医方考》云："情志过极，非药可愈，须以情胜。"也就是说"心病还须心药治"。中医学具有丰富的情志治疗方法，《黄帝内经》中记载了移精变气、劝说开导、解惑释疑、心理暗示、情志相胜、导引吐纳等方法。何晓晖教授治疗脾胃病常用的情志疗法有劝说开导法、解惑释疑法、心理暗示法、情志相胜法、安慰鼓励法、移精易性法、娱乐怡情法、养性自调法等，临证时坚持治病求本、审证求因的原则，因人而异，综合诸法，巧妙应用。

（1）劝说开导法

劝说开导法是针对病人的病情及其心理、情感障碍等，采用语言交谈方式进行心理疏导，以消除其致病心因，纠正其不良情绪和情感活动等的一种情志疗法。胃肠功能性疾病患者多为性格内向，多愁善感，遇事易情绪波动，甚至陷入心理障碍而不能自拔，要应用劝说、开导等方法帮助病人正确认识和面对生活中所发生的种种事件，诸如夫妻不和、子女不孝、亲人伤亡、考试落第、仕途失意、生意不顺等问题，促使他们从负性情志的阴影中解放出来。何晓晖教授曾治疗一名李姓38岁女性胃食管反流病患者，用药数周效果不显，其面貌清秀，但一脸怒容，断定患者一定存在因郁致病的原因，在与病人平心交谈中得知10年前其丈夫因车祸去世，孤儿寡母，忧伤焦虑，病痛缠身，屡治不愈。明了病因后列举数名与其遭遇类似女强人成功的事例，劝说、鼓励她振奋精神，开创新生活，通过情志和药物疗法的配合，病人精神振作起来，病情有了明显好转。

（2）解惑释疑法

解惑释疑法是针对患者对疾病的心理纠结进行解释，使患者正确认识所患疾病的基本机理，以消除对疾病的恐惧心理，保持积极心态，促进疾病康复的一种情志疗法。《灵枢·师传》言："告之以其败，语之以其善，导之以其所便，开之以其所苦。"这就是古人针对疾患解惑释疑的示范。一些癌前病变，如萎缩性胃炎、肠上皮化生、Barrett 食管、肠息肉等患者，或从书报、网络、电视中获得一知半解的认识，或从一些医生口中听得片言只语，而产生恐癌心理，忧伤恐惧，悲观失望，精神不振。医生可以用通俗易懂的语言，如实将疾病的基本机理和预后转归告诉病人，既要引起患者对疾病的重视而积极治疗，又要告诉患者大部分病人可以治愈，预后良好，从而解除患者不良情绪，舒畅的心情，可使气机条达，气血调和，从而有利于脾胃病的治疗。何晓晖教授曾治疗一位龚姓 42 岁男性慢性萎缩性胃炎患者，在市某三甲医院诊断为"慢性萎缩性胃炎"，医生告诉他就要变成癌症了，病人只有小学文化，一听恐惧万分，如临末日，日不进食，夜不安寐，频繁更医，病情日益加重。转到本院治疗时，病人面黄肌瘦，愁眉苦脸，并痛哭流涕，哀求救命。何晓晖教授针对患者病情和心情，先从情志治疗入手，花了约半小时向他详细地讲解了萎缩性胃炎的病因机理、转归预后、治疗和护理，并展示了数例萎缩性胃炎成功治愈的病案，患者仍半信半疑，亲自走访治愈病人，得以确认后疑惑顿释，情绪转佳，积极配合药物治疗。1 周后复诊病情大有好转，纳增寐安，经 3 个月治疗后，症状完全消失，复查胃镜为"浅表性胃炎"，随访 20 年未复发。

（3）心理暗示法

心理暗示是人们日常生活中最常见的心理现象，是人或环境以非常自然的方式向个体发出信息，个体无意中接受外界或他人的愿望、观念、情绪、判断、态度影响，从而做出相应反应的一种心理现象。情志可以致病，同时也可以治病，利用心理暗示法可以治疗胃肠疾病。医生在诊疗过程中以诚恳热情的态度去关心安慰患者，同情体贴患者的病痛，运用积极的语言对患者进行肯定和鼓励，形成有益于疾病治疗的良性心理暗示。对于恶性肿瘤患者，医生要特别注意自己的言谈举止，并与患者家属和朋友密切配合，避免悲伤、绝望、焦虑、厌烦等负性刺激和不良暗示，多与患者沟通交流，并巧妙地给予患者良性心理暗示，以充分调动患者的抗病积极因素。30 年前何晓晖教授曾治疗一位周姓女青年，起病因于夜间恶梦吐血盈盆，醒后怀疑已患重病，恐惧万分，神志恍惚，家人认为鬼神所作，请巫婆做法驱邪病情反增，转换多家医院住院治疗不效，后转来附属医院住院。诊时患者精神萎靡，表情呆滞，不吃不喝，嗳气恶心，彻夜不眠，各项检查均无异常。中西医各种方法治疗效果不显，又多次请中西医名医会诊，仍病情如故，患者家属买好车票准备转上级医院治疗。临行前一天何晓晖教授急中生智，心病要用心药治，决定应用暗示疗法做最后一试。患者坚信自己患有恶性重病，认为家人及医生都在隐瞒病情，心理纠结无法解脱，于是何晓晖教授在查房时有意将《内科学》教材"遗失"在病房内，嘱咐患者丈夫拾取后让其翻阅。患者在丈夫的引导下认真阅读"神经官能症"一章，她将自身的症状与书本一一对照后，确认自己患的是神经官能症而无恶疾，顿时精神振作，激动不已，讨吃讨喝，入夜安睡，次日春风满面，四处致谢，形如常人，第三天鸣放鞭炮出院，一时传为院内佳话。

（4）安慰鼓励法

安慰鼓励法是医生通过用关怀的语言安抚患者的心灵，用激励的语言鼓舞患者树立与疾病做斗争的必胜信念的一种情志疗法。患消化系统恶性肿瘤的患者，情绪都非常悲观，尤其是大多数晚期病人处于绝望心理之中。治疗这些病人，应把思想工作放在第一位，与他们交谈语言要格外亲切，措词要特别谨慎，要关心呵护他们求生欲望和仅存的一线生机，用唯物主义生死观帮助他们正确对待生与死，用成功治愈的典型病例为他们树立示范，医患合作共同争取最好的治疗效果。10年前，何晓晖教授接诊了一位32岁男性患者，晚期胃癌手术治疗，经两次化疗后因毒性反应太大而无法接受治疗。诊时数人扶进诊室，骨瘦如柴，精神衰竭，情绪绝望，何晓晖教授悉心做安慰开导工作，用多例成功治愈的病例来激励他的斗志，并约第二周与病况相似的一位31岁女性患者见面，当他亲眼看到病友已康复后，精神逐渐振奋起来，经过半年的精心调治，患者一切恢复正常，体重增加了20多斤，并恢复了工作。

（5）移情易性法

移情易性法是通过各种方式，转移病人对病痛的注意力，调动病人的积极因素，移精易性，保持良好的精神状态，达到治疗疾病目的的一种情志疗法。如根据患者的性别、年龄、文化、性格、爱好，帮助患者选择参加相应的旅游、体育、阅读、书法、音乐或绘画等活动，以转移患者的注意力，丰富患者的精神生活，以达到缓解患者的忧愁焦虑情绪。4年前，何晓晖教授接曾治了1例溃疡性结肠炎男性患者，39岁，腹痛、腹泻、解黏液便已2年，来回治疗于省城几家三甲医院，求治于中西医专家十几位，疗效不显，腹痛腹泻日益严重，身体日益消瘦衰弱，饮食不馨，夜眠不安。诊时见患者愁眉苦脸，知是因病致郁。详细询问病情，得知患者是中学教师，患病后多处购买医书阅读，对照自己的病情胡思乱想，焦虑恐慌，无法自拔。针对患者文化程度高、理解能力强的特点，何晓晖教授较详尽地介绍了溃疡性结肠炎的发病机制，使其对所患疾病有了较全面正确的认识，并嘱咐近期禁止阅读一切医学书籍，多参加一些体育和娱乐活动。经过心理疏导，患者眉头舒展了。何晓晖教授再开方7剂，同时交待服药和饮食注意事项。7天后，患者复诊时精神焕然一新，眉开眼笑，腹痛腹泻已止。再经一个半月调治，疾病已缓解，至今病情没有反复。患者从"愁眉苦脸"到"眉头舒展"，再到"眉开眼笑"，这就是移情易性的治疗效果。

（6）情志相胜法

情志相胜法是应用五行相克机制而引申为情志的相互制约关系来达到治疗目的的一种以情胜情的疗法，这是中医独特的心理疗法。情志生于五脏，五脏之间有着生克关系，所以情志之间也存在着生克关系：如怒伤肝，悲胜怒；喜伤心，恐胜喜；思伤脾，怒胜思；忧伤肺，喜胜忧；恐伤肾，思胜恐。胃肠功能性疾病患者以忧郁情绪最为常见，可运用"喜胜忧"原理，鼓励患者多参加各种娱乐活动，在愉悦中缓解内心的忧虑、恐惧和孤独，以矫正负性情志，恢复精神情志的协调平衡。有一位陈姓女性患者，患神经衰弱及功能性消化不良，腹胀纳少，大便溏结不调，夜不能寐，背热盗汗，屡治不愈，依赖安眠药度日。诊时见患者情绪抑郁，悲观叹气，焦虑烦躁，追问病史，患者曾任大型企业高管，政治、经济地位优越，3年前退休回家，失落感不断加剧，因郁而发病，且病情逐年加重。根据"喜胜忧"原理，交谈中何晓晖教授赞扬患者的能力和政绩，随诊的研究生们称她为老师，使她的荣誉感和自尊心再次得以满足，我们又建议她多参加老年娱乐活动，多看喜剧片，多开怀大笑。通过情志和药物两方面治疗，果然颇有效果，患者心情日益好转，睡眠明显改善，很少服用安眠药，食欲增加，腹胀和腹泻也消失了。

（7）娱乐怡情法

娱乐怡情法是病人通过参加各种娱乐和体育活动，达到疏畅气血，调谐情志，怡悦心境，从而消除紧张悲忧的心理，促进疾病康复的一种情志疗法。《素问·汤液醪醴论》曰："喜则气和志达，营卫通利。"《难经本义》说："脾神好乐。"《体仁汇编》说："人闻乐则脾磨。"愉快而轻松的娱乐活动，如跳舞、唱歌、下棋或体育运动，既能悦心怡情，又能与他人情感交流，有利于缓解紧张情绪，有利于食物的消化吸收，有助于胃肠疾病的治疗。有一韩姓53岁的女患者，30岁守寡独自抚养儿子成长成才，爱子如命，从小到大几乎身影不离，生活照顾无微不至，2年前儿子结婚成家，因婆媳不和而购房独自生活，分居后她情绪焦虑，坐立不安，六神无主，夜不能寐，继而不思饮食，脘腹胀满，食后作吐，嗳气频繁，大便时溏时结，被诊断为"功能性消化不良"，中西医治疗数月均不得效。何晓晖教授针对其致病原因，指导患者生活起居，每日上午到麻将馆打牌2小时，傍晚到广场跳舞1小时，并嘱其子每周末与母相聚且善待之，再与解郁安神、健脾和胃之剂，2周后见效，饮食与睡眠大有改善，如此继续调治 1 个月，基本恢复健康。

（8）养性自调法

养性自调法是通过患者科学的情志养生、饮食养生、起居养生和运动养生等保养摄生方法达到调情悦神、修身养性、改善体质、促进康复的一种自我调节的情志疗法。胃气郁质者最易患胃肠功能性疾病或身心性疾病，可指导患者平日进行正确的情志、饮食、起居、运动养生方法，促进其体质的改善，从而辅助疾病的治疗和防止疾病的复发。何晓晖教授曾采用药物和养性自调相结合的方法治愈了一位复发性大肠多发性息肉的 61 岁女性患者。她是一所大学的副教授，患结肠多发性息肉，每年都要手术摘除肠管息肉，每年又有新的息肉生长，并伴有痘疹状胃炎、脑垂体肿瘤、甲状腺纤维瘤、子腔颈息肉等，患者性格急躁，好忧愁、好生气，喜叹气、失眠、消瘦，舌质暗紫，脉细涩，因郁致病，又因病致郁，为典型的气郁血瘀型体质。何晓晖教授以血府逐瘀汤加减治疗，同时悉心指导患者在情志、娱乐、运动、起居、饮食等方面进行自我调摄，并鼓励患者接受返聘回原单位工作，经过半年医患密切合作，症状完全消除，体重增加 3.5kg，舌不紫，脉不涩，全面复查的结果是肠息肉和宫颈息肉消失，痘疹状胃炎消除，随访 4 年身体安康。

2. 药物疗法

在脾胃病辨证论治中，通过望、闻、问、切了解患者的起病诱因、情绪变化及睡眠状况，以判断患者的情志状态，处方用药时要兼顾对精神情志的调治，安神以和胃。常用的药物调神方法有解郁悦神法、养血安神法、清心宁神法、镇静定神法等。

（1）解郁悦神法

情志抑郁，导致肝气郁结，气失舒畅，横逆乘脾犯胃，胃失和降。治宜疏肝以解郁，宣畅以行气，合欢花、玫瑰花、郁金、麦芽等有疏肝行气、解郁悦神之功，可选择用之。

（2）养血安神法

《灵枢·营卫生会》说："血者，神气也。"血是人体神志活动的主要物质基础。脾胃虚弱，血无化源，血虚则神无所养，养血方可安神。可选用夜交藤、何首乌、酸枣仁、百合等养血安神药。

（3）清心宁神法

心主神志，心络于胃，故心胃相关。若心火内炽，心神被扰，心烦失眠，"胃不和卧不安"，卧不安胃难和，治宜清心以安神，可选用黄连、莲子心、山栀等清心泻火宁神。

（4）镇静安神法

脑为元神之府，脑统脾胃。气郁日久，脑神不明，则胃肠不安。钩藤、牡蛎、琥珀具有镇脑、平肝、安神之功效，若患者失眠、烦躁严重，可酌情选用。

3. 针灸推拿疗法

体针、耳针和推拿对胃肠功能失调具有较好的治疗作用，对神经内分泌紊乱也有一定的调节作用。体针常用穴位有上脘、中脘、下脘、天枢、关元、足三里、阳陵泉、脾俞、胃俞、大肠腧、内关、太冲等。耳针常用穴位有神门、枕、脑、心、胃、脾、肝、交感等。

四、脾胃病的外治法

古人云："病家所患患病多，医家所患患道少。"临床上有不少的脾胃病是顽症痼疾，中、西药物治疗都难以奏效。中医药学是一个伟大的宝库，蕴藏着取之不尽的有效方法和丰富经验。中医外治法源远流长，《黄帝内经》记载了刺、灸、熨、浴等诸多内病外治的方法，后世医家发展了内病外治法，江西医家的著作中就有大量用外治法来治疗内科疾病的记述，如龚廷贤《万病回春》用五子散（莱菔子、紫苏子、白芥子、山楂子、香附子）敷贴治疗鼓胀、危亦林《世医得效方》用商陆敷法治疗便秘。何晓晖教授和他的名医工作室同志一道，从古代医籍中挖掘，或向同行及民间学习脾胃病外治方法，并在临床中探索、总结和创新，逐步形成了脾胃病内外兼治的治疗特色。现简要地介绍常用的脾胃病外治法：

（一）口腔外治法

口疮、舌疮、口糜等疾病是内外诸多致病因素共同作用的结果，复发性口腔溃疡治疗十分困难，单纯的内服治疗效果时常不够理想，而内治与外治相结合能提高口疮的治疗效果。口腔溃疡的外治方法很多，现代中药制剂层出不穷，目前的常用剂型有含漱液、贴膜、含片、散剂、膏剂、喷雾剂等。外治法中所用药物多具清热解毒、收敛生肌、活血止痛、去腐生肌、辛散温通、化痰散结等作用。散剂多为传统剂型，如锡类散、冰硼散、溃疡散、珍珠八宝散、养阴生肌散等；丸剂如六神丸、西黄清醒丸等；含剂如西瓜霜片等。膜剂可在口腔环境内形成溶胶，粘附在溃疡表面，膜内药物释放持久，保持溃疡局部较高浓度，使病损部位得到物理保护，如蜂胶贴膜、麝香口腔膜等。有报道用三七贴膜、白及贴膜、锡类散贴膜、仙人掌贴膜等外治口腔溃疡，取得明显效果。我们也常用药糊外敷治疗口腔溃疡，如将康复新液 3 mL 与锡类散 2 g 搅拌成糊状，用清水漱口后，将此糊剂涂于口腔溃疡面上，用药后 30 分钟内禁进食、禁饮水，每日用药4次，即三餐饭后及睡前各1次。

口疮、口糜也可以采用药物漱口，起到局部清热杀毒、敛疮止痛的作用，如用漱口方（防风、甘草、金银花、连翘、薄荷、荆芥）煎水含漱，治实证口疮；蔷薇根（冬取根，夏取茎叶）煎浓汁含漱后吐出，每日6～7次；也可以用蒲公英50g煎水漱口和含服。新癀片5片，用50mL凉开水溶化，餐后含漱，漱后吐出，1日3～4次。康复新液10mL，含于口中数分钟后，再徐徐吞下，1日3次。内服中药的同时再口腔外用药物，能显著提高疗效。

口腔中的幽门螺杆菌可能是胃内Hp感染的重要储存库，是胃内Hp再复发的重要原因之一。口服药物难以到达牙菌斑、龈沟、舌苔等处发挥杀菌作用，故口腔Hp比胃中Hp更难以药物根除，所以要真正根除胃中Hp必须"口胃并治"，将口服用药与抗Hp漱口液等口腔用药同时应用，有可能提高Hp根除率和减少Hp复发。据药理研究表明，黄连、黄芩、蒲公英、虎杖、金银花等中草药有一定杀灭Hp作用，可以选择1～2味煎水含漱。

（二）吞药外敷法

吞药外敷法是通过药末的徐徐吞服让药物附着于食管和胃黏膜病变部位而产生局部敷药功效的一种外治法。食管和胃为上消化道器官，距口腔较近，为外治法的应用提供了可能。吞药外敷法对食管炎、食管糜烂、食管溃疡、食管出血、胃溃疡、胃糜烂、胃出血等病具有独特的疗效。常用的外治药有锡类散、云南白药、田七粉、白及粉等。锡类散具有清热解毒、祛腐化瘀、生肌护膜的作用，早晚空腹吞服能加速食管和胃糜烂、溃疡黏膜的修复。云南白药、田七粉、白及粉外敷有良好的局部止血作用。食管外治法要讲究服药方法，如服用锡类散必须在清晨起床后和晚上上床前用少量开水送服，服药后平卧20分钟左右，并且不能进水和进食，这样能使药物在食管和胃中停留时间延长。徐景藩教授创造的"糊剂卧位服药法"，能延长药物在食管病变部位的停留时间，从而提高药物的治疗效果。临床上也可通过胃镜将药物直接注撒在患处，作用更精准，效果更明显。

（三）敷脐疗法

敷脐疗法简称脐疗，是选用适当的药物，研成细末，制成一定的剂型（粉、糊、丸、膏、饼），填敷脐部后再进行艾灸或热熨等以达到治疗疾病目的的方法。脐为"神阙"，如门之阙，神通先天。神阙穴是任脉上的重要穴位，总汇诸经，能联系脏腑肢节。本法利用肚脐敏感度高，渗透强而快，药物易弥散被吸收的特点，使药力经脐迅速渗透到各个组织器官，以疏通经络，调理气血阴阳，扶正祛邪，而达治病之目的。

敷脐疗法可广泛应用于内、妇、儿各科疾病的治疗，尤其是对胃肠疾病的治疗具有独特的疗效，古今医籍中记载了大量的验方，如清·吴师机《理瀹骈文》用人参、附子、肉桂、炮姜研细末填入脐中治疗脐腹冷痛。有人用皮硝、皂角研末敷脐治疗热性便秘，附子、丁香、白芷、胡椒、大蒜共捣如泥敷脐治疗寒性便秘。我们在临床上也常用敷脐疗法治疗一些难治性脾胃病，如用温中暖胃膏治胃痛、腹痛属寒证者：取生附子150g，高良姜120g，小茴香100g，共研细末，麻油熬膏，黄丹收，取适量敷脐，1日1次。鼓胀消水膏治疗各种肝硬化腹水：取甘遂、大戟、蜣螂、葶苈子、麻黄、槟榔各等分，共研细末，醋调成糊状，取适量贴神阙穴，1日1次。敷脐疗法最适宜于小儿胃肠病的治疗，如丁桂儿脐贴能健脾温中、散寒止泻，治疗小儿泄泻、腹痛，使用方便，副作用少。

（四）灌肠疗法

灌肠疗法是将中药药液从肛门灌入肠中以治疗肠道疾病的一种常用外治法。本法简便易行，除药物直接接触结肠黏膜患处而发挥局部治疗作用外，且药物吸收迅速，治疗作用维持时间长，对胃黏膜不良刺激和对肝脏的毒性较少，故被广泛应用于肠道疾病的治疗。

灌肠法分为保留灌肠法和非保留灌肠法。保留灌肠法宜用于肛肠局部的炎性病变，如溃疡性结肠炎、直肠溃疡、细菌性痢疾、阿米巴痢疾等，选方用药可参照内治法。非保留灌肠法具有通腑泻下、祛除燥结邪毒作用，主要用于实热毒邪结聚阳明、燥屎内结、腑气不通，或误服毒物已由胃至肠需导毒外出者。

我们临床上常用灌肠法治疗慢性结肠炎、克罗恩病、便秘、不全性肠梗阻等疾病。常用的灌肠药方有：①愈疡宁灌肠方：白头翁30g，黄柏10g，黄连5g，白及15g，赤芍20g，儿茶6g，红藤30g，甘草5g，锡类散3g，水煎浓缩至150mL，将锡类散溶于其中，每晚保留灌肠，2周为一疗程，用于治疗慢性结肠炎及克罗恩病。②通腑灌肠方：生大黄30g，枳实20g，芒硝10g，玄参10g，莱菔子15g，赤芍15g，水煎取汁500mL，不保留清洁灌肠，大便得通即停用，用于治疗便秘及不全性肠梗阻。

（五）贴药疗法

贴药疗法是把药物研成细末，用水、醋、油脂调和成膏糊状，或将药末撒于膏药上，直接贴敷患处或穴位上以治疗疾病的方法。贴药法可使药物直接作用于患处或腧穴，通过疏通气血、调节脏腑而发挥健脾益气、泻火解毒、活血化瘀、消癥定痛、引火归原等作用。本法可治疗多种消化系统疾病，如用麻油调吴茱萸粉贴涌泉穴治口疮；用大蒜捣烂贴敷足心或贴脐部治疗虚寒久泻；用大黄、芒硝、葱头等捣烂调敷腹部治疗肠梗阻；用大黄、芒硝、鲜白花蛇舌草、鲜穿心莲等捣烂敷右下腹部治疗肠痛等。

我们工作室常用的贴药疗法有：①暖胃消痛贴，丁香、花椒、小茴香、苍术各等分，共研细末，用麻油浸泡后，再用特制的铁锅反复熬制成膏剂，置于 4cm×6cm 网状纸胶膏中心部位内径为 1cm 的垫环内。贴膏分别贴在患者中脘穴、双侧脾俞穴和胃俞穴处，隔日 1 次，10 天为一疗程，用于治疗脾胃虚寒性消化性溃疡、功能性消化不良、慢性胃炎等。②健脾止泻贴，炒白术、苍术、肉桂、吴茱萸、炙黄芪、茯苓、小茴香、樟脑各等分，共研细末，装瓶备用。治疗时取适量，用醋调成糊状，置于 4cm×6cm 网状纸胶膏中心部位内径为 1cm 的垫环内。贴膏分别贴在患者双侧天枢穴、脾俞穴及神阙穴、命门穴处，隔日 1 次，用治各种急慢性腹泻。急性腹泻 3 次为一疗程，慢性腹泻 7 次为一疗程。

（六）熏肛疗法

熏肛疗法是把药煎沸后产生气雾熏蒸肛门的一种治疗方法，具有温通血脉、祛毒杀菌、消肿止痛、清洁止痒等功效，适用于肛门坠胀、久泻脱肛、肛周湿疹、肛窦炎等肛门疾患。我们常用的"熏肛合剂"，由黄柏、黄芩、蛇床子、五倍子、诃子、明矾各 20g 组成，取 1500g 水煎沸 20 分钟后，再加入白醋 200g，趁热熏蒸肛门 20 分钟，每日 1 次，7 天为一疗程。

（七）针刺疗法

针灸是中华医学的瑰宝，是以中医理论为指导，运用针刺防治疾病的一种方法，具有适应证广、疗效明显、操作方便、经济安全等优点，深受广大患者欢迎。大量资料表明，消化系统疾病是针灸临床治疗的主要病种。在 WHO 公布的适应针灸治疗的 43 种常见病中，消化系统疾病达 12 种，占总数的 30%，其中就专列有腹痛、腹泻和便秘。在我国《针灸疗法治疗疾病的优势病种和优势作用的调查研究》（2008）报告中，针灸治疗消化系统疾病的有效病种为腹痛、腹泻和便秘等。我们常用针刺疗法治疗胃痛、呕吐、呃逆、腹痛、腹泻、功能性便秘、肠易激综合征、功能性消化不良、功能性腹泻等病种。如功能性便秘，常选用大肠俞、上巨虚、支沟、照海、天枢等穴；热秘加合谷、曲池；气秘加中脘、太冲；冷秘加关元；虚秘加脾俞、气海。胃痛常选中脘、内关、公孙、足三里等穴，脾胃虚寒加神阙、气海、脾俞、胃俞；胃阴不足加胃俞、太溪、三阴交；寒邪犯胃加神阙、梁丘；饮食停滞加梁门、建里；肝气犯胃加期门、太冲；血瘀停滞加膈俞、阿是穴。

（八）艾灸疗法

艾灸疗法是运用艾绒或其他药物在体表的穴位上烧灼、温熨，借灸火的热力以及药物的作用，通过经络的传导，以起到温通气血、扶正祛邪，达到防治疾病的一种治法。我们在对灸法疾病谱现代文献计量分析与评价中发现，消化系统疾病是灸法的适宜病证。

热敏灸又称腧穴热敏化艾灸疗法，是江西省中医院陈日新教授等独创的一种艾灸新疗法，现已成为针灸临床常用的治疗方法之一。该疗法以腧穴敏化理论为指导，选择热敏腧穴，施以饱和灸量，激发经气，气至病所，从而显著提高了临床灸疗疗效。热敏灸技术在治疗消化性疾病（如肠易激综合征、功能性消化不良、功能性便秘等）中已显示出显著疗效。如腹泻型肠易激综合征患者热敏腧穴多发生在天枢、命门、大肠俞、足三里、关元等穴区，临床常选择最强敏化穴区采用艾条悬灸的方法，包括单点温和灸、双点温和灸、三点温和灸、接力温和灸、循经往返灸等，灸疗时间从热敏灸感产生时到热敏灸感消失时，从 10 分钟至 200 分钟不等，平均时间为 45 分钟，临床疗效明显。

（九）耳穴疗法

耳与脏腑、经络系统息息相关，耳可以反映经络系统、五脏六腑的疾病，亦可通过刺激耳穴对经络系统和五脏六腑进行调节，以达到治病强身的目的。食管、胃、肠、胆等消化道疾病的某些症状如疼痛、胀闷、烧心等，往往难以消除，采用耳穴疗法，有时能取得良好的效果。常用耳穴疗法有耳针疗法和耳穴贴压法，后者我们在临床上广泛使用，其简便、经济、安全、无创伤、不良反应极少，受到广大患者的欢迎。常用的贴压药物有王不留行籽、绿豆、白芥子、莱菔子、油菜籽等，也可选用六神丸、保济丸等小药丸贴压。临床常用的是王不留行籽，市场上有成品耳穴压籽销售，应用十分便利。

我们用耳穴贴压法治疗的常见病种有胃食管反流病、功能性消化不良、肠易激综合征、嗳气、呃逆、胆囊炎、胆结石症等。常用的耳穴有胃、食管、脾、胆、肝、小肠、大肠、神门、交感等，可用压痛棒在与疾病相应的部位由周围向中心，以均匀的压力探查疼痛敏感点，据此作为治疗时选取的刺激点。每次选用 3～5 穴，可双耳取穴，3～5 天换贴 1 次，5 次一疗程。贴压期间每天可自行按压耳穴 3～5 次，每穴 1～2 分钟。

（十）埋线疗法

埋线疗法即穴位埋线，是将医用羊肠线埋入腧穴，利用羊肠线对腧穴的持久刺激作用，激发经气、调和气血，以防治疾病的方法。该疗法是针刺疗法的延伸和发展，是在传统针具和针法的基础上建立发展起来的一种新的治疗方法，是中医外治法的重要组成部分，具有简、便、验、廉等优点。常用埋线方法有植线法、穿线法、割埋法、注线法，目前临床最常用的穴位埋线法即注线法，又称套管针埋线法，对拟埋线腧穴以及穴周皮肤消毒后，用镊子夹取一段已经消毒备用的羊肠线，放入套管针的前端，后接针芯，用一手拇指和食指固定拟进针穴位，另一只手持针刺入腧穴，达到所需的深度，施以适当的提插捻转手法，当出现针感后，边推针芯，边退针管，将羊肠线埋植在腧穴的肌层或皮下组织内，用消毒纱布压盖针孔止血。然后用无菌敷料包扎，保护创口 3～5 天。

穴位埋线法常用于功能性消化不良、肠易激综合征、功能性腹痛、便秘等疾病的治疗。如便秘，常选用天枢、水道、归来、足三里、大肠俞等穴进行穴位埋线治疗；功能性消化不良选用中脘、足三里、胃俞、肝俞、脾俞等穴；肠易激综合征选用大肠俞、肺俞、天枢、足三里、上巨虚、关元、中脘等穴。我们曾经用埋线疗法治疗一例顽固性腹痛的腹型癫痫患者，取得明显的效果。

（十一）推拿疗法

推拿疗法是在中医理论指导下，运用推拿手法作用于人体特定的部位和穴位，达到防病治病目的的一种治疗方法。推拿疗法具有调理脏腑、疏通经络、行气活血、理筋整复的作用，尤其适宜于小儿及老人脾胃病的治疗。推拿对消化系统的治疗作用机制有直接作用与间接作用。直接作用是指手法的作用力直接促进胃肠管腔的运动功能，调整胃肠蠕动，从而加快或延缓胃肠蠕动和排泄，如腹部按摩。间接作用是手法对穴位的刺激，通过经络传导而作用于消化器官，增强胃肠蠕动和消化液的分泌，促进对食物消化吸收，从而加强消化系统的功能。

推拿疗法可用于胃脘痛、呕吐、呃逆、腹胀、泄泻、胃下垂、便秘等消化系统疾病治疗。我们常用推拿疗法治疗顽固性的胃脘痛，手法有一指禅推、摩、揉、按、擦、拿等，先用轻快的一指禅推法、摩法在胃脘部治疗，再按揉中脘、天枢、气海等穴，同时配合按揉足三里，时间约 10 分钟；在背部选用膈俞、肝俞、脾俞、胃俞、三焦俞及背部操作。一指禅推背部脊柱两旁，沿膀胱经自上而下至三焦俞，往返4～5 次，后按揉膈俞、肝俞、脾俞、胃俞、三焦俞，力度宜重，时间约 5 分钟，自上而下沿膀胱经擦背部，以透热为度；在肩臂及胁部常选肩井、手三里、内关、合谷穴及肩部、上肢部、胁肋部进行操作，拿肩井，取手三里、内关、合谷等穴做较强的揉按刺激，搓肩臂，使经络通畅，再搓抹其两胁，由上而下往返数次，时间约 3分钟。

以上诸种外治疗法各具特色，可根据病人情况选用，或单用一种方法，也可多种方法联合应用。若使用得当，一定会产生理想疗效。

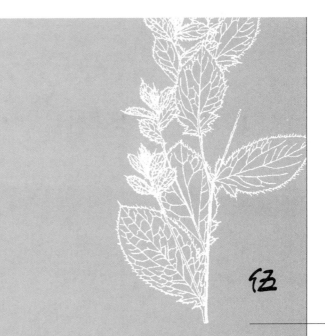

5

伍

论治唇口疾病

一、从脾论治唇病

唇，又名口唇、飞门，位于口之前端。《灵枢·五阅五使》说："口唇者，脾之官也。"《素问·五脏生成论》说："脾之合肉也，其荣唇也。"唇是消化道的门户，为脾之外候。何晓晖教授认为《内经》的"脾主唇"理论，在脾胃病临床辨证论治中具有重要的意义。

（一）脾主唇的生理病理

口唇与诸多脏腑经络有着密切联系，如足阳明胃经循行至上齿，环绕口唇；足厥阴肝经络舌本、循唇内、环口唇。冲脉、任脉环绕口唇，督脉系于上唇。但唇与脾的关系最为密切，故《内经》称口唇为脾之官。脾与唇的生理病理联系主要体现在以下四个方面：

1. 脾生气血以荣唇

正常人口唇丰润红活，需要气血的濡养。《灵枢·营卫生会》曰："中焦亦并胃中，出上焦之后，此所受气者，泌糟粕，蒸津液，化其精微，上注于肺脉，乃化而为血，以奉生身。"肝为血库，肝脉环绕于唇；冲为血海，亦绕口唇，肝脉和冲脉之血均源于脾胃之水谷。人身之气血皆生于中焦脾胃，口唇依靠于脾运化的水谷精微所化生的气血来濡养。脾气健运，运化有权，则气血生化有源，口唇得养则见红润光泽；若脾虚失运，气血无源，唇失所养则见淡白萎黄无华。

2. 脾主散精以滋唇

唇为口腔之外门，风吹日晒，最需要津液的润养，而津液的生成、输布全在于脾胃。《素问·经脉别论》曰："饮入于胃，游溢精气，上输于脾，脾气散精。"《素问·厥论》亦曰："脾主为胃行其津液者也。"脾具升清作用，将胃肠吸收的津液上输于心肺，而后输布至全身，也输送到唇，起着滋养润泽作用。脾气健运则津液四布，口唇得养则滋润光华。反之，脾不运化，津液失布则唇无津养而出现干燥、生屑、开裂、出血等。

3. 脾主肌肉以充唇

《灵枢·经脉》说："唇舌者，肌肉之本也。"肌肉是口唇最主要的组成部分，若脾胃健运，肌肉则健壮，口唇则轮廓分明，运动自如。反之，若脾胃失于健运，气血生化不足，肌肉失养，唇肌也欠充实，而出现肌萎唇缩或虚肿外翻。如《灵枢·经脉》所说："脉不荣则肌肉软，肌肉软则舌萎人中满，人中满，则唇反。"唇失所养，也可导致虚风内动，唇肉颤动。

4.脾气通口以应唇

《灵枢·脉度》曰:"脾气通于口,脾和则口能知五味矣。"脾为消化之器,主持口、食管、胃、小肠、大肠等整个人体消化运动。脾开窍于口,唇为口腔之门扇,故唇为脾之外应,唇的色泽荣枯变化能反映脾的精气盈亏和功能盛衰,胃肠病变或失调,也往往会从唇色唇态中反映出来。如脾胃火炽,上炎于唇,则口唇红肿、灼热、生疮等;脾蕴湿热,上渍于唇,则口唇糜烂、痒痛、渗液等;脾阴亏虚,上不养唇,则口唇干燥、生屑、皲裂等;脾虚生风,上扰于唇,则口唇眴动。

(二)察唇辅助脾胃病的辨证

《素问·本脏》曰:"视其外应,以知其内脏,则知所病。"唇为脾之外候,所以通过观察口唇的变化可以帮助我们了解脾的生理和病理状态。如《灵枢·师传》所说:"脾者主为卫,使之迎粮,视唇舌好恶,以知吉凶。"《内经》中有大量关于观察口唇来推测脾病的论述,如《灵枢·五阅五使》说:"脾病者,唇黄。"《灵枢·本脏》说:"揭唇者脾高,唇下纵者脾下。唇坚者脾坚,唇大而不坚者脾脆。唇上下好者脾端正,唇偏举者脾偏倾也。"这些经验为我们开展唇诊的研究提供了思路。已有学者运用现代计算机图像处理技术开展唇诊的研究,如刘氏等报道,在功能性消化不良脾气虚证患者中约50%为口周萎黄,给予健脾益胃方后,口唇色泽均较治疗前有明显改善。陈氏等报道,脾虚组与正常组之间在唇侧亮度值、唇颊亮度值比值和下唇颊亮度值比值中均有显著性差异。何晓晖教授在临床上十分重视口唇的诊察,把唇象作为推测脾胃及诸脏腑功能盛衰、病情浅深、寒热虚实变化的重要依据之一。

何晓晖教授把察唇的内容归纳为观色、观泽、观形、观态四个方面。其中色分为黄、赤、青、白、黑;泽分为润、燥、荣、枯;形分为厚、薄、肿、萎;态分为动、静、正、歪等。

1.观察唇色

正常人口唇颜色红润,红而不艳,润而光滑,为脾气健运、胃气充足、气血调和、阴阳匀平的表现。若脾胃失健,唇色可发生黄、赤、青、白、黑五种色泽变化。

(1)唇黄

《灵枢·五阅五使》说:"脾病者,唇黄。"唇色发黄,为脾虚湿困之象;淡而萎黄,为脾胃虚弱或气血亏虚;唇黄流津,为脾阳极虚,阴寒内盛。

(2)唇赤

色红为热。口唇红绛,多见心脾积热;红而干燥,为脾阴不足;深红干裂,是热盛伤津;唇色暗红,为血瘀热蕴;小儿唇鲜红如胭脂色,多为虫症积热。

（3）唇青

《灵枢·经脉》说："唇青，舌卷，卵缩，则筋先死。"唇色青紫，属气滞血瘀重证，常见于各种原因所致的心脉瘀阻证或肺气郁滞证；唇青紫又主胃寒，因寒凝血脉收引所致；唇色青而深者，主痛极血络郁闭；有些食物中毒或药物中毒，也可出现口唇发绀青紫。

（4）唇白

唇淡白，为血亏、失血或脾虚之征。唇色白而食少咳喘者，为脾肺气虚；唇内有细白点者，为虫积的特征。

（5）唇黑

口唇俱黑者，为冷极血滞；病重者口唇黑，为脾肾衰绝，预后极差。

2. 观察唇泽

常人口唇明润而有光泽，不枯不燥，唇内光滑湿润。若脏腑失调，脾失运化，气血亏虚，津液不布，则可致出现口唇干燥焦枯等。口唇失润，常出现干燥、枯涩、脱屑、皲裂，多由于脾经积热伤阴，或外感燥热，或热病津伤。古人将口唇干瘪枯槁称作唇槁，多为脾胃气阴枯竭之象，提示病重，预后差；口唇焦黑干枯名唇焦，可由血瘀、热病伤津所致。《医学入门·伤寒杂症》说："夫寒热而唇焦者，多因血瘀。"《温热经纬·卷四》说："唇焦大渴，津液耗伤。"口唇焦黑燥裂，烦渴饮水，主热毒盛极。

3. 观察唇形

正常人口唇方正端平，轮廓分明，厚薄适中，上下协调。若脾胃及脏腑失调，口唇形态也会出现异常。

（1）唇萎

唇萎指口唇萎黄卷缩，多见于脾气衰竭，《医寄伏阴论》说："唇萎不收，脾气绝也。"唇萎也见于血瘀内停，如《金匮要略》说："病人胸满，唇萎、舌青、口燥，但欲漱水不欲咽……为有血瘀。"

（2）唇肿

唇肿指口唇肿大粗厚。红赤而肿者，多为实为热；淡白而肿者，多为虚为寒。唇红肿灼痛多见脾胃积热，溃烂流水多为脾胃湿热。唇肿齿焦黑者，为脾肾绝。

（3）唇反

唇反是指上唇向上向外翻起。《灵枢·经脉》说："唇反者，肉先死。"唇反为脾败之象，为脾气将绝、脉不养唇所致，如《望诊遵经》所说："唇反者，太阴之终。"

（4）唇糜

唇糜古亦名唇疡，为口唇糜烂，最易发生于口角及内唇处，常兼见舌、颊、腭、咽喉等部位溃烂，常伴灼热疼痛，多由胃火与湿热上攻，侵蚀于唇而成，也有津亏虚热、脾虚血瘀之虚证。

（5）唇疮

唇疮，指口唇生疮，痛、痒、流黄水。唇疮多见于脾胃积热，脾胃二经火毒上攻所致。

4. 观察唇态

正常人口唇形态方正，活动自如，动作协调。口唇掣动、颤动、蠕动、内缩等唇态异常，多为内风，脾主唇，肝主风，故多是脾、肝病变所致。

（1）唇瞤

唇瞤又叫唇颤动，指口唇颤动而不能自制，多为风气内动。小儿口角掣动不止，伴厌食便溏，属脾虚生风。口唇红赤干燥，伴颤动不能自禁，常因阴虚风燥引起，如《外科证治全书》说："唇风又名唇瞤……此脾经血燥也。"唇瞤伴头痛目赤，多为肝阳化风；高热伴唇颤、抽搐，多为热极生风。

（2）唇缩

唇缩是指口唇内缩，多见于脾经寒盛或脾虚生风所致。《证治汇补·口唇》说："唇属于脾，经合于胃，脾胃受邪则唇为之病，风胜则动，寒胜则缩。"治宜理中汤温中健脾。唇口窄小，不能开阖，不能饮食，名"紧唇"，多由风痰入络所致。新生儿唇口收缩，不能吃乳，名为"撮口"，为"脐风"的严重症状。

（三）从中焦脾胃论治唇病

唇为脾之官，唇的病证是脾胃等脏腑病变的外在表现。因此，口唇有病，需外病内治，尤其是从脾胃入手论治最为关键。何晓晖教授从中焦脾胃论治唇病，积累了丰富的经验，归纳起来主要有以下五个方面。

1. 健脾益营以荣唇色

唇为脾之华，口唇的色泽可以反映全身的气血盛衰，更能反映脾的精气盈亏。脾失运化，气血化源匮乏，唇失所荣，则口唇淡白少华。脾阴亏虚，虚火上干，则口唇色红干燥。脾胃湿热，上熏于唇，则口唇晦黄不泽。脾瘀热蕴，唇络阻滞，则口唇暗紫。临床上时有病人以唇色异常为主诉来就诊，何晓晖教授常从脾着手辨证论治，或健脾益气，或益脾生血，或滋脾育阴，或泻脾清火，或运脾祛湿，或助脾祛瘀，通过调理中焦促进脾胃健运，气血和调，时常能取得唇色转荣的良好效果。

2. 泻脾清火以除唇热

《诸病源候论》说："脾胃有热气发于唇，则唇生疮。"脾胃积热上炎于唇，可出现口唇红赤肿胀，灼热痒痛，糜烂破溃，甚者生疮、疔、疽等，常伴口干、口苦、口臭、喜冷饮、大便干燥、舌质红、苔黄、脉数。治宜泻脾清胃，败火解毒，脾胃实火宜泻火清毒，用黄连解毒汤加减；脾经伏火宜清脾散热，用泻黄散加减；阴虚火炎者宜滋阴清火，以清胃散合增液汤加减。

3. 滋脾育阴以润唇燥

脾胃积热，或脾经伏火，可致脾阴亏损，或热病伤津耗液，均可致唇失所润，而出现口唇干燥、脱屑、粗糙、皱褶，甚则开裂、渗血。《温疫论·数下亡阴》说："津不到咽，唇口燥烈，缘其人阳脏多火而阴亏。今重亡津液，宜清燥养营汤。"燥者润之，治宜滋养脾阴，益胃生津，清热润燥。多用增液汤合沙参麦冬汤治疗。因热病伤津者，可用五汁饮，或用冬瓜汤代茶饮，以养阴生津润唇。

4. 清脾化湿以疗唇糜

唇糜，即嘴唇糜烂，多见于急、慢性唇炎，是一种较常见的唇病。临床辨证以湿热蕴脾证多见，表现为唇部糜烂，肿胀色红，灼热瘙痒，有小水疱及渗液，甚则渗血，环唇皮肤潮红，常伴咽干、口苦而不欲饮，纳差，小便短赤，心烦，舌质红，苔黄腻，脉滑数。何晓晖教授认为本证多由脾胃湿热循径上行，环口熏蒸所致，治疗宜清利湿热，清脾健中。他常选用连朴饮、茵陈五苓散、甘露消毒丹等方剂加减变化。

5. 补脾益气以安唇瞤

唇瞤，又名唇颤动，《外科证治全书》又将其称为唇风，常表现为口唇颤动，或蠕动，或掣动。唇瞤多见于脾虚久病老年病人和小儿慢脾风，多由于脾胃虚弱，生化无源，气血不足，津液亏虚，筋失其养，唇乏其荣，虚风内生而口唇瞤动。治疗应予健脾补中以息风，《证治准绳·幼科》认为唇为脾之华，脾虚则唇口蠕动，治宜补脾健胃，用七味白术散。《杂病源流犀烛》指出："有唇瞤动，或生核者，宜苡仁汤。"当代名医秦伯未认为虚弱证中出现唇颤动症状，多为脾虚不能收摄，应予补中为主。何晓晖教授曾用补气健脾益胃佐以祛风止痉，治愈1例八旬老翁口唇颤动。

附：唇病验案 2 则

病案 1：唇糜

陈某，男，9 岁，学生，江西南昌人。初诊 2016 年 3 月 30 日

主诉：口唇红肿溃烂及口腔溃疡反复发作 8 年余。

现病史：患儿自从 1 岁始，口唇溃烂及口腔溃疡反复发作，迁延不愈，长期求治多个城市十几家医院均未治愈。刻下症：口唇红肿外翻，伴疱疹、渗液，干燥，时裂开渗血。口舌多个溃疡，灼热疼痛，咽喉肿痛。口干，喜冷饮。夜间盗汗，头背部汗多。大便形干，每日 1 行。小便略黄。平时每月均有感冒高热 1～2 次。舌尖边红，

苔黄根部厚，脉细数。

治疗经过：证属脾胃热炽，治拟泻脾清胃，方用泻黄散合增液汤加减。处方：

生石膏 15g，生山栀 10g，防风 10g，藿香 10g，生甘草 3g，生地黄 10g，玄参 10g，丹参 10g，黄连 3g，黄芪 10g，白术 10g，绞股蓝 6g，升麻 6g。7 剂，每日 1 剂。

二诊：口唇红肿稍退，未见干裂。口舌溃疡已愈，无新发口疮，纳增，盗汗已止，大便成形，每日 1 次，小便不黄，口不干，舌质尖稍红，苔薄黄，脉细稍数。守方加山药 10g。

三诊：服药 1.5 个月，口唇红肿已完全消除，口腔溃疡基本痊愈，进热性食品则偶有 1 个小溃疡发生。大便正常，不盗汗，纳佳，未发生感冒发热。舌质边略红，苔薄黄，脉细。8 年痼疾痊愈，家长感激万分。仍守前方去石膏、防风、藿香；加知母 10g，麦冬 10g，黄芪改 15g。再服 2 周，巩固疗效，以防复发。随访 1 年，除偶有口舌溃疡外，唇无异常。

病案 2：唇燥

周某，男，23 岁，大学生，江西崇仁人。2012 年 10 月 3 日初诊。

主诉：下唇干燥开裂 7 年，加重 20 天。

病史：自幼身体虚弱，纳少，便溏，消瘦。上中学后学习负担加重，进食更少，食后腹胀，大便时干时溏。继而口唇干燥，起皱脱屑，时常开裂灼痛。3 周前因进烧烤食品，嘴唇干裂渗血，烧灼疼痛剧烈；伴口干咽燥，烦热不安，手心多汗，神疲乏力，多梦盗汗；舌瘦尖红，苔黄花剥，脉细数。

治疗经过：证为中气虚弱，脾阴亏虚，津不上承，唇失所养。治拟健脾益气、滋阴润唇，以参苓白术散扩充。处方：

太子参 30g，白术 15g，茯苓 30g，山药 15g，莲肉 15g，扁豆 12g，薏苡仁 30g，五味子 10g，百合 15g，山楂 12g，甘草 6g，14 剂，1 日 1 剂。

服药 2 周后，口唇干燥明显好转，脱屑减少，开裂已愈，纳食增进，盗汗见止，花剥舌苔好转。初见成效，仍以前方加减治疗 1 个半月，口唇完全正常，食欲旺盛，体重增加，精力充沛，数年病痛得愈。随访 2 年，身体健康。

二、口疮的辨证论治

口腔溃疡，中医称为口疮，为最常见的口腔黏膜疾病，因为易反复发作，故又称复发性口腔溃疡，也称为阿弗他溃疡。临床表现为孤立或多发的、圆形或椭圆形的浅表性溃疡，有明显灼痛。本病具有局限性、复发性、自愈性等特点，多在 1～2 周内自愈，愈后多不留瘢痕。流行病学调查显示，一般人群中该病的发病率为 5%～25%，而在特定人群中则高达 50%～60%，发病不受年龄限制。

目前对本病发病原因及致病机制仍不明确，现代医学认为本病的发生是多种因素综合作用的结果，诱因可能为精神紧张、药物或食物、维生素缺乏、体内激素分泌紊乱、创伤等，潜在胃肠疾病、血液病和内分泌等系统性疾病，遗传因素、微生物及免疫因素等可能在本病的发病过程中起重要作用。口疮虽然是一个小病，全身症状不明显，但局部灼热疼痛，反复发作，常常影响生活、工作和休息。西医尚无治疗本病的特效方法，而中医药在减轻疼痛、缩短病期、减少复发等方面具有明显的优势。何晓晖教授擅长治疗口疮，现将其治疗口疮经验介绍于下：

（一）口疮生于火，火分阴阳虚实

口疮皆由于"火"，为火邪上炎，灼损口舌所致。如《素问·气交变大论》所说："岁金不行，炎火乃行……民病口疮。"《杂病源流犀烛》所说："人之口破，皆由于火。"但致口疮之火，有实火、虚火、阳火、阴火、郁火、痰火之别。实火如心火上炎、脾胃伏火，虚火如肾亏火旺，郁火如肝郁蕴热，痰火如脾热痰阻，阴火如脾虚火乘、肾虚浮火等。

人体是一个有机的整体，口疮虽然只发生在口、舌、唇黏膜，但与五脏六腑均相关联。口腔是经脉循环之要冲，手阳明大肠经、足阳明胃经、足太阴脾经、足少阴肾经、督脉、任脉等经脉均循行于此。手少阴心经之别、足少阴肾经之脉、足厥阴肝经之脉、足太阴脾经之脉、足太阳膀胱经之筋、足少阳胆经之筋皆系舌本。脾开窍于口，舌为心之苗，舌为胃之镜，齿为肾所主。舌尖属心肺，舌边缘属肝胆，舌根属肾，舌中央属脾胃；腮、颊、牙龈属胃。因此，口疮的发生与心、肝、脾、肾、胃、胆、大肠等脏腑关系密切。

隋·巢元方在《诸病源候论·口舌疮候》中云："心气通于舌，脾气通口，热乘心脾，气冲于口与舌，故令口舌生疮也。"《圣济总录》也说："口疮者，由心脾有热，气冲上焦熏发口舌，故作疮也。"指出心脾火热是口疮的主要病机。后世医家又有更深层次的认识，发现中焦虚寒、下焦虚弱也是引起口疮的原因，如元·朱丹溪《丹溪心法·口齿篇》曰："口疮服凉药不愈者，因中焦土虚，且不能食，相火冲上无制。"明·赵献可《医贯》曰："口疮上焦实热，中焦虚寒。"明·张介宾《景岳全书》云："口疮连年不愈者，此虚火也。"唐·王焘《外台秘要》曰："肾气弱，谷气少，虚阳上发而为口疮。"齐秉慧在《齐氏医案·口疮》中进一步提出："口疮上焦实热，中焦虚寒，下焦阴火，各经传变所致，当分辨阴阳虚实寒热而治之。"明确指出上焦实火熏蒸、下焦阴火上炎、中焦虚寒或脾虚湿困均是本病之病理机制。

由此可见，复发性口腔溃疡的的病因病机是复杂的，是人体阴阳气血失调的外在表现，是脏腑经络紊乱在口腔的反映。导致口疮之火，不是单纯之火热，临证必须辨明阴阳虚实，明晰病机，随证施治。

（二）口疮宜分治，重在平衡中焦

1. 辨火论治

导致口疮之火，有实火、虚火、阳火、阴火及郁火之分，所以治疗口疮必须审察病机，遵循《内经》"逆者正治，从者反治"，或"热者寒之"，或"热因热用"，或"火郁发之"。口疮常见的证型有：

（1）心火上炎证：症见溃疡面积较小，可多个发生，多在舌尖；常伴有心悸心烦，性情急躁，小便短赤涩痛，夜寐不安，舌尖红，舌苔薄黄，脉略数。治疗宜清心泻火、利尿导热，以黄连导赤散加减。

（2）心胃火炽证：口疮初起，溃点较多，呈圆形或椭圆形，边缘红晕鲜明，中央陷呈黄白色，灼热疼痛较剧；兼见牙龈红肿，口干口臭，烦躁易怒，面红，失眠，大便秘结，小便短赤，舌质红，苔黄，脉滑数。治疗宜清热凉血、通腑泻火，以大黄黄连泻心汤加山栀、莲子心、赤芍、丹皮、银花等。

（3）脾胃伏火证：溃疡形状多不规则，大小不等，互相融合，周缘轻度水肿高起，口热，口渴口臭，唇红，大便干结，小便短黄，舌质偏红，舌苔黄或厚腻，脉实有力。治疗宜清中泻火、升散解郁，以泻黄散合清胃散加减治疗。

（4）肾亏火旺证：溃疡反复发作，大小不等，隐隐灼痛；口燥咽干，口干不欲饮，头晕耳鸣，手足心热，腰膝酸软，尿黄便干，舌质红，苔薄黄，脉沉细数或细弦数。治疗宜滋阴生津、清热降火，以知柏地黄汤加减治疗。

（5）肝郁蕴热证：多见于女性，伴有情志不舒，溃疡形状不规则，胸胁胀闷，心烦易怒，口苦咽干，失眠不寐，乳房经前胀痛，月经失调，舌尖红或暗红有瘀斑点，舌苔薄黄，脉弦数。治疗宜疏肝解郁、清热降火，以丹栀逍遥散加减。

（6）脾虚阴火证：溃疡反复发作，面积小，数目少，呈淡红色，红肿轻，痛不重，病程长；纳少便溏，神疲乏力，腹胀，面色萎黄，舌淡苔白，脉濡弱。宜补中益气、升阳泻火，以李东垣补脾胃泻阴火升阳散加减治疗。

（7）肾虚浮火证：口疮时发，数量不多，周围黏膜色淡，疼痛不剧，得热水则缓；形寒肢冷，面色㿠白，腰膝酸冷，便溏尿长，舌淡，苔白，脉沉细弱。治宜补肾助阳、潜伏浮火，以金匮肾气丸加减治疗。

2. 平衡中焦

何晓晖教授认为复发性口腔溃疡病因多元，病机复杂，病程反复，虽病位在口腔，但却是机体脏腑、气血、上下、阴阳失调的结果。虽由火而生，但常常是虚、实、寒、热、湿、瘀多种病理因素夹杂。口疮与五脏相关，但因脾胃开窍于口，所以口疮与脾胃关系最为密切。其病理机制有四：一是脾胃失司，升降失调，热邪蕴中，积热上扰，致口舌黏膜生疮；二是运化障碍，水谷精微不能正常输布，聚湿生浊，化热上炎于口，灼损黏膜致溃疡；三是脾气虚弱，不能化生阴液，黏膜失于濡养，虚火灼伤黏膜而致溃疡；四是脾虚日久，中气下陷，阴火内生，上乘于口，损伤黏膜而生疮。脾胃失健可致口疮反复发作，口疮缠绵又使脾胃运化障碍，形成恶性循环而致频繁复发。

正气不足是本病发病的内在根据，"四季脾旺不受邪"。口为脾胃之外窍，脾胃健运则正气内存，邪不可干。内伤脾胃，中焦失司，邪从中生，上扰于口，则口腔溃疡反复发作，迁延不愈，正如《素问·通评虚实论》所云："胃气一虚，耳目口鼻，俱为之病。"治病必求于本，治口疮也要以正气为本，以脾胃为本。

难治性复发性口疮多为寒热虚实夹杂，故治疗不能单纯用苦寒之剂。何晓晖教授根据口疮病缠日久、反复发作、阴阳失调、虚火实火伏火相兼的病理特点，针对临床治疗本病滥用抗生素及苦寒药之弊，另辟蹊径，调理中焦脾胃以治其本，兼顾导致溃疡的火、热、湿、瘀等以治其标，以"衡"为法，寒热并治、虚实同理、阴阳兼调，喜用辛开苦降、寒热并治之半夏泻心汤、甘草泻心汤、左金丸等治疗难治性口疮。他常以经验方和中泻火汤为主方，结合辨证分型加减变化治疗复发性口腔溃疡，多获得满意效果。

和中泻火汤是何晓晖教授根据其40余年临床实践创立的经验方，此方药物组成如下：半夏、黄连、黄芩、干姜、党参、黄芪、白术、茯苓、赤芍、丹参、吴茱萸、蒲公英、白茅根、生地黄、甘草。本方主要由半夏泻心汤、四君子汤、左金丸等化裁而成。其中半夏泻心汤辛开苦降、平调寒热、平衡阴阳，以恢复中焦脾胃运化及升降功能；四君子汤健脾和胃、扶助正气、提高免疫功能；左金丸辛开苦降、清热降逆，再加丹参、赤芍凉血活血，改善口腔黏膜血液循环；黄芪益气健脾，扶正祛邪；蒲公英清热解毒，和胃健中；生地黄滋阴凉血，清热降火。生地黄和蒲公英通大便而泄热，白茅根、茯苓、甘草利小便而渗热，使上炎之火从下而泄。本病病因病机缘于"火"，方中黄连、黄芩、蒲公英、丹参、白茅根泻实火，生地黄、赤芍清虚火，干姜、吴茱萸散郁火，茯苓、白术利湿火。全方以"衡"为法，寒热并用，通补兼施，气血同调，平调阴阳、气血、寒热、虚实、升降、润燥，正是"治中焦如衡"学术思想的体现。

3. 通利二便

人是一个有机的整体，五脏一体，上下关联。口疮病变部位在上焦口舌，病理中心在中焦脾胃，但与下焦大小肠和膀胱亦有关联。上焦火炽，可移热于下，下焦有热，也可循经上炎。口疮由火而生，故病人多兼有大便干结，小便短赤。故治疗时要特别注意二便的通利。何晓晖教授通大便常选用大黄、生地黄、虎杖、蒲公英等，利小便常选用竹叶、车前子、白茅根、茯苓、芦根等。二便通利，火热下行，既有利于热毒外泄，也有利于疮口愈合。

4. 辨病用药

治疗口疮，在辨证的基础上再加辨病用药效果更好。黄芪、生地黄、丹参、吴茱萸、大黄、甘草等是治疗口疮的良药。黄芪能补气固表扶正，有托疮生肌收口之效，最适用于口腔溃疡的治疗。现代药理研究表明黄芪可增强机体免疫功能，有促进伤口愈合的作用。生地黄滋水养阴，清热凉血，又能增液润肠通便，可使火随大便排出，有利于口腔溃疡的愈合。丹参活血祛瘀、凉血养血，能扩张血管，改善微循环，促进溃疡愈合。大黄既能活血化瘀、祛腐生新，又可通便泄热排毒，适量应用能提高疗效，缩短病程。吴茱萸辛苦温热，与黄连配伍，辛开苦降，脚底贴敷能引火归原，常常被应用于口疮的内服外用。甘草补中益气、清热解毒、缓急止痛，被广泛地应用于口疮治疗，甘草具有抗炎、抗氧化、抗过敏、抗肿瘤、增强免疫功能、诱生干扰素等多种生物活性。此外，升麻、连翘、人中白、石菖蒲、赤芍也是治疗口疮的常用之药，可随证选用。

5. 内外兼治

内治与外治相结合，能提高口疮治疗的效果。口腔溃疡的现代中药制剂层出不穷，目前的常用剂型有含漱液、贴膜、含片、散剂、膏剂、喷雾剂等。外治法中所用药物多具清热解毒、收敛生肌、活血止痛、去腐生肌、辛散温通、化痰散结等作用。散剂多为传统剂型，如锡类散、冰硼散、溃疡散、珍珠八宝散、养阴生肌散等；丸剂如六神丸、西黄清醒丸等；含剂如西瓜霜片、草珊瑚含片等。膜剂可在口腔环境内形成溶胶，粘附在溃疡表面，膜内药物释放持久，保持溃疡局部较高浓度，使病损部位得到物理保护。目前市场上有很多治疗口腔溃疡的膜剂，如蜂胶贴膜、庆大霉素贴膜、甲硝唑粘贴片、复方氯己定地塞米松贴膜等，也有报道用三七贴膜、白及贴膜、锡类散贴膜、仙人掌贴膜等外治口腔溃疡，取得一些效果。口疮也可以采用药物漱口，起到局部清热杀毒、敛疮止痛的作用，如用漱口方（防风、甘草、金银花、连翘、薄荷、荆芥）煎水含漱，治实证口疮；新复康液含服徐徐吞下，每次 10mL，1日 3 次，具有敛疮止痛之效。外用法还有药物贴敷涌泉法，如用吴茱萸粉末，以醋或茶或酒调成糊状，睡前分贴两足心涌泉穴，3～5天为一疗程。

（三）口疮防复发，节饮食慎起居

口疮最易复发，有一年发病数次，也有一月发病几次，甚至发病持续几年或十几年，痛苦不堪，所以预防复发尤其重要。何晓晖教授强调养成良好的饮食和生活习惯比药物预防更为重要，所以在药物防治的同时要指导患者养成良好的饮食和生活习惯，注意做到以下几点：一是合理饮食，宜清淡膳食，不吃或少吃辛辣、油炸、烧烤食品；多吃新鲜蔬菜和水果，补充维生素和微量元素。二是注意口腔卫生，早晚刷牙，进食后漱口，减少病菌感染。三是注意起居有节，定时大便，保持大便通畅，保证充足睡眠时间。四是保持平和的心态，劳逸结合，适当参加体育锻炼，以增强体质，防止口疮复发。

三、口味异常的辨证论治

口味即口中的味觉，味觉是食物在人的口腔内对口舌味觉器官的刺激而产生的一种感觉。基本味觉有酸、苦、甜、辣、咸五种，此外还有鲜味、涩味等。

味觉产生于口舌，口舌与内脏联系密切。手少阴心经之别、足少阴肾经之脉、足厥阴肝经之脉、足太阴脾经之脉、足太阳膀胱经之筋、足少阳胆经之筋皆连系舌本。口腔是经脉循环的要冲，手阳明大肠经、足阳明胃经、足太阴脾经、足少阴肾经、督脉、任脉等经脉均循行于口。口味异常是脏腑功能失调的外在反映，《灵枢·脉度》曰："脾气通于口，脾和则口能知五谷矣。""心气通于舌，心和则舌能知五味矣。"中医认为脾开窍于口，心开窍于舌，故口味异常与脾胃和心的关系最为密切。

口味异常是指口中有异味。口味异常既可是独立的病证，又可是许多疾病过程中的症状。早在《内经》中就将口味异常作为病证名称，如称口甘为"脾瘅病"，称口苦为"胆瘅病"。现代医学把口味异常区分为味觉缺乏、味觉减退、味觉障碍等三种。临床常见的口味异常有口苦、口甜、口酸、口辣、口咸、口臭、口淡、口涩、口黏、口腻等。

口味异常是临床常见的病证，不少病人以此为主诉就诊。中医学对口味异常具有独特的认识，古今医家进行了深入的研究，积累了丰富的治疗经验。何晓晖教授在临床上治疗了大量口味异常的病人，积累了许多行之有效的治疗方法和经验，在此做一介绍。

（一）口苦

口苦是指口中感觉苦味，有如吃了黄连，临床不少病人以口苦为主诉前来求医。

《素问·奇病论》说："胆虚气上溢，而口为之苦。"将口苦病命名为"胆瘅"，指出口苦是胆病的主要症状，由胆气上逆所致。现代医学也认为口苦与肝胆疾病关系密切，胆汁排泄不畅而上逆所致。有的癌症病人因甜味阈升高、苦味阈降低，吃甜的东西也会感到舌头发苦。

苦为火之味，口苦的病位多在于胆，常因于热，如《世医得效方》所说："热胜则苦。"口苦的常见临床证型有肝胆火炎证、胆热犯胃证、邪在少阳证和胆热痰扰证。

1. 肝胆火炎

成因：肝胆火炎证多由暴怒伤肝，肝阳暴张；或七情内伤，肝郁化火；或过食辛燥温补之品，酿热化火上炎。其起病快，口苦甚，伴有肝气不舒、肝火上炎之候。

主症：口苦，口干，心烦，易怒，两胁胀痛，喜太息，头痛头晕，目赤目眩，寐差，尿黄，便结。舌质红，舌苔黄腻，脉数弦滑。

治疗：宜清泻肝胆，以龙胆泻肝汤加减。常以龙胆草、山栀、黄芩、虎杖等以苦制苦，清泄肝胆之火。初期量宜大些，口苦控制后减少剂量。佐以车前子、泽泻、竹叶等利尿导热，生地黄、白芍等养阴柔肝。大便干结者加用生大黄通腑泻热，可增强疗效。

2. 胆热犯胃

成因：本证由热蕴胆腑，胆汁排泄不畅，胆气上逆所致。多见于胆囊炎、胆石症或胆囊手术后所致的胆汁反流性胃炎，也见于胃食管反流病、慢性胃炎等疾病。

主症：口苦口臭，胃脘灼热，泛吐酸水，嗳气，心烦，大便干结，小便黄赤，舌红苔黄，脉弦数。

治疗：宜清热泄胆、和胃降逆，以四逆散合半夏泻心汤加减。常用柴胡、郁金、鸡内金疏肝利胆，黄连、黄芩、蒲公英清热泄火，大黄泄热通降，半夏、竹茹和胃降浊，枳实、厚朴行气降逆。胆热清，浊气降，胃气和则口苦自消。治疗时首先要明确诊断，注意原发病的治疗。

3. 邪在少阳

成因：本证多见于外感伤寒病的少阳证。口苦是由于邪在少阳，经气不利，郁而化热，胆火上炎，而致口中作苦。

主症：口苦，咽干，头痛目眩，寒热往来，胸胁苦满，心烦喜呕，纳差食少，舌苔薄白或薄黄，脉弦。

治疗：宜和解少阳，小柴胡汤主之。柴胡以疏散，黄芩清泄以和解少阳经之邪，半夏、生姜和胃降逆，人参、大枣、甘草助中补虚。邪气得解，枢机得利，脾胃调和，则口苦可除。

4. 胆热痰扰

成因：情志忧郁，胆失疏泄，气郁化火，灼津为痰，痰热扰动心胆；或肥人多湿，湿聚生痰，痰郁化热，痰火内扰，致胆气不宁。

主症：口苦口腻，呕恶，胆怯易惊，失眠多梦，心悸不宁，烦躁不安，胸胁闷胀，舌红，苔黄腻，脉弦数。

治疗：清化痰热、宁心定胆，以黄连温胆汤加减。惊悸失眠者，加远志、龙齿以定志安神；胸胁闷痛者，加郁金、香附以疏利肝胆。

（二）口甜

口甜，又称"口甘"。《素问·奇病论》说："夫五味入口，藏于胃，脾为之行其精气，津液在脾，故令人口甘也。此肥美之所发也，此人必数食甘美而多肥也，肥者令人内热，甘者令人中满，故其气上溢，转为消渴。治之以兰，除陈气也。"已指出口甘由数食甘肥而致脾胃功能失常所致。现代研究表明，消化系统功能紊乱可致各种酶的分泌异常，唾液中淀粉酶含量增加，刺激舌上味蕾而感觉口甜。糖尿病患者血糖增高，唾液内含糖量亦增高，所以也常觉口舌发甜。

口甜病位在脾胃，病机有虚有实，实证有脾胃蕴热。如《张氏医通》说："脾热则口甘。"《医学入门》说："胃热则口甘。"湿热和痰湿中阻也可出现口甘。脾气虚和脾阴虚，或脾肾两虚证等虚证有时也会出现口甜。

1. 脾热口甘

成因：脾热口甘多因饮食不节，恣食辛辣，嗜烟酗酒，酿成内热，或生湿酿痰，湿热蕴脾，热扰口舌而致口甜。

主症：口中甜味，口渴口臭，脘腹胀闷，纳少，便秘，舌红苔黄，脉滑数。兼湿热者，口甘而黏腻，舌苔黄腻。

治疗：宜清脾泻火，以泻黄散加减。胃热口甘者用清胃汤加减，湿热中阻者以连朴饮加减，痰热者以黄连温胆汤加减。湿温病，温热蕴阻气分，亦有口甜症状，此为湿热之邪透热转气，可用甘露消毒丹治疗。

2. 脾虚口甘

成因：多因于饮食不节，或劳倦所伤，脾气虚损，致运化失健，口窍失和。

主症：口甜，口干，食少，神疲，腹胀，大便干结，唇红，舌质淡红，少苔，脉细数无力。

治疗：宜补脾益胃、养阴益气，以参苓白术散和益胃汤加减。兼有肾阴虚证者合用六味地黄汤。

（三）口辣

口辣古称"口辛"，是指口中有辛辣感或舌体麻辣感，如食辣椒、花椒样的辣麻感觉。严格地说，辣是一种痛觉。因为辣味是热觉、痛觉及咸味的综合感觉，所以口辣患者的舌黏膜对咸味和痛觉都较敏感。中医认为，口辣常由肺热、胃热、心火或肝火上扰于舌所致。慢性胃炎、神经官能症、更年期综合征、长期低热及嗜烟好酒者有时可能出现口辣的感觉。

1. 肺热口辣

成因：本证多由于吸烟过度，酿痰生热，痰热阻肺；或外感邪热，壅阻于肺。肺热上熏于口舌则口辣，故古代有"肺热口辛"之说。

主症：口舌有辣麻感，鼻咽干燥，咳吐黏稠黄痰，烦躁口渴，小便黄赤，舌红苔黄，脉滑数。

治疗：宜清肺泻热，以桑菊饮与泻白散化裁。热重者，加石膏、知母；痰多者，加瓜蒌、半夏、陈皮；郁热重者，加山栀。

2. 胃火口辣

成因：本证多因恣食辛辣烧烤食品，生火化热；或五志过极，气郁化火，热灼于胃，循经上扰而致口舌辣痛。

主症：口辣灼痛，口舌干燥，消谷善饥，胃脘灼热，齿龈肿痛，大便燥结，舌质红，苔黄厚，脉数等。

治法：宜清胃泻火，以清胃散加减。胃液不足者，加知母；热重者，加山栀；舌苔黄腻甚者，加佩兰、藿香；大便干结者，加大黄。

3. 肝火口辣

成因：本证多因情志内伤，肝气郁结，气郁化火，肝阳升动，肝火上炎口舌所致。

主症：口辣伴有面赤目赤，口干口苦，喜怒，胁痛胁胀，大便干结，小便短赤，苔黄，脉弦数。

治法：宜清泄肝火，用龙胆泻肝汤加减。目赤者，加菊花、木贼草；伴有阴液不足者，加麦冬、石斛、知母等。

4. 心火口辣

成因：本证多由五志过极，气郁化火，心火炽盛，上炎于口舌；或过进辛辣、烟酒、温补之品，蕴而化热，内炽于心，循经上炎。

主症：口舌糜破，疼痛，口中常有辣味感，心烦寐差，小便短赤灼痛，舌尖红赤，脉细而数。

治法：宜清心降火，以导赤散加味。兼心阴不足有内火者，加清心莲子饮；肾亏阴虚火旺者，以知柏地黄丸加减。

口辣多以火邪为病，故凡辛辣食品及香燥食品、油腻过重食品、鱼虾类食品，均不宜多食，恐助火加重病情。心情保持安定，激动浮躁则易生火，火动则会加重口辣。烟酒是酿热之品，故不宜吸烟、饮酒，以免加重病情。

（四）口酸

口酸指患者自觉口中有酸味，属于味觉异常。口酸与吐酸、吞酸、泛酸不同，胃中酸水上泛而吐出者为吐酸；上泛至咽随即咽下者为吞酸。泛酸包括吐酸和吞酸，但不包括口酸。有人测定口酸患者的唾液，其中乳酸、磷酸酶、碳酸酐酶含量较正常人增高，pH 偏于酸性反应。也有学者指出，口酸与精神神经因素有关。

绝大部分古代医书均认为口酸为肝热，如《医学入门》说："肝热口酸而苦。"《杂病源流犀烛》说："肝热则口酸，肝乘脾亦口酸。"《张氏医通》说："口酸，肝胆实热也。"古人根据五行理论认为"口酸为肝木之味"，肝热上逆于口则酸。但口酸的原因远非肝热皆能囊括。《三因极一病证方论》指出："宿食则酸。"宿食积滞是临床中所见口酸的常见原因之一，脾胃纳运失司，浊气上泛而导致口酸。此外，脾胃虚弱也可能出现口酸，如《医学正传》指出："脾胃气虚，木乘土而口酸。"当代文献亦有痰瘀互阻、心肺积热引起口酸的报道。所以，导致口酸的原因较复杂，非仅肝热一因，临床治疗仍需明辨证候，随证施治。

1. 肝胆炽热

成因：本证多为肝郁气滞日久不解，郁而化热，蕴积肝胆；或饮酒过度、过食肥甘，化湿生热，蕴阻肝胆。肝热横逆犯胃，致脾胃失和。

主症：口酸口苦，胸胁胀满，心烦易怒，或有胃脘灼热，嗳气吞酸，尿黄短，寐差，舌红苔黄，脉弦数。

治疗：宜清泄肝胆。肝热乘脾犯胃者，宜疏肝泄热和胃，用左金丸合小柴胡汤治之；肝胆火旺者或肝胆湿热者，选用龙胆泻肝汤化裁。

2. 中虚肝乘

成因：饮食劳倦，损伤脾胃，中焦虚弱，肝气乘虚而犯，致胃失和降，酸气上逆，口有酸味。

主症：口中觉有酸味，胃脘隐隐作痛，得食可缓，多食则脘腹胀闷，大便溏薄，舌淡，苔白或微黄，脉细弦无力。

治疗：宜健脾益胃、泄肝安中，以香砂六君子汤加减。畏寒乏力者，加黄芪、桂枝、白芍以建中；神倦便溏者，加附子、干姜以温脾。

3. 宿食停积

成因：饮食不节，或暴饮暴食，食积于胃，宿食不化，致胃失和降，浊气上泛于口，口生酸味。

主症：口酸，嗳气酸腐，纳呆恶食，脘腹胀满，烧心，便秘不爽，矢气秽臭，舌苔厚腻，脉滑数。

治疗：宜消积导滞，和胃降浊。用保和丸或枳实导滞丸之类方药治疗。

（五）口咸

口咸为患者自觉口中有咸味，犹如口中含食盐一般。《内经》有"咸为肾味""脾开窍于口"之论，古人多认为口咸与肾、脾相关。临床口咸以肾虚火旺、脾虚湿盛为多，见于神经官能症、急慢性咽喉炎、慢性肾炎患者。有人测定口咸患者的唾液，可见钠、钾、钙、镁的氯化物含量增多，pH 偏于弱碱性反应。

1. 肾虚口咸

成因：口咸多为肾虚所致，肾虚有肾阴虚和肾阳虚之分。肾阴虚为阴不制阳，虚火上炎；肾阳虚为气化失职，肾液上乘。

主症：肾阴虚口咸证见口干口咸，伴有五心烦热、盗汗遗精、腰膝酸软、头昏耳鸣、苔少、脉细数等症状；肾阳虚口咸证见口咸口淡，伴畏寒肢冷、神疲乏力、夜尿频多、阳痿带下、舌胖、脉沉细等。

治疗：肾阴虚证，补益肾阴，滋阴降火，以知柏地黄汤治疗；肾阳虚证，补肾助阳，用金匮肾气丸治疗。

2. 脾湿口咸

成因：脾湿口咸多由外湿犯内困脾，或脾虚运化失司，痰浊内生，浊气上泛，干于口窍而生咸味。

主症：口咸口腻，泛吐痰涎，脘腹胀满，纳食减少，大便溏薄，舌苔白腻，脉濡滑。

治疗：运脾化湿。外湿困脾证，以藿朴夏苓汤或三仁汤治疗；脾虚内湿证，用香砂六君子汤或胃苓散治疗。

（六）口臭

口臭系口中出气臭秽，自己感觉或为他人所闻到口中臭味。臭味有酸臭、腐败、霉味、果味、蒜味、焦味等不同。中医认为，口臭是脏腑功能失调的结果，大多由火热所致，火有实火、虚火之分，常见实火有胃火上蒸、肠腑热结、心脾积热、痰热壅肺、肝火上亢等，常见虚火有脾虚失运、阴虚火旺等。西医将口臭的原因分为感染性、代谢性、药物性、精神性和生理性等。生理性口臭多是因为颊舌运动过少，唾液分泌减少，口腔自洁作用受限所致，一般臭味不强烈，时间短暂；病理性口臭与口腔、耳鼻、咽喉疾病及其全身性疾病有关。五官疾病如牙龈炎、牙周炎、牙髓炎、龋齿、牙结石、扁桃体炎、咽喉炎、萎缩性鼻炎、化脓性副鼻窦炎等，全身性疾病如呼吸道感染、胃食管疾病、肝功能衰竭、肾功能衰竭、糖尿病、血液病、维生素缺乏等，均可能出现口臭的症状。精神性口臭也称幻觉性口臭，患者自觉口臭而客观不存在，多伴有精神抑郁，反复求医，多由心理障碍引起。所以治疗口臭症，首先要明确诊断，找到引起口臭原因，消除原发病。中医治疗口臭仍重在辨证，不可一律苦寒清热泻火，要分清性质虚实和脏腑部位，随证论治。

1. 胃火口臭

成因：胃热口臭多由过食高粱肥厚、煿烤煎炸，酒食蕴积化热；或郁怒伤肝，气郁化火；或外感邪热，内传阳明，致脾胃积热，胃热上逆，发为口臭。

主症：口内出气臭秽，或有口糜口疮，或有牙龈肿痛出血，或胃中灼热，腹胀便秘，心烦不安，失眠，舌红苔黄厚，脉滑数。

治疗：宜清胃泻火，可选用三黄泻心汤或清胃散或泻黄汤加减治之。积热日久伤阴者，加用益胃汤养阴清热。

2. 食积口臭

成因：食积口臭多因于暴饮暴食，过食伤脾，食积不化，腐臭之气上熏；或因劳心思虑过度，脾气虚弱，虽食无过量，但仍因于脾弱失运，而致食物停滞，化腐发臭，浊气上逆而致口臭。

主症：口臭如酸腐，或夹有生食味；常伴有脘腹胀满，不思饮食，嗳气酸腐，大便臭秽，舌苔垢腻，脉滑。

治疗：宜消食化积，可用保和丸或枳实导滞丸加减。大便秘结者，合用小承气汤；脾胃蕴热者，加黄连、黄芩、蒲公英等。

3. 肺热口臭

成因：肺热口臭多由外感邪热内伏于肺或内伤生火壅阻于肺，肺热上蒸口鼻，则为口气臭秽。因肺经蕴热，故兼肺经病证，如肺痈、肺痿、咳喘、鼻渊、乳蛾等。

主症：口气臭秽，或咳嗽咯黄脓痰，或鼻塞流黄浊涕，不闻香臭，或咽喉肿痛，口渴欲饮，舌红，苔黄。脉数滑。

治疗：宜清肺泻火，以泻白散、千金苇茎汤加减。肺热盛，加黄芩、金银花、连翘；肺痈，加鱼腥草、金荞麦、蒲公英等；鼻渊，加辛夷花、白芷、苍耳子等。

口臭是口、鼻、咽和全身性疾病的一个症状，首先要找出引起口臭的原因，针对病因去除原发病。中医重视辨证论治，要辨清病因、病性和病位，因人而异。口臭多是不良生活和饮食习惯所致，治疗必须与保健相结合，平衡饮食，劳逸有度，保持口腔卫生，定时大便。患有龋齿或口腔炎症，可用黄芩、藿香、石膏、生地黄、甘草煎水漱口。酒客之口臭，可用葛花、枳椇子、陈皮煎水服以解酒化浊。进食某些异味食物所致的口臭，可用佩兰、藿香、香薷等煎水漱口以辟秽除浊。

（七）口淡

口淡指口内淡而无味，多伴有味觉减退、食欲不振等症状。前人又称口淡为"口不知味""口失谷味"。有人测定，严重的口淡患者，对甜、酸、苦、咸诸味均不敏感，味觉阈出现普遍升高的现象。口淡多见于消化系统疾病，大病、重病及外科大手术后的病人多有食欲不振，常会觉到口淡无味。

《医学正传》说："有口淡者，知胃热也。"《世医得效方》说："虚则口淡。"而《景岳全书》说："凡大劳、大泻、大汗、大病之后，皆能令人口淡无味，不亦岂皆胃火使然耶？"中医认为，导致口淡原因有虚有实，虚证多见于久病大病的脾胃虚弱患者，实证多见于脾胃湿阻或由胃热所致。临床上最常见的证型有脾虚口淡、湿阻口淡、胃热口淡等。

1. 脾虚口淡

成因：脾虚口淡多因饮食不节，或劳倦太过，或情志所伤，致脾胃损伤。中气虚弱，运化失职，"脾不和则口不知五谷"。

主症：口淡无味，不思饮食，纳少，腹胀，便溏；伴神疲气短，四肢乏力，舌淡，脉弱。

治疗：宜益气健脾和胃，用六君子汤或参苓白术散加减。兼阴虚者，加沙参、麦冬、山楂等；兼阳虚者，加干姜、附子等。

2. 湿阻口淡

成因：湿阻口淡多由于外感湿邪，或过食生冷、嗜食肥甘，湿浊内生，湿困中焦，脾失健运，浊气上蒸，而致口淡不知味。

主症：口淡黏腻，不思饮水，胸闷脘痞，泛恶欲吐，纳呆食少，舌胖，苔白腻，脉濡缓。

治疗：宜芳香辟浊，化湿醒脾。外感湿邪者，用藿香正气散或三仁汤加减；内生湿浊者，以平胃散或胃苓汤加减。

3. 胃热口淡

成因：胃热口淡多由过食辛辣肥厚、煿烤煎炸，嗜烟嗜酒，蕴积化热；或七情伤肝，气郁化火；或外感热病致阳明胃热，胃热上逆于口，致口淡、口苦。

主症：口淡或兼见口臭、口苦，胃中灼热；或牙龈肿痛或牙龈出血；或口舌生疮，大便干结。舌红苔黄，脉滑数等。

治疗：宜清热和胃，用清胃汤合玉女煎加减。

（八）口腻

口腻，也叫口黏，是指口中黏腻不爽的一种自觉症状。"脾主湿""湿性黏腻"，故口黏多由脾湿所致。实证有湿热蕴脾、湿浊困脾、痰湿阻脾等；虚证为脾虚失运，湿邪内生。

1. 实证口黏

成因：临床常见证型有湿热证、湿浊证、痰湿证等，多由脾胃失运，湿浊内阻，上干于口所致。

主症：口中黏腻不爽，伴见胸闷、脘痞、腹胀、身重、体倦、便溏、尿涩等。湿热者兼见尿黄、舌红、苔黄腻、脉滑数；湿困者，舌淡、苔白腻，脉濡缓；痰阻者，痰多而黏，胸闷咳喘。

治疗：湿热者，宜清热除湿、运脾健中，可用连朴饮或甘露消毒丹加减；湿困重者，用平胃散或胃苓散治疗；痰湿重者，以二术二陈汤加减。

2. 虚证口黏

成因：虚证口腻多由脾胃虚弱，水湿不运，生浊生痰；或肾气不足，气化失司，水湿上泛。

主症：口黏口淡，多涎，泛恶，不思饮食，食少，便溏，疲乏无力，舌淡，苔白，脉弱。

治疗：宜健脾益气、固涩摄涎，可用六君子汤加益智仁、山药、芡实等。兼肾虚者，加五味子、金樱子、莲须等。

（九）口涩

口涩是指自觉口中有一股涩味，如同吃了生柿子。导致口涩的常见原因是阴津不足或气血瘀结，病位常在肺、胃、肝、肾等脏腑。临床上多见于严重的神经官能症，或通宵不眠之后，因唾液腺分泌减少而感到口舌枯燥而涩。一些晚期恶性肿瘤患者，时感口中苦涩。

1. 肺胃阴伤

成因：温邪或燥邪犯内，燔灼阴津，致肺胃津液亏损，津不上承于口，则失于润泽，发生口干而涩。

主症：口涩咽干，干咳，食不知味，纳少，大便干结，尿少，舌红有裂纹，苔少或剥苔，脉细数。

治疗：宜养阴生津、养胃润肺，以沙参麦冬汤加减。干咳少痰者，加杏仁、川贝、梨皮等；大便干结者，加生地黄、瓜蒌仁、玄参等。

2. 肝肾阴虚

成因：老年肝肾阴气亏损，或热病、久病耗伤真阴，或气血瘀结津不上承，口咽失于润养而发生干涩。

主症：咽干口涩，手足心热，潮热盗汗，头昏耳鸣，失眠遗精，消瘦，大便干结，小便短少，舌红少津，苔少或剥，脉细弦数。

治疗：宜滋养肝肾、生津润燥，以知柏地黄汤加减。虚热明显者，加地骨皮、鳖甲；血瘀明显者，加丹参、赤芍等。

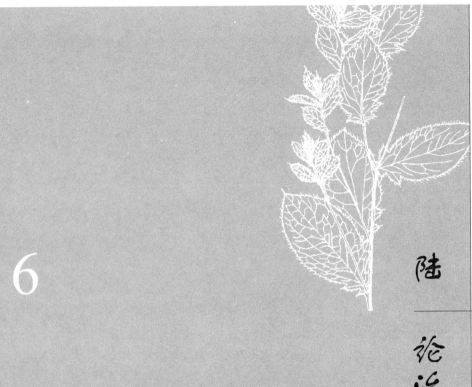

6

陆

论治食管病

一、食管病的治疗要点

（一）整体论治，以平为期

整体观念是中医理论的主要特点，也是最重要的中医学治疗理念。食管是人体五脏六腑中不可分割的部分，所以治疗食管病必须坚持整体观念，坚持辨证论治。食管与胃、脾、肝、心、肾、胆、大肠等脏腑在生理上密切联系，在病理上相互影响，在治疗上也密不可分。临床上要以联系的观点来分析食管疾病的病因病机，治病求本，标本兼治。食管的生理功能决定于胃的通降功能正常与否，胃健则食管亦健，胃病则食管亦病，如反流性食管炎大多是由于胃排空迟缓所致。又如噎膈一证，《四明心法》认为："其肠胃必枯槁干燥……是胃阴亡也。"所以治疗食管病，首先要治胃，胃气和降则食管健运。叶天士《临证指南医案》指出："肝为起病之源，胃为传病之所。"食管病也与肝密切相关，尤其是食管功能性疾病，如贲门失弛缓症、胃食管反流病、弥漫性食管痉挛等多由情志不遂，肝胆失于疏泄，横逆犯胃所致，所以食道病也常常要从肝论治。脾生痰湿上扰清道，则要运脾化痰以降浊；心神不宁气机逆乱，则要劝慰开导以宁神；肾阴亏虚脘管失养，则要滋补肾阴以濡养；大肠腑气不畅浊气扰上，则要通腑导滞以降逆。只有脏腑调和，气血调畅，阴阳调衡，食管方能安康无恙。

食管传导食物，是一个弛张有序、升降有度、动静结合的生理平衡过程，食管病的病理变化多为升降不调、弛张失序、气血不和、寒热夹杂，所以治疗食管病也应气血同治，润燥相伍，升降得宜，刚柔相济，以平为期。经方半夏泻心汤、黄连汤、小柴胡汤、大柴胡汤为寒热虚实并调之剂，何晓晖教授常以这些方剂加减治疗食管疾病，效果甚好。

（二）宣通气机，升降相宜

食管位于胸中清旷之地，古人称之为"清道"，以通为顺，以空为用，故治疗当以宣通为要。食管有病，或气机阻滞，或热郁久蕴，或痰浊内阻，或血瘀凝结，均可致气机不降，浊气上扰清管，出现梅核气、噎膈、呕吐、反胃、烧心、吐酸、胸痛、胸闷等症。宣通食管是治疗食管病的重要方法，宣可宽胸，通可降逆，即有"扩张食管"和"增强食管蠕动"之功。宣通食管药大致可分为三类：一是理气宣通药，如厚朴、苏梗、娑罗子、枳壳、佛手、绿萼梅、木蝴蝶等；二是化痰宣通药，如瓜蒌、橘络、陈皮、竹茹、桔梗等；三是祛瘀宣通药，如威灵仙、鹅管石、通草、急性子、王不留行等。

食管与胃的功能均以和降为顺，治疗也当和降胃气。常用降气药有丁香、柿蒂、苏子、沉香、降香、旋覆花、代赭石、枇杷叶、莱菔子等。但脾胃气机运动是脾升胃降，运纳相助，升降相宜，所以治疗食管病既要注重于降，又要权衡升降，升降相伍。国医大师徐景藩擅长调理食管气机的升降，常在通降药中少佐升散之品，使之降中有升，升中有降，升降得宜。他常用的药对有枳壳配桔梗、沉香配升麻、杏仁配瓜蒌、竹茹配刀豆壳、桔梗配牛膝、木蝴蝶配柿蒂等。

（三）刚柔相济，润养为要

食管性柔顺，喜柔润，易发生阴亏失濡之证。治疗食管病，要注意润养食道，善于保护阴津。朱丹溪《脉因证治》提出噎膈的治则是"润养津血"。润养食道包括润津和养血两种方法。润津的常用药物有麦冬、沙参、生地黄、玄参、玉竹、石斛、天花粉、芦根、梨汁、藕汁、白蜜等，养血的常用药物有当归、白芍、枸杞子、何首乌、桑椹子、黑芝麻等。老年人因营血亏虚，食管失于濡养，易发生吞咽干涩不利，《金匮翼》说："虚者润养。"所以老年性食管病更应注重滋阴润养。保护阴津：一是要制止热邪内蕴，以防伤津耗液；二是注意"食无灼灼"，以防灼伤黏膜；三是要慎用和巧用辛温香燥之药，以防温燥伤阴。

宣通理气药多辛温香燥，清热泄火药多用久用亦燥，燥属阳、属刚而易伤阴，可配伍阴柔之药以制其弊，护其阴津，如白芍、乌梅、石斛、芦根、麦芽之类，如叶天士所说："刚药畏其劫阴，少滋以柔药。"食管津液亏损而需柔药治之，或甘凉濡润，或甘咸育阴，或酸以化阴，但难免有碍气机之宣畅，故少佐微辛之刚药，既可运药和中，又防滋滞气机，如枳壳、陈皮、佛手、砂仁之类。如此润燥相伍、刚柔相济，有利于扬长避短，更好地发挥药效，改善食管功能。

（四）病证结合，内外同治

辨证是中医之长，着眼于全局，注重病情变化，灵活生动。但辨证过于笼统，对病变的病理性质和疾病预后不十分确切，不利于食管病的早期诊断和根治。而西医众多的现代化检查手段对食管病的定性定位精确，能早期发现病变并针对局部病变有的放矢进行治疗。所以治疗食管病要取中西医之长，辨病与辨证相结合。如食管糜烂、溃疡、出血、息肉、憩室、肿瘤、狭窄、畸形等，采用整体治疗和局部治疗相结合方法，能取得最佳的治疗效果。

食管距口腔最近，为外治法的应用提供了可能。外治法对食管炎、食管糜烂、食管溃疡、食管出血具有独特的疗效。外治法就是吞服末药，使其粘附在病变部位，对食管黏膜直接产生治疗作用。常用的外治药有锡类散、云南白药、田七粉、白及粉等。锡类散具有清热解毒、祛腐化瘀、生肌护膜的作用，早晚空腹吞服能加速食管糜烂和溃疡黏膜的修复。云南白药、田七粉、白及粉外敷有良好的局部止血作用。食管外治法要讲究服药方法，如服用锡类散必须在清晨起床后和晚上上床前用少量开水送服，服药后平卧20分钟左右，并且不能进水和进食，这样能使药物在食管停留时间延长。徐景藩教授创造的"糊剂卧位服药法"，能延长药物在食管病变部位的停留时间，从而提高药物的治疗效果。

二、胃食管反流病治疗经验

胃食管反流病（GERD）是指胃内容物反流入食管，引起不适症状和并发症的一种疾病。临床上胃食管反流病分为非糜烂性反流病（NERD）、反流性食管炎（RE）和 Barrett 食管（BE）三种类型。非糜烂性反流病是指存在反流相关的不适症状，但内镜下未见食管黏膜破损及 Barrett 食管；反流性食管炎是指内镜下可见食管远段黏膜破损；Barrett 食管是指食管远段的鳞状上皮被柱状上皮取代。胃食管反流病的发病机理主要是抗反流防御机制减弱和反流物对食管黏膜的攻击作用增强所致。多种因素参与其发病，包括食管下段括约肌（LES）功能失调、食管廓清功能下降、食管组织抵抗力损伤、胃排空延迟、胃酸及胃蛋白酶等主要攻击因子对食管黏膜损害、心理因素等。

本病常以烧心、反酸为主要症状，或伴有胸骨后灼痛、嗳气、咽喉不利、吞咽不畅、嘈杂、呕吐、咳嗽等。由于不同患者的临床主症不尽相同，所以中医多从"胸痛""胸痹""噎膈""胃痛""嘈杂""胃痞""吐酸"等来论治。本病的病位在食管和胃，主要病机是胃失和降，胃气上逆，上扰食道。肝郁气滞、胆热逆扰、脾虚痰阻、肺失肃降等是导致胃失和降的主要原因。中医药治疗本病具有优势，通过辨证论治可以较快缓解症状，甚至治愈。

何晓晖教授擅长治疗胃食管反流病，临床常取得较好疗效，我们将他调治该病的经验总结如下：

（一）治疗用药经验

1. 胃主咽门贲门，治疗重心在胃

食管，古人称为"胃管""脘管"，为"胃之系"。咽门、贲门是食管上下两个入出口。咽门，是咽与食管连接处，为饮食水谷之门。《重楼玉钥》说："咽者，咽也，主通利水谷，为胃之系，乃胃气之通道也。"贲门是食管与胃的接口，其主要的生理功能是防止胃食管反流。《灵枢·胀论》说："胃之五窍者，闾里门户也。"张景岳《类经》认为："咽门、贲门、幽门、阑门、魄门，皆胃气之所行也，故总属胃之五窍。"胃为太仓，水谷之海，在整个胃肠运动中起着核心作用，五窍的开阖与胃气的和降关系密切，故说"胃主五窍"。咽门和贲门开阖的生理功能须依靠胃气的正常和降来维系。胃腑主受纳，食管主传导；胃气以降为顺，食管亦以降为用；胃喜润恶燥，食管亦喜柔润。所以食管与胃一脉相承，其传导功能与胃的通降功能息息相关，胃降则降，胃逆则逆，胃润则润，胃燥则燥。

胃食管反流病，主要病理机制就是食管上下的贲门、咽门开阖功能失司，中医认为是胃气失和，通降不利所致，如胃气上逆、胃热上扰、湿热蕴胃、痰浊阻胃均可导致胃失和降，胃内容物反流至食管。所以，治疗该病的重心在于胃：或疏肝理气，健脾和胃；或泄肝清热，和胃降气；或清化胆热，降逆和胃；或开郁化痰，降气和胃；或清利湿热，和中降气。胃和则气降，气降则逆平，食管反流才能得以平复。

2.肝气胆热犯胃，重在疏肝利胆

胃食管反流的主要病理机制是脾胃气机升降失常。肝主疏泄，调畅脾胃气机，食管气机运动同样需要肝的调节。胃食管反流病与情志不遂、肝失疏泄密切相关，基本病机为肝胆失于疏泄，胃失和降，胃气上逆。有临床报道，42例食道反流患者的中医辨证，属肝胃不和型占大多数（71.4%），其余属肝郁脾虚型（28.6%）。胆的生理特征是"阳升阴降"。阳升，即少阳胆气升发，以助肝之疏泄，从而调畅胃肠气机。阴降，即胆贮藏的胆汁向下排泄于小肠以促进饮食物的消化。若胆的功能失常，胆气上扰，胆汁上逆，常常引起食管与胃的损伤。《灵枢·四气》说："邪在胆，逆在胃。"如胆囊切除术后胆汁贮存功能丧失，幽门成形术损坏幽门括约肌功能等，导致十二指肠液（包括胆汁、胰液）反流，其中胆盐、胰蛋白酶可引起碱性反流性食管炎。所以在临床上治疗胃食管反流病，必须注意疏肝泄胆，调畅气机。

何晓晖教授常用于治疗胃食管反流病的主方疏肝调胃汤，是以四逆散加味而成，柴胡、枳实为主药。柴胡具有疏肝利胆之功，枳实有行气降逆之效。现代药理研究表明，柴胡能明显降低胆汁中胆酸、胆红素及胆固醇浓度，减少胆盐对胃和食管黏膜的损害；枳实能促进胃肠蠕动，增强胃排空能力，从而减少胃腔容积，减轻胃壁张力，避免因过高张力反射性引起幽门不规则开放造成胆汁反流。所以柴胡、枳实具有恢复胃肠动力的功效，是治疗胃食管反流病的要药。在本病治疗中，何晓晖教授还特别喜用大黄。药理研究表明，大黄有显著的利胆作用，能疏通胆小管和毛细胆管内胆汁淤积，促进胆管舒张；大黄又能加强胃的排空，改进胃肠运动障碍。虎杖、郁金也具疏肝清胆泄热作用，故也被广泛应用于此病治疗。

3.顺从食管特性，和降润通平衡

何晓晖教授根据文献研究和临床经验总结，把食管的生理特性总结为以降为顺（食宜降、酸宜降、气宜降）、以空为用、以柔为喜（喜柔顺、喜柔润）、以衡为健等四个方面。胃食管反流病的病理生理机制主要是胃食管交界处抗反流屏障减弱、一过性食管括约肌松弛、食管排空和唾液分泌能力下降、近端胃扩张及胃的排空功能延缓、食管壁抵抗力下降，在上述防御机制下降的基础上，反流物（胃酸、胃蛋白酶、胆盐、胰酶等）对食管黏膜的攻击作用增强而致病。中医认为其是食管上下失和、升降失常、弛张失序、气血失和、平衡失调的结果。

据此，治疗胃食管反流病应着力恢复胃食管的运动、升降、弛张等协调平衡。治疗时顺从食管的生理特性，以"整体论治、以平为期，宣通气机、升降相宜、刚柔相济、润燥相伍"为基本治疗原则。整体观念是中医最重要的治疗理念，食管是人体五脏六腑中不可分割的部分，食管与胃、脾、肝、心、肾、胆、大肠等脏腑在生理上密切联系，在病理上相互影响，所以治疗难治性胃食管反流病时要以整体的、联系的观点来分析其病因病机，坚持辨证论治，治病求本。胃食管反流病的病理变化多为升降不调、弛张失序、气血不和、寒热夹杂，所以治疗此病也应气血同治，润燥相伍，升降得宜，刚柔相济，以平为期。何晓晖教授常以经方半夏泻心汤、黄连汤、小柴胡汤、大柴胡汤等寒热虚实并调之剂治疗此病。

食管位于胸中清旷之地，古人称之为"清道"，以通为顺，以空为用，故宣通食管是治疗胃食管反流病的重要方法。宣可宽胸，通可降逆，即有"扩张食管"和"增强食管蠕动"之功。所以治疗时可选用一些宣通食管药，如理气宣通药厚朴、苏梗、枳壳、佛手等，化痰宣通药瓜蒌、橘络、竹茹等，祛瘀宣通药威灵仙、王不留行等。

食管与胃的功能均以和降为顺，治疗也当和降润通，可选用柿蒂、苏子、沉香、旋覆花、代赭石、枇杷叶、莱菔子等降逆药。食管性柔顺，喜柔润，易发生阴亏失濡，尤其是老年病人最易发生阴虚燥热之证，所以治疗时要注意护津润养，润养食管的常用药物有麦冬、沙参、生地黄、玄参、玉竹、石斛、天花粉、芦根等。

4. 中焦虚弱为本，注重健脾益胃

胃食管反流病多病程较长，缠绵难愈。"久病必虚"，长期患病常常导致中焦受损，脾胃虚弱，出现纳少、脘痞、神疲、体倦、面黄、舌胖、脉弱等脾胃气虚之象。所以本病以脾胃气虚为本，治疗时要兼顾健脾益气、补中益胃。四君子汤是健脾益气的基本方，何晓晖教授治疗本病常用的疏肝调胃汤中，采用四君子汤来健脾扶土。方中人参甘温补气、健脾益胃，虚不甚者改党参，兼热者改用太子参，阴亏者改用北沙参，便燥者改用玄参；白术健脾燥湿、益气助运，大便软者用炒白术，大便溏者用焦白术，大便秘者用生白术；茯苓健脾益中、甘淡渗湿，兼失眠者改用茯神，湿热明显者改用土茯苓；甘草补气益胃，和中缓急。

5. 中西有机结合，提高临床疗效

中西医各有所长，各有所短，对此病诊治，西医所长是胃镜等现代检查方法定位定性精确，制酸药物见效快、作用强；西医所短是治标不治本，难以根治。中医所长是整体调治，辨证论治，个体化用药，手段多样灵活，治疗效果持久，不易复发；中医所短是诊断模糊笼统，药物起效较慢。所以治疗胃食管反流病要取中西医之长，优势互补，如西医辨病与中医辨证相结合，中医整体治疗和西医局部治疗相结合，西医治标与中医治本相结合。

（1）西医辨病与中医辨证相结合

首先要通过胃镜和病理切片等现代检查手段确定胃食管反流病的诊断，区别非糜烂性反流病、反流性食管炎和 Barrett 食管三种类型，排除食管恶性疾病，监测疾病演变发展。然后进行中医望、闻、问、切四诊分析，做出准确辨证分型。辨证与辨病结合，能全面掌控该病的病理变化机制，有利于精准精确治疗。

（2）治标与治本相结合

可以充分发挥中西药的各自优势，产生起效迅速、疗效持久的效果。西药质子泵抑制剂具有强大的制酸作用，能较快地缓解患者胸骨后或剑突下烧灼样疼痛和泛酸等症状，中药能通过整体调治而控制和逐渐去除导致反流的病理因素，何晓晖教授常把西药、中药两者结合起来，待症状缓解后再逐渐减少直至停用质子泵抑制剂，单独由中医中药调治一段时间直至痊愈，这样常常能取得事半功倍的治疗效果。

（3）整体治疗和局部治疗相结合

如充分利用胃镜和病理检查定位定性的优势，帮助临床中药的使用。如食管糜烂出血，可选用白及、三七、青黛、五灵脂、蒲黄等药止血护膜、去腐生新；Barrett 食管多为瘀热痰凝，可选用半夏、夏枯草、海藻、昆布、黄药子、刺猬皮、蒲公英等药清热散瘀、化痰软坚。又如伴有重度异型增生的 Barrett 食管，可以先进行内镜下黏膜切除术，再用中医中药进行整体调治，以防复发。

6. 辨证辨病相参，优选用药用方

西医的优势在辨病，中医的优势在辨证，将两者加以参照，有利于临床用药用方。胃食管反流病的主病机是胃气上逆，即胃及十二指肠内容物（胃酸、胃蛋白酶、胆汁）反流入食管，引起食管黏膜充血、水肿、糜烂等炎症改变，所以抗酸、降逆、抗糜烂是治疗此病重要途径。西医认为胃食管反流病与胃酸关系密切，胃酸反流越重，反流总时间越长，则食管炎的症状越严重。因此抑制胃酸是治疗胃食管反流的主要方法之一，海螵蛸、瓦楞子、煅牡蛎具有明显的制酸作用，赤石脂也有一定的制酸功效，可以选用。左金丸为寒热并用，能清泄肝火，降逆止呕，和胃制酸，是何晓晖教授治疗胃食管反流病的要药，他根据寒热多少确定黄连与吴茱萸的用量。姜半夏、旋覆花、代赭石、枳实、厚朴、苏子、竹茹等具有和胃、降逆、理气作用，可根据临床证型选用。旋覆花味甘辛咸性温，辛以温通宣散，咸以消痰软坚，善于下气散结，降逆和胃；代赭石质重味苦性寒，以寒清热，以苦燥湿，以质重降逆，可重镇降气而止呕止噫。旋覆花与代赭石两药配伍，一宣一降，相须为用，故旋覆代赭汤是治疗胃食管反流的有效方之一。四逆散具疏肝理气之功，柴胡、白芍、枳实对胃肠运动具有明显的调节作用，能促进胃肠蠕动，增强胃排空能力，减少胃腔容积，减轻胃壁张力，从而减少胃食管反流。

何晓晖教授经验方：降逆调胃汤由柴胡、白芍、枳实、半夏、干姜、黄连、黄芩、大黄、吴茱萸、厚朴、蒲公英、钩藤、海螵蛸、桔梗、莱菔子等药组成，具有疏肝泄热、和胃降逆功效，主治胃食管反流病、胆汁反流性胃炎等属肝（胆）胃不和、浊气上逆之证。症见烧心，胃脘或胸骨后灼痛，吐酸，口苦，嗳气，喉头梗阻不利，上腹胀满，大便干结或不畅，舌红苔黄或腻，脉弦数。经临床反复运用，疗效确切。本方由经方四逆散、泻心汤合左金丸加减变化而成。胃气以降为顺，肝气以畅为顺，胆则以阳（气）升阴（胆汁）降为用。热蕴于中，肝胆胃不和，肝气不舒，胆汁上犯，胃浊上逆，是本方证主要病机。四逆散疏肝理气，三黄合蒲公英清热降逆，左金丸清泄肝火，姜夏辛温除痞以助降浊，钩藤平肝制阳以镇其逆，厚朴、莱菔子导气以降其逆，海螵蛸止酸和胃，反佐少许桔梗，降中寓升，载药上行。全方以泄热降逆为主，佐以辛温，佐以升散，佐以平肝，燮理肝胃，协调胃胆，以达和胃降逆之功。

7. 久病入络入血，兼以化瘀散结

初病在气，久病入血，胃食管反流病也是如此。由于抗反流防御机制减弱，胃内容物反流入食管，引起不适症状，即为非糜烂性反流病，病情较轻，容易治疗。若治疗不及时，胃酸、胃蛋白酶、胆汁反流入食管，引起食管黏膜充血、水肿、糜烂和溃疡等炎症改变，即为反流性食管炎，症状加重，治疗较为困难。随着病变进展，反流性食管炎可形成纤维组织增生致食管壁增厚，或生成息肉，甚至引起狭窄，部分食管炎患者食管远端的鳞状上皮被柱状上皮取代，演变为 Barrett 食管，或发生上皮细胞异型增生，成为癌前病变。这就是久病入血入络，热蕴痰阻血滞，形成血络瘀阻之痼疾，治疗极为困难。Barrett 食管的治疗，在辨证论治的基础上针对热蕴痰阻血瘀这一基本病理变化对病下药，加用活血逐瘀、祛痰散结药。如清热散结选用夏枯草、石见穿、半枝莲、白花蛇舌草、蒲公英、土茯苓、菝葜等，化瘀通络选用丹参、三七、蒲黄、五灵脂、急性子、威灵仙、刺猬皮、穿山甲等，化痰软坚选用半夏、黄药子、山慈菇、浙贝母、海藻、昆布、僵蚕、瓦楞子等。治疗得当，可能延缓和阻止纤维增生、息肉、Barrett 食管和上皮异型增生的发展，也有一些病人达到治愈。

（二）护理调养经验

1. 讲究服药方法，内治外治配合

治疗反流性食管炎或 Barrett 食管要讲究服药方法。中药汤剂要煎得浓一些，或在服汤剂时加入 1～2 匙藕粉，调匀后一口一口慢慢咽下，然后平卧 15 分钟左右，使中药与食管病灶部位充分接触，可起到局部治疗与整体治疗相结合的作用。反流性食管炎常出现食管黏膜糜烂和溃疡，外治法对食管炎、食管糜烂、食管溃疡具有独特的疗效。何晓晖教授常让病人吞服锡类散外治食管糜烂和溃疡，锡类散具有清热解毒、祛腐化瘀、生肌护膜的作用，能加速食管糜烂和溃疡黏膜的修复。

2. 改变生活习惯，注意饮食调节

改变不良生活习惯是防治胃食管反流病的重要内容。睡眠时抬高床头 15～20cm，可减少睡时胃内容物反流，仅垫高枕头效果不好。戒烟和酒，长期大量饮酒，可引起酒精性食管炎，吸烟会降低食管下括约肌张力，增加食物反流。少吃巧克力、咖啡、浓茶等，因为这些食品可降低 LES 的压力。要少吃油腻食物，因为高脂肪食物可促进小肠黏膜释放胆囊收缩素，从而降低食管下括约肌张力，使胃内容物更易反流进入食管。少吃甜食，甜食会增加胃酸分泌。避免进食过热过冷及辛辣等有刺激性的食物，因为可加重疼痛、烧心、泛酸等症状。避免暴饮暴食，晚餐不宜吃得过饱，进食后不宜立即平卧，睡前 3 小时不再进食，以减少胃内容物反流的机会。防治便秘，保持大便通畅。肥胖者应减轻体重。避免服用会降低食管下括约肌张力的药物，如阿托品、颠茄、普鲁本辛、烟酸、安定、氨茶碱、心痛定、异搏定、黄体酮等。

3. 保持平和心态，防止疾病复发

胃食管反流病的发生，多与情志失调关系密切。疾病发生后，多缠绵难愈，患者常情绪焦虑、抑郁，又加重病情发展。所以防治本病，要注意患者的心理和情志调节，多为病人释疑解惑，多做心理疏导，使患者心态平和、情绪舒畅、气机调达。要嘱咐患者注意劳逸结合，参加适度的体育运动，从而促进疾病康复，防止疾病复发。

附：病案举例

病案 1：张某，男，商人，45 岁，江西抚州市人。2017 年 4 月 7 日初诊。

主诉：胃脘及胸骨后烧灼疼痛 10 余年，加重 6 个月。

病史：患者患慢性胃炎 10 余年，胃脘灼热疼痛反复发生，多次胃镜检查均为"非萎缩性胃炎伴胃窦糜烂"。因市场竞争剧烈，精神紧张，病情逐渐加重，近 6 个月来，胃部及胸骨后灼热如火烧，伴嘈杂疼痛。烧心于夜间 2 点左右最为剧烈，醒后难以入睡，进食稍能缓解。曾到多个大城市求医，服用各种抗酸药，初时稍能缓解，但很快失效，后来每天早晚服用1片泮托拉唑也不能控制烧心症状，美国亲戚寄来的"特效药"也不见效。又请多位中医治疗，无明显效果。诊时见：胸骨后及胃部灼热，吞酸，嘈杂易饥，稍食腹胀，口干口苦，心烦易怒，焦虑不安，大便偏干，寐差多梦，消瘦。舌尖边红，苔黄稍腻。脉细缓，关脉略弦。

治疗经过：西医诊断为胃食管反流病、慢性胃炎。中医辨证为肝胃蕴热，胃浊上扰。以左金丸合半夏泻心汤加减治疗，停用一切西药。处方：

黄连6g，吴茱萸4g，黄芩10g，大黄4g，姜半夏10g，蒲公英30g，厚朴15g，枳实15g，太子参15g，海螵蛸30g，瓦楞子15g，煅牡蛎30g，钩藤20g，莱菔子10g，7剂。

并告之饮食及生活注意事项。

4月14日复诊：患者满脸笑容，述服药1周后病情显著减轻，胃灼热基本消失，烦躁焦虑、口苦、嘈杂等症状明显缓解；睡眠改善，夜间已无因烧心而醒；黄腻苔已净。效不更方，再服14剂。

5月26日三诊：胃无不适，纳佳、便调、寐安。因业务繁忙无法抽身复诊，已停药28天，病情稳定。前方去大黄、钩藤、牡蛎，加白术12g、茯苓15g。10剂，改为配方颗粒剂，2日服1剂，以巩固疗效。

按语： 患者为重症胃食管反流病，屡治不能愈，痛苦难忍，严重影响工作和生活。本病特效的西药质子泵抑制剂均无效，属于顽症痼疾。中医临床精华在于辨证论治、理法方药。其理是：本病反酸只是标，而胃失和降则是本。患者因肝郁化热，蕴热扰胃，胃失和降，酸浊逆犯清道。其法是：清肝火，解肝郁，和胃气，降胃浊，郁解火清，胃气通降则酸浊自平。其方是：左金丸泻肝胃火，辛开苦降；半夏泻心汤和中调胃，降逆止酸。其药是：黄连、黄芩、大黄、蒲公英清泄肝胃之火，少佐辛热吴茱萸条达肝气，开解郁热。半夏和胃降逆，厚朴、枳实、莱菔子通导降气，太子参健脾益胃，通中寓补以护胃气。大剂量的海螵蛸、瓦楞子、牡蛎制酸和胃，钩藤镇静安神而定逆。全方突出"通""降""和"。中医整体调治理念、相反相成用药，比西医单纯抗酸法更具哲理，这正是中医学优势所在。

病案2： 黄某，女，45岁，工人，江西新余市人。2016年5月12日初诊。

主诉： 胸骨后灼热、反酸3年。

病史： 近3年来胃脘疼痛时作，胸骨后灼热，吞酸吐酸，胃镜检查为"胃食管反流病、食管糜烂"，经省多家医院西医、中医治疗无效，于2016年01月08日在北京某医院行内镜食管微量射频治疗，症状也未见明显改善。现症：胸骨后灼热，胃脘疼痛，时常反酸，嘈杂易饥，进热食后稍能缓解片刻。夜间烧心时作，左侧睡时胃中有酸气上返。口腔黏膜及舌尖时常破溃疼痛，嘴角溃疡反复发生，舌麻，咽喉干燥，口干不欲饮。肠鸣不休，矢气多，矢气则舒，大便 1 日 2～3 次，糊状，肛门痔疮疼痛。纳食不馨，神疲乏力，胸闷，心情急躁，喜叹气，寐差易醒。常常眉棱骨痛，背脊冷，腰酸。月经色暗量少，有血块。舌质稍胖，苔中后部厚稍黄。脉沉细略弦，按之力弱。

治疗经过：西医诊断为反流性食管炎。中医辨证为肝郁脾虚，胃失和降，寒热错杂。治拟疏肝健脾，和胃降逆，清温并用。用降逆调胃汤加减：

柴胡 10g，炒白芍 12g，枳实 15g，姜半夏 10g，砂仁 4g，党参 15g，炒白术 15g，茯苓 40g，黄连 4g，吴茱萸 4g，桂枝 10g，旋覆花 10g，陈皮 6g，海螵蛸 30g，钩藤 30g。14 剂。

嘱抬高床头 20 公分，告之饮食注意事项，停用一切西药。

二诊：药后食欲增加，大便 1 日 1 次，形溏，睡眠好转，唇角溃疡和口腔黏膜、舌尖疼痛见好，背脊冷已轻，但烧心和反酸仍没改善。脾运略健，但肝郁、胃逆尚未解，仍守前方去桂枝，加煅牡蛎 30g，山药 15g。14 剂。

三诊：胸骨后灼热已明显减轻，反酸已少，时有胃脘胀闷嘈杂，口腔黏膜及舌尖疼痛基本消失，精神好转，焦躁见轻，但肠鸣未减，大便不实，咽喉干燥。舌质淡红，苔薄黄，脉细略弦，脉较前有力。处方：

姜半夏 10g，党参 15g，黄连 4g，黄芩 10g，干姜 4g，茯苓 30g，炒白术 12g，炒白芍 12g，吴茱萸 3g，北沙参 12g，蒲公英 15g，佛手 8g，海螵蛸 30g，煅瓦楞子 15g，煅牡蛎 30g，夜交藤 30g。14 剂。

四诊：精神明显好转，已恢复工作。饮食不慎时胃脘稍有灼热，反酸已止，口、唇、舌已无不适，有时咽喉稍干，头身疼痛明显减少。大便成条状，1 日 1 次。夜寐安定。经过 2 个月治疗后，患者病情基本缓解，仍在前方基础上加减变化，先 3 天服 2 剂，1 个月后 2 日服 1 剂，再 1 个月后 3 日服 1 剂，3 个月后 5 日服 1 剂。共治疗半年，3 年痼疾得到治愈。

按语：患者患重症胃食管反流病 3 年，经多种西药治疗和内镜食管射频治疗均无效，而求治于中医。初诊时症状严重繁多，寒热夹杂，虚实相错，脾胃肝心俱病。治疗时抓主病机，即肝郁脾虚，胃失和降，治疗用"衡法"调和脏腑，调理气机，平调寒热，燮理阴阳，兼顾虚实。经过悉心调治，患者脏腑、气血、阴阳慢慢得以平复，病证逐渐消除。本病极易复发，有人主张终生服药，所以取效后不能突然断药，要逐步减药，以防复发。

病案 3：王某，女，42 岁，干部，南昌市人。2016 年 8 月 14 日初诊。

主诉：胸骨后灼热疼痛 1 年余。

病史：自小喜吃甜食，时有反酸。去年始在主要领导岗位上因工作压力大，胃脘时常胀痛。自今年 5 月以来，胸骨后经常性灼热疼痛，饮酒、喝咖啡、吃甜食后加剧，时常泛酸，咽喉如有梗物，嗳气则舒，口咽干燥喜饮，心烦焦虑，寐差，大便时干结。因烧心、反酸频繁，严重影响生活与工作。曾在多家医院治疗，服用了多种进口药物，效果均不明显，现早晚各服埃索美拉唑 40mg，症状稍能缓解，故转求于中医。诊时见舌质偏红，苔薄黄少津，咽红。脉细偏数，关脉浮稍滑，尺脉弱。

治疗经过：西医胃镜诊断为胃食管反流病，非萎缩性胃炎伴胃窦糜烂。中医辨证为胃阴亏虚，胃失和降。治疗宜养胃和中、降逆制酸，以润中调胃汤加减。处方：

北沙参 12g，麦冬 10g，姜半夏 10g，黄连 3g，黄芩 10g，蒲公英 30g，白芍 10g，太子参 12g，白术 12g，厚朴 15g，吴茱萸 3g，枳壳 12g，白及 10g，海螵蛸 30g，瓦楞子 20g。7 剂。

原用西药不减，并嘱咐饮食和生活注意事项。

8 月 21 日复诊：药后烧心疼痛明显缓解，2 天前喝奶茶后吐酸 2 次。口干咽干好转，大便畅通。守方再进 7 剂。

8 月 28 日三诊，胃脘及胸骨后已无不适症状，不吐酸，纳佳便调寐安。病初见效果，前方加煅牡蛎 20g，西药埃索美拉唑减至 1 日 1 片。

9 月 4 日四诊：2 天前接待外宾喝了 2 杯红酒和吃了奶油蛋糕后，又有反酸和烧心，前方煅牡蛎加至 30g。

9 月 11 日五诊：胃无不适。因出国访问，携带前方（配方颗粒剂）14 剂。

9 月 25 日六诊：在北欧访问期间，常吃生冷和甜食，时有胸骨后灼热痛，偶有吐酸。回国后工作繁忙紧张，时觉两胁胀闷，咽喉不利。修改处方，以疏肝调胃汤加减：

柴胡 10g，白芍 12g，枳实 15g，姜半夏 10g，黄芩 10g，太子参 15g，白术 12g，厚朴 12g，蒲公英 20g，旋覆花 10g，茯苓 20g，海螵蛸 20g，瓦楞子 15g，煅牡蛎 20g，莱菔子 10g。14 剂。

10 月 10 日七诊：胃已无不适，不吐酸，少量进甜食和红酒也无明显不适。一边以上方加减变化治疗，一边隔 1 日、2 日撤减埃索美拉唑，直至两个月后完全停用西药。因病情稳定，又隔 1 日、2 日、3 日 1 剂而递减中药，坚持 2 个月后停用中药。随访 8 个月，病无反复。

按语：本例重症胃食管反流病患者，长期服用埃索美拉唑仍不能控制。中医的优势是辨证论治，先以润中调胃汤养胃和胃、降逆止酸，后用疏肝调胃汤调和肝胃、和中降逆，经过半年的悉心调治，顽症痼疾终于得到征服。此案有3点临证心得：一是本病发生和病情变化与饮食密切相关，吃过甜、辣、酸、咸及油腻等食物，进酒、咖啡、浓茶、巧克力等食品都会加重病情，必须严格控制；二是本病发生和病情变化与精神情志关系密切，保持良好心情非常重要，治疗时要注意疏肝理气、调和肝胃；三是要分阶段治疗，根据病情变化逐渐递减西药和中药，以巩固疗效，防止复发。

三、嗳气的辨证论治

嗳气，古称"噫"，是消化系统疾病的常见症状之一。嗳气既可出现在胃食管反流病、慢性胃炎、消化性溃疡等器质性疾病，又可见于功能性消化不良等功能性疾病。嗳气多与胃痛、胃胀、恶心、呕吐等症状同时出现，但临床上也有些病人以嗳气为主诉就诊，部分病人反复发作，屡治不愈，成为难治性疾病。

嗳气是胃中气体上出咽喉所发出的声响，其声长而缓。饱食之后，偶有嗳气，无其他兼症，不属病态，不必治疗。嗳气和呃逆，都属于"胃气上逆"，但是嗳气与呃逆是不同的，嗳气声音"嗝—嗝—"作响，沉闷而悠长，间隔时间也较长，气从胃和食管中发出；呃逆是气逆上冲，"呃—呃—"连声，声短而频，不能自止，气从喉间发出。

（一）嗳气的病因病机

1. 西医认识

现代医学认为嗳气由于胃肠紊乱，运动功能障碍，积气过多所致。根据发病机制的不同，可分为胃上型嗳气和胃内型嗳气。嗳气常因于消化和吸收不良，或摄入产气食物过多，或是源于吞气症（无意识的吞咽空气）。嗳气是食管、胃、肠疾病常见症状之一，病人通过嗳气可缓解胃痛、上腹饱胀、恶心、灼热等症状。嗳气常见的原因有以下几种：

（1）精神压力

情绪低落，影响到交感神经，使其过度紧张，抑制了胃的蠕动及排空机能，存储的食物存留胃内过久，继而发酵产生气体。功能性嗳气与情绪变化、家庭和工作压力、精神和性格异常有关，如吞气综合征多见于女性，大量吞气后引起嗳气频频。

（2）不良饮食和生活习惯

进食过多，胃不能按时排空，胃内食物积存过久而产气，引起嗳气。进食过多的红薯、芋头、土豆、板栗、豆类等食物，产生大量气体，常导致嗳气和矢气频频。长期卧床、长时间伏案工作，缺少体育活动也能影响胃的排空而出现嗳气。

（3）食管疾病

多见于胃食管反流病（GERD）和食管裂孔疝等，导致食管排空障碍。嗳气常发生于进食后，且常伴有胃灼热、泛酸以及腹胀。

（4）胃肠疾病

急慢性胃炎、胃十二指肠溃疡、胃黏膜脱垂、胃憩室等，致使胃出口阻碍不畅，食物和气体排空障碍而发生嗳气，常伴随的症状有恶心、呕吐、腹胀、饱食感和上腹部压痛等。

2. 中医认识

嗳气病位在胃，与肝、脾二脏关系密切，亦与心、肺、肠相关。胃气上逆为其基本病机。嗳气多因饮食不节，或感受外邪，或七情内伤，导致脾胃不和，清浊升降失常，气逆于上所致。

（1）食积内停

过食黏滑难化或生冷鱼腥食物，损伤脾胃，使纳运失常，宿食滞留中焦，以致水谷不化而浊气阻滞上逆。或脾胃损伤，聚湿生痰，痰郁生热，致胃气失和，气逆成噫。如《诸病源候论·噫醋候》所言："谷不消，则胀满而气逆，所以为噫而吞酸。"《景岳全书·恶心嗳气》说："凡饮食太饱者多有此证，及饮食不易消化者亦多有此证。"

（2）感受外邪

天气失常，风寒侵袭，寒气客胃，使中焦气滞不行，胃气上逆而为嗳气。如《灵枢·口问》所说："寒气客于胃，厥逆从下上散，复出于胃，故谓噫。"

（3）情志不和

忧思恼怒，七情内伤，致肝气郁结，气机不舒，肝气横逆犯胃，胃气失于和降而上逆，发为嗳气。

（4）脾胃虚弱

素体脾胃虚弱，运化无力，气滞中焦；或大病之后，邪气留连，胃气弱而不和，虚气上逆而发生嗳气。《临证指南医案》说："噫嗳一症，或伤寒病后及大病后，多有此症。盖以汗吐下后，大邪虽解，胃气弱而不和，三焦因以失职。"

（二）嗳气的辨证

嗳气的辨证，仍要以八纲辨证为纲，辨清表里、寒热、虚实、阴阳。嗳气病位在胃，但与心、肝、脾、肺等脏腑关系密切。所以，临床论治嗳气症，必须从整体观念出发，整体辨证，综合治疗。嗳气常见证型有以下5个：

1. 食滞不化

辨证要点：进食过量，食后嗳气频作，气味酸腐而臭，脘腹饱胀，不思饮食，或恶心呕吐，或腹痛不适，或大便溏泄臭秽，或便秘不通，舌苔厚浊，脉滑。

2. 肝胃不和

辨证要点：胸脘痞闷，嗳气频作，两胁胀痛，得嗳则舒，精神抑郁，时作叹息，常因精神刺激诱发或加重，或失眠多梦，或纳呆食少，脉弦。

3. 胃中痰火

辨证要点：嗳气时作，胃脘灼热，口渴唇干，或呕吐痰涎，或兼咳嗽痰黄黏稠，舌质红，苔黄腻，脉滑数。

4. 胃肠气滞

辨证要点：嗳气频频，脘腹胀满，叩之如鼓，食后胀甚，大便秘结，矢气不畅，得矢胀减，舌质暗，脉弦或涩。

5. 脾胃虚弱

辨证要点：嗳气时作时止，嗳声低弱，食欲不振，食后腹胀，神疲乏力，四肢不温，面黄少华，或泛吐清水，或大便溏薄，舌质淡，苔白润，脉弱缓。

（三）嗳气的论治

嗳气常是胃、食管疾病的一个兼症，原发病得到有效治疗，嗳气也就随之消除。但临床上常常见到一些病人以嗳气为主症，频频发作，屡治不愈，严重影响工作与生活。何晓晖教授治疗嗳气症的主要经验有三：一是治病兼治人，心身并治；二是辨证兼辨病，病证合参；三是降逆兼通泄，通降相伍。其治嗳气常用以下七种方法：

1. 消导除积止嗳法

适用于因进食太过，损伤脾胃，运化失司，停滞中焦，或过食糯米黏腻食物或红薯、芋头、板栗等产气食物，食谷不化，积气阻滞。治以消导化滞，健脾助运，理气降逆。常用消导化积药有莱菔子、谷芽、麦芽、山楂、神曲、槟榔等，常用健脾助运药有白术、苍术、茯苓等，常用理气降逆药有陈皮、青皮、厚朴、枳实等。代表方保和丸，具消食和胃之效。若食积化热，大便秘结者，用枳实导滞丸；若食滞嗳气兼大便稀溏者，合用平胃散燥湿健脾。

2. 化痰和胃止嗳法

痰浊扰胃，胃失和降，浊气上逆则作噫。旋覆代赭汤能化痰除浊、和胃降逆，适用于痰浊内阻，气逆失降之嗳气症。方中旋覆花下气消痰，代赭石重镇降逆，半夏、生姜化痰和胃，参、草、枣扶正益胃。若是胃中痰火证，火气与痰浊上逆而致嗳气，宜用黄连温胆汤，方中二陈汤化痰理气，黄连、竹茹清热和胃，枳实降逆止嗳。痰湿甚者，加石菖蒲、白蔻仁化湿和胃；脾虚湿困者；加苍术、厚朴、薏苡仁运脾祛湿；嗳气频作者，加旋覆花、莱菔子等。

3. 疏肝理气止嗳法

嗳气与肝气不舒密切相关。本法为疏肝理气，和胃降逆，适用于肝气郁结，横逆犯胃致胃浊上逆之证。代表方为四逆散和柴胡疏肝汤。常用疏肝柔肝药有柴胡、郁金、白芍、香附、八月札等，常用理气药有枳壳、枳实、青皮、佛手等，常用和胃药有半夏、竹茹、陈皮等，常用降逆止嗳药有旋覆花、厚朴、莱菔子等。本证多因于情志抑郁，又常随精神波动而加剧，故要结合情志疗法，进行心理开导。

4. 健脾益胃止嗳法

本法适用于脾胃虚弱证之嗳气，因于饮食劳倦伤损脾胃，中焦虚弱，运化无力，清气不升，浊气不降。治宜补脾益胃健中，使脾气得升，胃气得降，嗳气自平。代表方为六君子汤或健脾散。健脾散出自秦伯未《中医临证备要》，由人参、白术、丁香、藿香、砂仁、肉果、神曲、炙草、生姜、大枣等药物组成，具健脾益胃、和中止嗳之功。若气逆明显，嗳气频作，可与旋覆代赭汤合用，加强止嗳效果。

5. 肃肺降逆止嗳法

肺居上焦，主一身之气，肺有节律地一呼一吸运动，带动着全身气的升降出入运动，对气机升降起着重要的调节作用。中焦脾胃的升清降浊，依赖肺的协助和调节，肺失肃降，也可影响胃气的通降。临床上一些顽固性嗳气症，可以应用肃肺降逆法。何晓晖教授常用苏子、枇杷叶、旋覆花、厚朴、莱菔子等药治疗嗳气症，这些药既可降肺气，又可降胃气。苏子降气汤是一张降气平喘的方子，他曾用此方治疗顽固性嗳气症，取得很好的效果。

6. 宁心安神止嗳法

心为君主之官，"主明则下安""主不明则十二官危"。精神心理与胃肠活动关系密切，即"心胃相关"。顽固性的嗳气症常常伴有心烦、焦虑、失眠等，精神心理障碍是导致嗳气症久治不愈的重要原因之一。所以治疗顽固性的嗳气症，要心胃同治，除进行必要的心理疏导外，处方用药也要注意宁心安神以镇逆。何晓晖教授常加用代赭石、龙骨、牡蛎等重镇安神药和钩藤、茯神、夜交藤等镇静安神药来治疗顽固性的嗳气症，达到心胃同治、镇逆止嗳的目的。

7. 通腑导滞止嗳法

胃与肠结构相连，功能相关，生理特性均是宜通宜降，故胃肠病上下相关，胃病及肠，肠病及胃。嗳气症为胃浊不降而上逆所致，大肠主传导通降，若腑气通利，浊气能降，则胃气不逆；反之，腑气不通，下病及上，影响胃浊下降，上逆为嗳。所以，治疗嗳气症必须问询大便状况，如大便干结或大便不畅，务必兼以通腑导滞，腑气得畅则胃浊得降。何晓晖教授治疗嗳气症，常用大黄、厚朴、槟榔、大腹皮、枳实、莱菔子等来导气通腑，常用方有小承气汤、五磨饮子、枳术丸等。

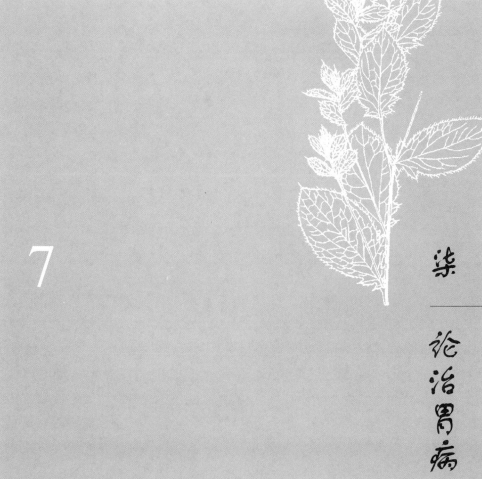

7

柒

论治胃病

一、中西医互补防止溃疡病复发

胃十二指肠溃疡（petic ulcer，PU），是消化系统最常见的疾病之一，解除症状、愈合溃疡、防止复发和避免并发症是内科治疗的四大目标。由于 H_2 受体拮抗剂和质子泵抑制剂的广泛使用，消除症状和愈合溃疡已经不困难了，西药比中药治疗效果更为迅速和确切。但是消化性溃疡复发率很高，有人报道 H_2 受体拮抗剂和质子泵抑制剂治疗愈合的溃疡，一年中复发率高达 65%～80%，所以过去曾有"一旦溃疡，终身溃疡"的说法。面对如此高的复发率，如何预防胃十二指肠溃疡的复发，成为当前消化性溃疡治疗的新课题。

西药愈合溃疡的作用强，中药在提高溃疡愈合质量、防止复发和并发症方面具有一定优势。何晓晖教授对消化性溃疡治疗极力倡导中西医结合，优势互补，以中医治疗为主体，佐以西药抗酸、抗幽门螺杆菌，常常取得症状迅速消除、溃疡较快愈合、复发率低、并发症少的理想疗效。

消化性溃疡是一种由多种致病因素引起的以胃和十二指肠溃疡为病理特征的慢性疾病，其发生是胃酸、胃蛋白酶、幽门螺杆菌、非甾体抗炎药等攻击因子与黏膜 – 碳酸氢盐屏障、黏膜血流、前列腺素、细胞更新、上皮生长因子等防御因子之间失去平衡的结果，当攻击因子增强或防御因子削弱时就可能发生溃疡，当攻击因子消退而防御因子增强时溃疡就会愈合。中医认为本病的发生：一方面，与饮食不节、情志所伤、外邪侵入等外来因素密切相关；另一方面，脾胃虚弱为发病的重要内在基础，正虚邪实，内外因相互作用而发病。目前在预防溃疡复发的理论上，仍以"平衡学说"为主导思想，即攻击因子与防御因子达到相对平衡。所以，抗消化性溃疡的复发，关键在于增强正气，制约邪气，即祛除胃黏膜的攻击因素，加强胃黏膜的防护因素。

（一）制约胃黏膜的攻击因素

1. 去除诱发因素

预防胃、十二指肠溃疡复发，首先要去除诱发因素。如纠正不良饮食习惯，进餐时间规律化，避免大量摄入对胃有刺激的食物；劝说病人戒烟限酒；避免服用非甾体抗炎等药物。因为这些因素都可以破坏胃和十二指肠的黏膜保护屏障，使溃疡活动，尤其是对刚刚治愈的胃、十二指肠溃疡，其溃疡局部的黏膜保护层较薄弱，极易受到有害食物的刺激和破坏。消化性溃疡发生与精神心理因素密切相关，强烈情绪波动和精神紧张，容易导致溃疡病的复发。人在应激状态时，胃的分泌和运动功能增强，胃酸排出量增加，胃排空加快；同时由于交感神经的兴奋而使胃、十二指肠血管收缩，黏膜血流量下降，黏膜的自身防御功能削弱，故易诱导溃疡病的复发。对于因非甾体抗炎药（NSAID）所致的溃疡，建议停用 NSAID 药物，如因原发疾病治疗的需要而不能停药者，可换用选择性环氧合酶（COX-2）抑制剂，并同时服用 PPI。

2. 根除幽门螺杆菌

大多数消化性溃疡为 Hp 相关性溃疡，当 Hp 真正根除后，溃疡年复发率可以从 50% ～ 70% 降至 5% 以下。因此，根除 Hp 是防止复发的主要措施之一，也是防止胃溃疡癌变的重要手段。对 Hp 阳性的 PU，无论初发或复发，有无并发症均应根除 Hp，这是促进溃疡愈合和防止复发的基本措施。

杀灭 Hp 要除菌务尽，关键在合理、科学的联合用药，应选择疗效高、不良反应少、不易产生耐药性的 PPI 与抗生素或铋剂联合应用。用药时间要充足，用药剂量要合理，有条件可在治疗前做药物敏感试验，有利于抗生素的选择。现常用的几种疗法是：①标准三联疗法：三联疗法方案是标准剂量质子泵抑制药与两种抗生素组成，如 PPI+ 克拉霉素 + 羟氨苄青霉素，或 PPI+ 克拉霉素 + 甲硝唑。"第四次全国幽门螺杆菌感染处理共识"报告提出：推荐的用于根除治疗的 6 种抗菌药物中，甲硝唑耐药率已达到 60% ～ 70%，克拉霉素达到 20% ～ 38%，左氧氟沙星达到 30% ～ 38%，耐药显著影响根除率。羟氨苄青霉素、呋喃唑酮和四环素的耐药率仍较低（1% ～ 5%）。因此，标准三联疗法根除率已低于或远低于 80%。②含铋四联疗法：由质子泵抑制剂 + 铋制剂 + 两种抗生素组成的抗幽门螺杆菌方案，称含铋四联疗法。2017 年第五次全国幽门螺杆菌感染处理共识报告推荐含铋四联疗法作为 Hp 治疗的首选方案。抗生素的组成方案有：A. 羟氨苄青霉素 + 克拉霉素；B. 羟氨苄青霉素 + 左氧氟沙星；C. 羟氨苄青霉素 + 呋喃唑酮；D. 四环素 + 甲硝唑或呋喃唑酮。疗程为 10 天或 14 天。可选择其中的 1 种方案作为初始治疗，如初始治疗失败，可在剩余的方案中再选择 1 种方案进行补救治疗。补救治疗建议间隔 2 ～ 3 个月。③序贯疗法与伴同疗法：序贯疗法为前 5 天 PPI+ 羟氨苄青霉素，后 5 天 PPI+ 克拉霉素 + 甲硝唑，共 10 天。伴同疗法为同时服用 PPI 和 3 种抗生素（如 PPI+ 克拉霉素 + 羟氨苄青霉素 + 甲硝唑），疗程 7 天、10 天或 14 天。多中心临床研究显示，与含铋四联疗法相比，序贯疗法与伴同疗法并未显示优势。同时服用 3 种抗菌药物，不仅有可能增加抗菌药物的不良反应，还使治疗失败后抗菌药物选用余地更小。因此，只有在没有铋剂或有铋剂使用禁忌时才考虑序贯疗法或伴同疗法。

中医药抗幽门螺杆菌有一定的作用，经临床观察和实验研究，清热解毒中药大黄、黄连、黄芩、黄柏、蒲公英、苦参、虎杖，以及一些养阴药、理气药、活血药有抗 Hp 的作用。依据辨证论治，中医整体调治，西医局部杀菌，可以提高根除 Hp 效果。何晓晖教授常遇到一些西药治疗失败的病人，通过中医扶正和胃法与西药三联或四联疗法结合治疗后，多能成功根除 Hp。

3. 抑制胃酸分泌

传统的理论是"无酸无溃疡"，现在也认为无酸情况下罕有溃疡的发生，胃酸的存在仍是溃疡发生的决定因素。抑制胃酸分泌不仅能促进溃疡愈合，而且也是防止溃疡复发的重要措施，多采用 H_2 受体阻滞剂和质子泵抑制剂。溃疡愈合后，仍要采用维持治疗。维持治疗一般多用 H_2 受体拮抗剂，常用方案为标准剂量半量睡前顿服，半量维持疗效差者或有多项危险因素共存者，也可采用全量分两次口服维持。也有人用奥美拉唑 1 日 10mg 或 20mg，每周 2～3 次口服作为维持治疗。维持治疗的时间长短须根据具体病情决定，短者 3～6 个月，长者 1～2 年。

中医药同样有很好的抑酸作用，其特点是缓和而持久，副作用少，可根据辨证论治选药组方，也可与西药联合应用，常常能取得协同合力之作用。中药抑酸药物多为贝壳类和矿物类，如海螵蛸、瓦楞子、白螺蛳壳、牡蛎、龙骨、珍珠母等，多性温味咸涩，具收涩制酸之功。其有效成分，主要有碳酸钙、氨基酸及黏液等。据现代药理研究表明，这些药物多有中和胃酸、保护胃黏膜、促进溃疡愈合作用。由乌贼骨和贝母两药配制的乌贝散，对胃酸中的游离酸和总酸度均有强大的中和作用，除有对抗胃酸的局部作用外，并有抑制胃酸分泌类似抗胆碱能神经药物的作用。乌贝散能明显吸附胃蛋白酶和中和胃酸，从而减少蛋白酶对溃疡面的消化作用，减少胃酸对溃疡面刺激，保护溃疡面，所以具有促进溃疡愈合、防止溃疡病复发的作用，自古就被广泛应用于溃疡病的防治。

（二）加强胃黏膜的防护因素

1. 胃黏膜保护剂

防御因子增强药物，也叫黏膜保护剂。这类药物副作用较少，与攻击因子抑制药物相比，更安全可靠，故许多医生倾向于用这类药物来预防治疗胃十二指肠溃疡。黏膜保护剂是促进黏膜修复、提高溃疡愈合质量的基本手段，联合应用胃黏膜保护剂可提高 PU 的愈合质量，有助于减少溃疡的复发。常用胃黏膜保护剂有铋剂（丽珠得乐、胶体果胶铋等）、硫糖铝、米索前列醇（喜克溃）、复方谷氨酰胺、吉法酯、膜固思达、施维舒等。胆汁结合剂适用于伴有胆汁反流者，有消胆胺、甘羟铝、铝碳酸镁等，后者兼有抗酸、黏膜保护作用。

2. 中医药抗复发治疗

中医药对预防溃疡复发具有良好的作用，除能制约导致溃疡复发的攻击因子外，临床和实验研究都充分表明对胃黏膜有很好的的保护作用，主要是通过活血化瘀、健脾益气、调中和胃几个途径来实现的。

（1）活血化瘀

初病在气，久病入血。消化性溃疡局部红肿、溃烂、出血等均属于血瘀征象，临床可见痛处固定、拒按、反复出血、舌紫暗等。现代病理学所见，消化性溃疡普遍存在微循环障碍，其溃疡基底及周围的血管痉挛，血流不畅，局部营养障碍。溃疡愈合后，局部组织纤维化、瘢痕化、形态变形等，这与中医的血瘀密切相关。据此，何晓晖教授治疗消化性溃疡时，最常选用丹参、当归、三七、五灵脂、蒲黄等活血化瘀药，可以扩张微血管，改善胃肠黏膜局部微循环，达到保护胃黏膜，提高愈合质量，从而防止溃疡的复发。实验研究表明，三七总皂苷有抗溃疡作用，故溃疡愈合后，口服1个月左右的三七粉，对防止溃疡复发有很好的作用。

（2）健脾益气

脾胃虚弱是消化性溃疡病发病的主要内因。十二指肠溃疡以中焦虚寒较为常见，如胃脘冷痛、遇寒则发、喜温喜按等。健脾益胃是防止溃疡复发的重要方法，如黄芪建中汤能促进胃黏膜分泌前列腺素，从而达到保护胃黏膜作用。党参也具有抗溃疡作用，党参多糖给小鼠灌胃可显著降低胃酸、胃酸分泌和胃蛋白酶活性。甘草能补脾益气，其化学成分有甘草甜素、甘草次酸、甘草酸等，依据现代实验研究表明，甘草浸膏能保护胃黏膜，有明显的抗消化性溃疡的作用。

（3）调中和胃

根据"平衡学说"理论，溃疡发生是攻击因子与防御因子的失衡所致，即中医的"中焦失司，胃气不和"。调和中焦是防止溃疡复发的另一途径。半夏是调和中焦的要药，研究报道半夏水煎醇沉液对消炎痛型、幽门结扎型、慢性醋酸型胃溃疡有显著的预防或治疗作用，对水浸应激性溃疡也有一定的抑制作用，并有显著减少胃液量、降低游离酸和总酸酸度、抑制胃蛋白酶活性的作用。实验表明，半夏泻心汤及类方能促进胃黏膜分泌前列腺素，从而达到保护胃黏膜的作用。故以半夏为主药的和胃方剂，常常被用于预防溃疡病复发，效果确切。

二、病证结合治疗慢性萎缩性胃炎

慢性萎缩性胃炎（CAG）是以胃黏膜上皮和腺体萎缩、黏膜变薄、黏膜肌层增厚为特征的消化系统常见病、多发病、难治病。中医多称之为"胃痞"。本病常伴有肠上皮化生和不典型增生，后者即通常所说的胃癌前病变。防止胃黏膜萎缩及阻断肠上皮化生和异型增生的进一步发展，乃至逆转其病理改变，成了防止胃癌发生的关键。

何晓晖教授从事脾胃病临床工作 40 多年，临床经验丰富，擅长脾胃病治疗，尤以治疗 CAG 享誉省内外。兹将何晓晖教授论治 CAG 的特色和经验做一探析，与同道共享。

（一）CAG 病因病机认识

何晓晖教授认为，CAG 的发病机制复杂，与先天禀赋、情志内伤、饮食失调、外邪犯胃、劳倦损伤、药物所伤等因素有关。本病属本虚标实，本虚多为脾气虚、胃阴虚，标实主要是气滞、血瘀、湿热、痰阻、火郁等。其中气阴亏虚、湿热蕴胃、胃络瘀滞是 CAG 的三大基本病机，贯穿于 CAG 病理过程的始终。气阴亏虚是病理基础，湿热蕴胃是启动因素，血脉瘀滞是病理关键。CAG 病位在胃，但与脾的运化失职、肝胆的疏泄失常、肾阴的滋养不足有密切关系。他指出在 CAG 复杂的病因中，体质、湿热、伤食、情志等四个因素最需引起重视。

1. 重视体质因素

内因是发病的重要依据，何晓晖教授临床上十分重视体质在发病中的作用。他根据数十年的临床经验，发现胃的形态和功能具有相对稳定的特质，提出胃质学说，将其分为胃正常质、胃气虚质、胃阳虚质、胃阴虚质、胃气郁质、胃蕴热质、胃湿热质及胃血瘀质八种。在萎缩性胃炎患者中以胃气虚质、胃阴虚质、胃湿热质及胃血瘀质多见，他认为体质是证候的基础，证候跟着体质走，改善体质可预防 CAG 和防止 CAG 复发。

2. 关注湿热邪毒

幽门螺杆菌（Hp）是 CAG 的重要致病因子，从口感染而入于胃，属于外邪范畴。何晓晖教授通过多年的临床观察，认为 Hp 当属湿热邪毒。他曾在 20 世纪 80 年代提出革兰阳性球菌为火热之邪，革兰阴性杆菌为湿热之邪的论点。Hp 属于革兰阴性杆菌，致病也具有明显的湿热特征，易犯中焦，阻碍脾胃气机，导致疾病缠绵难愈，久蕴伤阴损阳。大量的文献报道：感染 Hp 的 CAG 患者，临床以脾胃湿热证居多。因此，要重视湿热邪毒在 CAG 中的致病作用，并把清化湿热贯穿于治疗的始终。

3. 强调饮食所伤

何晓晖教授认为，随着时代变迁，伤食的形式及致病机理发生了变化。20 世纪经济落后时期，因食品的匮乏导致营养不足，CAG 以脾气虚、胃阴虚证型最为多见。而当今生活富裕则以不合理饮食而导致脾胃损伤、营养失衡，如摄食过量、宴席夜宵、肥甘烟酒，或烧烤炙炸、烹饪过度，或食无定时，偏食挑食等损伤脾胃，导致水谷精微不化，生浊生湿，生痰生热，阻滞气血，致胃膜失营，发为胃癌。所以目前

CAG 的临床证型以湿热蕴阻、气血阻滞或寒热虚实夹杂等证型最为多见。他非常重视伤食在 CAG 中的致病作用，在药物治疗的同时，总是不厌其烦地指导病人纠正不良饮食习惯。

4. 注意情志致病

胃肠为情绪之"镜"，何晓晖教授常告诫学生，CAG 的发生与情志关系极为密切，分析病因病机时不可忽视七情内伤的致病作用。CAG 患者多因郁致病，又因病致郁。过思、过忧、过悲等导致气机郁结，中焦升降失司，气血运行阻滞。CAG 发生后，绝大多数的患者均有沉重的思想负担，从而加重疾病的发展，不利于治疗。所以他提出"治胃先治神"，治疗 CAG 患者首先要进行情志开导，消除恐癌、绝望、急躁等不良心理。

（二）CAG 三步分治法

1. 第一步：舍病从证，即以辨证论治为主导，消除临床症状

何晓晖教授常说，要想疗效好，辨证论治是个宝。CAG 系慢性病变，是多种因素综合作用的结果，病情复杂，短时间内不可能达到治愈，必须分阶段、长时间治疗。第一阶段要在较短时间内迅速消除临床症状，解除病人的痛苦，以增强患者治愈疾病的信心。何晓晖教授以"舍病从证，辨证除症"为原则，采用健脾益气、和中安胃、滋阴养胃、消痞除胀、行气止痛、导滞通降、运脾祛湿、理气活血、制酸反佐等方法，依据证候类型选用和中调胃汤、温中调胃汤、清中调胃汤、润中调胃汤、疏肝调胃汤、降逆调胃汤、清化调胃汤、逐瘀调胃汤等"调胃八方"加减治疗。这一阶段需 1～1 个半月。

2. 第二步：病证兼治，即以病证结合为路径，治标治本兼顾

通过第一步辨证除症的治疗，大部分症状得以缓解，全身状态得到改善，患者基本消除了对"癌变"的恐惧心理，治疗信心增强。此时进入第二步治疗，即"标本同治，病证兼顾"，巩固第一阶段的治疗效果，使临床症状彻底消除。一方面继续辨证施药，标本同治；另一方面针对 CAG 的本质进行辨病治疗，消除致病因子。此时何晓晖教授常参考胃镜用药，如胃黏膜暗红或黏膜粗糙不平、有结节隆起呈颗粒状，多为血瘀阻滞，加蒲黄、五灵脂、丹参、三七等活血化瘀；胃黏膜充血、水肿、糜烂，多为热邪蕴胃或湿热中阻，加蒲公英、黄连、黄芩等清热燥湿；胃黏膜有出血点，加仙鹤草、白及、三七粉或云南白药等宁络止血；黏膜有溃疡，加乌贼骨、浙贝母、白及或锡类散等生肌愈疡。也常参照病理结果用药，如有肠上皮化生或不典型增生，加用生苡仁、莪术、石见穿、土茯苓、菝葜、刺猬皮、炮山甲等消癥抗化。此为治疗的过渡性阶段，一般 1 个月左右。

3. 第三步：无证从病，即以基本病机为抓手，逆转病理变化

经过前两步的治疗，患者的临床症状基本得到了消除，处于无证可辨状态，故以"无证从病，逆转病理"为原则。一是针对 CAG 气阴亏虚、湿热内蕴、血瘀络阻三大基本病机辨病用药，逆转其病理变化，使胃黏膜萎缩、肠化和不典型增生得到逆转；二是针对患者体质类型，因人而异辨体用药。CAG 患者体质常以阴虚质、气虚质、湿热质及血瘀质为多，应根据患者体质的不同，进行整体调治，改善其偏颇的体质状态，防止疾病反复。这一阶段的治疗关键是紧抓 CAG "正虚邪实"的基本病机，治疗当扶正祛邪相兼。扶正多以健脾益气、滋阴养胃、调补肝肾为主，常用药物有太子参、党参、北沙参、白术、山药、黄芪、薏苡仁、黄精、生地黄、麦冬、茯苓、女贞子、枸杞子、凤凰衣、仙灵脾、肉苁蓉等；祛邪以清热化湿、行气活血、化瘀消癥为主，常用药物有蒲公英、白花蛇舌草、黄连、石见穿、土茯苓、枳壳、郁金、赤芍、丹参、鸡内金、莪术、蒲黄、五灵脂、莪术、刺猬皮、穿山甲等。何晓晖教授根据多年的临床经验，创制了用于此阶段的经验方双蒲散，它由蒲公英、蒲黄、黄芪、太子参、黄连、白花蛇舌草、土茯苓、五灵脂、莪术、刺猬皮、鸡内金、凤凰衣等组成。本方针对 CAG 基本病机，具有清热解毒、逐瘀散结、养胃护膜之功效，用于萎缩性胃炎、胃黏膜肠上皮化生和异型增生等癌前病变，具有良好的逆转胃黏膜病理变化的作用。我们进行大鼠萎缩性胃炎的实验研究，结果表明：双蒲散可通过调节 TGF-β1/Smad3 信号通路调节慢性萎缩性胃炎大鼠胃黏膜细胞的增殖和凋亡，抑制胃黏膜细胞的异型增生，阻断慢性萎缩性胃炎向胃癌前病变发展。这一阶段的治疗时间一般在 1～3 个月。

（三）CAG 临证经验辑要

何晓晖教授治疗 CAG 临证经验丰富，辨证论治精准，理法方药考究，临床疗效突出。在此介绍他诊治 CAG 最主要的八点临证经验。

1. 明确西医诊断

何晓晖教授认为，CAG 临床表现常缺乏特异性，单凭胃脘痞胀、疼痛、饥嘈、烧心、纳呆等症状，很难与其他胃部疾病鉴别。由于该病与胃癌发生关系密切，因此首先要借助电子胃镜及病理检查等来明确诊断，才能把握疾病的演变规律，使医患双方均能加以重视，避免拖延日久而耽误治疗，有利于阻止疾病的发展。明确诊断还有利于辨病与辨证结合，参考胃镜表现和病理检查来选用药物。为了降低癌变发生的风险，他特别重视对患者的随访与监测，定期复查胃镜，故 30 多年所诊治的上千位病例几乎没有癌变发生。

2. 倡导衡法应用

衡法，是何晓晖教授在40多年临床工作中总结和领悟出来的脾胃病治疗法则，通过平调、平治达到脾胃升降润燥、阴阳气血的相对动态平衡的一种治疗法则。他治疗脾胃病的衡法包括燮理纳运、斡旋升降、权衡润燥、平衡阴阳、平调寒热、调畅气血、兼顾虚实、调和脏腑、心身同治、调协内外等10个方面。CAG多缠绵日久，由实转虚，由虚生实，由热转寒，由寒生热，气病及血，血病涉气，常为寒热夹杂、虚实并存、气血同病，故衡法尤其适合CAG的治疗。

3. 坚持胃气为本

《内经》说："胃者五脏之本。"《脾胃论》说："人以胃气为本。"有胃气才有正气，有正气疾病才能转愈。何晓晖教授认为脾胃虚弱是CAG发病的根本原因，脾胃纳运障碍，气血生化乏源，患者临床表现多见胃脘痞满、厌食纳呆、不思饮食、面黄肌瘦、神疲乏力等。所以治疗首先要助长胃气，增进食欲，增加进食，方能鼓舞气血生成，增强抗病力量。他在治疗CAG全过程中都强调保护胃气，很少在CAG治疗中应用大寒大热、重寒重热，就是避免损伤胃气。如在第一阶段以健脾开胃作为治疗第一要务，采用消导开胃、酸甘开胃、苦寒开胃和芳香开胃的方法来增进病人食欲。

4. 注意脏腑关系

何晓晖教授治病强调五脏一体、形神统一的整体观。CAG病位虽然在胃，但与脾、肝、肾、心、胆、大肠等脏腑亦有密切关系。肝气郁结可以犯胃，胆气横逆可以扰胃，肾阴亏虚则胃失所滋，心神不宁则胃腑不安，大肠传导不利则浊气逆上。所以在治疗时特别注意调治其他脏腑，协调脏腑之间的关系，也就是"安五脏即所以调脾胃"。五脏和则胃气和，五脏安则脾胃安。

5. 重视气血调理

气血是脾胃生理活动的物质基础，也是脾胃病发生发展的病理基础。多种致病因素导致CAG患者气血失调，包括气机逆乱、气血不畅、胃脉瘀滞、气血亏虚等。何晓晖教授在治疗本病时特别重视气血调理，把调畅脾胃气血概括为"和"与"畅"两个字。和：一是要调和气机，使升降有序；二是要调和气血，使互生互用。畅：一是要理气导滞，使气行畅通；二是要活血通络，使血脉畅行。脾胃为气机升降之枢，他在组方用药时注意升降药物相配应用，如葛根配莱菔子、柴胡配枳壳、木蝴蝶配瓜蒌、苍术配厚朴等。胃络瘀滞是CAG的主要病机之一，故何晓晖教授把活血化瘀法贯穿于治疗之始终，其方法有清胃活血法、温胃活血法、润胃活血法、行气活血法、止痛活血法、止血活血法、抗化活血法等。如大黄具活血、止血、生新、清热、解毒、导滞等多种作用，他将其广泛应用于CAG的治疗。

6. 注意身心并治

CAG 属于癌前状态，由于电视、广播、报纸、杂志等媒体或个别医生夸大渲染，使患者心情尤为紧张恐惧，思想压力沉重，极不利于治疗。因此，消除患者的恐惧心理，心身并治尤为重要。何晓晖教授推崇《内经》"一曰治神"的治疗思想，对于思想负担重的患者，常通过劝说开导、释疑解惑、心理暗示、鼓励安慰等方法来解除患者的心理恐惧，帮助患者正确认识疾病的规律，增强患者同疾病做斗争的必胜信心，调动患者抗病的主观能动性。他还常指导患者以运动、自我按摩、艾灸、音乐、气功、太极拳等手段辅助治疗。处方中也常选用一些疏肝解郁、宁心安神的中药如柴胡、佛手、八月札、玫瑰花、合欢皮、茯神、酸枣仁等来调理情志。通过医患的密切配合，常达到事半功倍的治疗效果。

7. 主张诸法兼治

求治于何晓晖教授的 CAG 病人中大多为省内外久治不愈者，疾病顽固，病情复杂，如痞满、早饱、烧心、嗳气等症状难以消除，有时会束手无策。他常感叹古人所言"人之所患患疾多，医之所患患道少"。自《内经》以来，中医治法手段丰富多彩，对于顽固性 CAG 亦不能只局限于汤药治疗，要有新思路新手段，综合应用多种方法。何晓晖教授在采用汤药治疗本病的同时，常加用穴位针刺、腕踝针、耳针、艾灸、耳穴贴压、脐疗等方法辅助治疗，时常能出奇制胜，获取意想不到的疗效。对于合并有胃黏膜糜烂、出血和食管炎的 CAG 患者，何晓晖教授常选用锡类散、云南白药、三七粉、白及粉等调成糊状空腹吞服，让药末粘附在病变黏膜上，可发挥祛腐生新、生肌护膜、止血化瘀等局部外治作用。

8. 强调药食同调

"有病三分治，七分养"，胃病更是如此。何晓晖教授认为，胃是一个特殊脏腑，药物通过口服直接入胃，作用于胃黏膜而直达病所，有利于发挥药物的局部治疗作用，这是其治疗优势。但若患者进食生冷、辛热、硬糙、酸辣、烈酒等刺激性食物，又将给胃黏膜造成新的损害，这是不利于治疗的一面，所以饮食调节与药物治疗同样重要。何晓晖教授将 CAG 的饮食调理归纳为两大要点：一是温和饮食，适可而止；二是辨体施食，以喜为补。疾病基本痊愈后，为了改善患者胃质，防止疾病复发，他根据多年的临床经验，创制了系列适合不同证型和胃质患者的养胃粥和养胃茶，简便经济，深受患者喜爱，如适于脾胃虚弱的健脾益胃粥、适于胃阴亏虚的滋阴养胃粥、适于脾胃湿热的清化和胃粥等。此外，还有适于胃气虚质的益气调胃茶，适于胃阳虚质的温中调胃茶，适于胃阴虚质的养阴调胃茶，适于胃气郁质的理气调胃茶，适于胃湿热质的清化调胃茶，适于胃蕴热质的清热调胃茶及适于胃血瘀质的活血调胃茶等。

附：病案举例

病例1：殷某，男，29岁，商人，江西抚州市人。2000年6月10日初诊。

主诉：胃脘隐痛灼热5年，加剧1月。

病史：胃病已延5年，反复发作。近1个月来症状加重，胃脘隐痛，灼热嘈杂，得食稍缓，多食胃脘胀闷，口干不思饮，大便不实，头晕目花，面黄体瘦，神疲无力，耳鸣瘰差，舌质偏红，苔黄稍腻，脉细弦力弱。胃镜诊断为"萎缩性胃炎"，病理切片诊断为"浅表萎缩性胃炎（中度），肠上皮中度化生"，Hp（-）。

治疗经过：西医诊断为慢性萎缩性胃炎。中医辨证为脾胃虚弱，湿热蕴阻。治以健脾祛湿，清热和胃。处方：

苍术8g，厚朴5g，陈皮6g，姜半夏8g，白术15g，茯苓15g，党参10g，干姜3g，黄连4g，吴茱萸3g，北沙参12g，莱菔子15g，山楂12g，谷芽15g，麦芽15g，5剂。

二诊：胃脘胀闷减轻，纳食有增，前方加蒲公英15g，7剂。

三诊：诸症见缓解，口干减轻，苔腻见减，脉较有力。再拟前方，苍术改6g，加石见穿15g，7剂。

四诊：胃脘胀闷明显减轻，纳食转佳，大便成形，偶有胃脘隐痛，饥饿后有烧心，舌质偏红，苔薄黄，脉细弦。此湿热证已除，治当结合辨病，前方去苍术、干姜，加八月札12g，7剂。

前方进退至十诊时，胃无所苦，食纳旺盛，惟时有头晕耳鸣，舌淡红，苔净，因无证可辨，治宜以CAG病机为重心，健脾益气以增强体质，活血化瘀改善胃黏膜血流，抗化以除肠上皮化生。处方：

党参12g，白术12g，土茯苓15g，薏苡仁20g，姜半夏8g，陈皮6g，黄连3g，北沙参15g，谷芽15g，麦芽15g，刺猬皮8g，八月札12g，枳壳12g，莱菔子10g，7剂。

十一诊：前方去半夏，加黄芪、莪术、石见穿等，连续服药1个月。共治疗3个半月后复查胃镜示浅表性胃炎，病理切片示胃窦黏膜浅表性胃炎、未见肠上皮化生和异型增生。CAG痊愈，嘱服归脾丸和猴菇菌片1个月以巩固疗效。随访17年未有反复。

病例2：许某，男，40岁，警察，江西抚州市人。1998年3月1日初诊。

主诉：间歇性胃痛胃胀近10年，病情加重1月。

病史：胃痛、胃胀反复发作已有10年，1个月来病情加重而住院检查。胃镜及病理检查诊断为"食管炎、萎缩性胃窦炎、胃黄色素瘤、十二指肠溃疡"。用西药2周效果不显而转中医治疗。刻下胃脘痞胀难忍，饥时嘈杂，食后胀闷；伴胸骨后灼热，吞酸，口苦口干，大便时结时溏，面色萎黄，疲乏无力，消瘦，肢冷，舌质红，苔薄黄，脉沉细。

治疗经过：西医诊断为"萎缩性胃窦炎、食管炎、十二指肠溃疡"。中医辨证为寒热夹杂，虚实并存，气阴两虚，气滞血瘀；治拟寒热并治，虚实同调，益气养阴，祛瘀抗化。以半夏泻心汤、参苓白术散、左金丸、失笑散四方化裁治疗。处方：

姜半夏8g，黄连4g，干姜2g，太子参15g，茯苓12g，吴茱萸3g，白术12g，山药15g，白芍15g，北沙参12g，五灵脂10g，石见穿12g，刺猬皮10g，蒲公英15g，莱菔子15g，7剂。

锡类散14支，温水调吞服，每次1支，1日2次。

二诊：胃脘灼热缓解，胀闷已轻，精神好转，口苦，便结，舌脉如前，去吴茱萸，加龙胆草3g，大黄2g，7剂。

三诊：诸症大减，纳食增进，效不更方，在原方基础上加减变化，11周后症状基本消除，饮食正常，体重增加。患者要求复查胃镜，结果为"慢性浅表性胃炎"，并示"萎缩性病理改变、黄色素瘤、溃疡均消失"。经中医药治疗2个半月，病与证均愈。再服胃康散4号（笔者经验方，院内制剂）1月，以资巩固。随访12年，身体健康，病无复发。

病例3：黄某，女，45岁，江西临川市农民。2001年6月4日初诊。

主诉：胃脘胀闷、隐痛、灼热10余年。

病史：患者胃病日久，近1年来加剧，胃脘胀闷，食后更甚，时泛吐苦水痰涎，遇寒则作，口干不思饮，时口腔溃烂，大便干结，头晕目花，寐差。舌质淡红，苔光，脉沉细弱。胃镜及病理检查为"中度萎缩性胃炎"。

治疗经过：西医诊断为"慢性萎缩性胃炎"。中医辨证为脾胃虚弱，气阴两亏。治宜健脾益阴，和胃降逆。处方：

红参须10g，白术15g，茯苓15g，北沙参15g，石斛15g，山药15g，大黄3g，龙胆草2g，姜半夏10g，黄连4g，吴茱萸3g，干姜3g，蒲公英15g，莱菔子15g。

服7剂后，诸症明显好转，纳增胀减，寐见好转，大便如常，舌质偏红，苔少。守方继服14剂，纳大增，精神好转，舌质淡红，苔见生长。又服14剂，已无不适症状。再服院内制剂双蒲散2月，复查胃镜及病理检查为"浅表性胃炎"，未见胃黏膜萎缩现象。

三、胃黏膜肠上皮化生和异型增生的防治

目前多数学者认可的胃癌发生模式是：慢性非萎缩性胃炎→慢性萎缩性胃炎→胃黏膜肠上皮化生→胃黏膜异型增生→胃黏膜内癌→浸润性胃癌。故普遍认为胃黏膜肠上皮化生（GIM）和异型增生是胃癌的癌前病变。对高危人群开展胃镜检查和活检，随访监测有胃黏膜上皮化生或异型增生的患者，对预防胃癌发生和及早发现早期胃癌，具有十分重要的临床价值。实践表明，中医中药对防治和逆转胃黏膜肠上皮化生和异型增生具有肯定的效果，故开展中医药对本病治疗的研究意义重大，前景广阔。

（一）现代医学的认识

1. 胃黏膜肠上皮化生、异型增生的概念及分型

胃黏膜肠上皮化生（GIM）是指由于长期慢性炎性损伤导致的胃黏膜正常上皮细胞被肠型上皮细胞所取代的一种病理形态学改变，即胃黏膜中出现类似小肠或大肠黏膜的上皮细胞。通过黏膜组化染色方法，可以把肠上皮化生分为小肠型化生（即完全性肠上皮化生）和结肠型化生（即不完全性肠上皮化生）。小肠型GIM，其与小肠上皮的形态相似，有刷状缘，不分泌黏液，具有潘氏细胞、杯状细胞和吸收细胞，含蔗糖酶、海藻糖酶、亮氨酸基肽酶和碱性磷酸酶。小肠性GIM上皮分化好，是一种常见的胃黏膜病变，广泛见于各种良性胃病（检出率为57.8%），尤其多见于慢性胃炎，随着炎症的发展化生亦加重。结肠型GIM与结肠上皮的形态相似，刷状缘不明显，微绒毛发育不全，胞浆内有黏液分泌颗粒，含蔗糖酶，但氨基肽酶和碱性磷酸酶活性低，无海藻糖酶。结肠型GIM上皮分化差，在良性胃病中检出率很低（11.3%），但在肠型胃癌旁的黏膜中检出率很高（88.2%），说明结肠型化生与胃癌的发生有密切关系。对于GIM的发生机理，有研究者提出假说：正常的上皮细胞失去进一步分化的能力，导致了干细胞增殖，重新启动分化机理，分化出不同类型的细胞。同样，胃黏膜由于慢性炎症的损伤，致使胃腺上皮分化能力的缺失，导致了胃干细胞增殖，进而分化出具有一定肠表型的细胞。

胃黏膜异型增生也被称为不典型增生，是细胞在再生过程中过度增生和丧失正常的分化，在结构和功能上偏离正常轨道，形态学上出现细胞的异型性和腺体结构的紊乱。上皮内瘤变（IN）和异型增生是同义词，为WHO国际癌症研究协会推荐的诊断术语，涵盖了多个器官上皮性组织的非典型增生或异型增生性病变，所涉及的器官有胃、结肠、食管、胰和宫颈、宫内膜、前列腺等。上皮内瘤变分为低级别和高级别，

其中低级别相当于轻至中度异形增生，高级别相当于重度异型增生或原位癌。胃黏膜异型增生可以发生在有肠化的胃黏膜上，也可发生在无肠化的胃固有黏膜上，前者为肠型异型增生，后者为胃型异型增生。根据显微镜下组织和细胞病理形态学变化，把胃黏膜异型增生分为轻度、中度和重度三级。轻度：黏膜层表面的柱状上皮细胞大多数仍为成熟的细胞，增生的腺体形态稍不规则，排列有紊乱且分布不匀，由不成熟的细胞围绕，大小、形态不同，细胞中黏液细胞减少，核稍增大，胞质内黏液减少。中度：腺体上皮大多为不成熟的细胞，细胞的异型性已明显，细胞核增大、深染、密集而呈复层化，但大部分的核仍靠近细胞底部。重度：柱状上皮细胞呈高柱状或立方型，细胞核多形性明显，核增大和深染明显，核的极性消失，复层化和重叠现象可扩展到黏膜表层。

2. 胃黏膜肠上皮化生、异型增生与胃癌关系

在大多数胃癌病例中，肿瘤发生的背景是慢性萎缩性胃炎及肠上皮化生，继而发生不典型增生及原位癌。幽门螺杆菌感染导致慢性活动性胃炎，主要影响胃窦部，持续的幽门螺杆菌感染促使慢性活动性胃炎发展为不同程度的慢性萎缩性胃炎。在慢性萎缩性胃炎及其相关区域，GIM 非常普遍，故 GIM 被认为是肠型胃癌的前驱病变，并可能发展为胃癌。研究表明，不完全型 GIM 者患胃癌的比率明显高于完全型 GIM。

胃黏膜异型增生与胃癌发生关系密切。王瑞年等曾对 927 例胃癌前状态，其中包括轻度异形增生 608 例、中度异型增生 221 例、重度异型增生 24 例，进行 3 ～ 4 年随访。结果发现了 26 例胃癌（2.8%），其中 9 例胃癌由轻度异型增生患者中随访发现（1.48%）、4 例由中度异型增生患者中随访发现（1.8%）、3 例由重度异形增生患者中随访发现（12.5%）。因此，胃黏膜的异型增生，尤其是中、重度异型增生是胃癌高危标志，应该定期随访以防癌变。

3. 胃黏膜肠上皮化生的病因学

（1）幽门螺杆菌与肠上皮化生

大多数胃癌病例具有慢性萎缩性胃炎及胃黏膜肠上皮化生和异型增生的背景。幽门螺杆菌感染导致慢性活动性胃炎，持续的幽门螺杆菌感染促使慢性活动性胃炎发展为不同程度的慢性萎缩性胃炎。在慢性萎缩性胃炎中，GIM 非常普遍。有日本学者对 1526 例患者平均随访 7 ～ 8 年，发现幽门螺杆菌感染与胃黏膜萎缩及 GIM 密切相关，幽门螺杆菌感染可增加胃癌发生的危险性。

（2）胆汁酸与肠上皮化生

胆汁酸在肠道中以胆汁酸盐的形式存在，反流进入胃内后能溶解胃黏膜脂质，破坏胃黏膜上皮细胞，导致其通透性增高，引起细胞凋亡，并促使 H^+ 逆向弥散，刺激

肥大细胞释放组胺，刺激胃酸分泌，进一步加重黏膜损伤。胆汁反流可刺激胃窦 G 细胞分泌胃泌素，促进胃酸分泌并抑制幽门括约肌收缩，进一步促进胆汁反流，形成恶性循环。多项研究证实，GIM 的发生与胆汁酸反流有一定的相关性，且随着胃内胆汁酸浓度增高而加重。

（3）吸烟与肠上皮化生

有研究表明，吸烟会大大增加胃黏膜发生 GIM 的几率。意大利学者的一项基于 Hp 阳性胃黏膜 GIM 患者的危险因素分析发现，每天吸烟超过 20 支的烟民发生 GIM 的风险是不吸烟的对照组的 4.75 倍。

（4）饮酒与肠上皮化生

酒精损伤胃黏膜可引起慢性炎症反应，可能会促进 GIM 的发生。波兰学者在 6 个医学中心调查了 1 290 例接受胃镜检查的患者。对胃黏膜 GIM 危险因素的分析表明，大量饮酒增加 GIM 的发生风险。

（5）肥胖与肠上皮化生

肥胖可以影响胃肠道运动，促进或加重胃、十二指肠反流，从而可能引起或者促进 GIM 的发生发展。有临床研究表明，对于肥胖患者，适度减肥有利于 GIM 的逆转。

（6）年龄与肠上皮化生

随着年龄的增长，GIM 的风险也在不断增加。我国的一项关于胃、十二指肠溃疡患者 GIM 危险因素的研究中，共纳入了 2 149 例患者，其中 50 岁以上患者胃黏膜 GIM 的发生率为 60%、50 岁以下患者胃黏膜 GIM 的发生率为 40%。多因素分析结果显示，年龄 ≥ 50 岁的患者发生 GIM 的风险显著高于 50 岁以下患者。

（7）遗传与肠上皮化生

遗传因素在 GIM 的发生中也起着重要的作用。大量研究显示，有胃癌家族史的人群发生 GIM 的风险高于普通人。2013 年韩国学者的一项临床研究显示，GIM 发生率在有胃癌家族史的人群显著高于正常人群。

（8）饮食与肠上皮化生

在 GIM 发生过程中，饮食因素同样起着重要的作用。例如来自腌制食物中的亚硝胺类物质可以改变胃黏膜上皮细胞的代谢状况，从而促进胃病的发生。长期高盐、辛辣刺激饮食也可能会诱发 GIM。另有研究结果发现，新鲜蔬菜水果，尤其是维生素 C 含量高的蔬菜水果对胃黏膜 GIM 的发生起着保护作用。

4. 肠上皮化生与异型增生的逆转

鉴于幽门螺杆菌感染与胃癌前病变的发生密切相关，根除幽门螺杆菌是否可改善 GIM，国内外学者并未取得一致的结论。如有日本学者对 26 例诊断为中、重度萎缩性胃炎的患者施行清除幽门螺杆菌治疗，经过5年的随访，发现GIM及胃体窦萎缩均有明显改善，表明GIM为一可逆过程，根除幽门螺杆菌对预防GIM有益。然而，Lee等发现根除幽门螺杆菌感染可以显著减低萎缩性胃炎的发生率，但并不能减低胃黏膜GIM的发生率。Morales等认为，如果已经存在GIM，根除幽门螺杆菌并不能使GIM逆转。

关于胃异型增生的演变规律尚未完全阐明，有临床和病理随访资料表明：轻度和中度异型增生可减轻和消退，但重度异型增生逆转的机率很少，可保持多年不变或发展成癌。

5. 肠上皮化生和胃黏膜异型增生的防治

GIM是胃癌常见的癌前病变，其发生涉及年龄、Hp感染、胆汁反流、肥胖以及吸烟、饮酒、饮食、遗传等多种因素。目前国际上尚缺乏有效的GIM治疗药物和方法，也无阻止其向胃癌进展的有效措施。因此，GIM的防治重在预防和监测。对于慢性萎缩性胃炎患者，尤其是年龄>40岁和有胃癌家族史者，应检测并根除Hp，指导其减肥、戒烟酒、避免高盐和烟熏食品、多食新鲜蔬果。同时，应建议患者定期复查胃镜和胃黏膜活检，一旦发现胃黏膜病变进展至高级别上皮内瘤变或早期胃癌，应及时给予内镜下黏膜切除术或者外科手术治疗。

（1）GIM 的监测

鉴于GIM普遍认为是胃癌的癌前病变，提高GIM在高危人群中的检出率对于胃癌的早期诊断具有重要的临床意义。常规内镜难于判断胃黏膜GIM，通常需要与亚甲蓝、靛胭脂等特殊染色结合。近年来放大胃镜的应用逐渐增多，结合色素内镜可能会提高肠上皮化生的检出率。激光共聚焦内镜是近几年新出现的一种内镜技术，通过探头将激光聚焦在所需观察部位，并生成高分辨率的显微图像，可以对黏膜进行细胞水平的观察，对胃癌前病变的早期诊断与治疗具有重要意义。

（2）清除幽门螺杆菌

有研究显示，根除幽门螺杆菌的治疗能够显著延缓或阻止GIM的进程。但更多的研究表明，根除幽门螺杆菌的治疗可以显著缓解胃萎缩程度，但并不能显著地改善胃黏膜的GIM状态。2014年，北京大学报道了一项根除Hp与胃黏膜病变进展的长期随访研究，该研究招募了552例Hp感染者，并将他们随机分成两组，一组接受Hp根除治疗，一组接受安慰剂处理，在治疗后随访长达10年。研究结果发现，与治疗前相比，两组患者10年后的胃黏膜萎缩和GIM程度均明显加重，但Hp根除治疗组的萎缩和GIM程度均显著低于安慰剂对照组。此项研究表明，根除Hp对于防治CIM仍是有效的。

（二）中医抗化理论和方法

胃黏膜肠上皮化生和异型增生无特异性临床表现，症状多样，如胃脘疼痛、饱胀、痞闷、嗳气、纳呆等，也有部分患者无临床症状，属中医"胃痞""胃痛""嘈杂"等病范畴。其病因主要与情志失和、饮食不调、外邪犯胃（Hp 感染）、先天禀赋不足、药物所伤等有关。主要病机是本虚标实、虚实夹杂。本虚为脾胃虚损，主要有气虚、阴虚、阳虚，邪实为湿热、气滞、血瘀、痰凝。初期以邪实为主，中后期多呈虚实夹杂之候。病位在胃，涉及脾、肝、肾、胆、肠等脏腑。

1. GIM 的临床证型认识

关于胃黏膜肠上皮化生及异型增生的中医分型研究较少。萎缩性胃炎临床报道中证型分型较多但不规范。中华中医药学会脾胃专业委员会制定的《常见脾胃病中医诊疗共识意见》（2010 年）将萎缩性胃炎分为肝胃气滞、肝胃郁热、脾胃虚弱、脾胃湿热、胃阴不足、胃络血瘀等六个证型，但尚未能准确反映该病虚实夹杂、寒热错杂的病理及病证特点。河北李佃贵团队观察了不同程度肠上皮化生与中医证候分布差异，结果有统计学意义（$P < 0.01$）。轻度肠上皮化生证型以类湿热夹瘀证（19.8%）、类脾虚夹瘀证（17.0%）、类肝胃不和证（15.1%）、类胃中蕴热证（14.2%）为主，中度肠上皮化生证候以类脾虚夹瘀证（21.7%）、类湿热夹瘀证（16.7%）、类脾虚气滞证（15.0%）、类瘀阻肾虚证（13.3%）为主。而重度肠上皮化生证候以类瘀阻肾虚证（24.4%）、类脾虚夹瘀证（19.5%）、类脾肾阳虚证（14.6%）、类虚火灼胃证（12.2%）为主。中医证候在幽门螺旋杆菌感染率上有显著性差异（$P < 0.01$），"类湿热夹瘀证"幽门螺旋杆菌感染率最高为 67.6%，其次为"类胃内蕴热证"为 60%，而"类脾虚夹瘀证"的感染率最低，为 25.6%。

2. GIM 病因病机认识

（1）本虚论

本病的基本病机是本虚标实，关键是本虚。本虚主要是脾胃虚弱，包括脾气虚、胃阴虚、脾阳虚等。也有一些病人兼有肾阴虚、肾气虚。脾为气血生化之源，脾失健运，生化失源，中气亏虚，抗邪无力，邪毒久恋而致胃膜损害。脾胃失健，气不化津，胃阴亏损，阳土化燥，致胃膜失于濡养。脾气不足，推动无力，血行不畅，则致胃络阻滞，血瘀内阻。老年肾亏，或久病及肾，肾气肾阴亏虚，水不润土，胃膜失荣而萎缩。所以说正虚是萎缩性胃炎和肠上皮化生的病机根本。

（2）热毒论

胃黏膜肠上皮化生和异型增生是热毒蕴结胃膜所致。Hp 是一种湿热邪毒，因正虚而邪恋，久蕴迁延，生热成毒，伤膜败胃；或饮食不节，过食辛热，吸烟嗜酒，湿热中生，化痰生浊。热、毒、痰、浊、瘀互结，阻碍气机，阻滞血脉，致胃络瘀滞，胃失滋润营养，胃液减少，腺体萎缩，黏膜变薄，日久成萎，异型增生。

（3）血瘀论

大量临床研究表明，血瘀是肠上皮化生和异型增生最重要的病理因素，是该病发生发展甚至恶变的关键病理环节。多种因素导致该病血瘀的形成，如气滞血瘀、热毒蕴结、痰湿阻滞等；气虚血运无力，阴虚津亏血枯，亦可导致血行不畅，日久成瘀。该病胃镜下表现如黏膜血管扭曲、血管壁增厚、管腔狭窄等一系列病理改变皆属血瘀的征象。胃黏膜萎缩变薄、黏膜下血管透见，类似于血瘀证之"血缕"。又有研究表明，除肝胃不和型外，萎缩性胃炎患者均有显著的全血黏度异常，呈明显高黏状态，微循环障碍，胃黏膜存在血瘀的病理改变。

3. 中医药干预治疗

中医药干预治疗慢性萎缩性胃炎伴肠上皮化生已展示出可喜的前景，在促进胃黏膜肠上皮化生和异型增生的逆转方面有重要意义，国内许多学者积累了很多好的经验。

（1）从虚论治

《脾胃论》说："百病皆由脾胃衰而生。"脾胃虚弱是肠上皮化生和异型增生发生的根本原因。该病病程长，"久病必虚"，脾失健运，胃失和降，气血生化乏源，导致气血不足，脏腑功能低下，胃膜失养，日久成为萎缩和血瘀。所以，健脾益气要贯穿于本病治疗之始终。

常用药物有太子参、黄芪、党参、白术、山药、茯苓、薏苡仁、五味子等，常用方剂有四君子汤、参苓白术散、补中益气汤等。该病常兼有气滞、食积等，故健脾益气药应与助运药、行气药、消导药配伍，使补而不滞。肾为先天，先天促后天，脾虚日久必伤及于肾，出现肾气虚、肾阴虚等变化，故在辨证基础上加用一些补肾药，如淫羊藿、黄精、山茱萸、枸杞、女贞子等。

胃体阳而用阴，其纳谷与磨谷之功能全赖于胃气（阳气）的推动，故曰"体阳"；而胃黏膜腺体分泌之消化液是磨谷之物质基础，有赖于津液的化生和濡润，故曰"用阴"。叶天士说："阳明胃土，得阴自安。"慢性萎缩性胃炎和肠上皮化生多发生于老年人，《内经》云："年四十，而阴气自半也。"热蕴亦可伤阴，故本病多有胃阴伤损。胃黏膜及腺体的萎缩，物质为阴，故阴虚是本病的基本病机之一。因此，本病治疗时要特别注意顾护胃阴，滋养胃阴。滋养胃阴有甘凉养阴法、甘酸化阴法、益气滋阴法三种。常用甘凉养阴药物有沙参、麦冬、生地黄、玉竹、石斛、花粉等；常用甘酸化阴药物有白芍、乌梅、木瓜、山楂、五味子、枸杞、甘草等；常用益气生阴药物有太子参、西洋参、山药、苡仁、莲肉、葛根、扁豆等。应用滋养胃阴药时，要防止滋腻碍胃，阻滞气机，在方中加些理气助运药，如陈皮、枳壳、谷麦芽等，使滋而不腻。

（2）从毒论治

热毒是引起胃黏膜肠上皮化生和异型增生的重要因素，已有不少从毒论治该病的临床报告，一些清热解毒的中草药具有明显的抗化作用。常用的中草药有蒲公英、半枝莲、半边莲、土茯苓、菝葜、藤梨根、石见穿、白花蛇舌草、白英、龙葵等。这些清热解毒的草药，是目前医生常用的抗肿瘤药，也有很好的抗化作用，剂量宜大，多用 15～30g。有些虫类药，如全蝎、蜈蚣、蜂房等，有较强的解毒功能，故也具较强的抗化作用。

（3）从瘀论治

血瘀是肠上皮化生、异型增生最重要的病理因素。大量临床和实验研究证实，应用活血化瘀之法，具有改善胃黏膜血液循环、抑制组织异常增生、消除炎症、镇痛、调节免疫等作用，从而达到改善临床症状，逆转胃黏膜萎缩、肠上皮化生及异型增生的目的。所以活血化瘀是抗化的重要手段。常用于治疗脾胃病的活血化瘀药大致分为七类：即养胃活血药，如当归、鸡血藤、丹参等；清胃活血药，如大黄、赤芍、丹参、石见穿、郁金等；温胃活血药，如桂枝、川芎、当归等；行气活血药，如莪术、郁金、延胡索等；止痛活血药，如延胡索、五灵脂、蒲黄、乳香、没药、九香虫等；止血活血药，如三七、蒲黄、大黄等；散结活血药，如刺猬皮、穿山甲、王不留行、鸡内金等。这些活血化瘀药中，莪术、刺猬皮、穿山甲、丹参、石见穿、鸡内金、三七、五灵脂、蒲黄等具有良好的抗化作用，最为常用。

（4）从痰论治

脾虚生湿酿痰，痰性浊而黏滞，常与血瘀交阻，与热毒凝结，而生成顽症痼疾。该病缠绵日久，热毒痰瘀胶结，故难以化解。在扶正补虚基础上，化痰药与清热解毒、活血化瘀药同用，有助于散结逐瘀，促进肠上皮化生和异型增生的逆转。半夏、海藻、昆布、夏枯草、浙贝母、瓦楞子等有软坚散结之功，在辨证论治基础上加用一些化痰散结药，能提高抗化的疗效。

（三）抗化心得体会

何晓晖教授擅长治疗萎缩性胃炎和肠化、异型增生，所治病人数以万计，遍及省内外。他治疗胃黏膜肠上皮化生和异型增生的主要经验和心得有以下几点。

1. 肠化可逆

一般认为肠上皮化生和异型增生难以逆转，但何晓晖教授几十年的临床实践经验表明，许多病人的肠上皮化生和异型增生能够得到逆转，其中轻、中度者效果好些，中青年患者效果好些。经初步临床资料分析，轻、中度胃黏膜异型增生的逆转几率比肠上皮化生的逆转几率更高些。

2. 辨证论治

治疗胃黏膜肠上皮化生和异型增生，同样需要精准的辨证论治。辨证与辨病、辨体、辨时紧密结合，进行整体调治，才能获得满意的治疗效果。有些医生治疗此病只局限于验方和成药，采用不辨证的一病一方是难以取得理想疗效的。

3. 分期论治

慢性萎缩性胃炎往往并发胃黏膜的肠上皮化生和异型增生，治疗时间要长，3个月为1个疗程，一般需1～3个疗程。何晓晖教授将CAG的治疗分为三个阶段：第一阶段为"舍病从症，辨证除症"，通过辨证论治在较短期内消除临床症状，迅速解除病人的痛苦。第二阶段为"病证结合，标本同治"，目的是进一步巩固第一阶段疗效，彻底消除临床症状并针对CAG基本病机，改善病理状态。第三阶段为"无证从病，逆转病机"，即针对CAG的基本病理变化展开治疗，重点是逆转肠上皮化生和异型增生。

4. 辨病用药

胃黏膜肠上皮化生和异型增生具有独特的病理变化规律，所以临床上不仅仅局限于传统的辨证论治，还要结合现代医学理论和现代药理研究成果，针对肠上皮化生和异型增生病理表现选择用药，即"辨病用药"。如半枝莲、白花蛇舌草、菝葜、土茯苓、莪术、藤梨根、刺猬皮、穿山甲、鸡内金等有很好的抗化作用，在辨证的基础上再选用些抗化药物，疗效就会更好些。

5. 心理疏导

不少病人从网上、书上获得一些不完全、不准确的信息，也有一些医生过度夸大肠化和异型增生的致癌危险性，使很多病人心理恐惧焦虑，食不馨，寐不安，因病而致郁。所以初诊时一定要给病人做细致的思想开导，既要提示该病的危害性，更要说明该病通过胃镜监测、合理治疗和生活调理是可以防治的，发生胃癌的几率很低，从而解除病人的恐惧心理，有利于疾病的治疗。

6. 剂型变化

该病疗程较长，不同阶段治疗的目的存在一定的差别，所以用药的剂型也可随之变化。第一阶段服用汤剂，起效迅速，作用明显，多能很快消除病人的不适症状。如果幽门螺杆菌感染，可结合西药三联、四联疗法，尽快消除幽门螺杆菌。第二阶段病情已缓解，可改用中药配方颗粒剂，服用方便，作用稳定。第三阶段可将药物制成散剂、丸剂，经济实用；也可选用胃复春、摩罗丹、猴头菇片等中成药。剂型变化即能保证疗效，又经济简便，有利于患者能按要求完成疗程。

7．综合调理

肠上皮化生和异型增生多并发于慢性萎缩性胃炎，GAC 是一个慢性虚弱性疾病，故除了药物治疗外，还必须注意情志、饮食、起居等的综合调理。保持良好乐观的心理状态，适度的体育运动，保证充足的睡眠时间。GAC 患者多为脾胃运化虚弱，所以要特别注意饮食调养，其食养原则是"平衡、温和、适度"，患者不宜进过烫、过冷、过硬、过酸、过甜、过辣、过咸和生硬、黏腻的食物，不宜抽烟和饮烈性酒。

8．随访监测

因为胃黏膜肠上皮化生和异型增生为胃癌前病变，故进行跟踪随访显得十分重要，尤其是定期内镜和病理监测是当前最可靠的手段，从而可以降低胃癌的发生率。一般认为：不伴肠上皮化生和异型增生的 CAG 患者可 1～2 年行胃镜和病理随访 1次；有中、重度萎缩性胃炎或伴有肠上皮化生的 CAG 患者每年行胃镜和病理随访 1次；伴有轻中度异型增生根据胃镜及临床情况应缩短至 6 个月左右随访 1 次；重度异型增生（高级别上皮内瘤变）一旦被确认后，应尽早采取内镜下治疗或手术治疗。

附：病案举例

病例 1：重度萎缩性胃炎、中度肠上皮化生

邱某，男，69 岁，干部。江西南昌人。2010 年 6 月 9 日初诊。

主诉：胃脘胀满疼痛 20 余年。

病史：青中年时在部队工作，患胃病史 20 多年，10 年前病情加重，经胃镜诊断为"慢性萎缩性胃炎"，长期中西医治疗反复不愈。1 年来胃痛胃胀加重，不思饮食，曾到南昌、北京、广东多家知名医院治疗，效果欠佳。近期住院治疗 1 个月，全面复查为"重度萎缩性胃炎，中度肠上皮化生""慢性结肠炎""贫血"等。经中西医结合治疗症状仍不减，经朋友介绍来国医堂治疗。诊时所见：形体瘦长，面色萎黄，神疲乏力。不思饮食，胃脘胀闷，如有物压，少食则舒，稍食则胀，得嗳可缓。伴灼热嘈杂，口苦，喜温饮。大便尚可，夜寐欠安。舌质暗红，舌下络脉曲胀，苔黄根部腻，脉细弦略滑。

治疗经过：西医诊断为重度萎缩性胃炎伴中度肠上皮化生。中医辨证：脾胃虚弱，湿热中阻，胃络瘀阻。治则：清化湿热，理气活血，健脾和胃。以连朴饮、四君子合失笑散加减。

处方：

黄连 4g，厚朴 10g，姜半夏 10g，太子参 15g，白术 12g，茯苓 20g，五灵脂 10g，

蒲黄 10g，木香 10g，延胡索 10 g，赤芍 12g，枳壳 12g，刺猬皮 10g，石见穿 12g。10 剂。

患者服药 10 剂后，诸症明显改善，灼热和嘈杂均缓解，纳食增进，舌苔变薄。以上方加减变化治疗 1 个半月后，除偶有胃脘隐痛外，其他症状明显缓解。舌质偏暗，苔黄较厚略腻，脉弦稍滑。8 月 11 日复查胃镜及病理切片，为"中度萎缩性胃炎伴糜烂，局限性肠上皮化生"。血生化检查直、间接黄疸指数偏高，血常规检查提示"轻度贫血"。患者临床症状基本缓解，但中焦湿热未尽。辨证论治与辨病论治结合，清化中焦湿热以治证，逐瘀抗化以治病。处方：

姜半夏 10g，黄连 4g，厚朴 12g，茵陈 15g，蒲公英 20g，太子参 15g，黄芪 20g，茯苓 20g，赤芍 15g，莪术 12g，刺猬皮 8g，五灵脂 10g，蒲黄 10g，鸡内金 10g，石见穿 15g。

在此方基础上加减变化治疗 1 个半月，症状消失，胃无所苦，纳食增进，体重增加 3kg，面色好转，精神转佳，舌质略暗，苔薄黄，舌下络脉稍粗，脉细弦稍数。此时患者已无不适症状，无证可辨，根据 CAG 脾虚热瘀基本病机，以经验方扶正抗化汤治疗，为服用方便改颗粒剂。服药 3 个月后胃镜复查为"非萎缩性胃炎"，病理报告肠上皮化生消失，血常规和肝功能均正常。2016 年患者来访，体重增加 10kg，精神饱满，面色红润。告之 5 年中每年复查 1 次胃镜，均为"非萎缩性胃炎"。

按语：患者胃病日久，屡治无效。何晓晖教授分三步论治。初诊时症状严重，痞、满、痛、灼、嘈、嗳明显，辨证为脾胃虚弱、湿热中阻、胃络瘀阻，以连朴饮、失笑散、四君子合方清化湿热、理气活血、健脾和胃，病证得到迅速缓解。第二阶段辨证论治与辨病论治结合，清化中焦湿热以治证，逐瘀抗化以治病。第三阶段症状完全消除，无证可辨，根据 CAG 脾虚热瘀基本病机，以经验方扶正抗化汤清化湿热、健脾益胃、抗化防变，效果良好，顽症痼疾得到完全治愈。

病例 2：重度萎缩性胃炎，重度肠上皮化生

詹某，女，43 岁，农民。江西东乡人。2013 年 11 月 9 日初诊。

主诉：胃脘痞满、不思饮食 2 月余。

病史：近 2 个月来胃脘胀闷痞满，如有压物，食后尤甚；伴有隐痛、烧灼感。纳呆食少，口干，喜温饮。时有嗳气，不吐酸。胸闷心慌，心烦易怒，面色萎黄，神疲乏力，畏寒，四肢不温，头晕，眼花耳鸣，腰酸，两足麻木，寐差多梦。二便调。月经提前，经色暗有血块。舌淡，苔薄黄干，脉细弱缓。经县、省两家医院胃镜检查，诊断为"慢性萎缩性胃炎（重度）"，病理报告均为"重度萎缩胃炎伴重度肠上皮

化生"。

治疗经过：西医诊断为重度萎缩胃炎伴重度肠化。中医辨证：胃痞（脾胃虚弱，气阴两亏）。治则：健脾助运，养胃和中。处方：

太子参15g，白术15g，茯苓20g，甘草6g，姜半夏8g，黄芪20g，当归10g，北沙参15g，石斛15g，黄连4g，蒲公英20g，枳壳20g，谷芽15g，麦芽15g，山楂12g，莱菔子10g。7剂。

患者服药7剂后，症状有所缓解，胃脘胀闷已轻，纳食略增，但两胁时有隐痛，口干，大便干数日1次。守前方加生地黄15g。14剂。

11月30日复诊时诸症均有好转，平时胃不胀不痛，饮食不节则胃部不适，饮食增进，大便2天1次，口干好转，精神渐佳，寐安，舌淡红，苔薄黄，脉细稍弦。上方去莱菔子、茯苓、甘草、谷麦芽，加五灵脂10g，蒲黄10g，石见穿15g，土茯苓30g。此方加减变化治疗2个月后，除胃部偶有嘈杂、口稍干、时有疲倦外，其他症状均消除。

2014年2月21日复查胃镜，诊断为"非萎缩性胃炎"，未做活检。再以润中调胃汤加减：

北沙参15g，麦冬10g，石斛12g，黄芪15g，姜半夏10g，白芍15g，黄连3g，蒲公英20g，枳壳15，石见穿15g，鸡内金10g，土茯苓20g，桑寄生12g，刺猬皮10g（配方颗粒剂）。

服药30剂后，已无不适症状，纳佳，便调，寐安，体重增加，嘱服猴头菇片巩固疗效。2014年5月6日和2015年12月12日两次复查胃镜，病理检查均为"轻度萎缩性胃炎、轻度肠上皮化生"。

按语：此为重度萎缩性胃炎和重度肠上皮化生，西医认为难以逆转。中医治病，着重于人。患者脾胃虚弱，气血两亏，阴阳两损，脾为阴阳气血之源，故以健脾益胃为先，中土得健，生化有源，正能御邪，病有转机。再兼顾病与证、整体与局部，滋阴清热，化瘀抗化，病况得以逐渐好转。患者坚持治疗半年，转为"轻度萎缩性胃炎、轻度肠上皮化生"，表明中医治疗此病疗效是确切的。

病例3：残胃炎，胃黏膜异型增生

李某，男，46岁，干部，江西抚州市人。2013年6月26日初诊。

主诉：左上腹痛3月，反酸10余天。

病史：1996年因十二指肠球溃疡并幽门梗阻，行胃部分切除术，术后恢复尚好。3月前出现左上腹部不适，隐痛，时有恶心，经服奥美拉唑、吗叮啉等药有所缓解，但停药后仍时有反酸。2013 年 4 月 24 日胃镜检查结果为：残胃炎，胃内残胃黏膜隆起。病理切片：胃黏膜腺体增生伴中度异型增生，间质细胞浸润。现症：时有反酸，下午尤甚，多食则胃脘胀闷，时有左上腹部疼痛，消瘦，易疲劳，二便如常，寐差，舌质淡暗，苔白，脉细滑缓。

治疗经过：西医诊断为残胃炎，胃黏膜中度异型增生。中医辨证：胃脘痛（瘀热蕴胃，脾气虚弱）。治则：清热化瘀，益气活血。以经验方双蒲散（颗粒剂）加减。处方：

蒲公英 30g，蒲黄 10g，五灵脂 10g，黄连 5g，鸡内金 10g，石见穿 15g，黄芪 15g，三七 3g，土茯苓 15g，半枝莲 20g，刺猬皮 10g，莪术 10g，白花蛇舌草 20g。28 剂。

服上方 4 周后复诊，泛酸减少，腹痛缓解，精神好转，纳增。守方加穿山甲 6g，黄芪改 30g。此方加减变化治疗 3 个月后，无不适症状，体重增加，纳佳，便调，舌质淡红，苔薄黄，脉细略弦，脉力有增。复查胃镜：慢性残胃炎，胃黏膜隆起消失。病理切片：胃黏膜慢性炎症，轻度肠上皮化生，未发现异形增生现象。嘱每天口服三七粉 3g，叶酸片 10mg，维生素 E 丸 1 粒。2014 ～ 2015 年每年复查 1 次，胃镜结果同上。

按语：患者为残胃炎伴中度异型增生，具有转变为残胃癌的风险。以经验方双蒲散治疗，有益气扶正、清热解毒、逐瘀抗化之功效。方中以黄芪益气扶正，蒲公英、白花蛇舌草、黄连、半枝莲、石见穿清化热毒，蒲黄、五灵脂、三七、莪术活血通络逐瘀，穿山甲、刺猬皮、瓦楞子、鸡内金、土茯苓软坚散结抗化。治疗 3 个月，胃黏膜异型增生消除，连续 3 年复查胃镜均未见复发，有效防止了癌症的发生。

病例 4：萎缩性胃炎伴异型增生

徐某，男，49 岁，农民，抚州东乡人。2013 年 10 月 30 日初诊。

主诉：胃脘嘈杂半年余。

现病史：半年来自觉胃部嘈杂易饥，来院就诊。胃镜诊断为"非萎缩胃炎伴糜烂，胆汁反流"，病理诊断为"萎缩性胃炎伴中度肠化、中度不典型增生"。患者胃脘嘈杂，饥时更甚，咽喉不利，进食不畅，无胃胀、嗳气和反酸，纳可，口干口苦，喜温饮，时有头晕，寐安，二便如常，舌质偏红，苔黄少津，脉弦细滑。

治疗经过：西医诊断为萎缩性胃炎伴中度肠化、异型增生，胆汁反流。中医辨证：胃嘈（寒热错杂，热蕴瘀结）。治则：益气养胃，清热逐瘀。半夏泻心汤合双蒲散治疗。处方：

姜半夏 10g，黄连 3g，黄芩 10g，干姜 5g，白芍 12g，蒲公英 30g，蒲黄 10g，五灵脂 10g，黄芪 15g，石见穿 15g，土茯苓 30g，半枝莲 15g，瓦楞子 12g，鸡内金 10g，木香 10g，枳壳 15g。颗粒剂，14 剂。

复诊时胃脘嘈杂见减，偶有食后胃胀，纳可，口仍干苦，二便调。守方去木香，加北沙参 15g，黄芪改 30g。服上方 30 剂后，嘈杂已少，咽喉不适消失，进食通畅。上方加玉竹 12g，再进 30 剂，胃脘已无不适症状。复查胃镜：非萎缩胃炎伴胃窦轻度糜烂；病理报告：轻中度慢性浅表性胃炎伴中度肠化，未见异型增生。仍按前法继续治疗：

黄芪 20g，北沙参 15g，蒲公英 30g，土茯苓 15g，五灵脂 10g，蒲黄 10g，石见穿 15g，莪术 10g，赤芍 12g，半枝莲 15g，白花蛇舌草 15g，鸡内金 10g，瓦楞子 15g。

以此方加减变化治疗 5 个月后，病人身体完全康复，无所不适。改服猴菇菌片和叶酸片巩固疗效。2015 年 5 月 13 日再次复查胃镜：非萎缩胃炎伴胃窦轻度糜烂；病理检查：中度慢性浅表性胃炎，未见肠上皮化生和异型增生现象。

按语：萎缩性胃炎多以胃脘痞满为主症，而本例患者却以嘈杂为主诉，证属寒热错杂，热蕴瘀结，先用半夏泻心汤合失笑散等平调中焦，以治其标。症状消除后，针对基本病机益气养阴、化瘀散结、清化热毒，以治其本。患者坚持了 1 年治疗，顽疾得到治愈。

病例 5：萎缩性胃炎并胃黏膜异型增生

谢某，男，55 岁，抚州临川人。2014 年 3 月 5 日初诊。

主诉：胃脘烧灼伴两胁胀痛 7 年。

现病史：患者诉自 2006 年开始胃脘灼热嘈杂，两胁胀痛，服药后稍有缓解，近半年来症状加重。2014 年 2 月在抚州市第一人民医院做胃镜检查，结果为：萎缩性胃炎，Hp 阴性；病理诊断：胃窦黏膜慢性轻度萎缩性胃炎，中度腺体肠化及轻度不典型增生。目前胃脘烧灼、嘈杂、食后稍闷痛，两胁下胀痛、夜间尤甚，时有吞酸、无嗳气，纳差，口干口苦，多涎，喜温食，时有咳嗽痰多，大便 1 日 3 次、质偏稀、夹有白色黏液及不消化食物，头晕，腰酸腿软，夜尿 3 次，寐差梦多，舌质暗紫，苔薄白，脉左细稍涩，右细弦。

治疗经过：西医诊断为萎缩性胃炎，胃黏膜中度肠上皮化生和轻度异型增生。中医辨证：热蕴阴亏，胃络瘀滞，脾肾亏虚。治拟清中养胃，活血逐瘀，健脾益肾。处方：

姜半夏 10g，黄连 4g，黄芩 10g，黄芪 15g，北沙参 10g，白芍 12g，茯苓 20g，山药 15g，山茱萸 10g，蒲公英 20g，五灵脂 10g，蒲黄 10g，刺猬皮 10g，石见穿 15g，延胡索 15g，木香 10g。14 剂。

服药 2 周后胃脘灼热减少，胁痛见减，纳增，大便不实，寐好转，舌暗红，苔薄黄、根部稍腻，舌下紫斑明显，脉沉细按之稍弦。守方去白芍，加炒白术 15g，白花蛇舌草 15g，半枝莲 15g。服上方 28 剂后，胁痛时作，偶有烧心，大便仍不实，一日 2 次，纳可寐安，口中和，舌偏暗紫，脉沉细稍涩。改用丹参饮和失笑散加味：

丹参 15g，檀香 5g，砂仁 5g，五灵脂 10g，蒲黄 10g，刺猬皮 10g，三七 3g，炮山甲 6g，土茯苓 20g，瓦楞子 12g，蒲公英 20g，黄连 4g，半枝莲 20g，姜半夏 10g，石见穿 15g。

上方加减治疗 50 天后，胃热已除，两胁不痛，纳佳，精神好转，腰酸已少，大便成形、1 日 2 次，舌暗紫明显好转，脉细略弦。2014 年 5 月 7 日复查胃镜：非萎缩性胃炎；病理：轻中度浅表性胃炎，轻度肠化，无异型增生。仍在原方基础上加减变化，2 日 1 剂，服药 2 个月后患者自行停药。1 年半后复查胃镜，诊断为非萎缩性胃炎。

按语：患者以烧心为主诉，兼有脾虚、肾亏、血瘀、气滞、阴虚、痰阻等众多症状。先舍病从证，整体治疗，去除临床症状；后舍证从病，辨病论治，以活血逐瘀为主法，以丹参饮和失笑散为主方，加刺猬皮、炮山甲、土茯苓、瓦楞子、半枝莲、石见穿等抗化专药，药专力宏，终获全胜。

四、胃癌治疗的三保三抗一弘扬

胃癌是最常见的消化系统恶性肿瘤，世界范围内胃癌患病率与死亡率仅次于肺癌，而我国农村胃癌死亡数居癌症之首。目前治疗胃癌的主要方法有手术治疗、化学治疗、放射治疗、生物治疗和中医药治疗等。早期胃癌手术治疗可以得到根治，但早期胃癌 27% ～ 64% 可无明显自觉症状，我国综合医院门诊检出的胃癌病例中早期胃癌不足 10%，所以大部分胃癌发现时已是晚期，失去了手术机会。化疗是当前被广泛应用的治疗方法，化学毒性药物对肿瘤细胞确有一定的抑制和杀灭作用，化疗的"杀杀杀，杀癌务尽"，可能使部分病人肿瘤缩小，病情得到一定的缓解，但敌我不分的沉重伤害，毁灭性打击人体的免疫功能，化疗的毒副作用使病人难以忍受，相当多病人的病情反而恶化，生存期并不延长，化疗过程中出现的毒性反应仍是一个世界性难题。胃癌对放射治疗不敏感，且同样毒副作用大，临床应用甚少。生物治疗技术尚不成熟，未得到广泛应用。中医学积累了中华民族几千年与肿瘤做斗争的丰富经验，形成了独特的防癌治癌的思想与方法，近几十年来，中医中药和中西医结合治疗肿瘤获得许多重大的研究成果，引起了国际社会的高度重视。临床实践和动物实验研究均表明，中医中药具有扶正固本，增强机体免疫功能，抑制肿瘤生长，减少病人痛苦，提高生活质量，延长患者寿命等良好作用。

何晓晖教授在 40 多年临床中曾治疗胃癌近千例，积累了丰富的治疗经验。他把胃癌大致分为四类：第一类为晚期胃癌和高龄胃癌患者，这类患者已失去了手术治疗机会，又拒绝化疗放疗，完全采用中医药治疗；第二类患者为手术后因身体衰弱，无法耐受化疗的毒性，未接受化疗或未完成化疗，改用中医药治疗；第三类患者是在进行化疗之前、之中和之后，应用中医药辅助治疗，预防或减轻化学药物的毒性，增强机体的抗癌能力；第四类是病情稳定的患者，间断性服用中药，以改善体质，强壮身体，防止复发。对于不同的病人采取不同的中医药治疗策略，大多数能获得较好的治疗效果，一批病人带瘤生存并快乐地生活着，其中有一些癌症患者得以完全康复。把何晓晖教授治疗胃癌经验归纳为"三保三抗一弘扬"，现介绍如下：

（一）三保——保胃气、保阴精、保血髓

正气与邪气相争，决定着疾病的发生、发展、演变和转归。"邪之所凑，其气必虚"，肿瘤的发生是正不胜邪，癌毒内积的结果。治疗胃癌务必以"正气为本"，保护和扶助病人的生生之气，正存则邪怯，正胜则邪退。保护正气，具体的措施就是保胃气、保阴精、保血髓，其中以保胃气最为关键。

1. 保胃气

胃气，是胃的受纳、腐熟水谷功能和脾主运化功能的概括。《素问·玉机真脏论》说："五脏者皆禀气于胃，胃者五脏之本也。"《脾胃论》说："人以胃气为本。""脾胃为气血阴阳之根蒂。"卫气滋生于中焦，胃气虚则正气衰，故"百病皆由脾胃虚衰而生"。疾病发生后，得胃气者生，无胃气者死"胃气一败，百药难施"（《医宗必读》）。所以在治疗一切疾病的过程中，都要树立"胃气为本"的理念，时刻都要重视胃气，勿伤胃气，保护胃气。

国内许多学者对脾虚和脾胃气虚与肿瘤的关系进行了研究，发现肿瘤发生与脾胃虚弱密切相关。如小肠 D- 木糖吸收试验明显低于正常人，血清胃泌素和胰功肽等也显著降低。脾胃虚弱，人体气血生化无源，营养物质代谢障碍，以致正气不足，各种邪气（致癌因素）乘虚而入，促发病变细胞发生癌变。王冠庭教授从分子水平研究了脾胃虚弱与胃癌发生的关系，表明脾胃虚证者细胞免疫功能下降，NK 细胞活性降低，细胞免疫调节因子失衡，以致全身免疫功能下降，机体抗癌能力降低。有研究还发现，脾气虚胃癌患者外周血中微量元素锌明显下降，锌是人体 70 多种酶的必需组

成成分，缺锌会影响机体多种酶的生理功能，导致一系列代谢紊乱，使人体抗癌能力下降。

脾胃为人体后天之本，脾胃虚弱贯穿于胃癌发生、发展及演变的始终。胃癌多由慢性胃病变化而成，大多数患者素体脾胃虚弱，胃癌发生后胃气又进一步损伤，若再经手术治疗导致胃体缺损、气血耗失，再经化疗毒性伤害，脾胃亏上再亏，纳运失权，导致水谷不受不纳，不运不化，而出现不思进食、恶心、呕吐、脘腹胀满、大便溏泻等症，因此气血津液生化无源，正气衰竭，抗癌无力，病情恶化，胃气更伤，如此形成恶性循环，最终元气耗竭，生命垂危。所以调整脾胃、保护胃气是扶助正气，逆转病势的关键所在。治疗胃癌要以"胃气为本""脾胃为枢"，立法注重扶植胃气，处方注意顾护胃气，用药切忌损害胃气。保胃气的具体方法有健脾开胃以助长胃气，滋脾润胃以保养胃气，益气温中以激发胃气等。

（1）健脾开胃以助长胃气

胃为水谷之海，受纳消磨食物。癌蚀胃腑，毒痰瘀阻，气失和降，纳化无权，故常以厌食、纳呆、脘胀为主诉。如手术治疗，胃体切除而残缺不全，更不能受纳与消磨；化疗放疗首先败坏胃气，致使脾胃一损再损，毫无食欲，食入即吐。《灵枢·五味》说："故谷不入，半日则气衰，一日则气少矣。"《脾胃论》说："脾胃为滋养元气之源。"若食不能进，则人无生机，病无转机，所以健脾开胃以助长胃气是治疗的当务之急。

开胃就是增强食欲，增加进食。辨证论治仍是开胃的金钥匙，在辨证的基础上选用一些开胃药，具体的方法有消导开胃、酸甘开胃、苦寒开胃和芳香开胃等。常用消导开胃药有谷芽、麦芽、神曲、鸡内金、莱菔子；常用的酸甘开胃药有山楂、乌梅、五味子、甘草等；常用的苦寒开胃药有黄连、大黄、龙胆草、蒲公英等。苦寒健胃，但剂量要小，大则反伤胃。常用芳香开胃药有砂仁、白蔻仁、荷叶、佩兰等。食入则呕者，可加用姜半夏、生姜、竹茹、旋覆花等。胃主受纳，脾主运化，只有纳运相助，食物才能得以消化和吸收，开胃必先健脾，脾运健才能胃纳佳。依据辨证或益气助运，或行气助运，或祛湿助运，或温肾助运，常用药物有党参、白术、苍术、茯苓、山药、扁豆、陈皮等。

（2）滋脾润胃以保养胃气

胃喜润而恶燥，体阳而用阴，胃的消磨和传导有赖于胃液的滋润，胃阴是化生胃液的源泉。手术耗损阴血，化疗放疗伤损阴津，导致津液亏虚，胃失所养而不得消磨，出现口干咽燥、不思饮食、胃脘灼热、大便干燥等，对此要润胃滋脾，保养胃气，津液生方能消食，胃气复才能受纳。滋养脾胃的方法有甘寒生津法、甘酸化阴法和甘缓益阴法。常用的甘寒生津药有生地黄、沙参、麦冬、石斛、玉竹、花粉等，常用的甘酸化阴药有白芍、乌梅、山楂、木瓜等，常用的甘缓益阴药有山药、莲肉、薏米、扁豆、葛根等。诸药应与健脾药配合应用，效果更佳。

（3）益气温中以激发胃气

《医贯》言："饮食入胃，犹水谷在釜中，非火不熟。"胃的腐熟需要脾阳的温煦和鼓舞，脾阳又赖于肾阳的温暖。晚期胃癌，可见阴损及阳，脾肾阳衰，寒瘀毒结。火衰则釜底无薪，胃则不能腐熟水谷，故出现食入不化、纳少、胃脘冷痛、口吐清涎、完谷不化等症状。治疗宜温脾建中和补肾助阳。常用药物有红参、黄芪、制附子、干姜、吴茱萸、仙灵脾、肉苁蓉、补骨脂等，常用方剂有理中汤、吴茱萸汤等。

手术后或化疗放疗后的病人，身体多为极度虚弱，胃口极差，食入则吐，而中药气浓味苦，难闻难喝，所以用药初期药量宜轻，药味宜淡，药性宜平，少量多饮，逐步推进。通过一段时间治疗，大多数病人食欲会增强，进食会增加，"得胃气者生"，有了胃气，就为下一步治疗打下了良好的基础。

2. 保阴精

阴精是人体血、津、液、精、髓等液态精华物质的总称。中老年人是肿瘤的好发年龄，肾精亏虚是老年体质的基本特点，正如《内经》所说："年四十，阴气自半。"热毒内结是恶性肿瘤的主要致病因素，肿瘤病灶亢盛的代谢亦促使热毒的化生，热毒最易耗伤人体津液，直致阴精耗竭。西医治疗胃癌的主要方法有手术、化疗和放疗，手术大面积创伤，耗损人体阴血。放疗亦似一种热毒，最易伤人阴精，常导致咽喉灼热、干燥疼痛、口干、大便秘结，甚至产生膀胱炎、血尿等。晚期胃癌病人真阴枯竭，常见骨瘦如柴、口干舌燥、舌苔光剥甚至镜面舌。陈泽霖教授观察了1 046例肿瘤患者，花剥舌在中晚期患者中的出现率明显高于正常人。由此可见，阴津亏虚是晚期胃癌的又一重要病理特点。

叶天士治疗温热病时强调："存得一分津液，便有一分生机。"这对胃癌治疗仍有重要的指导意义。"保阴精"是扶助正气的另一重要方法。保阴津的具体措施有养胃阴、滋脾阴和益肾阴。常用的养胃阴药有西洋参、太子参、生地黄、麦冬、玉竹、石斛、玄参、沙参、芦根等；常用的滋脾阴药有山药、茯苓、黄精、扁豆、薏苡仁、芡实、莲肉等；常用的益肾阴药有枸杞子、女贞子、山茱萸、黄精、天冬、旱莲草等。"治病求本"，热毒是导致阴伤的主要因素，所以保阴精必须与清热解毒同时应用。此外，在保阴精药物治疗的同时，还要配合饮食疗法，选服山药、百合、薏苡仁、黑木耳、莲子、葛粉等养胃滋脾食品。

3. 保血髓

化疗是当前治疗胃癌的重要方法之一，临床被广泛应用。绝大多数的化疗药物除对消化系统、心、肾和免疫功能损伤外，对骨髓均有抑制和破坏作用，表现为粒细胞下降、血小板下降甚至全血细胞减少。脾生血，肾生髓，大量的临床实践和动物实验研究表明健脾益肾方能促进骨髓增殖，提高机体的免疫及调整肾上腺功能，具有防治化疗药物对骨髓的抑制作用，与化疗药物合有增效减毒作用。

保血髓的中药大致可以分为四类：一是益气药，如黄芪、党参、冬虫夏草、五味子等；二是补血药，如当归、枸杞、熟地黄、何首乌、阿胶、鸡血藤等；三是益肾药，如黄精、女贞子、菟丝子、补骨脂、龟甲胶、紫河车、补骨脂、巴戟天等；四是清热解毒药，如虎杖、羊蹄根、水牛角、升麻等。实验表明，太子参、红参、黄芪、熟地黄、鹿茸、阿胶、紫河车、枸杞子、鸡血藤、补骨脂、巴戟天等具有提升红细胞及血红蛋白的作用。多种补气养血、滋肾健脾药物有提升白细胞及血小板作用。何晓晖教授有一个经验方，由黄芪 30g，鸡血藤 30g，虎杖 30g 组成，具有良好的升白细胞作用，实验研究表明其对硫唑嘌呤导致的小鼠白细胞减少具有明显的治疗效果。

（二）三抗——抗热毒、抗血瘀、抗痰浊

肿瘤的发生，是正邪斗争中邪胜正负的结果。胃癌的基本病机是正虚邪实，正虚多为饮食、七情、劳倦损伤脾胃，或先天禀赋异常，正气抗邪无力；邪实多由热结毒聚，壅塞于胃，气滞络阻，血瘀内结，痰浊内聚，以致热毒瘀痰交结，壅积日久而生为癌瘤。胃癌治疗，既要重视扶助正气，也要注意祛除邪气。肿瘤的主要致病邪气有热毒、痰浊和血瘀，所以抗热毒、抗血瘀、抗痰浊是治疗胃癌时驱除邪气的重要路径。

1. 抗热毒

热毒是导致胃癌发生的重要因素，并伴随着胃癌发展、扩散和转移的病理变化全过程。"急性胃炎→慢性胃炎→萎缩性胃炎→肠上皮化生→上皮内瘤变→癌变"是胃癌的基本病理演变过程，而幽门螺杆菌是导致演变的罪魁祸首，Hp 为湿热邪毒，热毒蕴胃，致瘤致癌。癌瘤生成之后，病灶代谢亢盛，又化生热毒，蚀肉败血。据此，抗热毒要贯穿于胃癌治疗的始终。抗热毒的方法有清热解毒法和以毒攻毒法。常用抗消化系统肿瘤的清热解毒药有半枝莲、白花蛇舌草、七叶一枝花、白英、龙葵、铁树叶、蒲公英、土茯苓、菝葜、藤梨根、蛇莓、半边莲、穿心莲、天葵子、野菊花、肿节风、冬凌草、鱼腥草、马鞭草、威灵仙、猪殃殃、平地木、白头翁、苦参、仙鹤草、地榆、败酱草、马齿苋等，其中半枝莲、白花蛇舌草、七叶一枝花、菝葜、天葵子、野菊花、肿节枫、蒲公英可用于各种癌症。白英、龙葵、藤梨根、肿节枫、铁树

叶最适用消化道肿瘤。不同器官的肿瘤可选用不同的清热解毒抗癌药，如胃癌选用半枝莲、白花蛇舌草、七叶一枝花、白英、龙葵、铁树叶、土茯苓、藤梨根等，食管癌选用冬凌草、威灵仙、肿节风、半枝莲、白花蛇舌草、藤梨根等。结肠癌选用苦参、仙鹤草、地榆、白头翁、败酱草、马齿苋、天葵子、猪殃殃、凤尾草等。肝癌选用马鞭草、蛇莓、平地木、半边莲、鱼腥草、白花蛇舌草、七叶一枝花、肿节风、猪殃殃等。胰腺癌选用肿节枫、蒲公英、藤梨根、铁树叶、菝葜等。用此类药剂量宜大，一般在 15～30g。因其性味寒凉，有伤脾碍胃之弊，可适当配伍茯苓、白术、陈皮等药以健脾护胃。以毒攻毒药有壁虎、全蝎、蜈蚣、蟾蜍、蜂房、蜣螂虫等虫类药，此类药大多有毒，剂量宜小，多研末入药。有人用斑蝥、马钱子等大毒药治疗胃癌，因毒副作用强，易克伐正气，应慎重使用。

2. 抗血瘀

血瘀是肿瘤的病理产物，又是肿瘤的致病因素。热毒蕴胃，阻碍气机，气滞血滞，瘀阻胃络，瘀热痰浊交结，成积成瘤成癌。血瘀内阻，不通则痛，不通则膈，故胃痛如锥，脘胀而吐。恶血内壅，新血不生，故血亏体衰。抗血瘀方法有活血养血法、活血祛瘀法和破血散结法。常用活血养血药有丹参、当归、赤芍、鸡血藤等，此类药药性缓和，既可活血又可生血，具有扶正气和保骨髓之功。常用活血祛瘀药有三七、延胡索、莪术、石见穿、急性子、五灵脂、九香虫、王不留行等药，莪术、石见穿、急性子具有祛瘀和抗癌的双重作用，延胡索、五灵脂、九香虫又具有良好的止痛作用。破血散结药有穿山甲、水蛭、土鳖虫、红花、桃仁、三棱等，有研究认为破血药药性猛烈，有可能会促进肿瘤的转移，故需慎重应用。气为血之帅，所以在祛瘀的同时要佐以理气药，如郁金、枳壳、青皮等。

3. 抗痰浊

肿瘤为秽浊之气、有形之痰。痰浊之性黏滞，常与血瘀交阻，与热毒凝结，聚而生为肿块，占位为患。只有活血化瘀、清热解毒和化痰软坚配合应用，热毒痰瘀方有散解之机。常用的抗痰浊药有海藻、昆布、半夏、南星、黄药子、山慈菇、贝母、瓦楞子、夏枯草、茯苓、僵蚕、地龙、全瓜蒌、橘络、白芥子、莱菔子、礞石等。海藻、昆布、半夏、贝母、瓦楞子等有软坚散结之功，黄药子、山慈菇、南星有解毒抗癌之效，在胃癌治疗中被广泛应用。痰为水湿凝聚而生，肺通调水道，脾运化水湿，肾蒸化水液，所以要注意宣肺、健脾和温肾的综合调治，消除痰浊产生的内在根源。

（三）一弘扬——弘扬正气

癌症是一种全身性的疾病，肿瘤是其局部的表现，癌症的发生，是人体正气虚弱、抗癌能力下降的结果。癌症的形成、发展过程，就是机体邪正斗争和消长的过程，当正气与邪气的力量对比发生逆变，邪盛正虚时，癌毒才能得以聚结；癌症发生后，癌毒会进一步损伤正气，致使癌变扩散和转移；再加上手术、化疗的克伐，导致人体正气越加亏损。人体正气虚弱是贯穿胃癌发生、发展和预后的最关键因素，所以治疗胃癌不能只将目光盯着癌细胞上面，要更注意癌细胞得以发生和增长的机体，把人与病、全身与局部、治标与治本结合起来，把"弘扬正气"作为治疗胃癌的第一要务，以增强机体抵抗肿瘤能力，达到抑制肿瘤生长，控制肿瘤扩散，防止肿瘤复发的目的。临床上可以通过精神、药物、饮食、运动等方面来调节机体，弘扬正气。

1. 精神弘扬正气

肿瘤发生与精神情志关系密切，七情所伤导致肝气郁结、气血运行不畅、脏腑功能失调是肿瘤发生的重要因素。肿瘤发生后，患者多恐惧、悲观、绝望，精神萎靡不振，食不馨，寐不安，若医生的语言不慎或态度不当，常常会增加病人的心理障碍，致使病情进一步加重。精神弘扬正气，就是通过情志疗法，以语言和行为来影响和改变病人对肿瘤的认识，调整心理状态，树立战胜疾病的信心，从而调动机体的抗癌力量。《素问·宝命全形论》说："一曰治神。"治疗胃癌要把"治神"置于药物治疗之先。

临床上可以通过望神和问诊了解和掌握患者的心理状况，并根据病人的不同情况采取不同的精神治疗方法。如病人不知道自己的真实病情，身体情况尚不至于马上出现危候，适时对患者隐瞒病情，告知患者患的是个大溃疡或萎缩性胃炎，虽然病情复杂难治，但是通过医患双方配合仍然有治愈的希望，以树立患者生活和战胜疾病的信心，避免其产生消极绝望心理，同时将病情如实告知其家属，嘱咐家属密切观察患者心理变化，并营造良好的家庭气氛去积极影响患者情绪。如果患者已经知晓病情，便采取适合的心理疗法，帮助患者树立正确的疾病观、生死观，正确看待自己的疾病和死亡，保持积极的心态配合治疗，可以用已治愈或好转的病案作为示例来鼓励患者，有时让疗效突出的待诊的老患者现身说法，让其看到希望，增强信心。"语言能致病，语言能治病"，心理疏导和药物治疗相结合，能产生事半功倍的治疗效果。

2. 药物弘扬正气

扶助正气是中医药治疗肿瘤的优势，经研究证实扶正抗癌中药，不仅在体外能对人胃癌细胞株有直接杀伤和抑制作用，而且能明显提高机体细胞免疫功能，调整T细胞亚群平衡，增加NK细胞活性，并能协调免疫调节因子之间平衡，从而增强机体免疫抗癌能力，增强放疗、化疗的效果，具有扶正与抗癌双重功能。扶正中药品种众多，常用益气扶正药有黄芪、人参、党参、太子参、白术、灵芝、山药、茯苓、扁豆、大枣等，常用补血扶正药有熟地黄、当归、阿胶、首乌、鸡血藤、枸杞、紫河车、桑椹子等，常用养阴扶正药有西洋参、黄精、生地黄、麦冬、石斛、玉竹、沙参、天花粉、女贞子、旱莲草等，常用助阳扶正药有附子、肉苁蓉、仙灵脾、冬虫夏草、补骨脂、胡桃肉、山茱萸、菟丝子、鹿角胶、益智仁等。因为气血互生、阴阳互根，故要依据证候配伍用药。肾为先天是元气之根，脾为后天是气血之源，故培补脾肾是扶助正气的重点。

3. 饮食弘扬正气

《素问·五常政大论》曰："大毒治病，十去其六；常毒治病，十去其七；小毒治病，十去其八；无毒治病，十去其九。谷肉果菜，食养尽之，无使过之，伤其正也。"此段经文，精妙绝伦，对肿瘤的治疗具有十分重要的指导意义。饮食疗法是中医药治疗的重要组成部分，合理的饮食，辨证施食，发挥食物的辅助治疗作用，以健脾胃，促食欲，补气血，益脏腑，扶正气，促进胃癌患者的康复。胃癌饮食原则是均衡营养、烹调精细、易于消化、少量多餐、倡导药膳。香菇、山药、薏米、莲子、黑木耳、银耳、枸杞子、桂圆、大枣、芋芳、红薯、蜂王浆、水鸭、动物骨髓、甲鱼、乌鱼和乳制品等有益于肿瘤病人的康复，可以搭配食用。忌烟酒，勿过食咸、辣、甜、酸食物。狗肉、公鸡等温热发物能促进肿瘤生长，禁止服用，何晓晖教授临床上曾遇到多个病情稳定超过 5 年的癌症患者食用狗肉后复发。

4. 运动弘扬正气

生命在于运动，适当的运动可以降低癌症的复发率和转移率，提高生存率。癌症患者根据自身病情和体质状况，选择合适的运动项目，坚持适度的身体活动，能提高机体的免疫功能和抗癌力量。散步、太极拳或气功等温和运动适应于大部分癌症患者，运动要量力而行，不能过于激烈，以轻松、不疲劳为度。也可以适度参加一些有益的娱乐活动，愉悦的心境有利于癌症患者的康复。

总之，胃癌病机错综复杂，本虚标实，本虚为正气不足，有气虚、血虚、阴虚、阳虚之别；脏腑损伤，重在脾胃受损，又累及肾、肝、肺、心四脏。标实为邪气聚结，有毒、有热、有痰、有瘀，往往是热毒痰瘀互结。治疗时既要辨证又要辨病，在辨证的基础上针对胃癌的病理特点，全身与局部相结合，宏观与微观相结合，治标与治本相结合，药疗与食疗相结合，治人与治病相结合，综合思辨，整体论治。论治中要处理好正与邪、标与本、急与缓的关系，扶正时兼顾阴阳、气血和五脏的调谐，祛邪时注意清热、解毒、祛痰、理气、化瘀、软坚、散结等方法的配合应用，做到攻补结合，相得益彰。治疗方法又要根据病人病情轻重、体质强弱、年龄和药物耐受状况而定：早、中期且体质较好的患者以攻为主，以补为辅，用药猛峻，可选用一些虫类和毒性药；晚期、高龄和体质衰弱的患者以补为主，以攻为辅，用药和缓。放疗化期间以扶正固本为主,减少毒副作用,而放化疗的间歇期则可攻补兼施。病情稳定后,可根据体质状态配制膏方和丸剂,长期服用,以改善和增强体质,防止肿瘤复发。

附:病案举例

病例1:饶某,男,67岁,江西金溪人,农民。2007年12月26日初诊。

因胃脘疼痛、吞咽不利2个月,经南昌大学第一附属医院胃镜及病理检查诊断为食道癌、胃窦癌(2.2cm×1.8cm恶性溃疡;胃镜号:20071217090;病理号:307110)。手术治疗困难,患者拒绝手术和化疗而求治于中医。诊时胃脘及胸骨后持续性疼痛,因进食疼痛加剧而饮食减少,消瘦,面黄,神疲,大便不实色黯,1日2～3次。舌质暗红,苔黄厚滑,脉细涩。辨证为脾气虚弱,热毒痰瘀蕴结。治拟健脾扶正,清热解毒,化痰祛瘀。参苓白术散加味:

太子参30g,白术15g,茯苓30g,山药15g,薏苡仁30g,五灵脂10g,蒲黄10g,海藻15g,昆布15g,瓦楞子15g,半枝莲30g,白花蛇舌草30g,黄药子15g,石见穿15g,莪术12g,六神丸1支。

服上方14剂后,疼痛明显减轻,进食增加,精神好转。再以上方加减变化治疗3个月后,疼痛消失,进食无障碍,大便趋于正常。2008年4月6日在抚州市第一中医院复查胃镜提示:食道肿物及胃窦溃疡大小无变化。仍继续治疗半年,不适症状逐渐消失,体重增加2.5kg,已能参加田间劳动。2008年10月8日在金溪县人民医院做胃镜及病理复查,食道光滑无异常;胃窦溃疡(溃疡面积明显缩小,为0.5cm×0.6cm,病理切片见可疑癌细胞)。仍以健脾扶正、祛毒化瘀为大法,隔3日服药1剂,坚持治疗1年后,身体素质完全恢复,参加田间各项体力劳动。2009年7月23日于南昌大学第一附属医院复查,胃镜提示:食道无异常,胃窦轻度糜烂;病理切片未找到癌细胞。

病例2:艾某,男,65岁,江西东乡人。2005年7月13日初诊。

1个月前胃镜诊断为胃癌,胃手术时发现腹腔多处淋巴结转移,术后化疗1次,因反应强烈患者拒绝化疗而求治于中医。诊时胃脘胀闷不适,恶心欲吐,不思进食,只能进少量流汁,神疲乏力,形体瘦弱,面色萎黄,大便量少,舌质稍红,苔薄黄,脉细数。辨证为脾胃虚衰,纳运失职。以香砂六君子汤加减健脾开胃:

太子参20g,白术15g,茯苓15g,砂仁4g,半夏10g,陈皮6g,山药15g,薏苡仁15g,黄芪15g,石斛12g,枳壳15g,山楂10g,厚朴8g,黄连3g,莱菔子10g。

7剂后精神转好，恶心呕吐已止，纳稍增，舌脉如前，继予前方加减变化，1月后饮食增进，精神好转。中气已振，治拟扶正祛邪兼施，即益气健脾，化瘀散结，清热解毒，以经验方扶正抗癌汤治之。处方：

太子参30g，黄芪30g，白术15g，茯苓20g，山药15g，薏苡仁15g，肉苁蓉15g，黄精12g，山慈菇12g，半枝莲30g，白英15g，黄药子12g，白花蛇舌草30g，七叶一枝花10g，枳壳12g。

进药28剂后，症状基本消除，身体日益康复。再在上方基础上加减变化治疗半年，饮食如常，体重增加，能下地参加劳动。仍以参苓白术散为主方加减，每3日服药1剂，并坚持每年复查1次胃镜，均为"残胃炎"。随访5年至今，身体尚健，胃无不适，B超和CT检查肝胆胰和胸腹腔未见异常。

病例3：蔡某，女，43岁，江西抚州人，职工，2008年11月8日初诊

因胃脘胀闷、下腹疼痛1周，到抚州市第一医院经胃镜及病理诊断为晚期低分化胃窦腺癌（溃疡4cm×3cm）、腹腔广泛转移、中量腹水，遂转至上海瑞金医院拟定化疗方案后，回抚州进行化疗，因化疗反应剧烈，全血减少，而求助中医配合治疗。诊时胃脘胀闷，食后饱胀，下腹疼痛，可触及两个鸡蛋大小的肿块。大便量少，伴口干，寐差，纳少、面黄、神疲，舌质淡红，苔薄黄，脉细濡，按之无力。辨证为脾胃气阴两虚，毒瘀痰湿内结。西医祛邪为主，中医扶正为主。治以益气养阴，佐以行气化积。四君子汤合当归补血汤加减：

生黄芪30g，太子参30g，当归12g，山药15g，石斛15g，黄精15g，灵芝12g，茯苓30g，麦冬15g，枳壳10g，鸡内金15g，虎杖15g，女贞子15g。

7剂后，化疗反应减轻，精神转好，纳食增进。化疗期间继续以上方加减变化，化疗间歇期在健脾益气养阴基础上选用白花蛇舌草、莪术、七叶一枝花、山慈菇、黄药子、铁树叶、石见穿、白英等药。服药60剂后，化疗无不良反应，血象无变化，腹水明显减少，腹痛消失，体重增加，面色转红润，精力充沛，精神面貌如常人。化疗7次后回上海瑞金医院复查胃镜、彩超和CT，胃窦恶性溃疡缩小至1.5cm×1.5cm，左下腹部肿块基本消失，右下腹肿块明显缩小，腹水消失，家属十分欣喜，同事们称奇迹发生。但家属不听我们暂停化疗而以中药治疗为主的劝告，依从西医医生继续做第8、第9次化疗，物极必反，因药毒太过，正气损伤，病况急转直下，出现全血细胞下降，体质明显衰弱，纳少，呕吐，病情恶化，腹部两个肿块迅速增大，3月后去世。此案表明，正气的盛衰决定着癌肿的消长，只顾杀癌而忽视人体正气，必然弊多利少，以致前功尽弃，教训十分沉重、深刻。

五、胃黏膜脱垂症的辨证论治

胃黏膜脱垂症系胃黏膜皱襞经幽门管脱垂入十二指肠球部。其发生机制是胃黏膜水肿，黏膜及黏膜下层增生，黏膜下结缔组织松弛，胃黏膜移动度增大，同时胃、十二指肠蠕动功能紊乱，黏膜皱襞被送入幽门管，从而形成胃黏膜脱垂。本病可分为原发和继发两种，前者与高度活动的胃黏膜皱襞和先天性胃皱襞肥大等有关，后者多继发于胃炎、各种因素引起的黏膜下水肿、黏膜的恶性浸润等。本病的诊断依靠胃镜或 X 线检查，胃镜直视下黏膜皱襞稍长而松弛，有时呈充血、水肿，有时有糜烂、溃疡，严重者由于幽门长期痉挛而使脱垂的黏膜发生坏死性改变。

本病轻度脱垂者可无症状。经常脱入或部分黏膜不可复性脱垂可出现非特异性消化道症状，如不规则上腹痛、上腹饱胀、腹胀、嗳气、恶心或呕吐等。进食可诱发或加重上腹疼痛，呕吐则使之缓解。如脱垂黏膜出现糜烂和溃疡，疼痛则酷似幽门管溃疡的临床表现，重者可出现上消化道出血。西医对此病无特效治疗，多为对症疗法，严重者手术治疗。我们在跟随何晓晖教授临床学习中，遇到不少胃黏膜脱垂病例，均取得了较为理想的疗效。

（一）辨证论治心得

何晓晖教授认为本病属于中医"胃痛""胃痞""呕吐""嗳气"的范围，多由饮食不节、情志内伤和先天异常所致。主要病机是脾气不升，胃失通降。临床最常见的证型有湿热内蕴证、脾虚气陷证、中焦痰饮证、肝郁气滞证、寒热错杂证等。何晓晖教授治疗本病的经验有以下 4 点。

1. 首辨虚实两端

此病证型各异，但不外乎虚实两端，通过望、闻、问、切四诊合参，首先要辨明虚实：虚证多是脾胃虚损、清阳不升、中气下陷，治当补虚升提滑脱；实证多为湿热内蕴，或痰饮内壅，或气机阻滞，治当去实宣通胃气。虚者面黄肌瘦，疲惫乏力，纳少便溏，舌胖色淡，脉弱无力；实者形肥体盛，脘腹胀满，吐嗳则舒，大便不畅，舌苔腻，脉弦滑实。病久者多为虚实夹杂，要分清主次，虚实兼顾。

2. 重在通腑降逆

胃以通为用，以降为顺。本病是因为胃黏膜脱垂坠入幽门或十二指肠导致胃腑下口阻塞不通，水谷下行不利，浊气上逆作乱。故治疗本病重在通、降二字，即通腑气，降浊气。腑实者泻下通腑，何晓晖教授喜用大黄、蒲公英、虎杖等药。大黄具泻热、通降、消炎、消肿、活血多项功效，上病治下，胃病治肠，大便干者用生大黄，大便溏者用熟大黄。蒲公英、虎杖既能清热，又能轻泻通降。气滞者导气通腑、用厚朴、枳实、大腹皮等行气导滞以降逆；血瘀者化瘀通腑，用莪术、桃仁、赤芍等活血祛瘀以化滞；食滞者化积通腑，用莱菔子、槟榔、鸡内金、山楂等消食化积以除滞。

3. 燮理脾升胃降

脾主升清，胃主降浊，升降失调是本病的主要病机之一。胃黏膜脱垂症如同胃下垂、脱肛一样，是脏腑组织下陷的一种病证，多由脾气虚损、清阳不升、中气下陷所致。同时因幽门梗阻，胃气失降，水谷下行不利，浊气上逆。由于气陷与气逆同时存在，何晓晖教授常在同一个方子中既用升药，又用降药，升降同理。降药常用大黄、枳实、厚朴、大腹皮、莱菔子等，升药常用柴胡、升麻、葛根、荷叶等。

4. 病证结合用药

辨证与辨病相参，在辨证论治的基础上再结合辨病用药。本病的病理变化是胃黏膜因炎症、水肿致松弛而脱垂，脱垂的黏膜又因血液循环障碍而致糜烂、溃疡。因此选用一些消炎、消肿、活血中药，以减少充血水肿，改善局部血液循环，帮助脱垂胃黏膜复原，常用消炎药有蒲公英、虎杖、黄连、黄芩等，护膜生肌药白及、青黛、海螵蛸等。消水肿药有茯苓、泽泻、半边莲等，活血药有赤芍、丹参、五灵脂、蒲黄、三七等。

（二）临床病案举例

案例 1：湿热内蕴证

胡某，女，19 岁，江西师大学生。2014 年 2 月 8 日初诊。

主诉：胃脘隐痛伴恶心呕吐 3 月余。

病史：患者近 3 月以来胃脘频频胀闷隐痛，时有反酸，服兰索拉唑能短暂缓解，但停药则发且症状逐渐加重。诊时胃脘隐痛，饥时痛甚，稍进食则脘腹胀闷，恶心欲吐，时有反酸，口中涩苦，心烦焦虑，神疲乏力，肢末不温，面部生满痤疮，大便稍干，二日一行，尿偏黄，体型肥胖，舌淡胖，苔黄厚腻，脉弦滑数。2013 年 11 月 5 日胃镜检查：非萎缩性胃炎伴糜烂，胃窦黏膜脱垂。

治疗经过：辨证为湿热蕴胃，气血壅滞，胃失和降。治则：清胃泻热，和胃降逆，通畅气血。以大黄泻心汤为主方。处方：

大黄 5g，黄连 5g，黄芩 10g，蒲公英 20g，姜半夏 10g，炒枳壳 15g，大腹皮 15g，赤芍 12g，丹参 12g，白术 12g，茯苓 30g，泽泻 10g，海螵蛸 15g，莱菔子 10g。14 剂。

2014 年 2 月 21 日复诊：症状明显缓解，无恶心欲呕，不吐酸，胃痛胃胀减轻，夜间矢气多，大便 1 日 1 次，解之通畅，面部痤疮明显减少，舌淡胖苔黄稍腻，脉濡滑稍数。守方去白术，加苍术 10g、厚朴 10g。上方加减治疗 2 个月，症状基本消除，胃无不适，纳食正常，大便通畅，面部痤疮基本消失。复查胃镜：慢性非萎缩性胃炎，Hp（－）。随访 3 年没有复发。

按语：患者为青年女性，平素嗜食肥甘厚腻，体胖，为痰湿体质。湿郁而生热，湿热蕴阻胃腑，致气血壅滞，胃气失于和降，故胃脘疼痛、恶心欲吐。湿热循阳明经上熏于面，则满面痤疮、口苦口涩。舌苔厚黄腻、脉弦滑数均为湿热阻滞之象。何晓晖教授以大黄泻心汤为主方，用大黄、黄连、黄芩、蒲公英清胃泻热，炒枳壳、厚朴、大腹皮、赤芍、丹参通调气血，白术、苍术、茯苓健脾助运，姜半夏、莱菔子和胃降逆，泽泻除痰湿，海螵蛸制胃酸。全方谨守病机，整体调治，主次分明，标本兼顾，故取效迅速，胃黏膜脱垂重症得以完全治愈。

病例 2：中气下陷证

徐某，女，66 岁，江西抚州人。2011 年 8 月 3 日初诊。

主诉：胃脘胀闷隐痛 10 月。

病史：患者近 10 个月来，胃脘疼痛胀闷，且不断加重，中西医屡治不效。胃镜检查为"胃窦黏膜脱垂（幽门阻塞），慢性浅表性胃窦炎伴糜烂"。诊时见胃脘疼痛，饥时嘈杂，稍食胀闷欲吐，轻按则舒，重按则痛甚。嗳气味重，清晨口苦口臭，尿频，大便如常，形体消瘦，面色萎黄，神疲力乏，舌体胖齿痕明显，色暗红，苔厚白腻，脉沉细无力。

治疗经过：辨证为中气下陷，胃浊不降。治疗分两步，先以半夏泻心汤和胃降浊，后用补中益气汤补气升提。处方：

姜半夏 10g，黄连 5g，黄芩 10g，干姜 3g，大黄 3g，赤芍 12g，白术 12g，蒲公英 20g，五灵脂 10g，蒲黄 10g，白及 12g，木香 10g，厚朴 12g，枳壳 15g，海螵蛸 15g，10 剂。

并告之患者饮食注意事项。

二诊：服药 10 剂后痛减，嗳气已少，口苦口臭见减，纳增，大便溏，1 日 2 次，尿频好转，舌苔厚腻减少。守方去白及，加延胡索 15g，14 剂。

三诊：病情明显好转，胃脘时有胀痛不适，胃中有振水声，神疲倦怠，舌苔已净，脉弱无力。处方：

黄芪 30g，党参 12g，白术 15g，茯苓 20g，当归 10g，升麻 5g，黄连 4g，蒲公英 15g，大黄 3g，白及 12g，田七 2g（冲），枳壳 30g，北沙参 15g，海螵蛸 15g，莱菔子 10g。

上方加减再治疗 1 月后，诸症基本消失，纳食正常，精神好转。10 月 12 日在原医院复查胃镜为"浅表性胃炎，胃黏膜脱垂消失"。继续进上方 14 剂后，改服补中益丸 1 月以巩固疗效。

按语：本案为胃窦黏膜脱垂导致的幽门不完全梗阻，其标为浊气阻胃，胃失和降；其本为脾胃虚弱，中气下陷。"急则治标，缓则治本"，治疗分二步，先用半夏泻心汤平调中焦，化浊降逆，待蕴热得解、浊气得化后，再用补中益气汤补中升清，以固其本。因辨证准确，疗效明显，疑难病证得到治愈。

病例 3：肝胃不和证

张某，女，50 岁，南昌人。2016 年 9 月 21 日初诊。

主诉：左腹部牵拉痛 10 余日。

现病史：患者 2 周前因饮食不节而发病，经西药治疗不效。诊时左腹部牵拉痛，走路则加重，坐位痛缓。腹部胀闷，如有物阻，嗳气和矢气则胀减，时泛酸水，大便略干，解便欠畅。临近绝经期，月经周期紊乱，喜忧善怒，夜寐不安。纳可，舌质偏红，苔薄黄边有齿痕，脉细稍数、左关略弦。当日胃镜检查：胃窦黏膜脱垂。彩超检查：肝胆胰未发现异常。

治疗经过：辨证为肝郁气滞，脾气失升，胃气失降。治拟疏肝理气，和胃止痛。用四逆散、半夏泻心汤、补中益气汤合方化裁。处方：

柴胡 10g，白芍 12g，炒枳实 12g，姜半夏 8g，黄连 4g，蒲公英 20g，厚朴 12g，大黄 3g，黄芪 15g，党参 15g，白术 20g，当归 10g，木香 10g，海螵蛸 30g，14 剂。

同时给病人心理疏导。

二诊：服药 2 周后，胃痛、腹胀减轻，牵拉样感觉消失，嗳气明显减少，大便通畅。守方黄芪改 30g，加升麻 6g，14 剂。

三诊：胃脘胀痛已轻，不吐酸水，纳食增进，心情好转，夜寐已安。前方去大黄，加丹参 12g，14 剂。

四诊：症状基本消失，纳佳，便调，寐安。患者拒绝胃镜复查，嘱服成药逍遥丸和补中益气丸 1 个月，以巩固疗效。半年后随访，病无复发。

按语：肝主疏泄，调畅脾胃气机，使中焦升降得宜。患者正值更年之期，阴阳失衡，肝郁气滞，乘脾犯胃，导致脾胃升降失司。气机不畅则胃痛胃胀、牵拉痛；情志不舒则忧虑躁怒、夜寐不宁；胃浊上逆则嗳气泛酸，脾气不升则黏膜脱垂。治疗疏肝理气，健脾升清，和胃降浊。方中以柴胡、白芍、枳实、厚朴、木香疏肝理气，黄连、蒲公英、大黄清胃通降，黄芪、党参、白术、当归补中益气，升麻、柴胡升提阳气，半夏和胃降浊，海螵蛸制酸和胃。诸药合用，肝、脾、胃三者同调，升、降、和三法同用，补泻相兼，寒热并施，标本兼治，故药效明显。

六、应对幽门螺杆菌的再思考

1983 年澳大利亚科学家 Marshall 和 Warren 首次从胃黏膜中分离出幽门螺杆菌（Hp），继之进一步证明了幽门螺杆菌与胃十二指肠溃疡、慢性胃炎、胃癌、MALT 淋巴瘤等疾病紧密相关，导致人们对这些疾病病因病理认识的重大突破，开辟了消化系统疾病防治的一个新领域。我国医务工作者也对幽门螺杆菌进行了大量的卓有成效的临床和实验研究，在 Hp 流行病学调查、Hp 致病性研究、Hp 根治方案制定和 Hp 疫苗研制等方面取得了许多重要的成绩。但是随着为对应 Hp 而大量应用抗生素所带来的诸多问题也不容忽视，如 Hp 耐药率增加、Hp 根除难度加大、感染复发率攀升、杀菌药物的毒副作用、滥用抗生素导致菌群失调等。何晓晖教授长期从事于胃肠疾病的治疗，在与 Hp 做斗争的过程中获得不少治疗经验的同时，也曾有过许多困惑，引发了一些新的思考，他大胆地提出了自己对 Hp 的见解，在此做一介绍，供同道们参考。

（一）幽门螺杆菌也是条件致病菌

条件致病菌在某种特定条件下，如集聚部位改变、机体抵抗力降低，或菌群失调时而导致疾病发生。大量流行病学调查表明，幽门螺杆菌是消化性溃疡、慢性胃炎、胃癌等疾病的重要病因，Hp 感染可使胃癌、消化性溃疡发生率增加 6 ~ 8 倍，根除 Hp 可以减少消化性溃疡复发和减少胃癌的发生率。Hp 又与功能性消化不良及缺铁性贫血、血小板减少症、维生素 B_{12} 缺乏症、慢性荨麻疹等诸多疾病相关。无可置疑，幽门螺杆菌是当前严重危害人类健康的病菌之一，根除幽门螺杆菌感染是预防和治疗相关疾病的最重要措施之一。但最近也有研究表明，我国半数以上人群有幽门螺杆菌感染，只有 5% ~ 20% 可能会发生胃十二指肠溃疡，1% 会发生胃癌，可见 Hp 感染只能引起少数人致病，Hp 只有在机体的抗病力弱和细菌的毒力强时才具有致病性。所以我们大胆假设，幽门螺杆菌也像口腔中的白色念珠菌、梭状芽孢杆菌，大肠中的大肠杆菌、变形杆菌、葡萄球菌一样，是胃肠道的条件致病菌。

1. 胃肠道细菌来自于环境，是和人类共同进化的漫长历史进程中相互适应的结果。胃肠道菌群与人共生，并在维持胃肠黏膜发育、参与宿主肠道防御、协助多种物质代谢、合成维生素 K 等方面发挥着不可替代的作用。幽门螺杆菌在全球自然人群的感染率超过 50%，而发展中国家高达 80% ~ 90%。我国普通人群幽门螺杆菌感染率为 50% ~ 80%，而根据上海 16 所大中型医院 1050 名医务人员 Hp 感染的血清流行病学调查中所得到的资料分析，消化性溃疡的患病率仅为5.8%；另一项前瞻性研究显示，321例Hp相关胃炎患者在10年随访中有34例发生消化性溃疡，只占10.6%。世界范围内，胃癌的发病率为3.7～39.2/10万。由此可见，大部分人的胃中都有幽门螺杆菌的存在，而发生胃癌和消化性溃疡者只为极少数，这说明Hp是消化道的寄居菌群，只有在宿主胃黏膜保护功能下降，机体免疫功能紊乱，或细菌负荷量增加和毒力增强的情况下才会导致疾病的发生。

2. 多年以来，人们普遍认为胃是Hp的主要生长环境。然而大量的研究表明，口腔、肠道和胆道也有Hp存在，如口腔内的各个部位如牙菌斑、牙周袋、龈沟、口腔黏膜、唾液、舌苔等处均有Hp。大多数研究表明，口腔可能是Hp的长期聚集地，且与胃内的Hp有相关性，两者具有同源性。口腔中的Hp在胃Hp传播中扮演着相当重要的角色，有的学者认为胃食管反流使Hp到达口腔，也有学者认为Hp是先寄居在口腔，再在适当时候进入胃内的。宋氏结合细菌培养、尿素酶试验、免疫荧光抗体染色和电子显微镜观察，发现慢性胃炎、消化性溃疡、胃癌等患者的牙菌斑中有大量Hp，其形态学、生化特征和免疫特征与胃黏膜中Hp相似。从尿素酶试验和抗Hp免疫荧光抗体染色结果分析，胃黏膜有Hp者，牙菌斑均有Hp；胃黏膜未发现Hp者，牙菌斑也有Hp存在，且牙菌斑中Hp的数量和密度均高于胃黏膜。Hp在口腔中一般不致病，只有进入胃中才具有致病性。由此来看，"口—胃"可以相互传播，口腔Hp可能是胃内Hp感染的重要储存库，所以要真正根治胃中Hp必须通过"口胃并治"才能实现。口腔Hp比胃中Hp更难以药物根除，Wignel认为可能是由于Hp寄居于牙菌斑、龈沟、唾液中，全身用药对其作用甚微，尤其是菌斑微生物具有独特的"生物膜"结构，药物难以到达而发挥杀菌作用。口腔Hp在胃内Hp根除后仍然存在，这有可能是胃内Hp再复发的重要原因之一。

3. 胃肠菌群寄居于体内，在生理状态下，大部分细菌有益于人体健康。幽门螺杆菌的致病性无可置疑，但在正常生理状态下，Hp对激发胃黏膜免疫及保护机制等方面是否也有一定的积极意义。有不少报道指出，幽门螺杆菌感染对胃食管反流有保护作用，根除Hp后胃食管反流病、Barrett食管和贲门癌的发病率反而增加，由此推测幽门螺杆菌感染本身有防御、对抗胃食管反流的作用。其作用机理尚不明了，有学者认为Hp可能是通过激活尿素酶及释放抑制壁细胞泌酸因子而降低胃内酸度，从而对食管起到保护作用。我国20世纪70～90年代恶性肿瘤总死亡率呈上升趋势，胃癌死亡率在乡村升幅明显，大城市趋于下降，其结果分析发现，下降的胃癌主要在远端胃部，而近端胃和食管－胃连接部癌症未见下降，甚至发现Barrett食管并发的胃癌有所增加。随着对 Hp 感染的防治受到重视及干预措施的推广，近年来 Hp 感染率正呈下降趋势，有专家预言，本世纪随 Hp 感染下降，消化性溃疡、胃癌发病率将减少，而与 Hp 感染呈负相关的疾病如反流性食管炎、Barrett 食管、贲门癌等反将增加。又有不少研究显示，在非甾体类抗炎药使用中，其胃黏膜前列腺的合成在 Hp 阳性者显著高于 Hp 阴性者，Hp 的定植减轻了非甾体类抗炎药对前列腺素合成的抑制。Hp 感染对同时服用非甾体类抗炎药相关的溃疡并发出血尤其是胃溃疡出血有一定的保护作用，这些结果表明 Hp 可能是非甾体类抗炎药相关性胃肠损害的拮抗与保护因子。以上现象表明，对于广泛存在于人类体内的幽门螺杆菌与人体之间相互关系的认识，还远远没有终结，还值得我们更深入和更全面的探索与研究。

4. 成人消化道含有 500 多种细菌，细菌在胃肠道内形成了一个多层次的生物层，实现复杂的生态平衡，与宿主和平共处，并构成胃肠黏膜的生理屏障。益生菌是一种含有生理性活菌及其成分和产物的微生物制剂，经口服进入体内，通过改善黏膜表面的微生态或酶的平衡，刺激机体特异性或非特异性免疫机制，提高机体抗病能力和免疫力。据此，益生菌制剂已被应用于 Hp 的治疗，其作用特异、持久，且无明显副作用，成为治疗 Hp 新的治疗途径。益生菌种类繁多，如乳酸杆菌、双歧杆菌、酵母菌等等，乳酸杆菌是胃内的主要微生物，可在酸性环境中生存，乳酸杆菌能显著抑制 Hp 的生长。有动物实验研究，先以乳酸杆菌感染小鼠，再给小鼠喂服 Hp，结果表明 Hp 无法在胃内定植；而给已感染 Hp 的小鼠服用乳酸杆菌，则乳酸杆菌可清除 Hp 感染，其血清中 Hp 抗体的滴度明显降低。临床实践中也表明乳酸杆菌能有效地对抗 Hp 感染。乳酸杆菌抑制 Hp 的机理主要为：①降低 Hp 尿素酶活性，从而抑制 Hp 的定植和繁殖；②分泌过氧化氢和有机酸，从而抑制 Hp 的生长；③阻止 Hp 对胃黏膜的粘附。益生菌对 Hp 的抑制作用，是"幽门螺杆菌是条件致病菌"的又一证据。

（二）质疑"Hp 杀杀杀"

1910 年 Schwartz 提出"无酸无溃疡"，抗酸成为溃疡病的主要治疗思路和方法。1983 年 Marshall 和 Warren 发现了 Hp 后，变成了"无 Hp 无溃疡"，杀 Hp 便成为了治疗溃疡病的主要思路和方法。由于胃十二指肠溃疡、慢性胃炎、胃癌、胃淋巴瘤等与 Hp 感染密切相关，消除 Hp 感染的确已成为这些疾病防治的主要措施之一。但是，不分青红皂白，见 Hp 必杀，且一杀到底，必然会走向极端，导致滥用抗生素成灾，引发一系列新的问题。我们常遇到一些基层医生，为了根治 Hp，连续使用抗生素 1 ~ 2 个月；也有一些上级医生，二联不行用三联，三联不行用四联，国产不行用进口，前后用上五六种抗生素，如此可能达到所谓之"根除"，但常常是弊大于利，后患无穷。我们曾见到一个花甲老人在一家三甲医院治胃病，医生同时开了 5 种抗生素，病人吃药 10 天后不思进食，恶心欲吐，胸闷气短，面色苍白。更有甚者，体检中心包括 Hp 在内的全面身体检查，即使是健康人只要发现 Hp 阳性即应用抗生素进行杀菌。随着清除 Hp 药物的广泛应用，Hp 对常用抗生素的耐药率逐年上升，以致 Hp 根除率越来越低。北京地区 Hp 对抗生素的耐药情况，甲硝唑从 1999 年 36.3% 至 2005 年上升到 79.2%，克拉霉素从 1999 年的 10% 上升到 2005 年的 41.9%。根据 Megraud 报道，Hp 对甲硝唑耐药率在发展中国家为 50% ~ 80%，明显高于发达国家的 9% ~ 12%，此结果可能是源于发达国家对抗生素的严格应用。

Hp 耐药性是导致根除失败的主要原因。Hp 的基因具有高度的可塑性，不同菌株的基因组存在高度差异，同一细菌在患者体内会发生多个基因组的改变，这种可塑性的基础是 Hp 具有高突变率和自由重组的能力，Hp 通过其自身染色体的突变及球形变而对多种抗生素产生耐药。滥用抗生素不仅对人体造成毒害，浪费大量资金，更为严重的后果是导致胃肠道细菌耐药菌株的产生，并进一步引起耐药细菌在人群和自然环境中的播散。如此发展，可能在不久的将来只能用五联、六联来对付 Hp 了。

胃十二指肠溃疡病、慢性胃炎、胃癌等疾病是多种致病因素共同作用的结果，Hp 是重要的致病因子但绝非唯一的原因。据北京大学第三医院消化科的资料分析，十二指肠溃疡、胃溃疡、胃癌的 Hp 阳性率分别为 71.89%、54.03%、38.91%。我国普通人群幽门螺杆菌感染率为 50% ~ 80%，而患这些疾病的只是少数人。人群感染 Hp 后，大多数人无症状，仅部分人发生慢性胃炎、消化性溃疡，仅极少数发展为胃癌。胃上皮细胞既是 Hp 感染的靶组织，又是抵抗 Hp 感染的屏障，Hp 的致病性取决于细菌的毒力和宿主的免疫力两个方面。《内经》曰："正气存内，邪不可干。""邪之所凑，其气必虚。"机体感染 Hp 后是否致病，宿主的免疫状态起着决定作用，若不注意机体抗 Hp 的免疫作用，一味追求对 Hp 的杀杀杀，是不全面的，是缺乏辩证思维的。

（三）中医对 Hp 的独特认识

Hp 从口感染而入，属于外邪的范畴。何晓晖教授 1984 年在《中国中西医结合杂志》发表的学术论文《细菌的革兰染色与中医病邪辨证关系的探讨》，提出革兰阳性球菌为火热之邪，革兰阴性杆菌为湿热之邪的观点，得到大量临床资料的证实。如金黄色葡萄球菌、乙型链球菌、肺炎双球菌等革兰阳性球菌引起的疾病均具有"火热"特点；而痢疾杆菌、伤寒杆菌、肠炎杆菌、大肠杆菌、霍乱弧菌、变形杆菌等革兰阴性杆菌引起的疾病均具有"湿热"特点。幽门螺杆菌为革兰阴性杆菌，致病也具有"湿热"的基本特征，已有大量的文献报告，Hp 感染临床分型以脾胃湿热证最为多见。

罗云坚等对 117 例 Hp 阳性慢性胃炎进行辨证分型，脾胃湿热型占 86.5%；刘利民、张万岱等对 84 例慢性胃病中医证型与 Hp 感染关系的研究显示，Hp 感染率从高到低依次为脾胃湿热、肝胃不和、脾虚夹热、脾胃虚寒、胃阴不足；冯莲君等对 210 例胃脘痛的不同中医证型与 Hp 感染及胃黏膜的组织病理变化进行了观察，发现脾胃湿热型 Hp 阳性率（87.14%）明显高于肝胃不和型（42.85%）及胃阴亏虚型（54.05%）；陈朝元等对 118 例慢性萎缩性胃炎的不同证型与 Hp 的关系研究，Hp 感染者中脾胃湿热证为 87.5%。

经中药药理实验和临床观察，表明许多中药和方剂具有良好的杀抑幽门螺杆菌的作用。中草药有黄连、黄芩、大黄、黄柏、连翘、白花蛇舌草、地榆、大蒜浸液、蒲公英、乌药、当归、丹参、高良姜、干姜、北秦皮、甘草、广木香、桂枝、乌梅、三七、五味子、白头翁、泽兰、葛根、桑叶、仙鹤草、败酱草、延胡索、赤芍、山楂、厚朴、槟榔、马鞭草、鹿衔草、旋覆花、银花、旱莲草、生地黄、白及、紫花地丁、石斛、党参等，其中以清热燥湿的黄连、黄芩效果最为突出。临床试验也表明一些中药成药对 Hp 有良好的抑制作用，如三九胃泰、胃复康、荆花胃康胶囊、养胃舒、温胃舒等。

中医治疗学重视辨证论治，强调"正气为本"。Hp 感染包括侵入、黏附、定居及繁殖等过程，Hp 作为外邪致病因素，只有在脾胃虚弱、正气不足、抗邪能力下降的情况下，才能附着、定植并破坏胃黏膜屏障，而引起炎症反应，导致胃炎和溃疡的发生，即"邪之所凑，其气必虚"，所以正气不足是 Hp 致病的主要病理基础。治疗 Hp 不仅要驱除邪气，更要重视正气的扶助。处方用药，并不是清热解毒药的堆积，而是要讲究辨证论治、理法方药，祛邪与扶正的有机配合，辨病与辨证的相互结合。在健脾益气或养阴益胃的基础上，再加用清热燥湿解毒药，既可保护和修复胃黏膜，改善临床症状，又可杀灭攻击因子 Hp，从而提高治疗效果。危北海教授治疗 Hp 经验方四黄调胃汤（由黄芪、黄连、黄芩、白术、厚朴、丹参、白及、三七粉等组成），具健脾益气、清热燥湿、理气活血之功，即攻补兼施，Hp 根除率为 70.97%，若与西药 PPI 三联结合应用，Hp 根除率可达到 90.77%，比西药 PPI 三联疗法对照组的 86.05% 有明显提高。又如王丙信的灭幽丸、朱卫东的托里消毒散，均为健脾益气与清热解毒相伍，对 Hp 的根除率达到 80% 左右。

（四）对待 Hp 也要讲辩证法

中医治病，不仅仅只注意局部的病，更重视患病的人，因人制宜是中医重要的治疗原则，是中医辨证论治特色的体现。对待幽门螺杆菌，同样要讲究辩证法，因人而异，因病而异，切不可不分青红皂白，只讲"杀杀杀"。对于 Hp 感染，可根据患者的病种、年龄、体质和细菌数量、毒力来确定应对方法，或除菌务尽，或留菌观察，或化菌为利。

1. 除菌务尽

Hp 是胃癌、MALT 淋巴瘤等恶性肿瘤最重要的病因之一，也是引起消化性溃疡发生及复发的重要因素，所以以下几种情况必须积极根除 Hp，且要"除菌务尽"：①胃癌癌前病变，如萎缩性胃炎、胃息肉、肠上皮化生或异型增生、痘状胃炎等；早期胃癌术后；有明显胃癌家族史者。②消化性溃疡，尤其是常复发者。③慢性胃炎久治不愈、反复发作者。④久治无效的功能性消化不良。⑤不明原因缺铁性贫血、血小板减少性紫癜、慢性荨麻疹、口臭而 Hp 阳性者。⑥ Hp 强阳性者。

如何才能提高 Hp 的根除率，是大家共同探讨的难题，何晓晖教授认为：①合理、科学的联合用药。迄今为止，尚无一种单一的药物能根除 Hp，因此主张 PPI 与抗生素或铋剂联合应用，应选择疗效高、不良反应少、不易产生耐药性、价格适中的联合用药方案，疗程为 10 ～ 14 天。目前一致推荐含铋剂的四联方案，选用两种抗生素，如阿莫西林、克拉霉素、甲硝唑、呋喃唑酮，左氧氟沙星、四环素等，再联合任一种质子泵抑制剂能抑制胃酸增加抗生素稳定性，联合任一种铋剂能提高抗生素疗效30% ～ 40%。临床发现疗程长短并不是决定疗效的因素，主要是药物联合是否合理、高效。对于治疗失败者宜间隔 2 ～ 3 个月之后再行补救治疗，因为反复治疗会使 Hp发生球形变而对抗生素失去敏感性。补救方案原则上不重复原方案，如有条件可在治疗前做药物敏感试验，有利于抗生素的选择。②中西医结合治疗。中医整体调治，西医局部杀菌；中医扶正，西药除邪，两者有机结合，能明显提高 Hp 根除率。如全国多中心临床研究显示，温胃舒 / 养胃舒联合 PPI 三联疗法能提高 Hp 的根除率。姚希贤教授等报道采用前瞻性、随机双盲、安慰剂对照研究 93 例 Hp 阳性消化性溃疡患者，灭 Hp 胶囊联合三、四联疗法的 Hp 根除率达 92.10%、96.1%。我们常遇到一些西药治疗失败的病人，通过中医扶正和胃与西药三、四联疗法结合治疗后，多能成功根除 Hp。③益生菌的应用。对于根治失败及 Hp 反复感染者，在应用抗生素的同时或在根除 Hp 后，口服益生菌制剂，通过改善黏膜表面的微生态，刺激机体特异性或非特异性免疫，提高胃肠黏膜屏障功能，从而抑制 Hp 的生长、定植和繁殖。④根除口腔中的 Hp。口腔 Hp 可能是胃内 Hp 感染的重要储存库，口服药物难以到达牙菌斑、龈沟、舌苔等处发挥杀菌作用，所以口腔 Hp 比胃中 Hp 更难以药物根除，这有可能是胃内 Hp 再复发的重要原因之一。所以要真正根除胃中 Hp 必须"口胃并治"，将口服用药与抗 Hp 漱口液等口腔用药同时应用，有可能提高 Hp 根除率和减少 Hp 复发。

2. 留菌观察

机体感染 Hp 后是否致病主要取决于宿主的免疫状态，若"正气存内"，胃的黏膜屏障功能正常，即便感染了 Hp 也不会导致胃病的发生。我国普通人群幽门螺杆菌感染率为 50% ～ 80%，而发生胃病的只是少数人，有力地证明 Hp 致病是有条件的。Hp 作为条件致病菌寄居于胃中，若与宿主和平共处，也许在激发胃肠黏膜免疫，参与胃肠道防御方面有一定的作用。临床上如果见 Hp 就杀，必然弊大于利。滥用抗生素不仅对人体造成毒害，浪费资金，更为严重的后果是导致胃肠道细菌耐药菌株的产生，并进一步引起耐药细菌在人群和自然环境中的播散，产生难以逆转的恶果。所以我们认为对于单纯感染 Hp，如没有引起疾病的证据者，则不必一定要应用抗生素，即使是浅表性胃炎、功能性消化不良等疾病。若初发或症状较轻者，也可以不用抗生素，应用中医药来扶助正气、清化湿热、调和脾胃，并指导病人注意饮食和生活调节，同样能取得抑制 Hp 生长繁殖，恢复胃肠道健康的效果。

Hp 流行包括感染、传播、自愈、再感染等环节，目前一般认为成人如非采用正规治疗干预将终生受累，即自愈率接近零，但我们在临床上曾遇到成年人自愈的病例。儿童因免疫功能未恒定，在 Hp 定植前可有多次在胃黏膜暴露和短期寄居，最终可在胃黏膜定植，但也可被丢失。一组追踪 12 年的报告显示，白人儿童有 50% Hp 感染后被丢失，这说明在儿童期 Hp 自愈是常存在的。所以，对于 Hp 感染的儿童，除强阳性外，如果没有引起疾病的证据或临床症状较轻，不必用抗生素杀灭 Hp，因为抗生素对儿童的毒副作用更大，Hp 在胃中短期寄居，有诱导机体产生保护性免疫反应的可能。2017 年发布的《第五次全国幽门螺杆菌感染处理共识》认为 14 岁以下少年儿童不推荐进行 Hp 检查和治疗；70 岁以上老年人即使查出 Hp 并有治疗指征，应考虑药物副作用、权衡利弊再决定治疗；妇女怀孕和哺乳期间一般不查 Hp，即使查出 Hp 有治疗指征也不予治疗。这才是讲了辩证法，乃十分明智之举。

3. 化菌为利

根据北京大学第三医院消化科的统计资料，反流性食管炎 Hp 阳性率为 23.50%，明显低于正常人群 50% ～ 80% 的感染率。不少学者通过临床研究发现，幽门螺杆菌感染对胃食管反流有保护作用，根除 Hp 后胃食管反流病、Barrett 食管和贲门癌的发病率反而增加，由此推测幽门螺杆菌感染本身有防御、对抗胃食管反流的作用。因此，对于胃食管反流病，不根除 Hp 是否更有利于食管疾病的防治，值得更加深入研究。

免疫接种是预防和控制感染性疾病最经济而有效的方法。对 Hp 疫苗的研究始于 20 世纪 90 年代初，利用 Hp 全菌粉碎抗原辅以霍乱毒素佐剂作为疫苗，结果发现免疫后的小鼠获得 95% 的保护率。进一步的研究表明，Hp 疫苗不但可以预防 Hp 感染，而且能够治疗 Hp 感染和抑制胃内细菌数量。我国正在进行 Hp 疫苗的临床实验，并取得了可喜的预防成效，有望在不久的将来得以推广应用。幽门螺杆菌疫苗的研究与开发，就是化菌为利的最好医学实践。

人类发现幽门螺杆菌已 30 多年了，在防治 Hp 相关疾病方面取得了巨大的成就，但是人们对幽门螺杆菌的认识还远远没有终结，许多未解之迷有待于我们去探索和揭晓，提高幽门螺杆菌根除率，防止复发和再感染任重而道远。

8

捌

论治肠病

一、肠质学说及其在肠病防治中的应用 ————————————

何晓晖曾师从于著名中医学家、中医体质学创始人王琦教授,继承其学术思想并加以发挥,将体质理论广泛应用于胃肠病的防治,提出了许多独到的学术见解。他首创"胃质学说"并应用于胃病的防治取得明显的成效。近年来他又致力于"肠质"的研究,获得不少新的发现,总结的肠质理论正指导着防治肠道疾病的临床实践。现将何晓晖教授的肠质理论做一简要的介绍:

(一)肠质的概念

体质是个体生命过程中,在先天遗传和后天获得的基础上表现出的形态结构、生理机能和心理状态方面综合的、相对稳定的特质。脏腑是构成人体、维持人体生命活动的中心,脏腑盛衰决定体质强弱,所以脏腑的阴阳气血之偏颇和功能活动之差别,是构成并决定体质差异的最根本因素。《灵枢·本脏》说:"五脏者,固有大小、高下、坚脆、端正、偏颇者;六腑亦有小大、长短、厚薄、结直、缓急。"《灵枢·论痛》也说:"筋骨之强弱,肌肉之坚脆,皮肤之厚薄,腠理之疏密,各不相同……肠胃之厚薄坚脆亦不等。"据此,何晓晖教授认为人与人之间存在着脏腑的大小、坚脆、虚实、强弱、阴阳、寒热的差异,从而导致了个体的体质差异;而在同一个人的五脏六腑之间,各自的阴阳盛衰、气血虚实、功能强弱也不完全相同,常可表现某一脏腑系统的相对优势化或劣势化的倾向,如胃强脾弱、肾虚肝旺、胃热肠寒等,从而导致了脏腑寒热虚实错综复杂的体质现象。何晓晖教授把每一脏腑形态结构和生理功能相对稳定的特质称为脏质、腑质。脏质和腑质是构成人体体质的基础,脏腑特质的探索是体质研究的深化,其研究成果将进一步充实丰富体质学说内容。

何晓晖教授通过大量的文献研究和长期的临床观察,于10多年前首先提出"胃质"概念,认为"胃质可分,胃质可辨,胃质可调"。继而又发现肠病的发生、发展及复发与体质关系密切,通过纠正和改善偏颇的肠质,可有效地预防肠病的发生和复发,逐步形成了独特的肠质理论。

何晓晖教授认为,肠质是指大小肠在先天遗传和后天获得的基础上形成的形态结构和生理机能相对稳定的特质。《内经》说:"肠胃之厚薄坚脆亦不等。"每个人的大小肠结构存在着大小、长短、厚薄之殊,机能存在强弱、动静、快慢之别,所以人与人之间肠质有着一定的差异。在日常生活和临床诊疗中可以看到许多例子:有的人冬天裸体泡在冰水中数小时安然无恙,有的人腹部稍受寒凉则腹痛、腹泻、肠鸣;有的人进食大量辛辣食物无不适,有的人稍食辛辣之品,就出现肛门灼痛、便秘,甚至便血；有的人情绪剧烈波动就腹痛腹泻；有的家族中结肠多冗长，易患肠胀气、肠痉挛、肠扭转；有的家族中结肠息肉、结肠癌的发病率极高。由此可知，肠质的差异性是客观存在的。

（二）肠质的形成因素

肠质是个体遗传的基础上，在内外环境的影响下，在生长发育的过程中逐渐形成的。先天禀赋是肠质形成的基础，种族、家庭因素起着重要的作用。世界东西方黄、白、黑、棕等不同的人种，肠质存在一定的差别，如溃疡性结肠炎不同的种族间发病率有所差异，好发于欧洲和美洲人；欧美人患麦胶肠病的亦不少，易出现乳糜泻。肠质也有明显的家族遗传倾向，据欧美文献统计，溃疡性结肠炎病人的直系血缘亲属中，有 15% ～ 30% 的发病。后天各种因素如生活环境、饮食习惯、起居作息和精神情志等综合影响肠质形成和变化。东、南、西、北、中不同方域，气候、水土、饮食、习俗的差异，形成不同的群体体质差异，肠质也有所差别，易发肠病也有所不同。如西方国家人高脂肪高蛋白饮食为主，结肠癌的发病率较以高纤维饮食为主的东方人高。饮食与肠质形成关系最为密切：嗜好辛辣烤炙者易出现肠燥热质、肠湿热质；嗜好冷饮寒凉食物者易出现肠寒湿质。生活起居亦影响肠质的形成，如长期熬夜少寐者易形成肠燥热质，长期情志忧郁者易形成肠气郁质和血瘀质。因此，肠质形成是先、后天多种因素长期共同作用的结果。

（三）肠质的分类

何晓晖教授根据多年临床观察和研究，认为常见的肠质有如下 7 种。

1.肠正常质：饮食平和，适应性强；腹无不适，耐寒耐热；大便定时畅通，干湿适中，肛门舒适；精力旺盛，面色华润；舌质淡红，苔薄白，脉平和。

2.肠燥热质：嗜食辛辣烤炙，不喜蔬菜及饮水，或熬夜少寐；大便干燥，排便不畅，数日一行，便无定时；肛门灼热，或痔疮出血；口干口苦，面生痤疮，心烦寐差；舌质红，苔黄而干，脉细数。

3.肠气郁质：情志抑郁，善忧多疑，或急躁易怒，胁腹痞闷，肠鸣，喜叹气，嗳气矢气则舒；大便不调，便无定时，排便不畅，肛门缩紧；舌淡暗，苔薄，脉弦。

4.肠湿热质：嗜食肥腻厚味，吸烟酗酒；腹部胀闷，大便黏滞挂厕，排便不爽，时夹黏液；肛周潮湿，肛门灼热；身倦困重，口黏口苦，小便短赤；舌质红，苔黄腻，脉滑数。

5.肠寒湿质：偏食生冷，或久居湿地，或进寒药过度；腹冷喜温，肠鸣辘辘，大便不实，次数增多，遇寒易泻；肛门坠重，约束无力；面白形寒，四肢不温，疲乏易倦。舌淡胖，苔白或白滑，脉细缓。

6.肠血瘀质：性格内向，面色晦黯，口唇黯淡，皮肤色素沉着；时有腹痛，部位固定；大便欠调，排便不爽；痔疮时发，肛门作痛。舌质青紫有瘀点瘀斑，舌下络脉迁曲，脉涩。

7.肠特禀质：先天禀赋失常，有家族性遗传倾向，环境及饮食适应力差；遇所过敏食品如鱼虾、牛奶、蛋、酒或药物等，则腹痛、腹泻发作。

（四）肠质与体质的关系

何晓晖教授认为，人是一个有机的整体，大小肠各是人体五脏六腑之一，一般情况下肠质与体质是相一致的，即有什么样的体质，就有什么样的肠质。例如气郁型体质者，肠质也多属气郁质；湿热型体质者，肠质多为湿热质；肠质与体质具有同一性。但是同一个人各脏腑的阴阳盛衰、气血虚实、功能强弱有所不同，存在相对优势或劣势，所以有时肠质与体质之间也有不一致，存在着差异，甚至可完全相反，临床上表现为体热肠寒、体寒肠热、体实肠虚和体虚肠实等复杂状况。如有的人平素口燥咽干，口舌生疮，心烦失眠，舌红苔少，属阴虚体质，但腹冷喜温，遇寒易泻，肠鸣辘辘，这属于体热肠寒。有的人面白形寒，四肢不温，神疲体倦，为阳虚体质，但又常大便燥结，排便艰难，痔疮出血，肛门灼热，这属于体寒肠热。有的人精神不振，疲乏无力，气短懒言，动则汗出，属气虚体质，但又经常下腹胀闷、大便秘结，矢气频频，此为体虚肠实。有的人体型肥胖，大腹便便，胸闷身重，痰多苔腻，属痰湿体质，但又见大便不实，次数增多，肛门约束无力，此为体实肠虚。因此，临床上常有体质与肠质的不一致性。通过这种差异性和特殊性的研究，对复杂难治性肠病的防治具有重要意义。

何晓晖教授把人体常见的胃质大致分为8种，即胃正常质、胃气虚质、胃阳虚质、胃阴虚质、胃气郁质、胃蕴热质、胃湿热热、胃血瘀质等。他认为胃肠结构上下相连，功能相辅相成，疾病息息相关，故胃质与肠质一般情况下是相一致的，如胃阴虚质者多见肠燥热质，胃阳虚质者多见肠寒湿质。但是临床上也可见到胃寒肠热、胃热肠寒、胃实肠虚、胃虚肠实的现象。因此，认识胃质与肠质之间的同一性及差异性，对胃肠疾病病理机制的认识就更加全面，在疾病防治中更具有针对性和灵活性。

（五）肠质与肠病的关系

体质与疾病之间有着密切的关系，肠质是肠病发生的基础。由于肠质的不同，导致了肠道对各种致病因素的反应性、亲和性和耐受性不同，肠道疾病的发病倾向也不一样，发病后表现的证候性质也各有别。何晓晖教授根据多年的临床观察，总结出不同肠质者易患的疾病倾向是：肠燥热质者，易患便秘、痔疮、肛裂等；肠气郁质者，易患肠易激综合征、胃肠胀气症、功能性腹痛、慢性肛门直肠疼痛综合征等；肠虚寒质者，易患慢性腹泻、吸收不良综合征等；肠湿热质者，易患痢疾、慢性溃疡性结肠炎、慢性肠炎等炎症性肠病；肠血瘀质者，易患肠息肉、克罗恩病、肠道肿瘤等。过敏性肠病如过敏性肠炎、小肠过敏性紫癜、乳糜泻等只发生于肠特禀质者。

偏颇的肠质是未病的亚健康状态，是疾病证候产生的病理土壤。肠质的偏颇往往决定着肠道对某些致病因素的易感性和发病后病变类型的倾向性，从而影响着疾病的证候类型。在发病因素方面，肠气郁质者常常在受到强烈的精神刺激后诱发肠病，肠寒湿质者易感受寒湿之邪致腹痛腹泻，肠湿热质者最易感受湿热疫毒而患痢疾。在证候类型方面，肠燥热质者，患肠病后多出现肠腑实热、阴虚肠燥等证；肠气郁质者，患肠病后多出现肠腑气滞、肝郁气滞、肝脾不和等证；肠寒湿质者，患肠病后多出现中焦虚寒、脾肾阳虚等证；肠湿热质者，患肠病后多表现为肠道湿热证；肠血瘀质者，患肠病后多表现为肠络瘀阻证。肠质与证候的演变也有密切的关系，如同样是湿邪致病，肠燥热质者易从阳化热，出现肠湿热证；肠寒湿质者易从阴化寒，出现肠寒湿证。所以说，肠质是肠病发病、证候形成、病理演变的重要内在依据。

（六）肠质的调养

针对各种偏颇的肠质，通过饮食、运动、起居、药物及精神调摄等手段，就可能纠正或改善其偏颇，促使亚健康状态向健康状态转化。通过调养改善和纠正偏颇肠质，具有两方面的意义：一是"治未病"。上工治未病，在肠道未病状况下，纠正偏颇的肠质，改造肠病发生的土壤，就可以有效地预防肠病的发生，正如《素问·四气调神大论》所说："是故圣人不治已病治未病，不治已乱治未乱。"二是"防复发"。慢性肠病大多具有反复发作的特点，偏颇的肠质是肠病复发的内在依据，调养肠质能改善肠道内部环境，消除肠病滋生的病理基础，增强肠道对致病因子的抵抗力，从而阻止或减少肠病的复发。

1. 饮食调养

《内经》云："饮食自倍，肠胃乃伤。"伤食是肠病最为重要的致病因素，也是肠质形成最重要的后天因素，所以节制饮食是调养肠质最有效、最重要的途径。饮食调养的基本原则是食饮有节，谨和五味，寒热适宜，因人而异。谷、菜、肉、瓜、果均有寒热温凉之区别，针对不同的肠质者，指导制定个体化的饮食宜忌，若能持之以恒，则必有成效。

2. 起居调养

起居失常是肠病的重要病因之一，如大便不定时、无规律，熬夜少睡是导致大便秘结的常见原因，久居湿地易感受湿寒，久坐少动易发生痔疮等等。所以要纠正肠质的偏颇，必须指导患者克服陋习，养成良好的生活作息习惯。

3.精神调养

肠胃是人体情绪之"镜",肠病与精神情志关系极为密切。如肠易激综合征、胃肠胀气症、功能性消化不良、溃疡性结肠炎等肠病的发生发展与情志变化息息相关。精神调摄是改善肠质的重要环节,尤其是对于肠气郁质者,更是要进行心理情志的疏导,克服抑郁、焦虑、急躁等不良心理,鼓励积极参加有益心身的娱乐活动,逐渐养成乐观、开朗、健康的性格。

4.运动调养

运动是肠胃生理活动的基础。适度的体育锻炼可以促进胃肠运动,帮助消化吸收,增强胃肠免疫,减少肠病的发生。运动能增进肠气郁质、肠血瘀质者的气血运行,能振奋肠寒湿质者阳气宣发。故指导患者选择合适的体育运动,动静结合,形神兼练,对改善体质、预防肠病是有益的。

5.药物调养

在辨认并确定肠质类型的基础上,针对肠质的偏颇,适度的应用中药或针灸,补虚去实、调理气血、平衡阴阳,以扶正纠偏,具有良好的调整肠质作用。何晓晖教授常综合应用汤剂、丸剂、散剂、膏方和茶饮等多种手段,因人制宜,因时制宜,分步施治。他创制的系列"养肠茶",使用方便,价格便宜,深受患者欢迎。他和学生们也常常应用针刺、艾灸、脐贴等方法纠正肠质的偏颇,效果明显。

二、溃疡性结肠炎治疗心得

溃疡性结肠炎(ulcerative colitis,UC)又称特发性溃疡性结肠炎,发病机制至今尚不十分明确,是一种慢性非特异性炎症性肠病,以大肠黏膜及黏膜下层为主要病变部位,主要临床表现为腹痛、腹泻与黏液脓血便。现代医学主要采用柳氮磺胺吡啶制剂、水杨酸类制剂、糖皮质激素及免疫抑制剂等治疗,疗效不甚理想,且易复发。中医将其归属于休息痢、泄泻、肠澼、便血、滞下的范畴。中医对溃疡性结肠炎持独特认识,且具行之有效的治疗方法。何晓晖教授对溃疡性结肠炎的治疗有其独到的见解和丰富的经验,疗效明显。

(一)治疗心得六则

1.以衡为法,平调脏腑阴阳气血

溃疡性结肠炎是一种慢性反复发作性的疾病,发病机理复杂,与遗传易感性、免疫调节紊乱、感染及环境等因素相关,是内外多种致病因素综合作用的结果。中医认为本病多因外感时邪、饮食不节、情志内伤、先天禀赋不足等所致,病变部位在大

肠，但病机根本在脾，与肝、肾、肺、心四脏亦有密切关系。基本病理因素有气滞、湿热、血瘀、痰浊等。本病以湿热蕴肠、气滞络瘀为基本病机，脾虚失运为主要发病基础，饮食失调为主要诱发因素。何晓晖教授认为本病以脾虚为本，湿热为标。湿邪久蕴大肠，郁而化热，湿热交阻，阻碍气机，肠腑气机不畅，湿热熏蒸肠道，热蕴肉腐，脂膜受损，肠络溃破而血溢，造成充血、水肿、溃疡、糜烂、出血，从而出现腹泻、腹痛和黏液脓血便。

何晓晖教授总结多年的临床经验，认为本病的病机多为寒热虚实夹杂，以复合证型为多，且临床以脾虚湿热证最为多见。治疗上主张以"衡"为法，当虚实兼理，标本兼顾，寒热同调，气血兼治，通过平调、平治，使肠道气机调畅、气血调和，大肠传导功能得以恢复。

2. 因人论治，权衡正邪标本急缓

溃疡性结肠炎的临床类型分为初发型、慢性复发型、慢性持续型和暴发型；严重程度分为轻度、中度和重度；病情状态分为活动期和缓解期；病变范围分为直肠炎、左半结肠炎和广泛性结肠炎等。临床上病人状态差别较大，有的仅为轻泻，有的却腹痛剧烈、发热，甚至肠出血、肠穿孔、中毒性巨结肠等，病情重笃。所以治疗本病要因人而异，分级、分期、分段论治。

分级治疗按疾病的严重程度，制定不同的治疗方案，急性、暴发性、重度的溃疡性结肠炎应中西医结合治疗，中药与西药同时应用，迅速控制症状，防止并发症的发生；慢性、轻度的溃疡性结肠炎可单纯的中医药治疗。分期治疗是活动期和缓解期采用不同的策略。脾失健运是本病的发病之本，湿热内蕴是本病的基本病机，故健脾助运、清化湿热要贯穿于本病各个阶段治疗之中。但活动期邪势壅盛，湿热蕴阻，当以清肠化湿为主，健脾扶正为次；缓解期邪势减退，脾气虚弱，当以健脾助运为主，清化湿热为次。若病延日久，则久病及肾，久病伤阳，脾肾阳虚，寒热错杂。此时要根据正邪盛衰状况把握标本、缓急之先后，权衡寒热、虚实的主次，正确处理好正与邪、标与本、急与缓的关系。分段治疗是依据病变范围以选择不同的给药方法，如溃疡性直肠炎和远端结肠炎可加用灌肠局部治疗，广泛性结肠炎或有肠外症状者则以系统性治疗为主。

3. 分辨大便，识别寒热虚实气血

由于大肠湿热蕴阻，导致气血瘀滞，肉腐血败，脂络伤损，故本病以黏液脓血便为主要临床表现。大便的性状可以直接反映大肠的病理状况，临床上可通过大便形、色、质、量等，分辨寒热虚实气血等病理变化，以此为辨证提供依据。如辨脓便，脓色黄稠多属热，脓白如冻多属寒，黏液清稀多属湿属寒，色黄黏稠多属湿热。辨血便：血色鲜红多属热，血色黯紫多属瘀，血色淡稀多属气血亏虚，血色紫暗腥臭多湿热酿毒入络成瘀。辨脓血便：白多赤少，偏伤于湿重在气分；赤多白少，偏伤于热重在血分。

4. 治神为先，调节精神心理情志

何晓晖教授临床善用情志疗法治病，倡导治病以调神为先，常常通过运用心理疗法辅助药物治疗达到良好的治疗效果。他总结出胃肠病心理治疗八法：劝说开导法、解疑释惑法、心理暗示法、安慰鼓励法、移情易性法、情志相胜法、娱乐怡情法、养性自调法，实用性强。溃疡性结肠炎病程较长，常迁延数月、数年，甚至数十年不解，患者常常因病致郁。何晓晖教授常耐心倾听患者倾诉，并运用通俗易懂的语言告诉患者本病的形成机制、转归与预后，为患者解疑释惑，并运用成功治愈的案例来激发患者的信心，让患者看到治愈的希望，从而解除心理负担，保持良好的心情，使气机条达，气血调畅，积极配合药物治疗，常能达到事半功倍之效。

5. 创制新方，兼顾通补升降润燥

根据衡法的指导思想，何晓晖教授自创新方——健脾清化汤治疗脾虚湿热型溃疡性结肠炎，疗效确切。其方药组成为黄芪、茯苓、白术、苍术、黄连、黄芩、地锦草、败酱草、苦参、青黛、木香、赤芍、葛根、莱菔子，全方具有健脾益中、清热燥湿、调气行血、化滞止痢之功。方中黄连、黄芩、地锦草、败酱草清化湿热，白术、苍术健脾运脾以除湿，黄芪、茯苓健脾益气以护中，木香、莱菔子行气疏导以化滞，赤芍清热活血以行瘀，青黛清热护膜以生肌，葛根益脾止泻以升清。全方虚实同理，标本兼顾，气血兼治，升降兼调，润燥兼伍，共奏健脾益中、清热燥湿、调气行血、化滞止痢之效。随证加减：脾气虚明显者，加党参；血虚者，加当归；腹胀明显者，加厚朴、枳壳；腹痛明显者，加乌药；食少者，加山楂、谷麦芽；寐差者加，酸枣仁、合欢皮。

6. 内外兼治，灌肠止血生肌敛疮

治疗溃疡性结肠炎应当内外兼治，内治注重调气理血，外治注重生肌敛疮。中药灌肠疗法作为一种外治疗法，安全性高，可以使药物直达病所，发挥止血生肌敛疮的治疗作用，配合中药内服治疗可以增强疗效。常用的灌肠中药由敛疮生肌类、活血止血类、清热解毒类药物组成。何晓晖教授常用锡类散灌肠治疗溃疡性直肠炎，即用锡类散兑入少量温开水中，装入药盒配备的小塑料瓶中，从肛门中灌入直肠内，使锡类散保留在肠道半小时左右，每次 1 支，每日 2 次。此方法简便易行，病人可在家中自行灌注。锡类散具有清热解毒、祛腐化瘀、生肌护膜的作用，通过灌肠，锡类散能粘附在结肠病变部位，直接产生治疗作用，加速结肠糜烂和溃疡黏膜的修复。

（二）典型病案三则

病案 1：维卡滋，男，26 岁，印度人，南昌大学留学生。2017 年 4 月 5 日初诊。

主诉：腹泻、脓血便 1 年余，胃脘疼痛半年，加剧 10 余天。

病史：患者平素饮食无规律，喜吃海鲜及生冷水果，患慢性胃肠炎 10 余年，反复发作。去年腹泻又作，脓血便，在新德里某医院肠镜检查为溃疡性结肠炎（回盲瓣溃疡），曾服用美沙拉嗪等多种药物效果不显。半年前来中国留学，时常腹泻解脓血便，胃脘疼痛频作。2017 年 3 月 31 日在南大一附院胃镜检查为非萎缩性胃炎伴胃窦糜烂。初诊见腹泻剧烈，大便 1 日 7～8 次，夹黄色黏液和暗红色血块，下腹疼痛，肛门灼痛。服西药（药名不详）后胃脘部阵发性作痛，伴烧心、嗳气，时有吐酸。食欲减退，食量减少。入睡困难，眠浅易醒。消瘦，手足凉，精神差，难以坚持学习。曾在附属医院用西药治疗，效果不显而寻求中医治疗。舌质淡红，苔黄稍干，脉弦稍滑略数。

治疗经过：西医诊断为溃疡性结肠炎，慢性胃炎。中医诊断为胃脘痛、久痢。中医辨证为脾虚湿热，寒热错杂证。治疗先用半夏泻心汤平调寒热，和胃止痛，理肠止泻。处方：

姜半夏 9g，黄连 4g，黄芩 10g，干姜 5g，太子参 15g，白芍 10g，炒白术 10g，木香 10g，延胡索 15g，茯苓 20g，马齿苋 20g，海螵蛸 10g，神曲 10g，葛根 30g。配方颗粒剂，7 剂。

4 月 12 日复诊：药后诸症不减，疼痛如故，腹泻同前。守方加田七 3g，五灵脂 10g，蒲黄 10g，白芍改炒白芍 20g，海螵蛸改 20g。7 剂。

4 月 19 日三诊：药后疼痛已止，大便 1 日 1～2 次，成形，无黏液脓血，纳食稍增，舌质淡红，苔薄黄，脉细弦长。守方加黄芪 15g，太子参改 30g，延胡索改 10g。7 剂。

4 月 26 日四诊：因食欲增加，吃了大量海鲜和水果后，胃痛又起，腹泻又作，1 日 4 次，形如糊状，无黏液脓血，舌质淡红，苔薄白，脉细稍弦。守方去延胡索，加紫苏叶 10g，藿香 10g。7 剂。

5 月 3 日五诊：胃痛及腹痛已止，大便 1 日 2～3 次，形状稀溏，无黏液和脓血，肠鸣不休，纳差，神疲。舌质淡红，苔薄白，脉弦细力弱。治拟健脾助运，补肾止泻。以七味白术散合香连丸、四神丸化裁，处方：

党参 20g，炒白术 10g，炒苍术 15g，茯苓 30g，葛根 15g，炒薏苡仁 30g，黄芪 15g，炒白芍 10g，黄连 4g，木香 10g，陈皮 8g，补骨脂 10g，五味子 10g，吴茱萸 4g，石榴皮 12g，马齿苋 20g，7 剂。

5月10日六诊：大便1日1～2次，形状正常，精神明显好转，纳食增进，夜寐稍差。舌质偏红，苔薄，脉弦缓按之有力。仍以前方加减治疗1月，以巩固疗效。随访6个月，病无反复。

按语： 何晓晖教授曾经多次为美国、俄罗斯、德国、以色列等国的外教和留学生治疗胃肠病，都取得较满意疗效。此案患者为印度人，患溃疡性结肠炎久治不愈，强烈渴望中医能为其解除病痛，经过一段时间的治疗，取得了良好的疗效。患者为饮食所伤，久病不愈，脾胃虚弱，生湿生热，湿热蕴结胃肠，灼损肠膜，气滞络瘀，络伤血溢。脾气虚弱为本，湿热、气滞、血瘀为标，久病及肾伤阳，虚实相兼，寒热错杂。治疗分两步，先寒热虚实并治，和胃调中以止痛，清化湿热以止泻。再健脾补肾固本，兼以清肠理气止泻。治疗全程以"衡"为法，着眼整体调理，兼顾脾肾胃肠，平调虚实寒热，故疾病得以迅速缓解。

病案2： 赵某，女，32岁，江西南昌人，职工。2013年5月4日初诊。

主诉： 大便脓血伴腹痛反复发作8年。

病史： 在外院经肠镜及病理检查诊断为"溃疡性结肠炎"，在江西多家省级医院经中、西医治疗无效，故前来江西中医药大学附属医院国医堂就诊。诊时症见：大便1日7～8次，稀溏夹脓血黏液，里急后重，腹痛，肠鸣，神疲乏力，形体消瘦，纳可，寐安，小便平，舌质偏红，苔黄稍腻，脉细弱。

治疗经过： 四诊合参，辨证为脾气虚损，湿热蕴肠，气血瘀阻之证。治当健脾益中，清热燥湿，调气行血，化滞止痢。以健脾清化汤加减。处方：

生黄芪30g，党参15g，茯苓30g，炒白术20g，当归12g，黄连5g，地锦草30g，败酱草30g，白头翁30g，青黛6g，木香10g，赤芍12g，桃仁10g，枳壳15g，生甘草6g。

服药7剂，大便明显好转，1日2～3次，脓血已减少，腹痛止，寐安，舌质淡红，苔黄稍腻，脉沉细。继用前方，加薏苡仁30g，赤芍改15g。再进14剂，大便已正常，1日1次，成形，无脓血黏液、无腹痛，舌淡红，苔薄白，脉细，继用前方加减调治2个月而愈。随访至今未见复发。

按语： 患者病延8年，脾胃损伤日久，故脾气虚弱为当前主要矛盾，次为湿热蕴肠，治疗以健脾益气为主，佐以清化湿热、理气和血。方中黄芪、党参、白术、茯苓、薏苡仁健脾益气，脾气足则运化健，运化健则湿邪除。黄连、白头翁、地锦草、败酱草、青黛清热燥湿，湿热清则痢自止。当归、赤芍、桃仁行瘀活血，木香、枳壳理气行滞。"行血则便脓自愈，调气则后重自除。"全方主次分明，扶正以祛邪，调气兼和血，方证契合，故 8 年顽疾，2 月得瘳。

病案 3： 刘某，男，39 岁，中学教师，江西吉安人。2011 年 7 月 19 日初诊。

主诉：腹痛、腹泻、解黏液便 2 年。

病史：患"溃疡性结肠炎"2 年，来回治疗于南昌几家三甲医院，求治中西医专家十几位，效果不佳，腹痛腹泻日益加重，身体消瘦虚弱，大便 1 日 3～5 次，夹有黄赤黏液。食少脘胀，神疲乏力，忧愁焦虑，夜寐不安。诊时见愁眉苦脸，叹息不断，精神疲惫。舌质暗红，苔薄黄，脉弦细。

治疗经过：辨证为肝郁脾虚，湿热蕴肠。治疗先以治神，针对病人文化程度高、理解能力强的特点，详尽介绍了溃疡性结肠炎的发病机制，解答了所提的各种问题，经过心理疏导后病人的眉头舒展了。再拟处方疏肝解郁、健脾调中，兼以清化湿热。处方：

柴胡 10g，炒白芍 15g，枳壳 12g，炒白术 15g，茯苓 30g，山药 15g，当归 10g，黄连 5g，黄芩 10g，莲子心 4g，丹参 10g，仙灵脾 10g，地锦草 20g，仙鹤草 15g，钩藤 40g。7 剂。

1 周后复诊，病人已眉开眼笑，腹痛腹泻已止，大便趋于正常，夜寐安定，精神焕然一新。再经 1 个半月调治，疾病缓解，随访一年均未复发。

按语： 胃肠是情绪之镜，情志不遂是导致溃疡性结肠炎发病的重要因素之一。该患者因病致郁，导致疾病缠绵不解。治胃先治神，首先通过解惑释疑、移情易性法进行情志治疗，再以疏肝理气、健脾助运、清化湿热药物治疗，患者由"愁眉苦脸"到"眉头舒展"，再到"眉开眼笑"，病情迅速缓解，正体现了《内经》"一曰治神"的治疗思想。

三、腹泻型肠易激综合征的治疗经验

肠易激综合征（IBS）是临床常见的胃肠功能性疾病，是一组包括腹痛、腹胀、排便习惯改变和大便性状异常（稀便、黏液便、便秘），持续存在或间歇发作，而又无器质性疾病（形态学、细菌学及生化指标异常改变）的症候群。本病可归属于中医泄泻、腹痛、便秘、滞下、郁证等病证范畴。

本病病因及发病机制至今尚未完全阐明，大多认为是一个多因性、多态性疾病，与精神心理、饮食、遗传、感染、性别、胃肠激素分泌失调、免疫功能紊乱、胃肠动力紊乱、内脏敏感性增高等因素有关。中医认为其主要致病因素有情志失调、外邪内侵、素体虚弱、饮食不节等；主要病机是肝郁脾虚，大肠气滞。

临床上将 IBS 分为腹泻型、便秘型及腹泻便秘交替型，而以腹泻型最为常见，治疗也较为困难。何晓晖教授治疗腹泻型 IBS 积累了丰富的临床经验，形成了颇具特色的治疗思想。他认为本病病位虽然在肠，但与肝、脾二脏关系最为密切，肝郁脾虚，木旺乘土，肝脾不和是其最主要的病理机制。腹泻型 IBS 以"痛泻"为其主要临床特征，吴崑在《医方考》中说："泻责之脾，痛责之肝，肝责之实，脾责之虚，脾虚肝实故令痛泻。"他认为治疗本病的关键是"抑肝扶脾"，所总结治疗腹泻型 IBS 的调肝四法和调脾四法，理论有依据，运用有章法，临床有疗效。

（一）调肝四法

肝失条达是 IBS 主要的发病病机。现代医学认为胃肠动力紊乱与内脏敏感性异常是 IBS 的两大基本病理生理特征。此病患者多为"气郁型"体质，多存在内脏高敏状态，而胃肠动力紊乱和内脏高敏与肝的疏泄失调密切相关。肝为将军之官，主疏泄，主调节情志，主调畅胃肠气机。情志所伤如忧悲思愁、愤懑郁怒、谋虑不遂等，导致肝气郁结，失于条达，横逆脾胃，升降失司，致使大肠气机不调，则出现排便异常。如肝气疏泄太过常引起腹泻，疏泄不及常导致便秘，疏泄失调则腹泻与便秘交替。肝气郁结则气机不通，不通则腹痛。气郁日久，化阳生热生风，风扰于肠则肠鸣，热扰于内则神乱。现代研究表明，IBS 患者常有精神和心理障碍，大便习惯的改变往往受精神心理因素的影响，80% 以上病人所诉的腹部症状因精神压力而加剧。患者除有肠道症状外，同时还伴有副交感神经功能失常，以及抑郁、焦虑、偏执等心理精神症状。因此治疗 IBS 的第一要务是疏肝抑肝、调畅气机，或疏肝解郁，或柔肝缓急，或抑肝息风。

1. 疏肝解郁法

本病多发生于气郁体质之人，易情志所伤而因郁致病，病后情绪忧愁又因病致郁，故肝气郁结是其主要发病机制。因肝失条达，疏泄失常，气机不利，而致情志抑郁，善太息，喜嗳气，腹胀腹痛，痛则欲便，排便不爽，脉弦等。治疗 IBS，首当疏肝解郁，药物疗法与心理疏导相结合。常用方剂有四逆散、柴胡疏肝汤、越鞠丸，兼脾虚者用逍遥散，气滞明显者加用四磨汤。药物可选用柴胡、香附、郁金、枳壳、木香、苏梗、厚朴、青皮、八月札、佛手等，合欢花、玫瑰花、月季花等花类药亦能疏肝理气、解郁悦志。

2. 柔肝缓急法

痛泻是本病的主要临床特征，痛而作泻，泻后痛减。痛责之肝，肝为刚脏，体阴而用阳，喜柔喜阴。肝气郁结，气机不畅，气行不利，不通则痛。治疗既要柔肝敛肝，缓急止痛；又要调理气机，理气止痛。柔肝敛肝宜用酸甘，如白芍、甘草、乌梅、枸杞子、女贞子之属。理气行气宜用辛走,如香附、木香、乌药、佛手、川楝子、延胡索、姜黄之类。气血互生互依,若生病日久,久病必入络,当配伍活血化瘀之药,如当归、川芎、丹参、赤芍、乳香、没药等。

3. 抑肝息风法

肝为风脏,肝郁可抑阳,阳郁能化风,肝风内生,横逆犯脾,扰乱胃肠,可引起肠鸣如雷、腹痛急迫、矢气频频、泡沫状便等。所以在疏肝理气的基础上,可佐以抑肝息风,加用防风、荆芥、钩藤、牡蛎等药。肠易激综合征患者多有内脏敏感性异常,其内脏感觉异常包括对正常的扩张刺激表现出感觉过敏,对伤害性刺激的感觉阈值明显降低。降低内脏感觉的敏感性,可能是抑肝息风药治疗 IBS 的作用机理。部分 IBS 患者发病与过敏有关,也属于中医"风病"范畴。治疗此类病人,可加入一些有抗过敏作用的中药,可改善过敏体质,常用药物有乌梅、五味子、蝉衣、甘草、防风、诃子、银柴胡等。抗过敏中药大多数是味酸之品,酸能收敛,酸能柔肝,故又有止泻止痛作用,用之适当可增强疗效。

4. 暖肝温肾法

若腹泻型 IBS 迁延不愈,可导致久病伤阳,久病及肾,由实转虚,命门火衰,火不暖肝,则肝经虚寒;火不生土,则脾阳虚衰,出现腹痛泄泻,泻下清冷,脘腹凉冷,形寒肢冷,喜热畏寒,腰膝酸软,神疲乏力,舌淡苔白,脉沉细弱。治宜温肾暖肝,补脾止泻,方用附子理中汤、四神丸、暖肝煎等,常用药物有附子、肉桂、补骨脂、益智仁、高良姜、乌药、胡芦巴、吴茱萸、五味子等。

(二)调脾四法

脾气虚弱是 IBS 主要的病理基础。脾胃为正气之本,肝气犯中,多是土虚木乘。饮食失节,或劳逸失度,或思虑太过,或曾患泄泻、痢疾之疾,以致脾胃内伤,中土虚弱,而招致肝气来犯。正如张景岳所说:"凡遇怒气作便泄泻者,必先以怒时夹食,致伤脾胃,故但见有所犯,即随触而发,此肝脾两脏病也。盖以肝木克土,脾气受伤而然。使脾气本强,即有肝郁,未必能入,今即易伤,则脾气非强可知矣。"脾胃虚损,运化失健,又有肝气来犯,则致升降失其常度,传导失其常态,清气不升、水湿不化则发生泄泻,传导无力、腑气不运则发生便秘。脾不化湿酿而成痰,则大便黏液;湿从热化蕴积于肠,则黏液色黄、肛门灼热。脾虚日久中气下陷,则腹胀、肛坠。故 IBS 的治疗基础是健脾扶土,或健脾益气,或补脾升阳,或运脾化湿,或助脾祛痰。脾为后天,肾为先天,相互滋生与促进,脾虚及肾时当益火生土,固涩止泻。

1. 健脾益气法

IBS 以脾虚为本,脾虚才能招致肝犯。脾气虚弱,运化失司,水谷不化,气血生化无源。临床表现为体倦乏力，纳差，便溏泄泻，舌质淡胖，脉弱无力。本病的主病机是肝郁脾虚，治疗仍可遵仲景"见肝之病，知肝传脾，当先实脾"之旨，健脾以益气，实土以抗木。方用六君子汤、参苓白术散之属以健脾益气，助运止泻。常用药物有红参、党参、白术、茯苓、山药、苡仁、芡实、莲肉、扁豆等。大便溏薄者加用运脾燥湿之苍术、厚朴等，兼有中气下陷者加用黄芪、葛根、升麻等，兼有脾阳虚者加用干姜、附子、吴茱萸等，兼见肾阳虚者加用补骨脂、益智仁、肉桂、胡芦巴等。

2. 补脾升阳法

脾胃为气机升降之枢。脾主升清，脾虚日久，必致脾阳不升，中气下陷，引起腹泻日久不愈，脘腹胀满，下腹坠胀，甚至肛门下坠。治疗除健脾益气外，还需升阳举陷，选用补中益气汤。补中益气药有黄芪、红参、党参、白术、茯苓、五味子、山药等，升阳举陷药有升麻、柴胡、葛根、荷叶蒂、桔梗等。若兼有气滞，加枳壳、厚朴、木香、佛手等；兼有湿困，加苍术、薏苡仁、砂仁、白蔻仁等；兼有阳虚，加附子、干姜、桂枝、淫羊藿等。

3. 运脾化湿法

"无湿不作泻。"脾气虚弱，运化失司，水湿不化，水走肠间而作泻。感受外湿是导致IBS的众多原因之一，如部分病人是由于肠道急性感染感受寒湿或湿热之邪后发展而成。湿邪困脾，表现为大便溏薄夹有黏液，解之不爽，口腻，纳呆，腹胀，神疲乏力，困倦思睡，舌苔腻，脉濡或缓。治疗宜健脾化湿，脾虚湿盛者方用七味白术散或参苓白术散，常用健脾化湿药有茯苓、薏苡仁、白术、苍术、山药、扁豆、芡实等。兼有外湿困脾者方用平胃散或胃苓散等，可选用苍术、厚朴、藿香、砂仁、白豆蔻等。"风能胜湿"，学习李东垣治疗经验，佐以防风、荆芥、独活等祛风胜湿药，治湿止泻效果更好。湿蕴亦可生热，湿热困扰结肠，可出现大便黏滞、肛门灼热、泻下急迫、舌苔黄腻等，治当清热化湿，选用香连丸、葛根芩连汤之属加减，常用药物有黄连、黄芩、黄柏、苦参、白头翁、地锦草、马齿苋、红藤等。

4. 助脾祛痰法

脾为生痰之源，痼疾顽症多属于痰。解黏液便是IBS的症状之一，其中黏液性结肠炎以黏液便为主症，此为痰浊流注所致。还有部分患者主诉肠间辘辘有声，此为痰饮走窜所致。痰邪作祟，当健脾以祛痰，可选用香砂六君子汤、二陈汤、苓桂术甘汤、导痰汤、三子养亲汤等。常用药物有茯苓、泽泻、白术、苍术、半夏、陈皮、白芥子、莱菔子等。黏液多者加鸡冠花、六月霜、五倍子、石榴皮、儿茶等。痰凝日久，必致阻碍气血运行，导致气血瘀滞，痰瘀互结，造成疾病缠绵不愈，此时当兼以活血化瘀，选用郁金、川芎、赤芍、丹参、地龙、王不留行、路路通等药。

（三）调和肝脾

中医治病讲究整体观。IBS 的成因是多种致病因素综合作用的结果，尤其是精神心理因素起着重要作用。中医认为五脏一体，IBS 病位虽然在肠，但与肝、脾、心、肺、肾、胃、胆等脏腑都有一定关系。所以治疗本病，既要从整体观念出发，综合分析，全面考量，因人而异，辨证论治；又要治神为先，注意心理疏导、情志调节及生活调理。

IBS 的主病机是"肝郁脾虚，肝脾不和"，故治疗的关键是"抑肝扶脾，调和肝脾"。何晓晖教授经过长期的临床探索，创制了一首调和肝脾的经验方"健脾息风汤"，用此方加减变化治疗腹泻型 IBS，疗效确切。健脾息风汤由党参、茯苓、白术、柴胡、白芍、枳壳、防风、陈皮、八月札、葛根、黄连、钩藤、夜交藤、麦芽等 14 味药物组成，具有健脾柔肝、息风止泻之功，主治肠易激综合征、慢性肠炎属肝郁脾虚者。症见腹痛即泻，泻后痛减，发作与情绪相关，两胁胀满，心烦易怒，食少泛恶，舌胖色淡，脉弦细。本方由四君子汤、四逆散和痛泻要方三方组成。四君健脾，四逆疏肝，痛泻要方扶脾抑肝，八月札疏肝解郁，葛根、麦芽既健脾又柔肝，肝平脾旺则风息肠安。火热能生风，肝亢能生风，血虚能生风，再佐黄连清热泄火息风，钩藤平肝镇静息风，夜交藤养血安神息风，风止则泻停。全方协调肝脾，协调心身，协调气血，以达肝疏、脾健、心宁、肠安之效。

附：病案举例

病案 1：桂某，男，39 岁，干部，南昌市人。2017 年 2 月 8 日初诊。

主诉：进食后腹痛、腹泻 1 年。

病史：1 年来每于进食后则下腹部疼痛，肠鸣欲泻，便后痛减，便溏稀薄，夹白色黏液，1 日 3 ～ 4 次，情绪不遂时痛泻症状加重。平时矢气频频味臭，情绪紧张，时有焦虑，寐差，纳可，口中时苦，面色暗黄。胃镜和肠镜检查无明显异常。曾求治于多家医院服多种西药效果不明显。舌边色暗，苔薄黄，脉细弦略滑。

治疗经过：西医诊断为肠易激综合征，中医辨证为肝郁脾虚，肝胃不和。治拟疏肝解郁，健脾止泻。以健脾息风汤治疗。处方：

柴胡 6g，炒白芍 20g，炒白术 12g，茯苓 20g，枳实 6g，防风 6g，党参 10g，陈皮 6g，五味子 10g，乌梅 10g，葛根 20g，钩藤 20g，甘草 5g。7 剂。

服药后大便次数减少至 1 日 2 次，便前腹痛明显减轻，黏液已少。矢气仍多，外痔疼痛。守方去枳实，改枳壳 15g，加苍术 10g，14 剂。2 周后大便 1 日 1 ～ 2 次，形状欠实，无黏液。腹已不痛，肠鸣减少，矢气见少。睡眠已安，痔疮好转。肝郁得解，脾虚仍存，上方党参改 20g，茯苓改 30g。此方加减治疗 1 月后，大便已完全正常，腹痛和肠鸣消失，饮食健旺，情绪松弛，睡眠安定，面色红润。

按语： 此病病机为肝郁脾虚，木旺乘土，肝脾不和，以痛泻为主要临床表现。泻责之脾，痛责之肝，肝责之实，脾责之虚，故治疗宜抑木扶土、疏肝解郁、健脾止泻。健脾息风汤健脾气，疏肝气，息风气，方证契合，故能药到病除，疗效稳定。

病案 2： 张某，女，51 岁，商人，景德镇市人。2014 年 3 月 12 日初诊。

主诉：腹痛、腹胀、腹泻反复发作 3 年。

病史：经商 20 多年，因市场竞争激烈，时常精神紧张，长期失眠。3 年前开始月经紊乱，性情急躁，焦虑不安，易与人争吵，时有彻夜不眠。继而胸胁和脘腹胀闷，食后腹胀明显。情绪不遂则腹泻，泻前左下腹疼痛，大便急迫，肛门热痛，粪便先结后溏，解之不畅，矢气频频，次数频繁，甚时 1 日 5～6 次。到体检中心全面检查，除血压偏高外无明显异常。曾屡服中西药病情仍缠绵不愈。诊时见形体消瘦，情绪不安，唇色暗淡，嗳气叹息频作。舌质暗偏紫，舌尖红，舌下络脉曲纡；舌苔黄根部腻。脉细弦，左关浮滑，两尺沉弱。

治疗经过：西医诊断为更年期综合征、肠易激综合征。中医辨病为郁证。辨证为肝脾不和，湿热蕴阻，气血失畅，阴阳失调。治则为疏肝解郁，理气和血，清热化湿，燮理阴阳。以越鞠丸合逍遥散化裁。处方：

香附 10g，川芎 10g，山栀 10g，苍术 10g，六曲 12g，柴胡 8g，炒白芍 15g，枳壳 15g，炒白术 12g，茯苓 20g，当归 10g，山药 15g，山茱萸 10g，防风 10g，钩藤 30g，夜交藤 30g。10 剂。

药后诸症均明显改善，大便次数减至 2～3 次，解之通畅，胸闷、腹痛、腹胀减轻，叹气、嗳气、矢气减少，纳食增加，睡眠好转。心情有所放松，但仍焦虑不安。舌紫见轻，腻苔见少，脉弦见缓。因药对证而初见成效，前方去神曲，加百合 15g。以此方加减变化共治疗 1 个半月，除时有寐差、心烦和多食腹胀外，其他症状基本消除，大便正常，体重增加。嘱继续服丹栀逍遥丸和六味地黄丸 2 个月，以巩固疗效。

按语： 患者为气郁型体质，气郁化热，气滞血瘀。又值更年期，阴阳失调，脏腑失和，气血失畅，生成郁证。气郁则胸闷、腹胀、嗳气、喜叹，热郁则心烦、焦虑、失眠、舌红、肛热；湿郁则腹泻、苔腻，血郁则唇暗、舌紫。肝郁阳亢生风，乘脾扰肠，小肠失于分利，大肠失于传导，故大便不调、腹泻腹胀。治疗以逍遥散疏肝健脾，调畅气血；越鞠丸解气郁、热郁、湿郁、血郁；再加钩藤平肝定神息风，防风祛风安肠止泻，夜交藤养血安神息风；加山药、山茱萸滋阴补阳而燮理阴阳。全方脏腑、气血、阴阳整体调理，以达到新的平衡，故繁杂证候得以缓解。

四、慢性便秘的治疗经验

慢性便秘是指排便次数减少、粪便量减少、粪便干结、排便费力，病程至少 6 个月以上。便秘属于中医大便难、脾约、后不利、阴结、便秘的范畴。中医认为便秘的基本病机是大肠传导功能失常。病位在大肠，与脾、胃、肺、肝、肾、心等脏腑关系密切。

随着饮食结构的改变和精神心理、社会因素的影响，慢性便秘患病率逐渐上升，年龄的增长患病率明显增加，60 岁以上的老年人便秘患病率为 18% ～ 25%，人群中约有 50% 以上的人曾受到便秘的困扰。

慢性便秘虽然不是大病重症，但长期困扰则对健康的危害性很大，主要有以下 10 个方面的危害：①饮食障碍：便秘可使腹部胀满，产生恶心、厌食、食而无味。②神经衰弱：便秘病人常伴有烦躁不安、心神不定、失眠等。③导致肥胖：粪便中的毒素可导致大肠水肿，下半身血液循环减慢，易形成梨状身材及胖肚子。④影响美容：便秘患者由于粪便长期滞留肠道，异常发酵，腐败后产生大量有害毒素，易生痤疮、面部色素沉着、皮疹等。⑤产生体臭：毒素的聚集，引起口臭和体臭。⑥引发痛经：慢性便秘病人由于长期盆腔肌肉刺激，常可引发痛经。⑦性欲减退：长期便秘病人可有性欲减退，导致男子阳痿、女子性冷淡或性高潮缺失。⑧并发疾病：便秘病人可并发肛肠病，如痔疮、肛裂、直肠脱垂和结肠憩室。此外，还易诱发荨麻疹、哮喘等过敏性疾病，以及胆结石、头痛等。⑨诱发癌症：便秘病人的有害毒素持续刺激肠黏膜，易导致结肠癌，也可诱发乳腺癌。⑩造成猝死：严重便秘时肛门怒挣可使血压急剧上升，造成中风甚至猝死，常发生于高血压、冠心病等心血管疾病患者。所以患了慢性便秘，要积极治疗，解除困扰。

中医药治疗便秘颇具特色，我们临床跟师学习中亲眼见到何晓晖教授治愈了大量的顽固性慢性便秘患者，他对便秘有独特的认识和治疗经验。

（一）治便秘心得

1.明确诊断，有的放矢

排便机制十分复杂，从产生便意到排便过程中，需外周神经兴奋，将冲动传至肠神经丛、脊髓、大脑皮层，引起一系列生理反射和与排便有关的肌肉协调收缩而完成，任何一个环节的障碍均可引起便秘。便秘只是一种临床症状，导致便秘的原因很多，有功能性的，也有器质性的。功能性便秘多由不良的饮食习惯、生活习惯、排便习惯引起，如饮食不规律、纤维食物摄入过少、不定时大便、长期抑制便意等导致直肠反射敏感性减弱、结肠蠕动失常或痉挛性收缩，造成长期便秘。精神高度紧张或心理障碍亦可引起便秘。引起便秘的器质性疾病主要有胃肠道疾病，如肠狭窄、肠粘连、先天巨结肠症、结肠憩室炎、肠息肉、肠肿瘤、炎症性肠病等；直肠和肛门病变，如直肠炎、痔疮、肛裂、肛周脓肿等；直肠和盆底解剖结构功能异常等；神经系统病变，如肠神经肌肉病变、脊髓损伤、多发性神经根炎、帕金森病等；累及胃肠道的系统性疾病，如甲状腺功能减退、糖尿病、结缔组织病等。所以，面对慢性便秘患者，首先要通过望、闻、问、切和视、触、叩、听以及必要的现代检查，找出便秘的原因，明确疾病的诊断。排除了各种器质性病变，则属于功能性便秘。

2. 审察病因，首辨虚实

中医认为导致便秘的病因大致有四个方面：一是外感热邪：外感燥热之邪伤肺，热下移大肠，肠燥津枯而大便干结；或热病之后，余热留恋，伤津耗液，致大便燥结。二是饮食所伤：过食醇酒、辛辣、香燥之物，或久进温热之药，致胃肠积热，耗伤津液，肠燥粪干，形成便秘。或恣食生冷，阴寒凝滞胃肠，传导失司而致便秘。三是情志失调：忧愁思虑，脾伤气结；或抑郁恼怒，肝郁气滞；或久坐少动，气机不畅，均可导致腑气郁滞，通降失职，糟粕内停而形成便秘。四是气血亏虚：年老体弱或久病、产后、失血，导致气血亏虚。气虚则大肠传导无力，血虚则肠道失润，导致大便难下。气血亏虚日久可发展为阴阳亏损，阴虚则大肠失润干枯，以致便干难解；阳虚则肠道失于温煦，阴寒凝滞，以致大便艰涩。

导致慢性便秘的原因很多，临床证候多样，但总不外乎虚实两端。便秘分为实秘和虚秘两大类，实秘有热秘、气秘和冷秘，虚秘有气虚、血虚、阴虚和阳虚。便秘伴小溲短赤、面红身热、口干口苦、胁腹痞满、嗳气矢气频作，多为实秘；便秘伴气短汗出、面色无华、头目晕眩、心悸、神疲乏力多为虚秘。粪便干燥坚硬，便下困难，肛门灼热，多为燥热便秘；粪质不甚干结，排便不爽，伴腹胀肠鸣矢气，多为气滞便秘；粪质不干，欲便不出，便下无力，多为气虚便秘。舌象、脉象对辨别便秘虚实有重要意义：如舌红苔黄燥、脉滑数，多为热便；舌红少津、无苔或少苔、脉细数，多为阴虚便秘；舌淡胖、苔白、脉虚弱，多为气虚便秘；舌淡、苔白滑或白腻、脉沉迟，多见于阴寒内结之冷秘。辨明便秘虚实，则可纲举目张，实则泻之，虚则补之。

3. 脏腑相关，整体调治

《内经》云："魄门亦为五脏使。"排便与五脏的功能均相关，五脏功能失常，均可导致大便排泄障碍。如脾主运化，气血生化之源，脾虚则运化失常，气血亏虚，大肠传导无力。胃主通降，以助大肠传导水谷糟粕，胃失和降则大肠传导不利。肺与大肠相表里，肺气肃降，气机调畅，能促进大肠的传导。肺热下移大肠，大肠津伤，或肺气虚弱，大肠推动无力均可导致便秘。肝主疏泄，调畅气机。肝气不疏，气机壅滞，则大肠失于通降。肾藏元气，为气之根，为诸阴阳之本。肾主二阴，肾阴不足则肠无所滋，肾阳亏虚则肠无所煦，均可导致排便障碍。心主神，肛门的启闭依赖心神的主宰，主明则下安，心神不宁气机则紊乱，大肠传导失常而发生便秘。因为便秘的发生与五脏都有联系，所以论治慢性便秘必须从整体出发，综合分析病因病机，综合调理脏腑功能。

4. 熟悉药性，灵活应用

中药中有很多通便药，但其性味各异，药物作用机制不尽相同。现代中药药理研究成果，可以为我们临床选择药物提供参考。大肠传导失司是慢性便秘的主要病机，导滞通便是其治疗法则，但又有清热通降、清肃通降、行气通降、润燥通降、养血通降、温润通降之分。可结合中药性味及药物作用机理选用适宜的通便药，有的放矢。如清热通便药有大黄、番泻叶、虎杖、芦荟、蒲公英、生地黄、瓜蒌等，降气通便药有枳实、枳壳、厚朴、槟榔、大腹皮、沉香、莱菔子、苏子等，宣肺通便药有杏仁、牛蒡子等，益气通便药有白术、黄芪、玄参等，养血润肠通便药有当归、白芍、何首乌、黑芝麻等，滋阴润燥通便药有生地黄、玄参、麻子仁、郁李仁、桃仁、杏仁、柏子仁、麦冬、天冬、桑椹子、蜂蜜等，温润通便药有肉苁蓉、胡桃肉、锁阳等。

大黄是治疗胃肠病最重要的药物之一，也是通便最常用之药。因为大黄在治疗胃肠病中具有多种作用，如通腑泻下、清热泻火、导滞消积、凉血止血、祛瘀活血、解毒杀菌、健胃护膜、去腐生新、散肿消痈、降逆利胆等，所以何晓晖教授将其广泛应用于胃肠疾病的治疗。大黄治疗便秘，优点是作用强、见效快，适用于热秘、实秘。但大黄也有不少缺点，其味苦性寒，久服易损脾伤胃；因含有鞣质，具有收敛作用，易产生继发性便秘；部分病人可导致大肠黑变病。何晓晖教授认为慢性便秘是一个慢性过程，多见于老年人和体质虚弱之人，完全治愈需要一定的时间，若用大黄等攻下之品，图一时之快，停药之后，便秘症状会更加严重。故何晓晖教授治疗慢性便秘时较少用大黄，使用原则是慎用、少用、暂用、合用。慎用，即一般不用，大便秘结严重或其他药物治疗不效时才会应用；少用，即剂量很小，多为 3 ~ 5g，起引导大便下行作用；暂用，即用时较短，大便通畅后则停用；合用，即根据便秘证型，分别与清热药、行气药、润肠药、养血药、益气药等同用。

白术既是一味重要的健脾止泻药，又是一味通便良药，能双向调节肠道运动。早在《伤寒论》就有用白术治疗便秘的经验，如第174条："伤寒八九日风湿相搏，身体疼烦，不能自转侧，不呕不渴，脉浮虚而涩者，桂枝附子汤主之。若其人大便硬，小便自利者，去桂枝加白术汤主之。"不少报道以大剂量白术治疗各种便秘，临床上不论与凉润的生地黄配伍，或与燥热的姜附配伍，均有良好的通便作用。关于白术通便的作用机理，何晓晖教授认为健脾益气是白术止泻、利水、止汗、治痹、安胎、抗癌功效的基础，也是通便的作用机理。粪便的排泄，需要气的推动，也需要津液的润滑，《素问·厥论》曰："脾主为胃行其津液者也。"气的生成和津液的输布都依赖于脾的运化作用。脾失运化，气虚推动无力，津液不能输布，故大肠失于传导而大便秘结。白术甘而柔润，健脾益气，升清降浊，重用白术能"运化脾阳"，以行津液而润肠道，使干燥坚硬之大便变润变软，容易排出而畅通。现代药理研究表明，白术有"促进肠胃分泌的作用""使胃肠分泌旺盛，蠕动增速"，这可能就是白术通便的作用机理所在。白术治疗便秘有三个要点：一是宜用生白术；二是用量要大，常用至30～60g；三是配伍用药，气滞配枳实，气虚配黄芪，血虚配当归，阴虚配生地黄，阳虚配肉苁蓉。

5. 药食同疗，克服陋习

功能性便秘的发生与病人的不良的饮食习惯、不良的生活习惯、不良的排便习惯密切相关，所以要治愈此病，仅依靠药物治疗不行，必须纠正不良习惯，改善体质。

（1）克服不良饮食习惯

饮食不科学，过食辛辣炙烤食品，含纤维的食物摄入过少，饮水不足等，是导致便秘的重要原因。纠正不良饮食习惯是治疗便秘和防止便秘复发的最重要措施。何晓晖教授强调饮食要五多五少：五多包括多吃粗粮杂粮（糙米、麦片、红薯、芋头、马铃薯等），多吃蔬菜（芹菜、韭菜、豆芽、青菜、萝卜、茭白等），多吃水果（鸭梨、猕猴桃、火龙果、释加果、香蕉、苹果、蕃茄、黄瓜等），多饮水，多吃润肠食品（蜂蜜、芝麻等）。五少包括少吃辛辣食品，少吃温燥食品，少吃炸烤食品，少吃生冷食品，少饮酒吸烟。

（2）克服不良生活习惯

许多慢性便秘患者有着不良的生活习惯，如久坐不动，缺乏运动，深夜不睡，睡眠不足，持续高度精神紧张等等，引起大肠蠕动失常，或痉挛性收缩，导致便秘的发生。要督促病人改变生活习惯，保持平和心态；保持充足睡眠，起居有时，劳逸有节；加强体育运动，增强身体素质。

（3）克服不良排便习惯

不良排便习惯是导致功能性便秘的重要原因之一，如排便不定时，忽视便意，强忍大便，大便时看书报或玩手机等。要根治便秘，必须养成每日定时如厕排便的良好习惯，无便意也要蹲厕 10 ~ 15 分钟，以建立排便反射，日久即可形成定时排便的习惯。

（二）治便秘经验方

何晓晖教授经过长年的临床积累探索，创制了润肠通便汤、益气通便汤和顺气通便汤 3 个治疗便秘的经验方，以此加减变化治疗各证型的便秘，疗效确切。现介绍于下：

1. 润肠通便汤

药物组成：生地黄、火麻仁、桃仁、当归、何首乌、白术、白芍、枳实、蒲公英、肉苁蓉、莱菔子。

功效：滋阴养血，润肠通便。

主治：阴虚便秘，血虚便秘，如老年阴虚便秘、产后血虚便秘。症见大便干燥，便如栗状，艰涩难解。

方解：大肠为传导之官，主大便的排泄。素体阴亏，或年老津少，或产后血伤，均可导致津枯肠燥，大肠传导失司，故大便艰难。本方以生地黄、火麻仁、桃仁生津滑肠通便，当归、何首乌、白芍养血润肠通便，白术运脾气以通便，枳实降腑气以通便，蒲公英清肠热以通便，莱菔子下浊气以通便，反佐肉苁蓉温肾气以通便。诸药合用，润肠滑肠清肠同用，行气降气益气同施，通寓于补，阴寓于阳，标本兼治，缓急兼顾，故临床用之既能迅速显效，又能使疗效巩固。

临床运用：本方围绕润肠滑肠通便，气血阴阳兼顾，运用时可随证加减变化。若便秘严重者，暂时加用大黄，以缓其急。习惯性便秘要注意调节饮食，改变生活习惯和排便习惯。

2. 益气通便汤

药物组成：黄芪、白术、当归、火麻仁、肉苁蓉、升麻、枳实、莱菔子。

功效：益气助运，润肠通便。

主治：气虚便秘。症见便软难解，努挣无力，神疲倦怠，自汗气短，舌淡胖，脉虚弱。

方解：气有推动作用，粪便运行有赖于气的推动，本方应用大剂量的黄芪益气以助运，为君药。脾为中气之源，肾为元气之根，白术健脾气以通便，肉苁蓉温肾气以通便，为臣药。当归、火麻仁养血润肠以通便，枳壳、莱菔子降浊下气以导滞，为佐使。升麻轻宣升阳，升清以降浊，为佐药。全方以益气为主导，气血互用，升降相助，寓通于补，寄降于升，最适用于老年人或病后体虚之便秘。

临床运用：气虚甚者，加人参，莱菔子减量；阳虚者，加锁阳、补骨脂，肉苁蓉加大剂量至30g；气虚下陷脱肛者，加人参、柴胡、葛根以协助黄芪益气升陷；腰膝酸软者，加杜仲、牛膝等。

3. 顺气通便汤

药物组成：枳实、白术、厚朴、槟榔、白芍、当归、大黄、葛根、莱菔子。

功效：顺气宽中，导滞通便。

主治：气滞便秘。症见排便困难，大便干结，腹胁胀痛，矢气不畅，嗳气频繁。

方解：大肠以通降为用，故治气秘宜通宜降。本方是在小承气汤、枳术丸基础上加味所成。方中枳实、厚朴、槟榔、莱菔子下气导滞通便；大黄泻下通里，以去其实；白术健脾益气通便；当归养血润肠通便，寓通于补；白芍、葛根敛阴化津，柔肝理肠，以助通便；葛根主升，寓降于升，清升则浊降。全方以导滞下气为主，佐以养阴润肠，邪正兼顾，气血兼理，升降兼用，下不伤阴，攻不伤正。

临床运用：本证多与情志不遂相关，故应注意情志的调节。兼阴虚者，加生地黄、玄参；兼气虚者，加黄芪、党参；腹胀痛者，加木香；寐差者，加首乌藤、合欢皮等。大黄性寒力猛，大便通畅后减去，不可久用。

（三）治便秘验案

病例1：黄某，女，35岁，江西南昌人，电视台编辑。2015年10月30日初诊。

主诉：大便秘结10余年。

病史：自少年起大便不调，排便无规律，数日一行。10年前因瘦身长时间服减肥药，药中含番泻叶和芦荟等泻药，服药2年后已无便意，不服药不大便，继而服药也不大便，完全依赖开塞露帮助排便，曾求治于省城多家三甲医院的中西医专家均未能取效。诊时大便艰难，用开塞露后粪稀黏滞量少。下腹胀满，矢气频频，胸闷心烦，喜嗳气叹息，每天因排便难而忧愁焦虑，工作效率降低。体型偏胖，面部时生痘疹，口不干，经期乳房和下腹疼痛明显，纳可，寐尚安。舌质边红，舌下络脉迂曲，苔薄黄，脉细略弦。

治疗经过：西医诊断为习惯性便秘；中医辨证为肝郁气滞，腑失传导。治疗分两步，先拟柴胡疏肝汤加减疏肝理气导滞，后用枳术汤加味健脾助运通便。首次处方：

柴胡10g，白芍15g，枳实15g，香附10g，川芎10g，青皮8g，太子参15g，白术20g，茯苓20g，当归12g，大腹皮15g，厚朴15g，莱菔子10g，麦芽15g，7剂。

并指导病人改善饮食习惯、生活习惯和排便习惯。

1周后复诊，病人胸闷腹胀明显减轻，嗳气矢气减少，在开塞露协助下，大便较之前通畅，心情明显好转。仍以前方加减治疗2周后，除大便仍困难外，其他症状基本消失。第二阶段治疗处方：

生白术 50g，枳实 15g，黄芪 15g，当归 12g，白芍 30g，生地黄 20g，玄参 15g，火麻仁 15g，制首乌 15g，桃仁 10g，厚朴 12g，香附 10g，莱菔子 15g，14 剂。

药后大便明显通畅，便量增多，1 日 2 次，排便时间较长，偶然用开塞露协助通便。再以此方加减变化，白术减量至 30g 左右，治疗 2 个月后，排便基本正常，1 日 1～2 次，便软呈条状。患者害怕病情复发，嘱 2 天服 1 剂，到 3 天服 1 剂，再到 1 周服 1 剂，半年后停药。十几年便秘顽疾得以痊愈。

按语： 大肠排便，需要阳气的推动、阴液的润滑和气机的疏畅。患者长期生活无规律又长期服用泻药，致脏腑失调，脾伤失于健运，肝郁失于条达，因病致郁，因郁致病，变生顽疾。本治疗方案打破常规，不用泻药，先疏肝理脾、疏畅气机，后健脾润肠，重用白术。坚持整体调治，纠正不良习惯，坚持治疗 1 年，逐渐停药，防止复发。

病例 2： 斯某，女，49 岁，干部，湖南长沙人。2016 年 9 月 23 日初诊。

主诉：便秘 8 年，腹痛便闭 7 天。

病史：长年排便艰难，数日 1 次，状如羊粪，伴下腹胀痛。自青年时起夜寐不安，时常彻夜不眠。1 周前下腹剧烈疼痛，大便不解，到南大某附属医院住院，诊断为不完全性肠梗阻，灌肠才能排出少量大便，腹痛不减，曾请中医会诊服用承气汤类中药，仍便结腹痛，外科医生建议手术治疗。患者与丈夫前来国医堂求治，诊时所见：痛苦面容，面黄憔悴，神疲无力，头晕目花，下腹阵痛，按之坚满，肠鸣作响，不矢气，不能进食，口干思饮，饮水则吐，尿少不利。舌质淡暗，舌下紫暗，黄白苔稍腻；脉细弱无力，关脉重按微滑。

治疗经过：西医诊断为"不完全性肠梗阻"；中医辨证为血瘀湿滞，气血亏虚。治拟养血活血，健脾除湿，行气通便。以当归芍药散加减治疗。处方：

当归 10g，白芍 30g，白术 40g，茯苓 20g，泽泻 12g，桃仁 10g，黄芪 30g，生地黄 15g，蒲公英 30g，莱菔子 12g。3 剂。

3 天后复诊，诉服药 1 天后腹痛大减，2 天后大便能自行排出，1 日多次，糊状黏滞，矢气频作，能少量进食，精神好转，要求出院并由中医治疗。药到病缓，仍在上方基础上加减治疗两周后基本康复。再结合患者气血亏虚体质和便秘、失眠病史，处方如下：

当归 10g，黄芪 20g，白术 15g，茯苓 20g，制首乌 12g，丹参 12g，白芍 15g，酸枣仁 15g，夜交藤 30g，枳实 12g，山楂 12g，莱菔子 10g。

上方加减治疗 1 个月后，身体明显好转，体重增加，大便 1 日 1 次，纳食增进，睡眠好转。

按语： 患者长期便秘、失眠，身体虚弱，气血不足。因气虚血亏、气滞血瘀致腑气阻滞，引起便闭腹痛，用承气之类正是犯"虚虚实实"之戒。此案用经方当归芍药散养血活血，健脾除湿，行气通便，正合病机。方中大剂量的白术、白芍合用，健脾通便，缓急解痛，相得益彰，故达"药到病除"之效。此案表明辨证精准是临床取效的法宝，中医也能治大病、重病。

病案3： 瞿某，男，82岁，退休工人，山东莱阳人。1998年3月27日初诊。

主诉：大便艰难20余年，下腹胀痛8天。

病史：患者患慢性支气管炎有30多年，并发肺气肿、肺心10余年。咳嗽咳痰反复发作，冬季则甚。大便干结已有20多年，排便艰难，着力努挣，常常满头大汗，故常用开塞露排便。半月前因咳喘复发住院，经抗菌化痰平喘治疗后咳喘缓解。但大便1周未解，下腹阵阵疼痛，粪便阻于直肠不能排出，烦躁不宁，辗转不安，其老伴用手指抠出些栗状大便后稍能缓解。请中医会诊见：形体消瘦，面黄虚肿，少咳气促，神疲怠倦，胸闷心悸，纳呆食少，口干思冷饮，下腹疼痛胀满，按之硬实，频频矢气。近2日烦躁，彻夜不能眠。舌暗红，苔黄厚干糙；脉两寸沉弱，右关大略滑，两尺沉涩。

治疗经过：辨证为肺脾肾虚，气阴两亏，热蕴腑结。以新加黄龙汤滋阴益气，泄热通便。处方：

生地黄30g，玄参15g，麦冬12g，西洋参6g，当归12g，大黄6g（后下），厚朴15g，枳实15g，黄芪40g，白术30g，肉苁蓉10g，莱菔子20g。2剂。

服药1剂后，腹中鸣响，矢气频作，解出少量粒状大便，腹痛减轻，进食增加，精神好转。服药2剂后，解出大量粪便，腹部胀满顿消，诸症均明显好转。前方去大黄，再服药1周后，症状基本缓解而出院。嘱服成药参苓白术散和六味地黄丸健脾补肾，益气滋阴通便。3月后随访，大便基本通畅。

按语： 脾主生气以助肠动，肺主肃降以助肠降，肾主后阴以助肠运。患者肺病日久，伤脾伤肾，肺脾肾三脏亏虚，阳气虚大肠推动无力，阴气虚大肠失于润泽，故大便艰难、腹胀作痛。治疗从整体出发，标本兼顾，补虚去实，肺脾肾三脏同治，以新加黄龙汤滋阴益气，泄热通便，取效迅速。

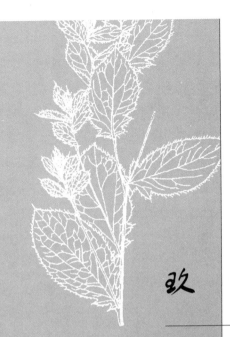

9

玖

论治肝胆病

一、治疗慢性乙型肝炎心得

病毒性肝炎是世界上流行久远、广泛、危害性极大的传染病之一，按病原学分为甲、乙、丙、丁、戊、己、庚七型。乙型肝炎具有传染性强、流行面广和发病率高的特点，在全球约 3.5 亿乙肝病毒携带者中，我国约占 1.3 亿，其中慢性乙肝患者约 2 000 万，每年约有 30 万人死于与此相关的肝硬化、肝癌等疾病，故被称为"肝炎大国"，所以慢性乙型肝炎是危害我国人民身体健康的重大传染病。慢性乙型肝炎免疫发病机制极其复杂，虽然以干扰素、核苷类似物等西药抗病毒药物的临床应用取得治疗重大进展，但抗病毒治疗只能抑制而不能清除乙肝病毒感染，彻底根治慢性乙型肝炎的目标尚不能实现。中医药是我国防治慢性乙型肝炎的重要方法和特色，其辨证论治的个体化治疗与慢性乙型肝炎极具个体化的免疫发病机制高度契合，目前已有大量研究表明中医药在抗肝脏炎症、抗肝纤维化、改善肝功能、调节免疫等方面具有一定优势。中医药治疗乙型肝炎前景广阔，大有作为。

慢性乙型肝炎属于中医黄疸、胁痛、肝积、虚劳的范畴。病因有内因和外因两个方面，内因有个体素质、遗传影响和精神因素等，外因为感染湿热疫毒。其病机为正虚邪恋，毒、热、湿、瘀蕴结于肝，气血失调，中焦失司。何晓晖教授勤求博采，中西医互参，实践探索，形成了具有个人特色的治疗乙型肝炎策略，现做一简要介绍。

（一）以人为本　以正为本

中医治病以人为本，重视患病的人。大多数乙肝病毒携带者和乙型肝炎病人平时没有什么不适症状，多是在健康体检中发现，当知道自己感染了乙肝病毒后，许多人都是忧心忡忡，从而逐渐出现不适症状，如神疲乏力、胸闷胁痛、纳食不馨、夜寐不安等，甚至有的人精神抑郁，四处求医，因病致郁了。所以接诊此类病人，首先要对病人进行心理疏导和情志调节，要做深入细致的思想工作，既要指出疾病的危害性，更要说明乙肝是可防可治的，解除病人的恐惧紧张心理，并指导病人养成良好的饮食和生活习惯，劳逸结合，戒酒戒烟。如果两眼只盯住病人的肝，不顾及患者的精神情志，不纠正患者的生活陋习，再好的药物也只是事倍功半。

正虚邪恋是慢性乙型肝炎的病机特点。《内经》曰："正气存内，邪不可干。""邪之所凑，其气必虚。"中医认为"邪正相争正为本"，正气虚弱、禀赋不足是感染乙型肝炎病毒的内在原因。现代医学认为慢性乙型肝炎是由乙肝病毒导致的以肝脏炎症为主的全身性疾病，病原体病毒变异、难于清除和免疫无能为其发病机制。所以治疗慢性乙型肝炎要以正气为本，自始至终要扶助病人的正气，提高抗病毒的免疫功能。现代药理研究表明黄芪、党参、灵芝、刺五加、枸杞、猪苓、茯苓、何首乌、女贞子等益气补肾药，均具有免疫促进作用，能增强网状内皮系统和巨噬细胞的功能。黄芪、人参有诱导 β-干扰素生成增加的作用。猪苓多糖、香菇多糖、云芝多糖、黄芪多糖、冬虫夏草等具有调节慢性肝炎免疫功能作用。上海曙光医院研制的补肾丸由巴戟天、菟丝子、桑寄生、丹参等中药组成，治疗近千例慢性乙肝和乙型肝炎病毒携带者，均取得良好的疗效。药理实验结果表明，补肾丸不仅具有抗炎、调节免疫作用，还能抑制乙肝病毒的复制，改善慢性乙型肝炎患者病理组织的改变。因为中药有提高免疫功能而抗病毒的作用，何晓晖教授治疗乙肝总是把扶助正气放在组方的首要位置，他常选用黄芪、太子参、白术、茯苓、灵芝、五味子、黄精、女贞子、山茱萸、枸杞子、绞股蓝、肉苁蓉、仙灵脾等药补益气血和肝脾肾，扶正以抗邪。

（二）清热解毒　除湿化瘀

乙型肝炎病毒为湿热疫毒，是引起"肝炎—肝硬化—肝癌"三部曲的罪魁祸首。乙肝病毒或母婴垂直传播，或后天感染潜伏体内，若人体正气不足则毒气内泛，侵犯于肝致肝气郁滞，横逆脾胃致运化失司。毒邪入于血分，迁延日久，阻滞脉络，导致气滞血瘀，形成"瘀毒"，生成癥积。湿热疫毒致病贯穿于乙型肝炎发生发展之全过程，所以说"毒邪不清，肝无宁日"。据此，清热解毒原则要贯穿于乙型肝炎治疗的始终。中草药中有许多疗效确切的清热解毒药，何晓晖教授最常用的有垂盆草、蒲公英、虎杖、绣花针、白花蛇舌草、七叶一枝花、苦参、板蓝根、连翘、六月霜、叶下珠、夏枯草、半边莲、凤尾草等，临床表明这些药物能较好地控制肝脏炎症，对抑制病毒复制也有一定的作用。目前临床上被经常使用的中药制剂苦参碱、叶下珠胶囊，分别来源于清热解毒中药苦参和叶下珠，经循证医学证实具有明显的抗肝炎病毒作用。

乙型肝炎病毒属于湿热疫毒，具有热毒、湿毒和瘀毒等特性，所以在清热解毒的同时也要除湿毒、祛瘀毒。湿毒与热毒胶结于肝，故病缠难愈，所以治疗慢性乙肝始终要湿毒与热毒并治。祛湿毒可用茵陈、田基黄、车前子、金钱草、黄连、山栀、龙胆草等。湿热又有湿重于热、热重于湿及湿热并重之区别，要分清轻重主次而随证施治。湿热蕴结，必然阻碍气血运行，导致血脉瘀滞而形成瘀毒，所以我们认为治湿热不要忘记化瘀毒，除瘀毒可用丹参、赤芍、丹皮、石见穿等凉性活血药，也可适当用些当归、川芎、红花等温性活血药，这些活血药都具有改善肝脏微循环的作用，能防止肝纤维化。慢性肝炎发展到一定时期，血瘀将占主导地位，水蛭有"逐恶血、血瘀"，破"血瘕、积聚"之功，清代医家张锡纯称赞此药："去血瘀而不伤新血，纯系水之精华生成，于气分丝毫无损，而血瘀默然于无形，真良药也。"我们临床治疗慢性肝炎肝纤维化和肝硬化时，喜用水蛭来逐瘀散积，临床实践表明此药祛瘀且不伤正。

清热解毒应贯穿于乙型肝炎治疗始终，但组方时是主还是次，就要根据病人体质强弱、病情轻重、病程长短而定。若体质强、病程短者以清热解毒为主，其他治法为辅；体质弱、病程长者，扶正为主，清热解毒为辅。清热解毒药大多数为味苦性寒，易伤阳气，易败胃气，所以处方不是清热解毒药的堆积，而是要坚持辨证论治，随证配伍，因人而异。

（三）辨病辨证　中西互参

中西医各具特点，西医重视辨病，中医重视辨证，辨病与辨证相结合，是治疗乙型肝炎的最佳路径。本病的诊断，是西医之长，是中医之短。乙肝病毒携带者和早期肝炎，病人无任何不适，无症可见，无证可辨，仅仅依靠传统的中医诊断技术，必然耽误病情，丧失最佳治疗时间。西医的生化学、影像学、病毒学、病理学检查可以准确定性、定位、定型、定期，为疾病的诊断、发展、转归、预后提供确切的依据，可为疾病治疗指明方向，也是评判治疗效果的主要证据。慢性乙型肝炎病理机制复杂，变化多端，因此一定要密切监测病情变化，告诫患者定期进行彩超、肝功能、肝炎标志物、肝炎病毒数量、甲胎蛋白等基础检测，必要时进行 CT、MRI 或肝穿检查，密切监测病情的发展，把握病理变化的进展，这样才能做到胸中有数，心中有策。

乙肝病毒携带者和早期肝炎，无临床症状，在无证可辨时，可遵循无证辨病的原则，依据乙肝湿热疫毒、毒蕴肝瘀、正虚邪恋的基本病机来确定治疗原则并组方遣药，如清热解毒、疏肝活血、扶正祛邪。在乙型肝炎治疗的全过程中，在辨证论治的基础上，可参考生化学、病毒学、影像学、病理学检查的结果，应用现代中药药理知识来选用中药，如用苦参、蒲公英、叶下珠、七叶一枝花等抗病毒，用垂盆草、五味子等降转氨酶，用丹参、鳖甲、穿山甲、鸡内金等抗纤维化，用黄芪、灵芝、枸杞、女贞子、刺五加等提高免疫功能。

中药西药各有优缺点，如拉米夫定等核苷类似物抗病毒药对病毒的抑制作用较强，但作用靶点单一，而中药配伍严谨，综合调节，具有整体调理、消除症状、改善肝功能、抗肝纤维化、调节免疫等多种功效，可将两者的优势互补。如中医整体治疗，西医局部治疗；中医扶正，西医祛邪；中医补虚，西医去实等。已有大量文献报道中西医结合治疗慢性乙型肝炎，取得高于西医、高于中医的疗效。

（四）疏肝解郁　调畅气血

肝主升主动，具有升发阳气、调畅气机的功能，肝气喜条达而恶抑郁，故肝气宜保持柔和与舒畅。乙型肝炎湿热疫毒蕴阻于肝，必阻碍肝气疏泄，而致肝气失于舒畅。乙型肝炎患者，常常忧心忡忡，情志不畅又致肝气郁结。所以慢性乙型肝炎多有肝郁气滞之症，如胁肋胀痛、胸闷不展、喜叹息、食后脘腹胀满等。气机不舒则血行不畅，肝郁日久必然导致血脉瘀阻，而出现胁下刺痛或肿块、皮肤红痿赤痕、舌质紫暗或有瘀斑。所以，治疗慢性乙型肝炎一定要注意疏肝解郁、理气活血。不少学者以疏肝法为主治疗慢性乙型肝炎而获效，如日本汉方最喜用小柴胡汤治疗乙肝、江西当代名医陈瑞春常以柴胡疏肝汤加减治疗乙肝，其经验值得借鉴。此外，肝体阴而用阳，肝阴肝血常为不足，肝阳肝气常为有余，所以治疗慢性乙肝时应顾护肝之阴血，用药不宜刚而宜柔，不宜伐而宜和。

何晓晖教授临床治疗慢性乙型肝炎善用疏肝、柔肝、理气、活血之药，常用疏肝药有柴胡、郁金、玫瑰花、八月札、麦芽等，常用的柔肝药有白芍、五味子、山楂、葛根等，常用的理气药有香附、枳壳、青皮、川楝子、佛手等，常用的活血药有丹参、赤芍、当归、莪术、鸡血藤、三七等。根据我们长期的临床观察，在辨证论治的基础上，配伍应用一些疏肝柔肝、理气活血药，能提高慢性乙型肝炎的治疗效果。

（五）调理脏腑　和胃益肾

乙型肝炎的病位在肝，但它又是一个全身性的疾病。中医认为"五脏一体"，慢性乙型肝炎与脾、肾、胆、胃关系密切，所以治疗时必须坚持整体观念，综合治理。肝与脾主要是疏泄与运化的关系，肝气郁结或肝木过旺可横逆乘脾而导致脾失运化；反之，脾失运化，湿热内蕴可影响于肝，导致肝气不畅。《金匮要略》曰："见肝之病，知肝传脾，当先实脾。"所以治疗乙肝时要注意调理中州，若脾气健运，生化有源，则卫气慓悍，抗邪有力。人以胃气为本，肝病患者亦是"得胃者昌，失胃者亡"。肝主疏泄，调畅胃肠气机，肝病者气机失调，影响脾胃纳运与气机升降，若长期服用苦寒败胃之药，胃气必会损伤，故"治肝不忘和胃"，组方用药要注意保护胃气，配伍一些和胃护胃之药如麦芽、陈皮、鸡内金、神曲、甘草等。肝与胆相表里，即"肝胆相照"，肝气疏畅是胆汁分泌和排泄的基础，胆汁畅通又是肝气疏泄的基本条件，湿热蕴肝必然累及于胆，胆失通降也会影响于肝，所以疏肝时也要利胆，适当选用些利胆药如茵陈、金钱草、虎杖、鸡内金等。

肾为人体阴阳之本、元气之根，肝肾同源，子母相关。肝病日久必累及于肾，慢性肝病多见肝肾阴虚之证，也有脾肾阳虚之证。所以可从肾论治肝病，通过滋肾阴或补肾阳来补母助其子。补肾当先辨明阴阳，分清主次，肝肾阴虚为主者选用生地黄、枸杞子、黄精、女贞子、桑葚子等，阳虚为主者选用仙灵脾、菟丝子、肉苁蓉、杜仲、巴戟天等。因阴阳互根，要阴中求阳，阳中求阴，方能助阴阳相长。

附：病例举例

病例 1：侯某，女，29 岁，农民，抚州东乡人。2012 年 8 月 25 日初诊。

主诉：神疲乏力 4 月余。

病史：患者自幼有乙肝大三阳病史。近 4 个月以来神疲乏力，腰酸，多食易腹胀，怕冷，稍进油腻则便溏，尿稍黄，寐差，时有两侧头痛。月经周期 50 余天，量正常，经期少腹疼痛。舌红胖有齿痕，苔薄黄；右脉细数，尺脉稍沉，左脉细滑数。肝功能检查：AST：313U/L；ALT：235U/L；HBV-DNA：$2.7×10^7$copies/mL。

治疗经过：西医诊断为慢性乙型肝炎；中医辨证为湿热蕴肝，脾肾亏虚。治拟健脾益肾，清热解毒；佐以疏肝理气。四君子汤合六味地黄丸加减。患者拒绝抗病毒西药治疗。处方：

太子参 15g，白术 12g，黄芪 15g，茯苓 20g，山药 15g，山茱萸 10g，丹皮 10g，黄精 15g，仙灵脾 10g，枸杞子 12g，垂盆草 30g，虎杖 30g，蒲公英 30g，白花蛇舌草 20g，玫瑰花 6g，麦芽 15g。20 剂。

二诊：精神好转，纳增，食后已不胀，寐安，大便正常，时有腰酸，大便 1 日 1 次，形状如常。舌淡苔薄黄，脉细稍滑。复查肝功能：AST：79U/L；ALT：27U/L。初见成效，守前方加丹参 12g，20 剂。

三诊：症状基本消失，肝功能恢复正常。仍以上方加减变化治疗 2 个月，复查肝功能正常；HBV-DNA：$1.3×10^4$copies/mL。上方改为配方颗粒剂，服用 3 个月后复查 HBV-DNA：< 500。嘱患者坚持 3 天服用 1 剂中药，以巩固疗效。每年复查 1 次肝功能和 HBV-DNA，均无异常。其 9 岁女儿也患慢性乙型肝炎，在我们工作室中药治疗 2 年后也获得痊愈，HBV-DNA 和 HBsAg 均转为阴性。

按语：本案用四君子加黄芪健脾益气，用六味地黄汤加黄精、枸杞、仙灵脾补益肝肾，以扶助正气，正气盛则邪气退。再用垂盆草、虎杖、蒲公英、白花蛇舌草等清热解毒药以抗疫毒，佐以玫瑰花疏肝理气，丹参活血理血，麦芽疏肝消食。全方以正为本，攻补兼施，气血同理，肝脾肾三脏兼顾，体现了中医整体调治的优势，故效果突出，疗效巩固。

病例 2：吴某，男，58 岁，退休工人，江西南昌人。2006 年 5 月 21 日初诊。

主诉：反复腹胀大如鼓伴身目尿黄 2 年余。

现病史：患者 2 年前开始出现腹胀大如鼓，身目尿俱黄，乏力，尿少，时有下肢浮肿，并经常牙龈出血、皮肤出现紫斑，纳呆食少，大便时溏，夜寐欠安。舌质紫暗偏胖，边有瘀斑，苔白腻，脉弦细，左脉偏涩。彩超示肝硬化，大量腹水，门脉增宽。血常规示：WBC2.8×10⁹/L，HGB89g/L，PLT23.5×10⁹/L。肝功能检查：TBIL75.6μmol/L，DBIL42.1μmol/L，AST158U/L，ALT97U/L，GGT201U/L，A29g/L，A/G0.6。HBV–DNA：2.17×10³copies/mL。既往有慢性乙肝病史20余年。

治疗经过：西医诊断为慢性乙型肝炎后肝硬化失代偿期，门静脉高压，脾功能亢进；中医辨证为气虚血瘀，水湿内停。治拟益气活血，化湿利水。四君子汤合鳖甲煎丸加减。处方：

黄芪50g，党参15g，白术15g，茯苓30g，薏苡仁30g，茵陈30g，田基黄30g，垂盆草30g，葫芦壳30g，土鳖虫8g，鳖甲30g（先煎），鸡血藤30g，水蛭10g，柴胡8g，厚朴10g，大腹皮15g，牵牛子10g，阿胶8g（烊化冲服）。7剂。

二诊：腹胀大明显减轻，下肢肿消，身目尿黄及乏力减轻，精神好转，纳食增加，小便量增，口微干，舌质紫暗微胖，舌边瘀斑见减轻，苔白微腻，脉弦细，左脉偏涩。服药已见效果，因腹胀减轻，下肢肿消，守前方去牵牛子，加苍术15g，14剂。

三诊：症状进一步好转，腹胀缓解，黄疸明显减轻，牙龈出血次数减少。肝功能复查示：TBIL32.8μmol/L，DBIL21.4μmol/L，AST85U/L，ALT67U/L，GGT112U/L，A32g/L，A/G1.0。血常规示：WBC3.5×10⁹/L，HGB102g/L，PLT46×10⁹/L。彩超示肝硬化，少量腹水。继以上方加减微调治疗3个月，复查肝功能示：TBIL21.2μmol/L，DBIL9.4μmol/L，AST45U/L，ALT47U/L，GGT56U/L，A37g/L，A/G1.2。HBV–DNA：2.5×10²。血常规示：WBC4.1×10⁹/L，HGB115g/L，PLT97×10⁹/L。彩超示肝硬化，门脉1.4cm，未见腹水。嘱其改用大黄䗪虫丸与鳖甲软肝片每半月交替服用，维持治疗。随访5年未见复发。

按语：乙肝肝硬化进入失代偿期治疗效果常不理想，该患者肝功能差，胆红素高，转氨酶高，血常规示三系减少，还有大量腹水，门脉高压。中医辨证为气虚血瘀，水湿内停，属本虚标实证。治宜标本兼治，方用四君子汤合鳖甲煎丸加减。方中黄芪、党参、白术、茯苓、薏苡仁健脾益气利水，茵陈、田基黄、垂盆草、葫芦壳、厚朴、大腹皮、牵牛子利湿消肿退黄，土鳖虫、鳖甲、鸡血藤、水蛭活血软肝散结，佐以柴胡疏肝理气，阿胶养血补血。其中水蛭是我们治疗肝硬化血小板减少最常用之药，乃禀张锡纯之说，此药"去血瘀而不伤新血，纯系水之精华生成，于气分丝毫无损，而血瘀默然于无形"之旨也。全方补气药与利水消肿药均量大力沉，活血软肝药亦予以重用，是能快速取效的关键。邪退正安后，改用丸药片剂缓图收功，祛邪不伤正，获得了长久疗效。

二、脂肪肝治疗经验

脂肪肝是脂肪性肝病的一种，脂肪性肝病包括脂肪肝、脂肪性肝炎、脂肪性肝纤维化和脂肪性肝硬化。引起脂肪肝的原因很多，最常见的原因是饮酒过量，称之为酒精性脂肪肝。由胰岛素抵抗有关因素（如肥胖、糖尿病、高脂血症等）、物质代谢异常、药物或有毒物质（如激素、某些抗生素、有机化合物）及其他较少见的病因（如妊娠）引起的脂肪肝称为非酒精性脂肪肝。随着我国经济的发展，人们生活水平的提高，以及生活方式和饮食习惯的改变，脂肪肝的发病逐年增加，有报道北京 818 名健康体检者中脂肪肝者占 21.9%。脂肪性肝病正严重威胁国人的健康，成为仅次于病毒性肝炎的第二大肝病。一般而言，脂肪肝属可逆性疾病，早期诊断并及时治疗可恢复正常。因此，脂肪肝的防治具有重要意义。

轻度脂肪肝患者多数无自觉症状，往往是在健康体检中发现，或在高血压、冠心病、糖尿病等其他疾病就诊时被发现。中、重度脂肪肝有类似慢性肝炎的表现，如食欲不振、疲倦乏力、恶心、腹胀、肝区不适或隐痛等。若脂肪肝发展到肝硬化，可出现腹水、下肢水肿、肝掌、蜘蛛痣、黄疸、出血和门脉高压体征。目前国内外尚缺乏最安全有效的治疗脂肪肝的药物，西医常用的药物包括各种降脂药、抗氧化剂、抑制脂质过氧化和细胞保护剂，但是长期服用降脂药有可能引起肝细胞损害和肝功能异常，所以必须高度注意药物治疗过程中的不良反应，随时调整治疗方案。

脂肪肝属于中医"肝着""肝癖""肝积""胁痛"的范畴。中医认为本病多因过食肥甘厚味、饮酒过度、恼怒忧伤、久坐少动，导致脾胃损伤，运化失职，痰湿聚生。其病位（标）在肝，病根（本）在脾（胰），由脾失健运，水谷精微不得运散，聚湿生痰，痰湿交阻蕴结于肝，血瘀阻滞，肝络痹阻。脂肪肝的中医治疗原则是健脾助运、疏肝解郁、理气活血、化痰消浊。临床常见的中医证型有肝郁气滞证、肝郁脾虚证、痰湿内阻证、血瘀阻络证、肝胆湿热证、肝肾阴虚证等。何晓晖教授在长期的临床实践中，积累了治疗脂肪性肝病的宝贵经验，总结如下。

（一）改变生活方式是治疗基础

脂肪肝是代谢性疾病的一种，其治疗绝不能单纯依赖药物，养成良好的生活习惯才是最重要的环节，也是药物治疗的基础。脂肪肝患者要调好心，管住嘴，迈开腿。一是调好心，即调整心态和情绪。既要认识到脂肪肝的危害性，不要轻视，积极治疗，又不必要紧张和焦虑，脂肪肝是可以预防和治疗的，要树立长期治疗的信心，保持良好的心理状态。二是管住嘴，即控制饮食。合理控制每日热能的摄入量是治疗脂肪肝的首要任务。膳食要科学，定时定量，在保证总热量足够的条件下，控制高热量、高糖、高脂肪饮食，多吃蔬菜和水果，多吃菌类及藻类食物，多吃粗粮，少吃零食甜食，少吃油炸食品，少吃夜宵，不喝酒。三是迈开腿，即增加运动和锻炼。根据个人身体情况和条件，坚持参加身体锻炼，如跑步、散步、游泳、打球、跳绳、打拳、广场舞等，要持之以恒，以消耗体内多余的脂肪，并增强体质。

（二）健脾助运化痰是治疗核心

何晓晖教授认为脂肪肝属于《内经》中的膏浊病，高粱厚味是膏浊病的关键形成因素，膏浊为中医之"痰"。脾主运化水谷和水湿，为人体气化之枢，也是生痰之源，若过食肥甘厚味、饮酒过度、恼怒忧伤、久坐少动，可导致脾胃损伤，运化失职，痰湿聚生。本病由脾失健运，水谷精微不得运散，营阴不化，聚湿生痰，痰湿交阻蕴结于肝，阻滞血脉，肝络瘀阻而生成脂肪肝。所以，健脾助运化痰是治疗脂肪肝的基本法则，也是自始至终的治疗核心。何晓晖教授治疗脂肪肝的常用运脾化痰方有二陈汤、六君子汤、二术二陈汤等，常用的化痰运湿药有半夏、苍术、陈皮、厚朴、泽泻、薏苡仁等，其中半夏、苍术二药性温燥而祛痰湿作用强，最为常用。常用的健脾助运药有黄芪、党参、白术、茯苓、山药、薏苡仁等。《黄帝内经》曰："阳化气，阴成形。"脂肪肝实际是阴凝成痰积聚于肝所致。黄芪是甘温益气、健脾助运之要药，我们用之于治疗诸如肥胖、脂肪肝等代谢性疾病，能振奋人体脾阳之气，促使阴凝之痰邪消散，用量在30g以上效果为佳。白术为健脾助运祛湿之要药，常与苍术、莪术相配伍治疗脂肪肝和肥胖症，白术健脾益气助运，苍术运脾燥湿祛痰，莪术行气活血消积，健与运共施，消和补同用，正与该病病机契合。"治痰湿无温而不化"，适量加入桂枝、肉桂等温通助阳药，能增强散脂消癖的功效。

（三）整体局部兼治是治疗关键

脂肪肝是人体物质代谢失常在肝脏的局部表现，往往是代谢综合征病理变化的一个部分，患者常常同时发生肥胖、高脂血症、糖尿病、高血压、高尿酸等疾患，所以治疗脂肪肝必须与治疗其他疾病结合起来整体治疗。俗话说"病证跟着体质走"，经临床大数据分析，脂肪肝者大多为痰湿型体质，禀赋遗传是痰湿体质形成的内在因素，饮食、劳逸、情志、环境、气候是产生痰湿体质的外在条件，所以要进行综合治理，药物治疗与控制饮食、运动锻炼、心理调节相结合，痰湿体质得到改善，脂肪肝治疗才能取得满意效果。"百病皆生于气""血为百病之胎"。脂肪肝的发生与气血运行失常密切相关，痰阻则气滞，痰结则血瘀，痰浊内阻导致气滞血瘀，所以必须疏畅气血，气行则湿化，血行则痰消。

在健脾助运化痰基础上加用理气、化瘀药，能提高散脂消癖的效果。常用理气消痰药有陈皮、佛手、香橼、玫瑰花、莱菔子、枳壳、橘络等，常用活血化瘀药有丹参、莪术、三七、山楂、葛根、王不留行、炮山甲等。

（四）病证结合用药是治疗路径

西医重视病，中医重视证。西医认为脂肪肝是以肝脏脂肪蓄积为主要病理特征，中医认为脂肪肝是由痰浊聚集于肝致肝脉瘀阻为主要病机，祛脂消痰是治疗大法，两者认识基本一致。所以治疗本病可根据现代药理研究的结果，选用降脂和抗脂肪肝的中药，如山楂、丹参、何首乌、泽泻、三七、草决明、荷叶、绞股蓝等。山楂具有良好的消脂作用，有报道灌服3周后的豚鼠，肝细胞微粒体及小肠黏膜中胆固醇合成的限速酶、羟甲戊二酰辅酶A还原酶活力明显受到抑制，从而起到降脂作用。丹参煎剂能降低实验大鼠和家兔的肝脏脂肪，有明显降低血清甘油三酯和胆固醇的作用。何首乌能抑制肠道吸收胆固醇，并促进血浆胆固醇的运输和清除。泽泻水煎剂给大鼠灌胃实验研究表明，泽泻能显著降低实验性高脂血症。三七具有降血脂、降血压、双向调节血糖、改善微循环等多种作用，是治疗代谢综合征的理想药物。草决明提取物正丁醇具有明显的降血脂作用，能显著降低高脂血症小鼠血清总胆固醇和甘油三酯。荷叶具有良好的降血脂、降胆固醇作用，已成为降脂减肥的常用药，如上海黄河制药厂制成的荷叶浸膏片，临床应用后有明显的降血脂作用，已用于治疗脂肪肝、肥胖症、高脂血症。绞股蓝有降血脂、降血压、降血糖、保肝解毒功效，可治疗脂肪肝、高血脂、高血糖等症。临床组方用药，可在辨证的基础上选用以上数种降脂药，效果会更好些。

脂肪性肝病根据病情轻重可分成脂肪肝、脂肪性肝炎、脂肪性肝纤维化和脂肪性肝硬化四个阶段，可依据不同阶段的病理变化采用不同的治疗策略。轻度者可采用单一的中药治疗，中重度者可采用中西医结合治疗。如脂肪肝可以中医药为主治疗，血脂过高时同时选用一些西药降血脂药。脂肪性肝炎要注意保护肝细胞，可用中药来保肝降酶，如五味子、垂盆草、叶下珠、虎杖等，也可选用一些西药护肝药。肝纤维化和肝硬化阶段为正虚邪恋、虚实夹杂，治疗以攻补兼施为原则，扶正以健脾益气、补养肝肾为主，祛邪以化瘀、软坚、行气、活血、利水等为法。病情严重者要中西医配合治疗，用西医的支持疗法来补充营养，纠正水电解质失衡。

附：病案举例

病例1：李某，男，34岁，公司职员，南昌市人。2016年3月6日初诊。

主诉：肥胖、脂肪肝10年。

病史：自幼喜吃甜食，又懒于运动，体重偏胖。大学毕业参加工作后生活安逸，多食少动，又经常吃夜宵，故近 10 年来体重增加迅速，身高 179cm，体重 108kg，肥胖指数 33.8。彩超提示重度脂肪肝；肝功能谷丙转氨酶 73U，谷草转氨酶 65U。血胆固醇 7.4mmol/L，甘油三酯 2.8mmol/L。症见身体困重，纳佳，大便溏薄，1 日多次，清晨喉中有黏痰，困倦嗜睡。舌淡胖齿痕明显，色淡红，黄白苔根部腻；脉沉细，重按略弦滑。

治疗经过：西医诊断为脂肪肝、脂肪性肝炎、肥胖症、高脂血症；中医辨证为脾营不运，痰浊内蕴。治拟健脾助运，祛痰消脂。用二术二陈汤为主方治疗。处方：

苍术 15g，炒白术 15g，法半夏 10g，陈皮 8g，茯苓 30g，薏苡仁 30g，山楂 15g，三七 3g，泽泻 20g，草决明 15g，制首乌 20g，荷叶 20g。14 剂。

并嘱咐控制进食量，每天快走 1 万步。

3 月 20 日二诊：体重 105kg，比服药前减少 3kg，自觉身体困倦好转，大便次数减少，1 日 2 ～ 3 次，已基本成形。舌胖大见好转，腻苔见少。守前方加葛花 10g，苍术改 20g，30 剂。

4 月 21 日三诊：体重 97kg，1 个月减肥 8kg。精神明显好转，大便 1 日 1 次，形状成条。舌苔已净。复查肝功能正常，血胆固醇 6.8mmol/L，甘油三酯 2.1mmol/L。彩超报告为中度脂肪肝。再以上方加减治疗 2 个月后，体重 86kg，轻度脂肪肝，血脂稍高。嘱继续控制饮食、加强运动，以巩固疗效。

按语： 本例患者因饮食过度和久坐少动而致脾胃受损，中焦运化失司，水谷精微不得布散，聚湿酿痰生浊，堆积于内而变生成脂肪肝、肥胖和高脂血症。治疗首先要求患者改变不良生活陋习，限制饮食，加强运动。二术二陈汤能健脾助运祛湿化痰，加山楂、泽泻、草决明、何首乌降脂消浊，三七祛瘀行滞，荷叶升清去浊。经过近 3 个半月的综合治疗，效果明显，肝功能恢复正常，血脂降低，重度脂肪肝变成了轻度脂肪肝，且疗效巩固。

病例 2： 刘某，男，36 岁，个体户，江西丰城市人。2013 年 9 月 17 日初诊。

主诉：乏力易疲劳伴形体肥胖 5 年。

病史：患者从事个体经营 10 多年，平素应酬多，经常醉酒，近 5 年来感乏力、易疲劳，身体困重，形体日渐肥胖（体重达 86kg，而身高只有 168cm），小便黄，大便时溏。1 周前在当地检查肝功能示多项指标升高，彩超提示中重度脂肪肝。诊见：乏力，易疲劳，身体困倦，形体肥胖，纳食减少，晨起痰多，小便黄，大便溏，肝区有时胀闷疼痛。舌质淡暗而胖大，边有齿印，苔黄微腻；脉弦滑。素有"乙肝小三阳"，但以往肝功能正常。此次生化检查示：CHOL8.3mmol/L，TG4.1mmol/L，

TBIL33.5μmol/L，DBIL12.4μmol/L，IBIL21.1μmol/L，AST86U/L，ALT77U/L，GGT101U/L。二对半示"小三阳"，HBV-DNA阴性。彩超示中重度脂肪肝，脾稍大。

治疗经过：西医诊断为酒精性脂肪肝、高脂血症、乙肝病毒携带；中医辨证为气虚血滞，痰湿内蕴。治拟益气活血，化湿消痰。方用香砂六君子汤合双枳术丸加减。处方：

黄芪20g，党参10g，白术15g，苍术15g，茯苓15g，赤芍15g，焦山楂15g，炒枳壳15g，炒枳实10g，莪术12g，砂仁8g（后下），丹参15g，绞股蓝12g，荷叶20g，茵陈20g，垂盆草20g，炒莱菔子12g。进14剂。

10月2日二诊：乏力、身体困倦明显好转，小便较前清，大便基本成形，体重降为84kg。舌质淡暗而偏胖，齿印减轻；苔薄黄，脉弦稍滑。守上方加鳖甲20g（先煎），进15剂。

10月18日三诊：病情继续好转，乏力基本消除，纳可，二便平，体重又减3kg。舌质淡，齿印不明显，苔薄黄；脉稍弦。复查肝功能正常，血胆固醇6.1mmol/L，甘油三酯2.3mmol/L。彩超示中度脂肪肝。再以上方加减治疗5个月后，体重降为75kg，彩超示轻度脂肪肝，血胆固醇5.3mmol/L，甘油三酯2.0mmol/L。嘱其务必戒酒，并长期予绞股蓝、山楂及荷叶各5g泡茶饮，2016年11月来我院体检，各项指标恢复正常，彩超未提示脂肪肝。

按语：本例患者素体脾虚，再因饮食不节，频繁酗酒，聚湿生痰，日久导致瘀阻肝络，形成肝癖，即现代医学之脂肪肝。脂肪肝等代谢性疾病的中医治疗多从脾着手。该患者乏力、便溏、身体困重、舌体胖大兼有齿印，脉弦滑等均为脾胃虚弱，湿浊内困之象；形体肥胖，晨起痰多，肝区有时胀闷疼痛，系痰瘀互结，阻滞经络之象。故以黄芪、党参、白术、苍术、茯苓等健脾助运以祛湿，砂仁、绞股蓝、荷叶、茵陈、垂盆草化湿消浊以降脂，炒枳壳、炒枳实、莪术、炒莱菔子等理气化痰消肉积，丹参、赤芍、焦山楂等活血化瘀舒肝络。诸药共凑健脾益气活血，理气化湿消痰之功。脂肪肝的治疗不是一朝一夕之事，疗程多在半年以上，同时要调理饮食，杜绝饮酒，适量运动。有不少患者难以坚持长期服药，此时最好的方法就是用药泡茶每日服用，简便有效。该患者最后就靠3味药物泡茶饮用而获得良效。

三、升阳降阴治疗胆病

纵观古今治疗胆腑相关疾病的代表方剂，大多体现了"升阳"和"降阴"两方面的组方特点。"升阳"常用的具体治法有疏肝法、辛开法、升提法等，降阴常用的具体治法有利胆法、泄热法、降逆法等。治疗胆病的经典古方如小柴胡汤、大柴胡汤、温胆汤、蒿芩清胆汤、龙胆泻肝汤等，均体现了"升阳降阴"的治疗特色。如小柴胡汤中以疏肝升散之柴胡与苦寒降泄之黄芩相配伍，大柴胡汤中以柴胡合辛温发散之生姜与苦寒泄热之大黄、黄芩及降逆下气的枳实相配伍，均体现了升降相因的组方思想。龙胆泻肝汤在龙胆草、黄芩、栀子等大队苦寒泄热清胆的药物中配以疏肝升散之柴胡，旨在降中有升，泻中有散。蒿芩清胆汤以苦寒泄热之青蒿、黄芩、竹茹配辛开理气之陈皮、枳壳，温胆汤以苦寒降逆之竹茹、枳实与辛温发散之半夏、陈皮相配伍，均体现了既升又降、升降相伍的组方原理。

通过总结现代中医临床大家治疗胆病的经验发现，他们也都十分重视"疏"（升阳）与"降"（降阴）的结合，如刘渡舟的变通大柴胡汤、董建华的慢性胆囊炎方、张羹梅的金钱利胆汤、邵荣世的疏肝利胆汤、诸云龙的胆囊清解汤、余鹤龄的疏肝清利湿热汤等，均是以疏泄肝胆和通腑降逆为治则。徐景藩诊治胆胃同病时，不论何种证型，均以"疏肝利胆、和胃降逆"为基本大法。徐经世治疗胆胃痛时以"揆度阴阳，平衡升降，扶土抑木，调节整体，注重病位"为基本原则，常以葛根配代赭石治胆汁反流性胃炎，取其一升一降之意。

何晓晖教授根据胆"阳升阴降"的生理特性，临证常将"疏散"（升阳）与"清利"（降阴）二法组合治疗常见的胆腑疾病。常用的疏散升清药有柴胡、葛根、郁金、石菖蒲、吴茱萸、生姜等，其中柴胡轻清升散，疏泄肝胆，为治少阳胆病"升阳"之专药。常用的降逆利胆药有大黄、黄连、黄芩、龙胆草、茵陈、金钱草、虎杖、蒲公英、枳实、莱菔子、代赭石等，其中大黄苦寒泄下，利胆通腑，为"降阴"之要药。他创立了疏胆降逆和胃汤、疏胆泄热化积汤、清温宁胆安神汤三个方剂，并以此加减变化治疗常见胆病及胆腑相关疾病，效果明显。

1. 疏胆降逆和胃汤

组成：柴胡10g，白芍12g，枳实15g，半夏10g，干姜4g，黄连5g，黄芩10g，大黄4g，吴茱萸3g，旋覆花12g，厚朴10g，蒲公英20g，海螵蛸15g，莱菔子12g。

功效：疏泄肝胆，降逆和胃。

主治：胆胃不和之胆汁反流性胃炎等。

方解：该方以柴胡疏利肝胆，吴茱萸、干姜、半夏辛开胆郁，黄连、黄芩、蒲公英、大黄苦寒泄热，厚朴、枳实、旋覆花、莱菔子下气降逆，升降并用，胆胃同治。

2. 疏胆泄热化积汤

组成：柴胡10g，黄芩10g，大黄6g，枳实15g，茵陈20g，虎杖15g，金钱草30g，郁金12g，鸡内金10g，蒲公英15g，莪术12g，石见穿15g，莱菔子12g。

功效：疏肝清胆，散结化积。

主治：瘀热蕴阻之胆囊和胆管结石、胆囊炎、胆囊息肉、胆道蛔虫残骸等。

方解：该方以柴胡、郁金疏肝利胆，升发胆气，以大黄、枳实、金钱草、茵陈、虎杖、蒲公英、莱菔子等通利胆腑，配合祛瘀活血消积之莪术、石见穿、鸡内金等疏胆泄热化积。

3. 清温宁胆安神汤

组成：黄连 5g，半夏 10g，陈皮 10g，枳实 10g，竹茹 10g，生姜 4g，石菖蒲 6g，茯神 15g，远志 10g，钩藤 30g，夜交藤 30g。

功效：清温并用，宁胆安神。

主治：胆郁痰热扰心之失眠、惊悸、夜游、癫狂等。

方解：清温宁胆安神汤以石菖蒲、生姜升散合半夏化痰开窍宁神，黄连、枳实、竹茹苦降化痰清热，伍以平肝养心安神之品，寒热同用，升降并施，共奏宁胆安神之功。

10

拾

论治脾胃相关疾病

一、从脾胃论治气化病之探讨

气化，是指通过气的运动所产生的各种变化。《庄子·知北游》说："气变而有形，形变而有生。"《易纬》说："气化流行，生生不息。"大自然由于气的运动变化而产生了天地间的万事万物，人体由于气的运动变化而维持着生命的新陈代谢。

（一）气化病的概述

气化是生命最基本的特征之一，人体的生、长、壮、老、已的生命过程，无不根于气的升降出入和聚散离合的运动变化。《素问·阴阳应象大论》说："阳化气，阴成形。""味归形，形归气；气归精，精归化；精食气，形食味；化生精，气生形……精化为气。"由于气化的作用，而引起人体内物质新陈代谢的各种变化，包括物质转化（物质与物质之间的转化）、能量转化（能量与能量之间的转化）、形能转化（物质与能量之间的转化）。具体地说，如食气化精、饮水化津、精化为气、气化为精、精化为血、精血互化、精气生神、气血互生、气化津液、津化为气、津液化汗、津血互生等，都是气化的表现。

现代医学认为，新陈代谢是生命现象的基本特征。新陈代谢包括合成代谢和分解代谢两个方面，两者同时进行，相反相成，构成代谢的统一体，并维持着动态平衡。《素问·阴阳应象大论》说："阴阳者，天地之道也，万物之纲纪，变化之父母，生杀之本始，神明之府也。"阴阳变化同样也是气化的最基本规律，正如《正蒙注》说："气化者，一阴一阳。"气化即阴阳之气的变化，"阴阳之化"包括"阳化"和"阴化"两种运动形式。阳化即"阳化气"，是"由阴化阳"的过程；阴化即"阴成形"，是"由阳化阴"的过程。精气学说认为，构成天地万物的气，有无形和有形两种基本状态：一种是以弥散而剧烈运动的状态存在，细微而分散，用肉眼难以看到，故称之为"无形"；另一种是以凝聚而稳定的状态存在，由细小分散的气，凝集而形成看得见、摸得着的实体，称之为"形质"。习惯上把弥散状态的无形之气称为"气"，气属阳；而把有形质的实体称为"形"，形属阴。形与气之间处于不断的转化之中，由气转化为形，是"阴化"的过程，如"气生形""气归精""气生血""气生津"等；由形转化为气，是"阳化"的过程，如"形归气""精化气""津化气"等。食物经消化变成为低分子物质，吸收后在体内合成体组织的高分子物质的过程称为合成代谢或同化作用，系吸能反应，即属于"阴化"的过程；体组织的高分子物质分解为低分子物质的过程，称为分解代谢或异化作用，系放能反应，即属于"阳化"过程。

阳化与阴化，是生命气化的全过程，是人体新陈代谢相反相成的两个方面，两者之间维持着动态平衡，正常的生命活动才能得以保证。气化的中枢在脾胃，气化的启动在少阳肝胆，人体与外界气化门户在肺与玄府，气化的原动力为肾藏元气，气化的场所在三焦。气化过程的有序进行，是五脏六腑生理功能协调互用的结果。如果脏腑功能活动障碍，气化失常，则会发生物质转化、能量转化、形能转化的紊乱，可影响精、气、血、津液的新陈代谢及其相互转化，导致各种精微物质的生成、输布、转化、排泄障碍，从而导致各种"气化病"的发生。

气化病，是指人体气化稳态失常而导致的疾病。《素问·举痛论》说："百病皆生于气。"气化病有广义气化病和狭义气化病之别：广义的气化病，包括了气的运动障碍而导致的一切疾病，范围极为广泛；狭义的气化病，是指人体物质与能量代谢中发生的气、血、精、津液等生成、输布、转化、排泄障碍所致的气化异常性疾病。现代医学中的代谢性疾病、营养性疾病和部分内分泌疾病属于狭义气化病的范畴。这里讨论的只局限于狭义的气化病。

气化障碍主要包括气化过度和气化不足两个方面。根据阴阳气化理论，把气化病分为阳化太过、阳化不及、阴化太过、阴化不及四大类型。

1. 阳化太过

在形能转化的过程中，由阴化阳太过，即表现为分解代谢偏亢，能量释放过多，机体的机能亢进，此以阴虚内热证最为多见，表现为低热、恶热、消谷善饥、消瘦、盗汗、口干、心悸、舌红少苔、脉数等。常见的中医病证有瘿气、消渴、痨瘵等。西医学中的甲状腺功能亢进、糖尿病、结核病等消耗性疾病多属于这一类的气化病。

2. 阴化太过

在形能转化的过程中，由阳化阴太过，即合成代谢异常，有形物质化生过多，并在体内滞留或堆积，常见的中医病证有肥胖、痰饮、胸痹、鼓胀、结石、痛风等。西医学中的肥胖症、脂肪肝、高脂血症、动脉粥样硬化、胆结石、尿结石、痛风等代谢障碍性疾病多属于这一类的气化病。

3. 阳化不及

在形能转化的过程中，由阴转阳不及，即表现为分解代谢偏衰，放能反应不足，机体的机能低下，或脏腑阳气不足而气化不利，常出现阳虚内寒或气不化水证，常见的病证有水肿、痰饮、关格、带下、唾涎等。西医学中的甲状腺机能减退症、肾上腺皮质功能减退症、心功能衰竭水肿、肾功能衰竭水肿、肝功能衰竭腹水等脏器衰弱性疾病多属于这一类气化病。

4. 阴化不及

在形能转化的过程中，由阳转阴不及，即合成代谢减弱，精微物质生化过少，能量储存不足，机体营养状态低下，常见形体消瘦、精血亏虚、津亏液燥等病理现象。西医学中的低血糖症、低蛋白血症、营养不良症、贫血症、干燥综合征等多属于这一类的气化病。

阴阳是对立统一的，气化的阳化与阴化过程，既是相互对立和制约的，又是相互依存和促进的。《素问·阴阳应象大论》说："阴胜则阳病，阳胜则阴病。"阳化太过可以引起阴化不及，阴化不及又可引起阳化太过，故两者往往同时存在；阴化太过可以引起阳化不及，阳化不及又可引起阴化太过，故两者也往往同时存在。阴阳互根，阴损可以及阳，阳损可以及阴，阳化不及与阴化不及也可相互影响。

（二）从脾胃治疗气化病的生理病理学基础

气化是脏腑生命活动的体现，只有五脏六腑生理功能的协调统一，才能维持人体气化的平衡稳态。气化与五脏六腑的功能息息相关，尤其是与脾胃、肾、肝胆、肺、三焦关系最为密切。肾为人体气化的原动力。肾为水火之脏，藏精，主水，肾阴肾阳是人体阳气和阴液之根本，是生命阴阳气化的动力和源泉，肾阴肾阳的动态平衡是人体气化稳态的根本保障，所以古人说"命门为气化之源"。肝胆是人体气化调节器。肝应于春，主疏泄和升发，肝气的条达，能启动和升发脏腑之阳气，调畅脏腑之气机，在人体气化中具有着重要的调节作用，正如张锡纯所说："肝主气化。"肺斡旋人体的气化。肺为气之主，具有主持和调节全身各脏腑经络之气的作用；肺主呼吸，又主皮毛汗孔，是人体与外界气化交流的门户，通过呼吸运动，实现体内气体的吐故纳新，清气（氧气）是生命新陈代谢必需的最基本物质，所以《医学衷中参西录·气病门》认为肺能"斡旋全身统摄三焦气化"。三焦是人体气化的场所，三焦是运行元气、水液、水谷的通道，也是生命气化的场所，"上焦如雾""中焦如沤""下焦如渎"，通过上中下三焦功能的环环相扣，使水精四布，弥漫周身，全身的精气、血液、津液在三焦的作用下相互渗透与转化，并达到动态平衡。肾、肝、肺、三焦的功能失调均可引起气化障碍，导致气化病的发生。

脾胃是人体气化的枢纽，与蛋白质代谢、糖代谢、脂肪代谢、水液代谢关系最为密切，在生命新陈代谢中具有十分重要的作用。脾胃功能失常，可导致代谢系统功能障碍，而成为气化病发生的最重要原因之一，如《脾胃论》所说："内伤脾胃，百病由生。""百病皆由脾胃衰而生也。"饮食失宜是导致脾胃气化失调的主要原因，如饥饱失常、五味偏嗜、过食肥甘、偏嗜烟酒等均可损伤脾胃，脾胃失健则运化水谷和水湿功能失常，以致中焦气化失司，百病丛生。当前气化病发病率不断走高，与现代人的饮食结构和生活习惯的改变密切相关。脾胃功能在人体气化中的重要作用体现在四个方面。

1. 脾主散精

《素问·经脉别论》说："饮入于胃，游溢精气，上输于脾，脾气散精。"《脾胃论》说："饮食入胃，阳气上行，津液与气入于心贯于肺，充实皮毛，散于百脉。"胃主受纳水谷，饮食物经过脾胃的消化、吸收、转运作用而化生为营卫气血津液，从而灌溉脏腑经络、四肢百骸，以维持人体正常的生理功能。糖、脂肪和蛋白质等供能物质的代谢，属水谷精微物质的转输化生过程，而水谷精微的化生、转输、利用，主要在于脾之运化功能。若脾失健运，则阳气不能布升，气化失司，失于散精，水谷精微（脂肪、糖、蛋白质等）失于输布，致浊阴内聚，生浊生湿，成痰成饮，故称"脾为生痰之源"。痰浊内蕴，或化为膏脂堆积于体内，发为肥胖症；或沉聚于肝脏，发为脂肪肝；或蕴阻于血脉，形成高脂血症和动脉粥样硬化症；或痰浊蕴积胆腑，湿从热化，湿热蕴蒸日久煎熬成石，发为胆结石。

2. 脾胃为"生化之源"

精、气、血、津液的生化源头均在脾胃，正如《灵枢·决气》说："中焦受气取汁。"《病机沙篆》说："气之源头在乎脾。"《景岳全书》说："血者，水谷之精也，源源而来，生化于脾。"《血证论》说："脾主消磨水谷，化生津液。"精、气、血、津液的化生均来源于脾所运化的水谷精微，脾胃健运，化源充足，则气血旺盛，津液充足，机体得养。若脾失健运，运化失常，则生化无源，合成代谢不足，或阴精衰少，或阳气虚衰，或营血亏虚，或津液不足，则机体失养，百病由生。

3. 脾胃是全身气机升降之枢纽

升与降，乃是脏腑阴阳气血最基本的运动形式。人体正常的新陈代谢，以脾胃为轴心，清阳自脾而升，浊阴由胃而降，两者一升一降的矛盾运动，成为人体气机升降的枢纽。脾胃属土，土具有冲和之性，通过阳升阴降的枢纽机制，以调衡脏气本身及脏气之间的阴阳之气，以达到"气归于权衡""以平为期"的生理要求，这是维持生命气化相对平衡、防止其太过与不及的重要调节机制。脾胃气机升降正常，出入有序，则表现为"清阳出上窍，浊阴出下窍；清阳发腠理，浊阴走五脏；清阳实四肢，浊阴归六腑"的阴阳气化平衡状态，故《医门棒喝》说："脾脏独主转运而升清降浊。""升降之机者，在乎脾胃之健运。"若脾胃升降失常，机枢失职，则致使五脏六腑、阴阳气血平衡失调，从而导致各种气化病的发生。

4. 脾主运化水湿

一方面脾将津液上输于肺，通过肺的宣发肃降使津液布散至全身；另一方面脾气也可以将津液直接向四周布散至全身各脏腑，即《素问·玉机真藏论》所说的"以灌四傍"的生理功能。《景岳全书·肿胀》说："水惟畏土，故其制在脾。"脾为制水之脏，若脾失健运，水液输布代谢障碍则停聚为病，或聚湿生痰为痰饮，或泛溢肌肤为水肿，或水停于中为鼓胀。

（三）从脾胃论治气化病的临床探索

气化与五脏六腑的生理功能密切相关，尤其与脾胃、肾、肝、肺、三焦的关系最为密切，所以治疗气化病也要从调衡上述脏腑的阴阳、气血、升降等入手，以平为期。气化理论的核心是自稳平衡的思想，脾胃为中土，"中焦如衡"含中和之气，是人体气化之枢纽，所以在气化病治疗中更具有重要意义，《万病回春》说："调理脾胃者，医中之王道也。"多年来，何晓晖教授从调衡脾胃入手论治气化病，常常获得明显疗效。现介绍如下：

1. 阳化太过，治宜清中滋脾制阳

阳化太过为分解代谢偏亢，物质消耗增加，能量释放过多，临床以阴虚内热证最为多见。如甲状腺功能亢进症（瘿气）基础代谢率增高，分解代谢过于旺盛，多数患者呈典型全身性高代谢症状，多以畏热、多汗、多食、消瘦、急躁多怒、瘿肿、突眼、手抖、舌红、脉数等为主要症状；其病理机制大多为肝郁化火，阴虚阳亢。1型糖尿病（消渴）因大量糖从尿中排出，脂肪、蛋白质分解代偿性增加，其基本病机是阴虚为本，燥热为标，燥热甚则阴愈虚，阴愈虚则燥热愈甚，燥热伤胃，胃火炽盛，发为中消，表现为胃脘嘈杂、消谷善饥、口干口渴、大便秘结、消瘦等。肺结核病（肺痨）为消耗性疾病，多表现为分解代谢增加，常出现骨蒸潮热、五心烦热、颧红升火、干咳咯血、咽干口燥、盗汗、消瘦、舌红少苔等阴虚火旺症状。总之，阳化太过之气化病的病机是阴气不足，不能制阳，阳亢生内热。脾胃为阴精阴液生化之源，正如《寿世保元》所说："脾散于五脏，为涎、为唾、为涕、为泪、为汗，其滋味渗入五脏，乃成五汁，五汁同归于脾。"治疗阳化太过之气化病，宜清中滋脾以制阳，脾胃得滋则阴生，阴生则阳消，阳消则热除。纵观当代名医名方，大凡治疗甲状腺功能亢进、1型糖尿病和肺结核的名验方均是以养阴清热为主线。何晓晖教授临床多用增液汤、玉女煎、益胃汤、沙参麦门冬汤、知柏地黄汤等加减变化治疗阳化太过之气化病，效果明显。

病例1：黄某，男，23岁，硕士研究生，江西抚州市人。2009年8月初诊。
主诉：心悸、手抖、汗多2月。
病史：患者2个月来身体日益消瘦，心悸不宁，心烦易怒，手抖，多汗，胃脘嘈杂易饥，口干口苦。西医诊断为甲状腺功能亢进症，在省市西医院用他巴唑、心得安、强的松等西药治疗1月余，症状不减反日益加重。复查T3：40.3nmol/L（正常值

12 ～ 22nmol/L），T4:11.99nmol/L（正常值 3.98 ～ 6.8nmol/L），TSH 小于 0.005nmol/L。诊时舌质红苔黄，脉细滑数。

治疗经过：西医诊断为"甲状腺功能亢进症"；中医辨证为肝郁火旺，阴虚阳亢。治拟清中养阴，泻肝降火。以增液汤合龙胆泻肝汤加减治疗。处方：

生地黄 15g，麦冬 15g，玄参 15g，龙胆草 5g，黄芩 10g，栀子 10g，柴胡 6g，当归 10g，车前子 12g，泽泻 10g，夏枯草 15g，丹皮 10g，赤芍 12g，钩藤 30g（后下），甘草 4g。

1 日 1 剂，水煎分 2 次服。停西药心得安和强的松。

服药 7 剂后诸症见缓，手汗已少，心悸与手抖稍平，舌苔薄黄，脉细数。上方去车前子，加女贞子 15g，旱莲草 15g。服药 3 周后，症状均明显好转，复查 T3、T4 有明显下降。在此方基础上合知柏地黄汤加减变化治疗 2 个月后，症状基本消失，体重增加 9kg，复查 T3、T4 已正常。嘱减少他巴唑剂量，并服用参苓白术颗粒和知柏地黄丸以巩固疗效。3 年后随访，一切如常。

2. 阴化太过，治宜健中运脾消阴

阴化太过，为分解与合成代谢异常，有形物质化生过多，并在体内滞留或堆积。如脂类代谢障碍，体内脂肪堆积过多，可发生肥胖症、脂肪肝、高脂血症、动脉粥样硬化、痛风等疾病。上述疾患大多为痰浊积聚、血运不畅所致，痰、湿、瘀等有形之阴邪是这类气化病的主要病理因素。脾主湿，湿为阴凝之邪，脾为生痰之源，所以此类疾病与脾的关系最为密切。何晓晖教授常采用健中运脾消阴法治疗这类气化病，脾健则湿化，湿化则痰消，痰消则瘀除。常用方剂有平胃散、胃苓汤、苓桂术甘汤、防己黄芪汤、理中汤、二陈汤、温胆汤、三子养亲汤、藿朴夏苓汤等。著名肝病专家王灵台提出："脾虚痰阻是脂肪肝的重要病机，健脾化痰是治疗之大法。"国医大师李振华治疗肥胖症的名方理脾健运汤就是通过温中健脾、祛痰化湿来取效的。胆结石的发生与胆固醇代谢和胆红素代谢障碍有关，多为脾不化湿，湿从热化，湿热壅阻肝胆，煎熬胆汁，日久结成砂石，形成胆石症。治疗胆结石症，除疏肝利胆、清利湿热外，还要重视治痰治脾。关幼波教授认为："血中胆固醇增高，中医则多从化痰论治。"提出"治黄要治痰，痰化黄易散""治痰实为治脾"的论点。痛风是一组嘌呤代谢紊乱所致的疾病，其临床特点是高尿酸血症及由痛风石而引起的反复发作性痛风性关节炎。痛风的主要病理因素是湿、痰、热、瘀，其标在筋骨关节，其本在脾肾，痰浊阻滞是最为常见的临床证型之一。国医大师朱良春善用土茯苓治痛风病，他指出："此仍嘌呤代谢紊乱所引起，中医认为系湿浊瘀阻，停着经隧而致骨节肿痛、时流脂膏之证，应予搜剔湿热蕴毒，故取土茯苓健胃祛风湿之功，脾胃

健则营卫从，风湿去则筋骨利。"

病例 2： 赵某，男，35 岁，货车司机，江西临川人。2009 年 8 月初诊。

主诉：体重剧增、胸闷、嗜睡 1 年余。

病史：患者素体肥胖，1 年来体重增加约 15kg（身高 167cm，体重 84kg，体重指数 30.1），胸闷，腹大胀满，食后脘胀，昏昏嗜睡，睡时鼾声如雷，大便不畅。舌质胖有齿痕，苔白稍腻，脉弦滑缓。因为头晕、瞌睡而无法从事司机工作。血脂检查：胆固醇 8.7mmol/L，甘油三酯 3.86mmol/L。肝脏 B 超检查提示"重度脂肪肝"。

治疗经过：西医诊断为肥胖症、高脂血症、脂肪肝；中医辨证为脾失健运，痰浊内蕴。治拟健中运脾，消痰化浊。用平胃散、二陈汤、三子养亲汤合方加减。处方：

苍术 12g，厚朴 12g，法半夏 10g，陈皮 8g，茯苓 15g，白芥子 10g，苏子 10g，莱菔子 12g，山楂 15g，鲜荷叶 30g，葛根 15g，郁金 10g，石菖蒲 8g。

1 日 1 剂，水煎分 2 次服。同时嘱病人增加运动和调控饮食。

上方加减服 2 个月后，体重减轻 12.5kg，腰围缩小 5.3cm。复查血脂胆固醇 7.2mmol/L，甘油三酯 2.3mmol/L。肝脏 B 超检查提示"轻中度脂肪肝"。病人诉头晕消失，嗜睡明显好转，胸闷和腹胀已轻，大便正常，能胜任开车工作。

3. 阳化不及，治宜温中益脾助阳

阳化不及多为分解代谢偏衰，放能反应不足，脏腑阳气虚衰，阳不化气，则机体机能低下，气化失职，推动、温煦、固摄作用减弱，导致气不化水，气不化汗，气不摄津，而发生水肿、痰饮、鼓胀、少汗、带下、唾涎等病证。脾为中阳，是气机升降之枢，生命气化有赖于脾阳的鼓动，若脾阳不振则升发无力，或水气湿气不化而为肿、为鼓、为饮、为痰，或气不化津，摄津而为带下清稀、为唾涎不止等。阳化不及的气化病治宜"温药和之"，以温中益脾助阳，使中阳振奋，升降相宜，诸恙自除。常用方剂有实脾饮、理中汤、小建中汤、苓桂术甘汤、五苓散、补中益气汤、升阳除湿汤等。因为肾宅元阳，能温煦脾阳，所以在助脾阳的基础上也要注意温补肾阳，以益火之源。

病案 3： 艾某，男，61 岁，农民，江西东乡人。1992 年 8 月 23 日初诊。

主诉：周身水肿 1 周。

病史：患者因早期胃癌于 2 月前已做胃全切除术，手术顺利，术后胃纳欠佳，大便时泻，甚时一日 4～6 次。1 周来，下肢及头面浮肿，午后两足肿甚，肢体沉重，步行艰难，胸闷腹胀，不思饮食，小便量少。检查：面色萎黄，颜面浮肿，腹部胀满，两小腿肿如水桶，按之难复；舌体胖大有齿痕，苔白滑腻，脉沉缓。胃 X 光钡餐检查吻合口无异常，心肺正常；肝功能和尿化验均正常。舌体胖大，齿痕明显，舌色淡白，苔白滑腻，脉沉细弱。

治疗经过：西医诊断为营养不良性水肿；中医辨证为脾虚水泛。治拟温中健脾、通阳利水。以理中汤、参苓白术散、五皮饮合方治疗。处方：

红参 6g，干姜 5g，白术 15g，茯苓皮 20g，黄芪 30g，山药 15g，薏苡仁 30g，扁豆 15g，大腹皮 12g，陈皮 6g，猪苓 12g，泽泻 12g，大枣 5 枚。

1 日 1 剂。并嘱合理加强营养，进乌鱼、甲鱼之类食品。

服药 7 剂后，水肿明显消退，纳食见增，大便转实，一日 2～3 次，腹胀已轻，精神好转。以上方加减连续服药 1 个月，水肿完全消除，大便如常，面色转红润，饮食基本恢复到病前状况，舌象、脉象明显好转。停止服药，嘱注意饮食与休息。连续随访 12 年，一切正常，并能参加日常田间劳动。

4. 阴化不及，治宜补中健脾育阴

阴化不及，即合成代谢减弱，精微物质生化过少，能量储存不足，机体营养状态低下。脾胃主受纳运化水谷，为精、血、津液、髓等阴性物质的生化之源。若精、血、津液的生化不足，主要责之于脾胃。脾胃虚弱，运化失司，则生化无源，或致阴精衰少，或致血液虚亏，或致营阴亏损，或致津液不足。低血糖症、低蛋白血症、营养不良症、贫血症、干燥综合征等阴化不足之气化病，大多与脾胃功能失调相关，临床上治疗此类疾病，多从脾胃入手，采用补中健脾育阴法，大多能取得较满意的效果，常用方剂有参苓白术散、资生丸、归脾汤、薯蓣丸、健脾益营汤（经验方）等。

病例 4：龚某，男，24 岁，大学生，江西乐安人。2012 年 8 月 13 日初诊。

主诉：食少、消瘦、乏力 10 余年。

病史：患者自幼身体虚弱，食少便溏。目前因学习繁重，症状加重，难以坚持学习。症见骨瘦如柴（身高 178cm，体重 54kg），精神疲倦，四肢乏力，纳少，食后腹胀，大便稀溏，一日数行，口干，头晕，易出汗，易感冒，白天常自汗，夜间常盗汗，冬天肢冷，夏天怕热，面黄无华，唇红，舌质瘦小、色偏红，苔薄少津，脉大数而无力。实验室检查除轻度贫血外无异常。

治疗经过：西医诊断为营养不良症、贫血；中医辨证为脾胃虚弱，营血亏虚。治拟补中健脾，养血益营。方用参苓白术散合健脾益营汤加减。处方：

太子参 30g，党参 15g，炒白术 15g，茯苓 30g，山药 15g，薏苡仁 20g，炒扁豆 15g，炒葛根 15g，莲子肉 15g，百合 15g，五味子 10g，麦冬 12g，焦山楂 12g，乌梅

10g, 陈皮 6g。

1 日 1 剂, 水煎分 2 次服, 服药 2 周后诸症均明显改善, 食欲增加, 大便见实, 次数减少, 精神好转。仍以上方加减变化, 共服药 3 个月, 体重增加 7.3kg, 体质明显好转, 面色转红润, 精神已佳, 进食大增, 大便成形, 1 日 1～2 次, 已能完成各项学习任务, 全家欢喜。

二、失眠的治疗经验

失眠, 中医称"不寐", 古代书籍又称"不得眠""目不瞑""不得卧"。失眠的表现为入睡困难, 睡眠质量下降, 早醒, 致使总睡眠时间不足。由于睡眠不足导致白天疲劳、嗜睡、头晕、焦虑、学习工作能力下降等。

失眠可分为原发性失眠和继发性失眠。原发性失眠为持续而长期的睡眠障碍, 多在青年或中年起病; 继发性失眠是由于疾病或生活、环境改变等因素引起的短暂性的入睡困难。失眠多见于神经官能症、高血压、脑动脉硬化、贫血、更年期综合征、心脏病、胃肠病、肝病等慢性疾病中。《内经》云: "胃不和则卧不安。"胃中不适, 常常导致夜寐不安; 反之, 长期失眠的人, 常常并发有胃肠不适。所以, 失眠是慢性胃肠疾病患者的常见症状之一, 如胃食管反流病、慢性胃炎、功能性消化不良、肠易激综合征、溃疡性结肠炎等患者常常伴有失眠。治疗失眠是中医的优势。何晓晖教授擅长治疗失眠, 求治者众多, 他不仅积累了丰富的治疗经验, 且对失眠的病因病机也有不少独特的认识, 在此做一介绍。

(一) 对失眠发病机理的见解

1. 阴阳失交是失眠的主要病机

人体随着昼夜的阴阳消长而发生不同的生理变化, 夜间阴长阳消, 大脑的生理功能由兴奋逐渐转向抑制, 故进入睡眠状态; 白天阳长阴消, 大脑的生理功能由抑制逐渐转向兴奋, 故处于清醒状态。如《灵枢·口问》所说: "阳气尽, 阴气盛, 则目瞑; 阴气尽而阳气盛, 则寤矣。"《类证治裁》说: "阳气自动而之静, 则寐; 阴气自静而之动, 则寤。"指出阳气由动转静时, 即为睡眠状态; 反之, 阳气由静转动时, 即为清醒状态。阴阳的消长平衡是维持人体正常睡眠的生理基础。

阴阳失交、阳不入阴是失眠的主要病机, 或阴虚不能纳阳, 或阳盛不得入阴, 正如《灵枢·大惑论》所说: "卫气不得入于阴, 常留于阳。留于阳则阳气满, 阳气满则阳气跷盛; 不得入于阴则阴气虚, 故目不瞑矣。"所以, 治疗失眠的关键是于调整阴阳, 扶阴抑阳, 引阳入阴, 如《灵枢·邪客》所言: "阴阳已通, 其卧立至。"

2.脏腑不调是失眠的主要病因

睡眠是脑的生理功能之一，故寐由神主，如《景岳全书·不寐》所说："盖寐本乎阴，神其主也，神安则寐，神不安则不寐。"神包括神、魂、魄、意、志，因心藏神，肝藏魂，肺藏魄、脾藏意，肾藏志，故失眠与五脏都密切相关。心为神之主，心神安定则睡眠安宁，若心气不足、心血亏虚、心火内炽、心脉瘀阻、心神错乱等均可导致睡眠障碍。肝藏魂，人寤则魂游于外，寐则魂归于肝，"肝藏血，血舍魂"，魂依存于血，血虚则魂不守舍，而出现夜寐不宁、惊骇多梦、梦呓、梦游等。肾藏志，"肾藏精，精舍志"，肾的精气充盛，则脑海充盈，元神得养；肾主水，上奉于心，心肾相交，水火既济，阴阳交通，则睡眠安定。若肾阴亏虚，虚火上扰，则心神不宁而夜不能寐；或肾精亏虚，脑海空虚，元神不守而失眠。脾藏意，"脾藏营，营舍意"，脾主运化而生气血，《素问·八正神明论》说："血气者，人之神。"神赖营血的濡养，脾气虚弱，血亏失养，可致夜寐不安，多梦早醒。胃为太仓，消磨水谷，胃气不和，食滞不化，亦可扰乱神明，导致夜寐失宁，如《素问·逆调论》所说："胃不和则卧不安。"胆为中正之官主决断，与睡眠也有关系，胆虚气怯则魂不守舍，而发生睡眠障碍，如虚烦不得眠、睡中易惊醒、恶梦、胆怯恐惧等。

3.情志不遂是失眠的主要诱因

情志是人体对外界事物或现象的刺激而引起情绪变化，也是五脏生理活动的表现之一，情志波动太过可成为重要的致病因素，尤其是导致失眠的主要诱因。大喜、大悲、大怒、大惊等突发性精神情志刺激，可导致脏腑失调、心神错乱、阴阳不和，而发生夜不能眠，先是短暂性失眠，若未能及时调整可拖延日久而长期失眠不愈。长时间的悲伤、忧愁、思虑、恐惧等，也可导致脏腑阴阳气血逆乱，神不守舍，而睡眠障碍。失眠之人，又往往出现心情抑郁、情绪低落、紧张焦虑，从而使失眠进一步加重。临床上长期失眠的患者，大多数都伴有情志和心理异常。

（二）对失眠临床辨证的认识

要取得治疗失眠的好疗效，关键在于辨证的精准。何晓晖教授特别强调阴阳辨证和脏腑辨证，以阴阳辨证定病性，以脏腑辨证定病位。

1.辨阴阳以定病性

阴阳失交是失眠的主要病机，阴虚不能纳阳，阳盛不得入阴，故阴虚或阳亢都可导致阳不入阴而发生失眠。《素问·阴阳应象大论》说："善诊者，察色按脉，先别阴阳。"失眠的辨证首先要辨别阴阳的盛衰。青壮年失眠多因于阳气旺盛，阳盛不得入阴；老年人易发生失眠，多由阴气亏虚，阴虚不得纳阳；更年期失眠，多为阴阳失衡，阴阳不得相交。"阴虚则热"，"阳盛则热"，一般来说，失眠多见于阳证、热证，但也有一些高龄及久病重病阳气衰竭之人也可发生夜不能寐，此为虚阳上越扰乱神明，故明·戴元礼《证治要诀》中有"年高人阳衰不寐"之论。《灵枢·邪客》指出了"目不瞑"的治疗原则："补其不足，泻其有余，调其虚实。"阴虚者滋阴清虚热，阳盛者泻火去实热，通过育阴潜阳来平衡阴阳，调和脏腑，以达到安神催眠目的。

2. 辨脏腑以定病位

失眠的主要部位在心神，但与肝、肾、脾、胃、胆密切相关，故辨清病位所在对确定治疗原则和方法十分重要。心病所致失眠，有虚又有实：虚证如心血亏虚，心阴不足等；实证如心火亢盛，心血瘀阻等。肝病所致失眠，也有虚有实：虚证如肝血不足，魂不舍血；实证如肝阳上亢，魂不守舍。肾病所致失眠，多为虚证，如肾阴亏虚，虚火内扰心神；肾精不足，脑海虚空，元神失养；肾阳虚衰，虚阳外越，扰乱心神。脾病所致失眠，有虚有实：虚证多由脾失健运，气血生化无源，以致心气亏虚，肝血无藏，神失所养；实证多由脾失运化，聚湿生痰，痰浊上扰于脑，致神志不安。胃病所致失眠，多为实证，水谷不化，中焦失和，胃不和则卧不安。胆病所致失眠，多为胆虚气怯，虚烦不眠。因为心为神明之主宰，故不论何脏所致失眠，都要注意调理心神。

3. 辨病证以定证候

失眠的病程、病情、病况不尽相同。病程可分为短暂性失眠（小于1周）、短期性失眠（1周至1月）、长期失眠（大于1月）。病情可分为轻度、中度和重度。失眠患者常见有以下几种病况：①入睡困难；②睡中易醒，醒后难以再睡；③不能熟睡，似睡非睡；④早醒；⑤多梦，恶梦纷纭，梦中惊醒；⑥梦呓，梦游。长时间的失眠，会导致精神抑郁和神经衰弱，出现疲劳乏力、无精打采、头晕头痛、焦虑紧张、烦躁、健忘、注意力分散、反应迟钝、全身不适等，严重的还可发生精神失常。诊治失眠，重在辨证论治，不加辨证的安神定神只能是事倍功半。要通过细致的问诊广泛地收集患者的病史和病症，察色、按脉、观舌，综合分析，从而对病症做出全面准确判断。如失眠轻者，少眠或眠而不馨，数日即安，多为情志不遂，或外感所伤，或胃气不和而致。重者彻夜不眠，数月不解，或终年不眠，多为阴虚火旺，心肾不交。入睡困难，心烦焦虑，心悸不安，口舌溃烂，夜间口干，多系阴虚火旺。睡间易醒，醒后不易再睡，心悸怔忡，多为心脾两虚。入睡后易醒，恶梦纷纭，平时善惊，易怒，多为心虚胆怯或血虚肝旺。

（三）治疗失眠用方用药经验

1. 用方经验

何晓晖教授治失眠的常用方剂有酸枣仁汤、半夏泻心汤、归脾丸、天王补心丹、丹栀逍遥丸、知柏地黄丸、黄连温胆汤、黄连阿胶汤、越鞠丸、血府逐瘀汤等。他还自创了"调胃安神汤"，用于胃气不和兼见失眠者。

（1）酸枣仁汤。酸枣仁汤出于《金匮要略》，由酸枣仁、茯苓、知母、川芎、甘草组成，能养肝血以宁心神，清虚热以除心烦，治疗"虚烦不得眠"。何晓晖教授常以此方加味治疗以心烦不安、入睡困难为主症的肝血亏虚、阴虚内热之失眠，如更年期综合征、神经衰弱的失眠患者。酸枣仁剂量宜大，常用量为 15 ～ 30g。常加夜交藤养血安神，加百合、麦冬滋阴除烦。

（2）半夏泻心汤。半夏泻心汤出自《伤寒论》，为治心下痞的代表方。何晓晖教授常用半夏泻心汤治疗心下痞兼有失眠的寒热虚实夹杂的慢性胃炎、功能性消化不良，效果明显。《内经》云："胃不和则卧不安。"慢性胃肠疾病的患者常伴有睡眠障碍、焦虑、抑郁等精神症状，如是寒热错杂证最适宜用半夏泻心汤。方中半夏能和胃安神，黄连清心安神，人参、大枣益气安神。

（3）归脾汤。《素问·八正神明论》说："血气者，人之神。"心主神，脾生气生血，气血是人体神志活动的主要物质基础，神得气血滋养则睡眠安定。心脾气血两虚证，脾无所藏，心无所养，则神不安、寐不宁。归脾汤能益气补血，健脾养心，宁心安神。慢性胃肠疾病病程日久，多兼有气血不足，胃十二指肠溃疡出血可耗伤气血，气血不足则神失所养，故常兼见失眠。何晓晖教授常用归脾汤加五味子、夜交藤等治疗心脾两虚之失眠症，多能取佳效。

（4）天王补心丹。该方由 13 味药组成，其中生地黄、天冬、麦冬、玄参滋阴清热，当归补血，人参益气，酸枣仁、柏子仁、茯苓、远志养心安神，五味子补气敛阴益神，丹参清心活血宁神，桔梗载药上行入心经。全方育阴养血、补心安神，兼以滋阴降火，交通心神，治疗阴虚血少、神志不安之失眠。主要临床表现为失眠日久、心悸心烦、手足心热、舌红少苔、脉细数。失眠顽固不愈，酌加龙齿、磁石、琥珀等重镇安神之品。

（5）知柏地黄丸。肾为诸阴之本，肾水上济于心，使心阳不亢，心神安宁。若肾阴亏虚，水不上济，则心火独亢于上，心神扰乱而失眠、心悸、心烦。知柏地黄丸重用熟地黄、山药、山茱萸滋阴补肾，知母、黄柏、丹皮清热降火，泽泻渗湿导热，茯苓改茯神健脾安神。全方滋阴补肾清热降火，加酸枣仁、百合、夜交藤等，适用于治疗阴虚火旺之失眠。年轻人和更年期长期失眠者，多见阴虚火旺证型，表现为失眠日久、虚烦盗汗、腰膝酸软、舌红少苔。

（6）丹栀逍遥丸。肝藏魂，主情志。肝气郁结，郁而化热，内扰心神，魂不守舍，故入睡艰难、多梦惊悸、急躁易怒。逍遥散能疏肝解郁、健脾养血，再加丹皮、栀子清肝泻火凉血，肝疏则魂定，热清则神安。现代药理研究也表明，逍遥丸有很好的催眠作用。临床上不少心神经官能症、更年期综合征、功能性消化不良患者，表现为夜寐艰难、情绪抑郁、胸闷太息、心烦易怒、烘热汗出等，选用本方最为适宜。加用百合、莲子心、钩藤、夜交藤、何首乌等清心安神定志药，催眠作用更好。

（7）温胆汤。何晓晖教授临床常用温胆汤、黄连温胆汤、十味温胆汤治疗失眠兼有胃肠不适之病症。温胆汤出自《备急千金要方》，由半夏、陈皮、竹茹、枳实、生姜、大枣、甘草组成。加黄连为黄连温胆汤；加酸枣仁、远志、人参、熟地黄，去竹茹，为十味温胆汤。大量临床报道和实验研究表明，温胆汤具有很好的镇静安眠作用，适用于胆虚气怯之失眠，表现为虚烦不得眠、多梦惊悸、胆怯恐惧、惕惕不安等，常用于神经官能症、植物神经功能紊乱、精神病、胆囊疾病、胃肠疾病等兼有失眠者。何晓晖教授认为温胆汤证有三大主症：一是胃肠不适；二是睡眠和精神障碍；三是痰浊内阻。如果兼有热象，用黄连温胆汤；如患者身体瘦弱、气血不足，用十味温胆汤。

（8）越鞠丸。越鞠丸方出自《丹溪心法》，全方由香附、川芎、苍术、神曲、栀子五味中药组成。诸药合用，功善解郁，用于治疗气、血、痰、火、湿、食六郁之证。何晓晖教授常常用该方治疗顽固性失眠症，他认为越鞠丸证具有"情、郁、繁、缠"四个临床要点，即病因起于"情"，病机在于"郁"，病证表现"繁"，病情病程"缠"。越鞠丸证的失眠特点是多由情志不遂而起病，失眠时间长，长期治疗不愈，兼有气郁、热蕴、痰阻、湿困、血滞等全身繁杂症状。临床上在此方基础上再选用酸枣仁、远志、石菖蒲、合欢皮、夜交藤、钩藤、龙齿、牡蛎、磁石、琥珀等宁心安神药。

（9）血府逐瘀汤。有一些顽固性失眠患者，病延数年甚至数十年，气滞而血瘀，长期失眠，甚至彻夜不寐，骨瘦如柴，面色晦暗，舌质紫暗，脉沉涩。清代王清任创立血府逐瘀汤，有行气活血化瘀之效，用于各种具有血瘀证候的难治性疾病，也包括顽固性失眠症。何晓晖教授用此方加丹参、琥珀、酸枣仁、夜交藤等治疗血瘀证失眠，确能改善其睡眠。

（10）调胃安神汤。此为何晓晖教授的经验方。他长期从事脾胃专科，许多胃肠病患者兼有睡眠障碍，他在半夏秫米汤、半夏泻心汤和温胆汤的基础上创制"调胃安神汤"。该方由姜半夏、粟米、茯神、竹茹、陈皮、百合、紫苏叶、合欢皮、夜交藤、酸枣仁10味药物组成。半夏和胃安神为主药，粟米养胃益中，竹茹、陈皮和胃安中，百合、紫苏既能和胃又能安神，茯神、合欢皮、酸枣仁、夜交藤安神促眠。全方和胃调中，安神催眠。适用于胃气不和兼见睡眠困难者。

2. 用药经验

何晓晖教授在治疗失眠方面积累了丰富的用药经验，他最常用的安神药有半夏、酸枣仁、夜交藤、紫苏、合欢皮、五味子、百合、远志、莲子心、石菖蒲、龙齿、琥珀等。

（1）半夏。《灵枢·邪客》曰："饮以半夏一剂，阴阳以通，其卧立至。"这是古人用半夏交通阴阳治疗失眠的最早记载。《成方便读》指出半夏"和胃而通阴阳"，故半夏最适宜胃气不和兼有失眠者。临床大量报道，以半夏为主药的温胆汤、半夏秫米汤、半夏厚朴汤、半夏泻心汤均有很好的安神功效。现代药理实验也表明，半夏具有镇静催眠作用，生半夏能延长异戊巴比妥钠对小鼠的催眠时间。国医大师王琦教授善用半夏配伍夏枯草治失眠，半夏得至阴之气而生，夏枯草得至阳之气而长，两药阴阳相配，半夏和胃，夏枯草平肝，从而平衡阴阳治失眠。

（2）酸枣仁。酸枣仁味酸甘性平，无毒，是安神催眠效果最好的中药之一，自古至今被广泛地应用于失眠的治疗。张仲景的酸枣仁汤治疗"虚烦不得眠"，后世名方归脾丸、天王补心丹、十味温胆汤等都配有酸枣仁。大量的药理实验研究表明，酸枣仁对小鼠、大鼠、豚鼠、猫、兔及犬均有镇静催眠作用。因为酸枣仁性平，能养肝宁心，安神催眠作用可靠，无不良毒性，故该药是何晓晖教授最为常用的催眠中药之一，任何证型的失眠均可以酸枣仁为君药组方。如心肝血虚之失眠，常与何首乌、龙眼肉、柏子仁等配伍；肝虚有热之虚烦不得眠，常与川芎、知母、茯苓配伍；心脾两虚之失眠，常与人参、当归、茯苓、五味子、大枣、龙眼肉等配伍；心火亢盛之失眠，常与黄连、莲子心、竹叶等配伍；胆虚痰阻之失眠，常与半夏、石菖蒲、竹茹、茯苓配伍；阴虚阳亢之失眠，常与生地黄、白芍、柏子仁、龟板等配伍。目前也有许多以酸枣仁为主药治疗失眠的单验方，如酸枣仁散、酸枣仁粥等。关于酸枣仁的用法，以炒用为宜，《本草拾遗》说："睡多生使，不得睡炒熟。"有药理实验表明，生枣仁的镇静催眠作用较炒枣仁弱，但不能炒制太过，否则疗效下降。酸枣仁的用量一般煎剂为 10 ～ 30g，研末吞服 3 ～ 5g。

（3）夜交藤。又名首乌藤，是何首乌的的藤茎，性平味甘。夜交藤，顾名思义，其藤夜里会交合起来，援物比类，具有安眠作用。首乌藤具有安神、祛风、通络三大功效，其中安神作用最为常用。药理实验表明，夜交藤有明显的催眠作用，能使小鼠的睡眠时间延长。虽然古方中很少有该药入方，但其药效确切、价格低廉，何晓晖教授最喜用此药配方来养心安神，改善睡眠。用量宜大，多用 30 ～ 40g。

（4）紫苏。紫苏叶顺应天地昼夜阴阳之变，朝挺暮垂，亦有安眠之功。古代文献少有紫苏安神功效的记载。现代药理实验也表明了紫苏叶的镇静催眠作用。野紫苏叶水提取物 4g/kg 或紫苏醛 100mg /kg 给小鼠灌胃，能显著延长环己巴比妥的睡眠作用时间。当代名医叶橘泉《食物中药与便方》记述："治失眠不宁，易惊醒。"国医大师王琦教授治疗失眠的经验方高枕无忧汤中就有紫苏叶，他常以紫苏与百合相配，理气和营，引阳入阴。何晓晖教授也常在治疗胃肠病兼有失眠者的方子里加入紫苏，尤其是孕妇更为适合，既和胃，又安胎，又安神。

（5）合欢皮。合欢皮为豆科植物合欢的树皮，合欢花为合欢的花或花蕾。《本草图经》曰："合欢，夜合也。"《本草衍义》曰："其绿叶至夜则合。"合欢皮和合欢花都有安神、解忧、悦志的功效，早在《神农本草经》中就有"主安五脏，利心志，令人欢乐无忧"的记载。药理实验表明，合欢花煎剂灌服，能明显减少小鼠的自发活动和被动活动，明显协同巴比妥类药物的中枢抑制作用。由于合欢具有解郁宁神、怡悦心志的特殊功效，主治忧郁失眠症，最适用于忿怒、忧郁、焦虑、烦躁不眠者。合欢花又能理气开胃，更适宜于兼有胃气失和者。何晓晖教授常将合欢皮与郁金、佛手、夜交藤、远志、酸枣仁同用，以养心安神、解郁悦志。

（6）百合。百合因鳞茎由鳞瓣数十片相合而得名，民国名医张山雷说："百合之花，夜合朝开，以治肝火上浮，夜不成寐，甚有捷效。"《日华子》记述百合有"安心，定胆，益志，养五脏"之功。药理研究表明，百合具有明显的镇静催眠作用，小鼠灌服百合水提液后，能显著延长戊巴比妥钠睡眠时间。百合能清心安神、养阴清热、润肺益胃，自古至今都是清心宁神的要药，《金匮要略》记述的百合病，"欲卧不能卧，欲行不能行""如寒无寒，如热无热""如有神灵者"，阴虚阳扰，神志恍惚，坐卧不宁，莫名所苦，百合能养心阴、益心气、清心热、宁心神，故成为治疗百合病的主药。临床常用于阴虚内热或情志不遂所致的失眠多梦、虚烦惊悸者。百合又能养胃益胃，是治疗胃病之良药。百合古称摩罗，李恩复教授创制的摩罗丹是临床治疗萎缩性胃炎的畅销药。焦树德教授治疗胃脘痛的名方"三合汤"，也是以百合为主药。百合是治疗胃病的重要药物之一，所以何晓晖教授在治疗胃肠病中喜用百合，尤其是阴虚胃弱、失眠焦虑者最为适用。百合可入药，也可配莲肉、红枣煮粥以食养。

（7）五味子。《医林纂要》云："五味子宁神，除烦渴，止吐衄，安梦寐。"五味子味酸，能收敛心气，滋阴益肾，故有宁心安神作用，是治疗失眠的要药之一。药理研究表明，五味子对小鼠、大鼠和狗都有明显的镇静催眠作用，能改善人的智力活动，提高工作效率。许多治疗神经衰弱、失眠多梦的中成药，如五味子糖浆、北五味子冲剂、五味子片、五味子参芪片等都是以五味子为主药。五味子最适宜用于心阴心气不足、心失所养之心悸怔忡、失眠健忘等证，常与人参、麦冬、生地黄、枣仁等同用。五味子亦有护肝、抗溃疡、抗癌和敛汗等多种功效，故肝病兼失眠、肿瘤兼失眠、溃痨病兼失眠、失眠兼盗汗者均可选用。

（8）灵芝。灵芝能益心气、安心神、健脾胃，自古至今都是延年益寿之良药。灵芝对中枢神经具有良好的保护作用，故最常用于神经衰弱之失眠症。药理研究结果表明，灵芝醇提取液可明显增强戊巴比妥钠的中枢抑制作用；发酵浓缩液或菌丝体醇提取液可增强硫喷妥钠的中枢抑制作用。大量的临床报道，灵芝为主的合剂有明显的安神催眠效果。现代研究表明灵芝还具有抗肿瘤、抗放射、保护肝脏、增强免疫、提高白细胞等作用。所以何晓晖教授最常用灵芝治疗化疗、放疗后的恶性肿瘤兼有失眠患者，能取得扶正祛邪、益心安神的多种效果。现多将灵芝制成糖浆剂、酊剂、片剂等，也可饮片入药，用量 3 ～ 15g。灵芝孢子有二层由几丁质和葡聚糖构成的孢壁（多醣壁），质地坚韧，耐酸碱，极难氧化分解，因此限制了人体对孢内有效物质的消化吸收。实验表明，服用未破壁的孢子，只有 10% ～ 20% 的有效成分能被人体吸收，而破壁之后有效成分吸收率在 90% 以上。因此，灵芝孢子粉的安神催眠疗效更好。

（9）钩藤。钩藤有平肝清热、息风止痉之功，主治肝阳头晕、肝火头痛、高热惊厥抽搐、子痫等，且多用于小儿夜啼。药理研究表明，给小鼠皮下注射或灌服钩藤碱，能显著延长环己巴比妥所致小鼠睡眠时间，且能使小鼠自发活动减少，加强戊巴比妥的镇静催眠作用。因为很多顽固性失眠患者睡前担心不能入睡，心情焦虑，心烦不安，而致入睡艰难，钩藤有较强的镇静作用。何晓晖教授常用大剂量钩藤（30 ～ 40g）治疗失眠症，有很好的效果，对于肝阳偏亢的高血压患者更为适宜。

（10）龙齿。龙齿为古代哺乳动物象类、犀牛类、三趾马等的牙齿化石，具有良好的安神镇惊作用。《药性论》说："镇心安魂魄。"《本草蒙筌》说："男妇邪梦纷纭者急服。"古人很多方子如《世医得效方》的归神丹、《医学心悟》的安神定志丸、《圣医总录》的龙齿丸、《张氏医通》的远志丸，都是以龙齿为主药。龙齿为重镇安神药，最适宜用于兼有多梦、盗汗或高血压的顽固性失眠症，也常用于小儿惊悸夜啼症。治疗失眠多用煅龙齿，剂量 10 ～ 30g。龙骨也有镇心安神作用，但龙齿的安神作用更强些。

（11）琥珀。琥珀为古代松科属植物的树脂，埋藏地下经年久化而成的化石样物质，质重气厚，具镇惊安神、散瘀止血、利水通淋之功。《别录》称其能"主安五脏，定魂魄"。叶天士也说："气平入肺，味甘入脾，质坚有镇定之功，入肺脾而定魂魄也。"琥珀质重能镇，古人多用于失眠、多梦、惊悸，如《万病回春》的琥珀定志丸、《景岳全书》的琥珀多寐丸、《证治准绳》的琥珀养心丸。心气不足，神虚不寐者，常与人参、茯神、远志等同用；血不养心，夜卧不宁者常与当归、酸枣仁、柏子仁等同用；热病后阴亏虚烦不得眠者，常与生地黄、麦冬等同用。琥珀又具活血祛瘀作用，故最适宜失眠兼有血瘀者，常与丹参、夜交藤、合欢皮等同用。用量 1 ～ 3g，可单研末冲服，或入丸、散。

3. 服药经验

昼夜晨昏的阴阳消长，人体亦与之相应。《素问·生气通天论》说："阳气者，一日而主外，平旦人气生，日中而阳气隆，日西而阳气已虚，气门乃闭。"进药也要根据不同的病种或病证选择合适的服药时间。宋·许叔微《普济本事方》在治疗失眠服药方法上提出"日午夜卧服"。何晓晖教授根据昼夜阴阳消长的规律，要求病人下午日晡时辰（3～5时）第一次服药，睡前约2小时左右第二次服药，逐渐引阳入阴，而进入睡眠。他不主张临睡前服药，因中药起效较慢，且饮汤药后尿多而影响睡眠。

4. 调护经验

失眠患者多为久治不愈，反复就医，在情志和心理上存在一定问题，所以要注意心神的调摄。医生要富有爱心和同情心，耐心倾听和分析患者诉述，针对性进行思想开导，悉心解释病人的疑虑，消除紧张和焦虑情绪。要鼓励患者保持乐观积极的生活态度，积极参加适度的体育和娱乐活动，放松紧张精神。坚持适当的体力劳动，以增强体质，促进身心健康。指导病人养成良好的生活习惯，按时作息，定时睡眠，睡前不吸烟、不饮浓茶、咖啡等刺激之品。睡前到户外散步片刻，上床前沐浴或热水泡脚，睡时听听平淡而有催眠作用的音乐，对帮助入眠有一定的作用。食疗对失眠颇有效果，睡前饮一杯加糖的热牛奶，有促进睡眠的作用。红枣、龙眼、百合、枣仁、莲肉、莲子心、茯苓、山药、菊花、桑葚、核桃、蜂蜜等食品都有一定的安神作用，可选用做成粥、羹、汤、茶、糕等。若能坚持服用，效果稳定而持久。

附：病案举例

病案1：叶某，女。35岁，教师，江西抚州人。2014年7月14日初诊。

主诉：夜寐艰难4年。

病史：师范大学毕业后进取心强烈，近6年担任重点高中高三班英语主讲老师，为了获得高升学率常常深夜不眠。4年来，睡眠艰难，深夜毫无睡意，无法入睡，时常彻夜不眠。初期白天仍精力充沛，无不适症状。近1年来时有心烦焦虑，易与家人发脾气。口咽干燥，夜间时有手足心热，易发口舌溃疡。纳佳便调，经期如常，月经色偏红。舌尖红，有深红色芒刺，苔薄黄少津；脉弦长，两关略浮带滑。因害怕药物副作用，未曾服用过西药安眠药。

治疗经过：辨证为阴虚内热，心火扰神。治拟滋阴泻火，宁心安神。用天王补心丹合酸枣仁汤加减。处方：

麦冬12g，天冬12g，生地黄15g，玄参12g，酸枣仁20g，知母10g，茯神30g，黄连 4g，莲子心 5g，夜交藤 40g，灵芝 15g，百合 15g，龙齿 30g（先煎），钩藤 30g（后下）。7 剂。

分 2 次于傍晚及睡前 2 小时服。

二诊：诉午夜稍有睡意，迷迷糊糊但不能深睡，白天心烦焦虑有所好转，舌脉如前。前方加琥珀 3g（冲服），百合改 30g，14 剂。

三诊：患者满脸笑容，诉睡眠已大大改善，能安睡 4～5 小时，白天心情好转，精力充沛。仍以上方加减变化调治 1 个半月后，睡眠恢复了正常。1 年后随访，病无复发。

按语：患者工作思虑劳累太过，暗耗心阴，阴不制阳，心火亢盛，扰乱心神，因阳盛不得入阴而夜不能寐。治则为养心阴，清心火，安心神，扶阴抑阳，阳能入阴则可寐。方中麦冬、天冬、生地黄、玄参、百合养心阴，黄连、莲子心、知母泻心火，酸枣仁、夜交藤、茯神、灵芝益心安神，龙齿、钩藤、琥珀镇静定神。诸药相辅相成，故能取效迅速。

病案 2：胡某，男，30 岁，自由职业，江西九江人。2014 年 2 月 28 日初诊。

主诉：睡眠困难 6 年余。

病史：患者诉 6 年来常常通宵上网，生活作息无规律，导致入寐困难，失眠逐年加重，甚则彻夜难寐，长年依靠西药安眠药维持，服用多种中药效果不佳。刻下症见：入睡难，半夜 1～2 点即醒，难以复睡，梦多，时做恶梦，时有盗汗。消瘦，精神疲惫，全身乏力，心烦易怒，手脚心发热，眼睛干涩，耳鸣，口干口苦，颈项僵硬酸痛，腰酸膝软，四肢不温，纳少，多食脘胀，大便不实，日行 1 次，排便无力。舌质暗，舌尖红，舌苔根部黄厚；脉细稍数，沉取关脉微滑。

治疗经过：病属不寐之顽疾。证为气阴两虚，虚热内扰。治予益气养阴，清热安神。拟用当归六黄汤加减。处方：

当归 10g，黄芪 20g，生地黄 12g，黄连 5g，黄芩 10g，黄柏 10g，麦门冬 12g，五味子 10g，酸枣仁 15g，夜交藤 30g，合欢皮 20g，百合 15g，紫苏梗 10g，茯神 20g。7 剂。

水煎分 2 次，于傍晚及睡前 2 小时服。并嘱其清淡饮食，按时作息，调畅情志。服药 7 剂后夜寐明显改善，入眠较快，耳鸣仍甚。厚黄舌苔见减。守方加夏枯草 10g，生地黄改 15g，酸枣仁改 20g。12 剂。

服药 12 剂后，夜寐显著好转，能睡 6 到 7 小时，梦仍多。五心烦热见轻，精神好转，眼干腰酸缓解，晨起稍有口苦，纳增。仍守前方加减治疗 1 个月，夜寐已安，体重增加，精神好转，诸恙均缓解。改服用知柏地黄丸和归脾丸，以巩固疗效。随访3月，睡眠安定。

按语： 不寐多为情志所伤、饮食不节、劳逸失调、久病体虚等因素引起脏腑功能紊乱，气血失和，阴阳失调，阳不入阴而发病。患者失眠日久，气血阴液暗耗，脾气心阴亏虚。气虚则气化不足，阴虚则生内热。当归、黄芪、生地黄、五味子、百合益气养血补阴，黄连、黄芩、黄柏清热降火，再加酸枣仁、合欢皮、夜交藤、茯神等养心定神安眠，夏枯草清热化痰。理法方药正确，6年顽疾得除。

病案 3： 李某，男，43岁，公司高管。2015年10月6日初诊。

主诉： 胃脘疼痛伴失眠3年。

病史： 因经营应酬，时常喝酒和吃夜宵，导致胃脘常常疼痛，2011年3月胃镜检查为"胃溃疡，非萎缩性胃炎伴胃窦糜烂"。经西药兰索拉唑等治疗后疼痛缓解，但胃脘仍胀满不适，时有烧心和嘈杂，喉头有痰阻感，咯之不出，大便不畅。3年来睡眠困难，入睡慢，睡眠浅，时常醒，多早醒，似睡非睡。白天神疲乏力，头晕，健忘，注意力不集中。诊时见面色黄暗，下眼睑暗紫，消瘦，舌质淡红体偏胖，苔黄白相兼中部略腻，脉细长弱，关脉微滑。

治疗经过： 辨证为胃失和降，心神不安。治疗用经验方"调胃安神汤"和胃调中，安神催眠。处方：

姜半夏10g，茯神30g，竹茹10g，陈皮6g，百合20g，紫苏叶12g，合欢皮20g，夜交藤30g，酸枣仁15g，黄连4g，海螵蛸15g，粟米30g，甘草5g。7剂。

水煎分2次于傍晚及睡前2小时服。

二诊： 胃脘胀闷和烧心明显好转，纳食增加。入睡时间缩短，易醒改善，白天精神好转。再用前方加丹参12g，14剂。

三诊： 胃脘已无明显不适，夜里能安睡6小时左右，精神已佳。体重略增，黑眼圈变淡，舌苔见净，脉力增强。再进前方2周，以巩固疗效。

按语： "胃不和则卧不安"。慢性胃肠病的病人多伴睡眠欠安，古人常用半夏、秫米等来和胃安神。本案患者因饮食不节导致胃肠乃伤，又因胃肠不和而引起夜寐不安，故治疗以和胃安神为大法。用半夏和胃，粟米养胃，竹茹、陈皮调胃，海螵蛸、甘草安胃；茯神、酸枣仁、夜交藤安神；百合、紫苏、合欢皮既能和胃又能安神。加黄连清心胃之热，丹参畅心胃之络。全方和胃调中，安神催眠。因药中病机，胃病与失眠都得以解除。

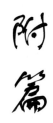

附篇

壹

何晓晖治疗脾胃病用药特点

1

何晓晖教授从医 40 余年，擅长脾胃病治疗，积累了丰富的临床治疗经验，形成了颇具个人风格的用药特色。现将其总结为以下 10 个方面：

一、识证立法　选方施药

古人云："用药如用兵，处方如布阵。"何晓晖教授常说临床用药如布阵用兵，要有胆有识，有法有度，有张有弛，有理有据。辨证论治是治病的法宝，理法方药是临证的圭臬。叶天士《临证指南医案·凡例》说："医道在乎识证、立法、用方，此为三大关键。"辨识证候是诊治疾病的第一要务，辨证准确，才能立法得当，再依据主法精选主方。明确了主证、主法和主方，用药就有了目标和准绳。哲学思维是中医之魂，也是临床用药指路明灯，组方遣药必须以整体观、辩证观、恒动观为指导，以中医中药理论为依据，君臣佐使，严谨配伍，相辅相依，相反相成，如此才能彰显药效，药到病除。反之，废医存药，对症施药，头痛医头，脚痛医脚，只能是一盘散沙的大杂烩，对病人利少弊多。

二、守中守正　胃气为本

医者有霸道、王道风格之异，明代江西名医龚信、龚廷贤父子都说："调理脾胃者，医中之王道也。"《内经》有"脾生四脏""脾旺四季不受邪""胃为五脏之本""人以胃气为本"之旨。何晓晖教授认为治疗脾胃病，虽然有时也需霸道猛药强攻，但主要是遵循王道，以脾胃为本，守中守正。中，指中焦脾胃；正，即抗病正气。龚信《古今医鉴》说："正乃胃气真气。"疾病发生后，"得胃气者生，无胃气者死"，保护胃气就是捍卫正气。所以在治疗疾病的全过程中，组方用药时刻都要重视脾胃，爱护胃气，勿伤胃气。何晓晖教授临床用药重视脾胃，体现在 3 个方面：一是组方遣药顾护脾胃，不伤胃气。如用大寒大热等药性峻烈之药，必用茯苓、甘草、大枣等护脾保胃之品以缓和药性；用滋养补益之药，必佐陈皮、枳壳、麦芽等理气助运之品以防滞气碍中。二是慎用苦寒，少用金石。他临床频用大黄、黄连、龙胆草等苦寒之药，但用量以轻见长，常用量为 3 ～ 5g，因苦寒药小量健胃而大量败胃。金石之药多能重镇降逆安神，效果明显，但质硬味重，对胃的刺激较大，故他较少运用。三是运脾开胃，增强食欲。胃为水谷之海，脾为生化之源，为元气卫气之根，"胃气一败，百药难施"，所以治疗脾胃重症难症，必须把增强食欲、增加进食作为首要任务。如治疗恶性肿瘤、乙型肝炎和小儿、老年疾病，首先要健脾开胃，改善进食，胃气得复，再危重的病可能也有生机。何晓晖教授认为辨证论治是开胃的金钥匙，处方中常在辨证的基础上选用一些开胃药。开胃方法有消导开胃法、酸甘开胃法、苦寒开胃法和芳香开胃法等。常用消导开胃药有谷芽、麦芽、神曲、鸡内金、莱菔子等；常用酸甘开胃药有山楂、乌梅、五味子、甘草等；常用苦寒开胃药有黄连、大黄、龙胆草、蒲公英等；常用芳香开胃药有砂仁、白蔻仁、荷叶、藿香、佩兰等。

三、平调平治　平淡平和

脾胃病多迁延日久，寒热虚实夹杂，何晓晖教授推崇吴鞠通"治中焦如衡，非平不安"的学术观点，以"衡"为法，主张平调平治，用药平淡平和。其组方用药多是寒热并用，攻补兼施，润燥相济，升降相因。用药特点"三喜三恶"：喜多方兼顾，喜平补缓攻，喜轻清流动；恶大寒大热，恶猛攻峻补，恶厚味壅滞。用补时必补中有消，以防呆滞；用攻时必攻中辅补，以防伤正；用热时常佐以寒凉，以防劫阴；用寒时常佐以温热，以防遏阳。如用参常用太子参、党参、参须等平和缓补之药，少用红参、野山参峻补价贵之品；用大黄、黄连、龙胆草等苦寒之药和附子、肉桂、细辛等温热之药，剂量多在 3 ~ 6g 之间，以轻取胜。滋养胃阴喜用沙参、麦冬、石斛、玉竹等清淡生津之品，少用熟地黄、天冬、龟板等质重滞腻之药。他认为用药不在药之贵廉，而在是否对证，药能中病，皆为好药，故平日所用药物多平淡价廉，很少用稀少奇异、价格昂贵之品。

四、法天则地　从容人事

《内经》云："人与天地相参，与日月相应也。""治不法天之纪，不用地之理，则灾害至矣。"何晓晖教授说，法天则地，就是"道法自然"，治病用药要取法于天地自然规律。天人相应，脏腑气机升降取决于脏腑的阴阳消长，并与自然界的阴阳变化相应。脾升胃降为全身气机升降之枢纽，其生理运动同样要适应一年四季的气候变化，所以治疗脾胃病一定要讲求四时季节，因时因地制宜。李东垣《脾胃论》倡导四时用药和四时禁药，何晓晖教授推崇东恒学说，力倡辨证论治、辨病论治、辨体论治与"辨时论治"相结合，在处方用药时充分考虑四时气候对脾胃的影响，选用一些时药，以协调人体与外界环境的关系。如春天阴雨之季，可选用佩兰、藿香、苍术、砂仁、白豆蔻等芳香化湿药以醒脾助运；夏日炎暑之季，可选用荷叶、黄连、莲心、竹叶等清热祛暑药以清泄胃热；秋天温燥之季，可选用桑叶、杏仁、芦根、天花粉等生津滋润药以润中祛燥；冬日寒冷之季，可选用桂枝、干姜、生姜、蜀椒等辛温祛寒药以温中散寒。

《素问·疏五过论》说："从容人事，以明经道，贵贱贫富，各异品理，问年少长，勇怯之理。"人事即人间世事，从人而论包括病人的性别、年龄、体质、心理、性格、职业等多种因素。何晓晖教授认为临床治病必须"上知天文，下知地理，中知人事"，处方用药，要充分考虑病人的性别年龄、体质类型、性格特点、生活环境等因素对疾病治疗的影响，因人而异，实施个体化的治疗。何晓晖教授首创"胃质学说"，主张治胃用药要"因胃而异"，如应用顾护脾胃的佐使药，不可千篇一律，而要辨胃选药，如胃蕴热质者少用慎用性温的生姜和干姜、胃湿热质者少用慎用滋腻的甘草。又以药物剂量为例，人群对药物的耐受性和反应性不一样，用药的剂量和毒副反应也存在较大差异，据此何晓晖教授用附子、大黄等性烈药物治疗老、少、弱者慢性疾病时，头1～3剂多用小剂量试探病人对该药的反应性，然后再调整至合适剂量。他的病人多来自全国各地，也曾多次为美国、法国、俄罗斯、以色列、印度等国患者治病，他常在辨证用药的基础上，再结合病人生活地域和体质类型，加用一些与体质相关的药物，体现了"因人因地制宜"的治疗思想。

五、宜通宜动　升降相因

胃肠运动的生理特点就是"通"与"动"。食管以通降为顺，胃以通降为用，通降亦是大小肠的生理基础，胆汁的排泄也是以通降为保障。所以何晓晖教授治疗消化道疾病时，遵循"以通为用"的基本原则，组方中必用2～3味通降之药以顺应胃肠运动的规律，如枳壳、枳实、厚朴、莱菔子、陈皮、大黄等。《内经》云："成败倚伏生乎动，动而不已，则变作矣。"人体通过动而不已的胃肠运动变化完成食物的消化和吸收。脾胃运动具有一定的规律，如脾主升清，胃主降浊，胆阳升阴降，小肠分清泌浊，大肠传导降浊。何晓晖教授补益脾胃，倡导"通补"和"运补"，常以补益药与通运药相伍，补中寓通，通中寓补，补而不滞，通而不破，如人参配莱菔子、黄芪配陈皮、白术配枳实、茯苓配厚朴等。

脾胃运动的升与降、动与静、实与虚、强与弱必须保持动态平衡。脾胃是消化中心，两者升降相因，相反相成，在维持正常的消化运动中起着关键性作用。脾胃失健，浊气不降可致清阳难升，清气不升可致浊阴失降。所以何晓晖教授在脾胃病用药中非常讲究升降相伍，在通降药中佐以升散，在升清剂中少佐通降，使降中有升，升中有降，升降得宜。如补中益气用升降，升麻配枳壳；清泄郁热用升降，吴茱萸配黄连；化湿除浊用升降，菖蒲配厚朴；理气止痛用升降，柴胡配枳实；活血化瘀用升降，桔梗配牛膝；清肠止泻用升降，葛根配黄芩等。

六、熟谙药性　药尽其才

用兵要知人善任，用药要精挑优选。何晓晖教授常说，药物是医生的武器，为医者必熟谙药物的四性五味、升降归经、功效特性、长短利弊，临床才能随心所欲，左右逢源，运用自如。如四性有强弱，五味有厚薄，他把清泄胃热药分为大寒、中寒、小寒、微寒四等，苦寒、甘寒、咸寒、辛寒、酸寒五类，以便于临床随证选用。如黄连属大寒、苦寒；蒲公英属中寒、甘苦寒；马齿苋属小寒、酸寒；鱼腥草属微寒、辛寒。把理气止痛药分温、平、寒三类，如木香、陈皮、乌药、薤白、佛手、檀香、沉香、枳橘等性属温，川楝子、郁金、白残花等性属寒，枳壳、枳实、八月札、香附、绿萼梅、腊梅花等性属平，以便辨证用药和辨体用药。功能相同的药物，作用机理不尽相同，如治疗胃络瘀阻的活血药，他将其分为七类：如清胃活血药有大黄、赤芍、丹参、石见穿、郁金等；温胃活血药有桂枝、川芎、当归等；养胃活血药有当归、鸡血藤、丹参等；行气活血药有莪术、郁金、延胡索等；止痛活血药有延胡索、五灵脂、蒲黄、乳香、没药、九香虫等；止血活血药有三七、蒲黄、大黄等；散结活血药有刺猬皮、穿山甲、王不留行等。熟悉药物功效与作用，组方遣药时就能随心所欲，精准优选，充分彰显每味药物最佳功能，发挥药物之间的协同效益。他由于熟识药性，故临床运用自如，时常选用一味药能达到一箭双雕或一石三鸟的效果。如大黄治胃肠病，有泄热通腑、解毒杀菌、活血化瘀、止血护膜、去陈生新等多种功效，若随证、随病、随症灵活应用此药，常常获得奇妙药效。

七、相反相成　妙用药对

《神农本草经》曰："药有阴阳配合。"药对是医生临床处方时，在中药"四性五味""七情"理论的指导下两味药物的合理配伍，以发挥更好的治疗效应。相须、相使为两药的协同作用，属于相辅相成药对；相反、相杀为两药的拮抗作用，属相反相成药对。何晓晖教授强调临床上既要掌握好相辅相成药对，更要通过学习和实践应用好相反相成药对，因为相反药对更能体现中医阴阳互生、五行制化、气机升降、水火相济、润燥相因等理论特点，更能有助于大病、险病、难病的治疗。他有时效法《金匮要略》附子半夏汤，用附子与半夏相反配伍，但最擅长的是应用反佐药对，即将两种性能对立的药物配合运用，如寒热药对、升降药对、散收药对、通补药对、润燥药对等，以达"相反相成"的治疗效果。寒热药对如半夏与黄芩、黄连与吴茱萸、黄芩与生姜、黄连与干姜、知母与桂枝、大黄与附子等，升降药对如枳壳与升麻、柴胡与枳实、柴胡与黄芩、桔梗与牛膝等，收散药对如柴胡与白芍、桂枝与白芍、细辛与五味子等，通补药对如大黄与茯苓、人参与莱菔子、白术与枳实等，润燥药对如半夏与麦冬、苍术与芦根、黄芩与葛根等。如他常应用大黄以顺从胃肠通降之性，但慢性肠胃病多兼脾胃虚弱，易生泄泻，茯苓健脾益肠，与大黄配伍，可制大黄峻猛之性，使通便而不致泻，祛邪而不伤正。他常违背常规将人参、党参与莱菔子相伍，补消兼施，实践表明不但不会减少参类的补气作用，反而会补而不滞，增强疗效。苍术辛温性燥，能祛湿运脾，常用于脾胃湿热证，但有化燥伤阴之弊；芦根甘寒性润，能清热渗湿生津。两药合用，燥润相济，清化湿热，燥湿不伤阴，清热不损阳。

八、量究轻重　质讲炮制

中医用药讲究辩证法，不仅是重视药物之间的科学配伍，还非常讲究每味药物剂量的轻重搭配，可谓奥妙无穷。何晓晖教授常说，水能载舟也能覆舟，药能治病也能致病，药物用量当重则重，当轻则轻，病重药轻如杯水车薪难以奏效，病轻药重如小舟载重反生弊端。所以临床组方，大小制剂灵活多变，小而精专，博而不杂。他常把一张处方比作一幅水墨画，要有浓有淡，有动有静，如他的经验方和中调胃汤，黄连、干姜、吴茱萸常用量 2～5g，而蒲公英、枳壳、海螵蛸等有时用至 30g。同一味药物，剂量不同，功能不一，如白术健脾止泻，用至 30～60g 就能通便治便秘。又如薄荷解表发汗量为 10g 左右，而疏肝解郁只宜 5g 左右，以轻透达郁。同一个方子，增减药量可以改变其功效，如枳实量重于白术，名枳术汤，消重于补；白术量重于枳实，名枳术丸，补重于消。左金丸中黄连量大于吴茱萸，名寒左金；吴茱萸量大于黄连，名温左金；黄连与吴茱萸等量，名平左金。可根据证候寒热轻重来选用，以达平调寒热之功。

中药炮制是药物质量的关键环节，也是临床疗效的保障。何晓晖教授认为中医院校临床专业学生也要学习了解常用中药的炮制原理和方法。他常忧虑当前中药质量的种种问题，在担任学校领导期间，非常重视中药栽培和中药加工炮制工作，曾精心策划和组织建设中药饮片厂和药用植物园，身体力行促进中药质量的提高。药物炮制不仅能减毒增效，且可以改变其功效，如一味白术，因炮制方法不同分为生白术、炒白术、焦白术，生白术通便，焦白术止泻，炒白术健脾。莱菔子生升熟降，生品主升主散，长于涌吐痰涎；炒后变升为降，药性缓和，长于消食除胀，降气化痰。他善用大黄治疗慢性胃炎和胃溃疡，大黄饮片有生大黄、熟大黄、酒大黄、醋大黄、大黄炭之不同。生大黄苦寒沉降，泻下峻烈；熟大黄泻下缓和，腹痛等副作用减轻；酒大黄具升提之性，能引药上行；醋大黄消积化瘀，泻下作用较弱；大黄炭凉血止血化瘀。何晓晖教授根据证、病、症的不同选用不同的大黄饮片，他常根据胃镜下胃黏膜病理变化来确定应用大黄的饮片种类。如糜烂溃疡多用生大黄，以去腐生肌；结节或颗粒样增生多用醋大黄，以化瘀散结；黏膜出血用大黄炭，以宁血止血。

九、参西辨病　善用专药

治病必须首先明确疾病诊断，西医的辨病不仅能帮助准确抓住疾病的病因病理变化规律，掌控疾病发展和转归趋势，防范医疗差错发生，还能帮助在辨证的基础上辨病用药，从而提高临床疗效。何晓晖教授常常在辨证论治的同时，加用一些辨病药物。如治疗消化性溃疡，加用海螵蛸、瓦楞子等制酸药和白及、五灵脂、甘草等保护胃黏膜药；如 Hp 阳性，加用黄连、黄芩、蒲公英、虎杖等抑菌药；胃动力不足加用能增加胃肠动力的中药，如槟榔、厚朴、枳实、木香、莱菔子等；治疗细菌性痢疾，加用苦参、马齿苋、铁苋、地绵草等抑菌药；治疗过敏性肠炎，加用乌梅、蝉衣、防风、甘草等抗过敏药物；治疗慢性乙型病毒性肝炎，在辨证用药的基础上加用一些抗病毒中药，如苦参、垂盆草、叶下珠、蒲公英等；转氨酶升高，加用五味子、垂盆草等降酶药。何晓晖教授认为现代消化道内镜检查是望诊的延续，常以胃镜象来指导临床用药。如胃壁蠕动减弱，多为脾气亏虚，加党参、黄芪以补气健脾；胃黏膜暗红、水肿，或黏膜粗糙不平，有结节隆起呈颗粒状，多为血瘀阻滞加丹参、三七以活血化瘀；胃黏膜充血、水肿、糜烂，多为湿热中阻，加蒲公英、黄连、黄芩，以清热燥湿；胃黏膜有出血点，加仙鹤草、白及、三七粉，以宁络止血；黏膜有溃疡，加乌贼骨、浙贝母、白及以促进溃疡愈合。有时也参考病理切片结果用药，如肠上皮化生或不典型增生，加莪术、白花蛇舌草、土茯苓、菝葜、刺猬皮、穿山甲等以清热解毒、祛瘀消癥。他非常重视草药的应用，时常上山采药，能辨识 200 多味中草药。他喜用单方验方治疗肠胃病，如用单味海金沙藤、铁苋草、乳汁草治痢疾，单味鲜白花蛇舌草治疗口腔炎，穿心连合白花蛇舌草治疗阑尾炎等。

十、药食同源　以食助药

《素问·脏气法时论》曰："毒药攻邪，五谷为养，五果为助，五畜为益，五菜为充，气味合而服之，以补精益气。"俗话也说："有病三分治，七分养。"脾胃病更是如此。药食同源，治疗脾胃病的许多药物既是药品又是食品，如山药、茯苓、葛根、莲肉、扁豆、薏苡仁、芡实、赤小豆、百合、山楂、桂圆、大枣、生姜、陈皮、花椒等等，可配制菜肴和糕点来辅助治疗。何晓晖教授的经验方健脾益营汤，具有健脾助运、补中益营之功，主治脾弱营虚证，以消化不良、营养不良、机体失养为临床特征。这是一张药食同用的方子，由太子参、茯苓、白术、山药、莲子肉、薏苡仁、扁豆、山楂、葛根、陈皮、麦芽、大枣、甘草等药物组成。方中太子参、百合、大枣补气健脾、养阴益营；白术、茯苓，山药、莲子肉、薏苡仁、扁豆、葛根健脾助运止泻，鸡内金、山楂、麦芽消食化滞止泻，陈皮理气和中，使补而不滞。方中山药、莲肉、薏苡仁、扁豆、葛根、茯苓、谷芽、麦芽、大枣、陈皮等10味亦药亦食，既有健脾之功，又富有营养，药食两用，是健脾益营之佳品。

人的体质有阴阳强弱之别，病有寒热虚实之殊，食有四性五味之异，何晓晖教授推崇《临证指南医案》所言："食物自适者，即胃喜为补。"反对千篇一律的食养方法，主张食养因人制宜，辨体施食。不同的体质，不同的胃质，要采用不同的食养方法。病人病重纳差时，他时常推荐患者喝养胃粥，如茯苓山药粥（山药、茯苓、薏苡仁、小米、大米），适宜于脾胃虚弱证；百合玉竹羹（百合、银耳、玉竹、葛粉、冰糖），适宜于胃热阴虚证。在疾病恢复阶段，病人停止服药后，他常推荐病人喝一段时间的养胃茶，以巩固疗效，改善胃质，防止复发，因价格便宜，使用方便，广受患者欢迎。根据不同的胃质，选用不同的养胃茶，如益气调胃茶（黄芪、甘草、红枣），适用于胃气虚质；温中调胃茶（红参、红枣、干姜），适用于胃阳虚质；养阴调胃茶（太子参或西洋参、麦冬、山楂），适用于胃阴虚质；理气调胃茶（玫瑰花、厚朴花、三七花），适用于胃气郁质；清化调胃茶（荷叶、葛花、苦丁茶），适用于胃湿热质；清热调胃茶（蒲公英、莲子心、苦丁茶），适用于胃蕴热质；活血调胃茶（红花、三七花、玫瑰花），适用于胃血瘀质。

贰

2

何晓晖治疗脾胃病用方特色

用药如用兵，用方如布阵。方剂是中医学理、法、方、药的组成部分，用方是辨证论治的重要环节。何晓晖教授用方理论厚实，法度严谨，圆通活变，经验丰富。下面从八个方面介绍其用方特色。

一、明析理法　精选主方

辨证论治是中医最突出的临床特色，理、法、方、药是辨证论治的完整过程，方剂是理法方药的重要组成部分。"方从法出""法随证立"，何晓晖教授常说精准辨证是正确论治的基础，他将论治过程分为因证立法、随法选方和组方用药三个步骤。因证立法，就是根据辨证的结果，确定相应的治疗原则和方法，如肝胃不和证宜疏肝理气和胃、中气下陷证宜补中益气升阳。随法选方，就是依据治则治法选择相应的治疗方剂，如肝胃不和证选用柴胡疏肝汤为主方、中气下陷证选用补中益气汤为主方。组方用药，就是根据病人的具体情况对方剂进行加减变化，并确定每味药物的用量、炮制方法及其服药方法等。理、法、方、药中理是关键，即辨证的准确性，对当前证候的病因、病机、病性、病位清晰明了，才能治法与病证相符，方剂与治法相应，方证契合，药到病除。反之，若重方轻理，或废医存药，治法与辨证不一，用方与治法相悖，辨证不清，治法不明，主方不当，必然是治疗无效，贻误病情。所以要用好方，必须培养扎实的辨证、立法、组方的能力。

辨明了证候，确定了治法，接下来就是选择主方，而精选主方是获取治疗效果的重要环节，只有方证契合，才能取得满意疗效。若要选好主方，首先要深刻理解每一首方剂的组方原理，掌握方剂的配伍规律及其配伍变化，熟悉其功用、主治以及临床应用，在理解贯通的基础上，熟记一定数量的代表性方剂，并对组成与功效近似的方剂，加以鉴别比较，掌握其特点与异同，如此才能融会贯通，左右逢源，得心应手。何晓晖教授治疗脾胃病常用方剂大致可分为十二大类，如泻心汤类、四君子汤类、二陈汤类、建中汤类、承气汤类、柴胡疏肝汤类、理中汤类、补中益气汤类、沙参麦冬汤类、葛根芩连汤类、枳术丸类、桃红四物汤类，每一类有4～10个常用方剂，临床上随证选方。如他最喜爱用泻心汤类方调治慢性胃肠病，同是一个寒热虚实夹杂之胃痞或胃痛证，要根据寒热虚实之多少，从中选择其最契合者为主方。如寒热相当者选半夏泻心汤为主方，寒多热少者选黄连汤为主方，中气虚甚者以甘草泻心汤为主方，兼表阳虚损者以附子泻心汤为主方。证有寒热虚实之轻重，方有温凉攻补之峻缓，主方必与病证适宜，如论治脾胃虚寒之证，以温中健脾为法，但证的程度有轻、中、重之别，轻者以香砂六君子汤为主方，中者以黄芪建中汤为主方，重者以附子理中汤为主方。

二、博采众方　各取其长

前人为我们留下了数以万计的宝贵方剂，海阔天空，任凭今人应用与发扬。医界有经方派和时方派之争，何晓晖教授赞成博采众方，各取其长。张仲景"勤求古训，博采众方"，才能成为"方书之祖"。宋代盱江名医陈自明"三世学医，家藏医书数千卷，既又遍行东南，所至必尽索方书以观。暇时闭关净室，翻阅涵泳，究极末合，采撷诸家之善，附以家传经验方，萃而成编"，终于写成中国妇产科奠基之作《妇人大全良方》。元代盱江名医危亦林传承家学，博览群书，广泛拜师，走访民间，自制新方，著成《世医得效方》，载方3 300余首，影响国内外。古人云："病家所患患病多，医家所患患方少。"中华民族有五千年与疾病做斗争的历史，前人积累了丰富的治疗经验，也创造了取之不尽、用之不竭的方剂学宝藏。时代在不断变化，环境在不断变化，疾病谱也在不断变化，不同时代的医生，与时俱进，创造了不同时代的名方。《灵枢·病传》曰："诸方者，众人之方也，非一人之所尽行也。"我们临床不能死守一家之方，刻舟求剑，守株待兔，而是要学习各家，取其所长，为提高临床疗效所用，并在实践中不断积累总结经验，有所创新，有所发明。

三、善用经方　圆通活变

学好中医经典著作，是中医成才的必由之路，学好用好经方，是学习实践经典的重要内容之一。经方是后世对仲景方的尊称，经方理、法、方、药，君、臣、佐、使，法度严谨，药简力宏，疗效显著，能起沉疴、愈顽疾。经方是中医方剂理论的渊源，是临床组方遣药之典范。我国许多历史名医和当代名医，都是善用经方的大家。何晓晖教授十分重视经方的学习和应用，强调学习经方要领悟医理，把握规律，熟悉汤证，明了用药；应用经方要明晰法度，汤证契合，反复体验，圆通活变。他以"病、证、症、脉、理、法、方、药"八字为核心，对《伤寒论》《金匮要略》的病证纵向横向加以分析归纳，提纲挈要，融会贯通。他在40多年的临床实践中，不断探索总结经方治疗脾胃病的方法与经验，心得丰富，成效显著，如应用泻心汤类方、承气汤类方、桂枝汤类方、柴胡汤类方、理中汤类方、葛根汤类方治疗各种脾、胃、肝、胆和大小肠疾病运用自如，疗效明显。

何晓晖教授推崇经方治疗脾胃病，但"师古而不泥古"，在发扬经方的基础上，主张创立新法新方。他总结脾胃病治疗一字经"衡"法，应用最为广泛的是经方，如半夏泻心汤、黄连汤、乌梅丸、大柴胡汤、小柴胡汤、四逆散、理中汤、麦门冬汤、半夏厚朴汤等。他在学习前人用方用药的基础上，再结合自己几十多年的临床经验，创立了12首脾胃病"衡法"新方，这些新方大部分是从经方化裁变化而来，如和中调胃汤源于半夏泻心汤、温中调胃汤源于小建中汤、清中调胃汤源于大黄黄连泻心汤、降逆调胃汤源于四逆散和泻心汤。

四、推陈出新　自创新方

创新是中医药学进步的源泉，也是方剂学发展的不竭动力，从《内经》十三方，到张仲景《伤寒杂病论》经方314首，再到孙思邈《备急千金要方》收集医方逾五千，日积月累，历代医籍记载方剂已超过十万首，这是一代又一代医者不断探求、不断创新所积累的知识宝藏。何晓晖教授认为学前人、用前人之方很重要，但在前人的基础上总结创新，创立适应新时期临床变化的新方剂也很需要。他勤于临证实践，勇于探索，积累经验，根据自己的疾病诊疗思想和心得，创制了许多行之有效的脾胃病治疗新方。

如他以"衡"法理论依据，创立"调胃八方""理脾四方"；根据胆的生理特性"阳升阴降"，创制"治胆三方"，特色鲜明，重复性好。如衡法的代表方和中调胃汤，寒热并用，通补兼施，气血同调，湿食同理，平调中焦阴阳、气血、寒热、虚实、升降、润燥，理法明晰，配伍严谨，屡用屡验。他挖掘《内经》"脾藏营"理论，发现"脾营不足"和"脾营不运"两个病证，并据此新创"健脾益营汤"和"运脾化浊汤"两方。健脾益营汤由太子参、白术、山药、莲子肉、茯苓、薏苡仁、扁豆、葛根、山楂、鸡内金、陈皮等组成；能健脾助运，补中益营。全方药食相配，平和清淡、营养丰富，补而不燥，滋而不腻，老少皆宜，治疗以消化不良和营养不良为特征的慢性虚损性病证，效果明显。运脾化浊汤由苍术、白术、茯苓、半夏、陈皮、薏苡仁、泽泻、山楂、草决明、丹参、三七、葛根、荷叶等组成，能运脾祛湿，化湿消脂，治疗因脾失健运所致的肥胖、脂肪肝、高血脂等代谢性疾病效果明显。方中白术、茯苓、薏苡仁益中健脾，苍术、半夏、泽泻祛湿运脾，荷叶、葛根升清醒脾，脾健则水谷能运，精微能化；山楂、草决明消食降脂；丹参、三七活血散积。全方共奏运脾散营消脂之效。

何晓晖教授治疗慢性萎缩性胃炎经验丰富，求治者遍及省内外，其主要经验是病证结合，三步论治。第三步是舍证求病，逆转病机，主方是他创制的经验方双蒲散。

双蒲散由蒲公英、蒲黄、太子参、黄芪、石斛、凤凰衣、黄连、白花蛇舌草、石见穿、土茯苓、五灵脂、王不留行、穿山甲、刺猬皮、鸡内金、枳壳等组成。慢性萎缩性胃炎的主病机是脾胃虚弱、湿热蕴胃、胃络瘀阻，热毒—痰凝—血瘀—癌前变是肠上皮化生和异型增生的主要病理机制。双蒲散具有清化热毒，益气滋阴，养胃护膜、活血化瘀、抗化防癌之功。其中蒲公英、白花蛇舌草、黄连、石见穿清热化毒，黄芪、太子参、石斛健脾益气养阴；蒲黄、穿山甲、五灵脂、莪术、王不留行活血通络散瘀，刺猬皮、瓦楞子、鸡内金、土茯苓软坚散结抗化；并佐以凤凰衣护膜养胃。全方益气、滋阴、养胃以扶正，清热、解毒、活血、化痰、逐瘀、散结以抗邪。此方治疗慢性萎缩性胃炎已有三十余年疗效突出，经多种动物实验研究表明，双蒲散具有明显的抗溃疡、抗炎症、防肿瘤的药理作用。

五、活方活用　变化灵巧

清代医家徐大椿说："方之治疗有定，而病之复迁无定。"何晓晖教授常说，固定不变之方不可能治愈千变万化之病，人是活的，方是死的，活法活用，随证而变，随病而动，就能使死方变活。"汤证一体"是经方核心思想，"证因方名，方因证立"，如桂枝汤证、承气汤证、葛根芩连汤证，"有是证则用是方"，成为张仲景辨证论治的显著特点。但脾胃病多迁延日久，症状繁多，证候复杂，证与方不能完全契合，故对号入座、按图索骥式的选方模式不尽适宜。时代变了，环境变了，人的体质变了，疾病谱也变了，正如张从正所说："古方新病，不相能也。"这就要求在临床上随机应变，机圆法活，经方时方各擅其长，复方单方择善而从，化裁有法，加减得宜。

如半夏泻心汤本是《伤寒论》治小柴胡汤证误下损伤中阳，寒热互结而成的心下痞，今人多应用于寒热虚实夹杂之胃肠病证，方用黄连、黄芩之苦寒降泄除其热，半夏、干姜之辛苦温开结散其寒，人参、甘草、大枣之甘温益气补其虚，寒热并治以和其阴阳，苦降辛开以调其升降，补泻兼施以理其虚实。慢性胃病不仅多寒热虚实夹杂，也多气血痰湿同病，常兼痛、酸、胀、烧、嘈诸症，何晓晖教授以半夏泻心汤合四君子汤和戊己丸为基础创立和中调胃汤（由半夏、黄连、干姜、党参、黄芩、白术、茯苓、白芍、丹参、枳壳、吴茱萸、蒲公英、海螵蛸、莱菔子组成），全方寒热并用，通补兼施，气血同调，湿食同理，平调中焦阴阳、气血、寒热、虚实、升降、润燥，治疗慢性胃炎、胃十二指肠溃疡属寒热虚实夹杂者效果显著提高。

枳术丸出自《脾胃论》，由枳实和白术两味药物组成，具健脾行气消痞之功，何晓晖教授在方中再加枳壳和苍术，命名"双枳术丸"，方中白术健脾以助化，苍术运脾以祛湿，脾健则积消湿除；枳实下气以行滞，枳壳理气以宽中，气顺则痞除满消。四药同用，纳运相助，补消相兼，升降相宜，共奏健脾、行气、除湿、导滞之功，为他治疗脾虚气滞湿阻的基础方。

他自创的和胃止痛"六和汤"，由左金丸、小半夏汤、良附丸、金铃子散、失笑散、乌贝散6个经典名方和合而成。左金丸辛开苦降，平调寒热；小半夏汤温中化痰，和胃降逆；良附丸疏肝行气，祛寒止痛；金铃子散行气泄热，活血止痛；失笑散活血祛瘀，散结止痛；乌贝散制酸护膜，和胃止痛。全方12味药，能清热结、散寒凝、行滞气、祛血瘀、化痰浊、制胃酸而达和胃止痛之功，用于久治不解的胃脘痛患者常常取得意外效果。

六、明晰方理　扩展应用

何晓晖教授认为学习方剂首先要深刻理解每首方剂的制方思想和组方原理，熟悉每味药物在方剂中的作用和药物之间配伍机理，掌握方剂主证的病机，临证时既能执守，又能圆通，明其理而活其法，师其法而活其用，发挥扩展经方名方的应用范围，同方治异病。

如当归六黄汤是李东垣《兰室秘藏》中的一首名方，称之为"治盗汗之圣药"，功用滋阴泻火、固表止汗，主治阴虚火旺所致的盗汗。何晓晖教授认为该方由益气补中之黄芪、补血理血之当归、滋养阴血之生地黄、熟地黄，及其清热燥湿、泻火解毒的黄连、黄芩、黄柏组成，具有益气、养血、补阴、清热、燥湿之功。全方补泻同施，补虚泻实；寒温同用，清里固表；清虚实火，除热燥湿；育营固卫，气血双补，是一张平衡调和阴阳、寒热、虚实、营卫、表里、燥湿之方。其适应证是虚实寒热湿燥夹杂之证：一是气虚与血虚俱见，二是虚火与实火相兼，三是湿热与阴亏同在。他根据本方的组方原理及辨证论治、异病同治的原则，除治疗盗汗、自汗之外，还将此方广泛应用于下利、腹泻、胃痞、消渴、失眠、瘿气、口疮、崩漏、恶露、带下等多种内外妇儿疾病，常常取得很好的效果，大大地扩展了此方的应用范围。

又如三子养亲汤原治老人痰壅气滞、咳嗽气喘之证，他根据苏子、白芥子、莱菔子有降气祛痰消浊的作用，常用于治疗痰浊上逆之嗳气和梅核气，又用于痰湿之肥胖、脂肪肝和高血脂症，也用于痰浊结聚所致的皮下脂肪瘤。又如锡类散原治口舌生疮、咽喉溃烂，他根据其具有清热解毒、祛腐生肌之效，广泛应用于食管炎、胃糜烂、胃溃疡、溃疡性结肠炎、直肠糜烂等多种消化道疾病的治疗。

七、验方单方　出奇制胜

验方单方多来自民间，有谚语说"草药一味，气死名医"，验方单方也是中医药学伟大宝库的重要组成。《肘后备急方》《备急千金要方》《本草纲目》等著作收集了大量民间验方单方，青蒿防治疟疾、金荞麦治疗肺痈、地锦草治疗痢疾、垂盆草治疗肝炎等，经反复验证疗效确切。何晓晖教授十分重视验方单方的应用，认为单验方具有效专力宏、应用方便、价格低廉、容易掌握等优点，使用得好，有时竟能除顽症痼疾。如他曾用《本草纲目》中的倒换散（由大黄、荆芥2味药物组成）治愈1例久治不愈的癃闭患者。他常用单味铁苋草、地锦草、海金沙藤治疗急性痢疾，用枫树嫩叶治疗急性肠炎，用白花蛇舌草、穿心莲治疗单纯性阑尾炎等。他的经验方胃康茶由蒲公英、甘草两味药物组成，具有较好的养胃保健作用。何晓晖教授除书本学习外，常向民间学习中草药的单验方，还时常虚心向病人请教，如黄芪、地龙粉治痔疮，垂盆草治疗带状疱疹，鱼腥草治疗腹泻，都是从就诊的患者中学到的。

八、膏丹丸散　择善而从

方剂的剂型历史悠久，有着丰富的理论和宝贵的实践经验。《内经》就有汤、丸、散、膏、酒、丹等剂型，后世医家不断发展创新，明代《本草纲目》所载剂型已达40余种，目前中药剂型更是如繁花似锦，种类齐备。何晓晖教授认为中药不同剂型各有所长，各有所短，临床不能只死守于汤剂，要根据不同的病、不同的人、不同的病期、不同的季节，择善而从，挑选最适宜的剂型，以达到最佳的治疗效果。如他治疗慢性萎缩性胃炎常分三个阶段：第一、二阶段多用汤剂，效速力宏，目的是尽快消除病证；第三阶段多用散剂、丸剂或颗粒剂，经济简便，有利于缓治除痼，逆转病机；疗程完成后再让患者喝养胃茶或服膏方以巩固疗效，改善体质，防止复发。应用锡类散治疗消化道的糜烂溃疡，依据不同部位采用不同的剂型，如口腔溃疡外用锡类贴膜剂、食管和胃黏膜糜烂徐徐吞服锡类散剂、溃疡性结肠炎口服锡类肠溶胶囊、直肠炎用锡类散溶液灌肠。何晓晖教授还致力于新剂型的开发研究，研制的系列胃康散、胃康茶价廉效佳，成为院内名方，深受广大患者青睐。他主持研究的压缩型中药饮片和锡类散口腔贴膜获得3项国家发明专利。

3

何晓晖创制的脾胃病新方

一、调胃十方

1. 和中调胃汤

【组成】半夏、黄连、干姜、党参、黄芩、白术、茯苓、白芍、丹参、枳壳、吴茱萸、蒲公英、海螵蛸、莱菔子。

【功效】和胃健脾，平调中焦。

【主治】慢性胃炎、胃十二指肠溃疡，属寒热虚实夹杂者。症见胃脘疼痛，饥时嘈杂，食后脘胀，烧心，嗳气吐酸，纳少或易饥，大便不调，舌苔白或黄，脉细弦或缓。

【方解】本方由经方半夏泻心汤和四君子汤、戊己丸等方化裁组成。其中半夏泻心汤（半夏、干姜、黄连、黄芩）辛开苦降，平调寒热；戊己丸（黄连、吴茱萸、白芍）疏肝和脾，清热降逆；四君子汤（党参、白术、茯苓）健脾益胃运湿；再加枳壳、莱菔子理气化滞，丹参理血活血，蒲公英清热健胃，海螵蛸制酸护胃。本方以"衡"为法，寒热并用，通补兼施，气血同调，湿食同理，平调中焦脾胃阴阳、气血、寒热、虚实、升降、润燥，是何晓晖教授"衡法"的代表方。

【运用】本方为平衡中焦之方。若胃脘痛明显者，加木香、延胡索；脘腹胀闷甚者，加厚朴、大腹皮；胃脘冷痛者，加桂枝、制附子；大便干结者，加大黄、虎杖；大便溏薄者，加山药、扁豆；泛酸明显者，加瓦楞子、浙贝母；嗳气明显者，加旋覆花、代赭石。

【验案】戴某，男，5个月，江西抚州市人。2007年10月5日。

主诉：食后呕吐3月。

病史：出生后2个月开始出现食后呕吐，经多家市级医院门诊治疗近1个月无效，转至省儿童医院消化科住院治疗，儿童胃镜检查诊断为"糜烂性全胃炎，Hp（＋）"。住院15天中，采用多种方法治疗仍呕吐不止，家长只好带回抚州市某医院儿科住院治疗，1个多月中又采用了各种方法治疗仍食后呕吐，建议请中医治疗。诊时呕吐频作，食后则吐，呕吐物为白色乳块，并夹红色血液；低热（肛表38.1℃），身体瘦小，口干唇燥喜饮，皮肤干燥色灰黄，手足不温，易出汗；大便量少，解之不畅，肛门不红；寐时不安。舌质淡红胖大，苔白稍腻；指纹青紫达命关。

治疗经过：证为热蕴湿阻，气阴亏损，胃失和降，以"衡"为主法，平调中焦寒热、升降、虚实、气血，和中调胃汤加减治疗。处方：

姜半夏2g，黄连1g，干姜1g，太子参5g，吴茱萸0.5g，蒲公英5g，茯苓5g，砂仁 1g，制大黄 1g，北沙参 4g，石斛 3g，仙鹤草 5g，白及及 3g，海螵蛸 4g，生甘草 2g。4 剂。

少量多次徐徐喂服，并指导饮食和护理，空腹时喂服锡类散 1/10 支，1 日 2 次。服药 2 天后效果显现，呕吐减少，4 天后呕吐渐止，进食量增加，大便随之增多，精神明显好转，肛表体温 37.7℃。但时有咳嗽，喉间有痰鸣。前方去仙鹤草，加川贝母 2g，鱼腥草 5g，莱菔子 1.5g。进药 3 剂后呕吐完全停止，身无热，饮食基本正常，咳少。守方再进 3 剂。2 个月后家长来访，患儿已一切如常。3 月顽疾，10 剂而愈。

2. 温中调胃汤

【组成】黄芪、桂枝、白芍、半夏、干姜、党参、白术、茯苓、木香、黄连、仙灵脾、丹参、海螵蛸、炙甘草。

【功效】温中和胃，健脾益气。

【主治】胃十二指肠溃疡、慢性胃炎，属中焦虚寒为主证者。症见脘腹疼痛，饥时痛作，得食可缓，喜温喜按，泛吐清水，大便溏薄，消瘦倦怠，舌淡苔白，脉虚而缓。

【方解】本方由经方黄芪建中汤合香砂六君子汤加减而成。黄芪建中汤温中补虚，加干姜以助温中之力；阳虚必累及于肾，再加仙灵脾补肾阳以添脾火。香砂六君子汤健脾益气，和胃止痛。火旺气足则中土健运，寒去气顺则胃腑和平。又加少量苦寒黄连以反佐，温中寓凉，升中宅降。丹参活血生新，海螵蛸制酸护膜，以促进溃疡的愈合。全方温为主兼以寒，补为主兼以通，刚为主制以柔，胃为主顾及肾，温中以健脾，和中以安胃。

【运用】本方适应于中焦虚寒之证，胃热和阴虚者不宜。胃寒严重者加制附子；若兼血虚者，加当归；疼痛剧烈者，加延胡索、五灵脂、蒲黄；吐酸重者，加瓦楞子、浙贝母；脘腹胀闷者，加枳壳、厚朴；纳呆者，加谷芽、麦芽。同时要注意饮食的生活调节，忌食生冷，注意保暖。

【验案】任某，男，36 岁，农民，江西金溪县人。2002 年 4 月 24 日初诊。

主诉：上腹疼痛、泛吐清水反复发作 10 余年。

病史：患者自幼身体虚弱，10 多年来上腹部疼痛反复发作，多次胃镜检查均为十二指肠溃疡，曾服用雷尼替丁、奥美拉唑等药物后溃疡可愈合，但半年左右又复发，诊时前 5 周胃镜检查为"十二指肠多发性溃疡（1.2cm×1.6 cm，0.7cm×0.9cm）、浅表性胃炎，Hp（＋）"，服用各种西药效果不显。目前胃脘冷痛，饥时及半夜痛作，得食或温饮可缓解，喜温喜按；泛吐酸水，清冷量多，口淡乏味，纳多则胀，大便不实，神疲肢凉，面淡白，消瘦，寐差；舌尖红，苔薄黄滑；脉缓无力。

治疗经过：证属中焦虚寒，胃气失和。治拟温中健脾，和胃止痛。温中调胃汤主之。处方：

黄芪20g，桂枝8g，白芍15g，半夏10g，干姜6g，党参15g，白术12g，茯苓20g，木香10g，黄连4g，仙灵脾12g，海螵蛸15g，瓦楞子15g，延胡索15g，炙甘草5g，7剂。

二诊：疼痛缓解，吐酸大减，纳增，精神好转，但胃中仍冷，前方去延胡索，加制附子6g，14剂。

三诊：胃中转暖，痛止，吐酸已止，大便已实，面色转佳，脉力增加。守方去附子、木香、仙灵脾，加丹参12g，当归12g，枳壳12g，14剂。6月3日复查胃镜显示"浅表性胃炎，2个溃疡均愈合，Hp（－）"。嘱服成药香砂六君子丸及三七粉1个月，以防复发。2年后患者携带亲友前来治病，告之胃部无恙。

3. 清中调胃汤

【组成】黄连、黄芩、大黄、蒲公英、半夏、吴茱萸、白芍、丹皮、北沙参、海螵蛸、枳壳、莱菔子。

【功效】清胃泄热，和胃安中。

【主治】急性胃炎、慢性糜烂性胃炎、上消化道出血属胃火炽盛者。症见胃脘灼痛，脘腹胀满，呕吐酸水，口苦口臭，大便干结或下利不畅或便血如漆，舌红苔黄，脉滑数。

【方解】本方由经方大黄黄连泻心汤和戊己丸加味而成。胃为中焦燥土，胃有炽热，必及心肝。苦寒三黄配以蒲公英、丹皮泻胃热，兼以清心、肝之火，佐以辛温之半夏、吴萸辛开苦降，开郁降逆，以助解郁火清蕴热；白芍、沙参酸甘柔润，既可润养肝胃以缓其急，又能制约苦寒、辛温诸药燥烈之弊；枳壳、莱菔子行气导滞以助通降，海螵蛸收涩和胃以制酸。全方寒温相伍，升降相成，刚柔相济，苦寒而不碍阳，燥烈而不伤阴。若胃有出血，加白及、仙鹤草、侧柏叶、云南白药等。

【运用】本方为苦寒之剂，非胃热甚者不宜用。因苦寒易伤脾胃，故不宜久服。药后大便溏泻者，大黄减量或去除；灼热甚者，加用锡类散；疼痛甚者，加川楝子、延胡索；口干甚者，加石斛、生地黄；泛酸严重者，加瓦楞子。忌进辛热及炸烤食品。

【验案】方某，女，36岁，农民，江西南城县人。2005年4月12日初诊。

主诉：胃脘胀痛、胸骨后灼热1月。

病史：一月来胸骨后烧灼如焚，胃脘胀闷疼痛，饮冷水方舒，嘈杂易饥，嗳气时作，口苦口干，尿时前阴灼痛，大便正常，纳可，头晕，欲寐。舌质偏红，苔黄，脉细数稍弦。胃镜诊断为食管广基息肉（0.4cm×0.4cm）、浅表性胃炎，Hp（＋）。

治疗经过：证为胃热炽盛，胃络瘀阻。治似清胃泄热，散瘀和中。清中调胃汤主之。处方：

黄连4g，黄芩10g，大黄3g，蒲公英30g，半夏10g，白芍15g，白术15g，北沙参，丹参15g，石见穿15g，枳壳12g，厚朴10g，海螵蛸15g，莱菔子12，14剂。

二诊：胃脘痛缓解，嘈杂已除，灼热减轻，尿痛消失，咽喉时痛。守方去黄芩，加肿节风15g，白花蛇舌草15g。14剂。

三诊：灼热已轻，胃胀消失，纳增，精神好转，舌质淡红，苔薄黄，脉细稍数。前方去肿节风，加党参10g，蒲公英改20g，14剂。

四诊：胃已无不适，时有头晕。复查胃镜：浅表性胃炎，息肉消失，Hp（－）。病已痊愈，再服下方2周，以补益脾胃，和胃调中，巩固疗效。处方：

姜半夏8g，党参15g，当归10g，白术15g，茯苓15g，白芍12g，黄连4g，蒲公英15g，石见穿15g，丹参12g，海螵蛸15g。

4.润中调胃汤

【组成】麦冬、太子参、半夏、沙参、玉竹、石斛、桑寄生、白芍、山楂、白术、茯苓、蒲公英、枳壳、生甘草。

【功效】养阴润燥，益胃和中。

【主治】慢性萎缩性胃炎、慢性浅表性胃炎、功能性消化不良等属胃阴亏虚证者。症见胃脘隐痛灼热，饥不欲食，口干咽燥，大便干结，消瘦，舌红少苔，脉细数。

方解：本方由经方麦门冬汤和益胃汤加味而成。方中以麦冬、沙参、玉竹、石斛生津养阴，白芍、山楂、甘草酸甘化阴；脾为津液生化之源，脾能布津，气能化津，故用太子参、白术、茯苓健脾助运以资生化之源；桑寄生补肝益肾，从下焦助中焦，以资阴液之本；阴虚生内热，以蒲公英清热养胃。诸甘寒之药，必凝滞气机、损伤胃阳，用半夏辛温发散之性除满和胃，用枳壳行气流畅之功消滞调中。全方滋而不腻，补而不滞，润中寓燥，柔中掺刚，临床反复应用，疗效确切。

【运用】气虚明显者，加黄芪；因阴虚而致火旺者，加知母、丹皮；食少口干者，加乌梅、谷麦芽；胃痛甚者，加川楝子、延胡索；寐差者，加夜交藤、百合。胃为阳土，喜润恶燥，故不仅以药物养胃，更要注意饮食调养，多进润凉之品，如百合、银耳、木耳、山药、葛粉、莲子等，忌食辛热食物和炸烤食品。

【验案】帅某，男，42岁，商人，江西抚州市人。2002年9月23日初诊。

主诉：脘胀、纳呆半年。

病史：因胃胀不适，不思饮食，到上海瑞金医院检查，胃镜诊断为"萎缩性胃炎"，病理诊断"中度萎缩性胃炎、肠上皮轻度化生"，建议中医药治疗。患者经济条件优越，思想负担极重，在妻子的带引下哭丧着脸前来求医。诊时胃脘痞闷，食后更甚，不思进食，面黄肌瘦，疲惫乏力，口干咽燥，大便干结，数日1行，手心热而汗多，失眠多梦，时有盗汗。舌体瘦小色红，苔少而干，脉细数。

治疗经过：辨证为气阴亏虚，虚火内扰。治宜滋阴清热，健脾益气。以润中调胃汤加减治疗。处方：

太子参30g，麦冬12g，半夏8g，北沙参15g，玉竹15g，石斛15g，桑寄生15g，白芍12g，山楂12g，茯苓15g，知母10g，蒲公英20g，枳壳12g，夜交藤30g。7剂。

1日1剂。并向病人解释萎缩性胃炎的基本病机，解除其沉重的思想包袱，又指导患者饮食以辅助治疗。

服药1周后胃胀见轻，口干好转，大便通畅，夜寐明显改善，已不盗汗，舌脉如前。效不更方，再进14剂。

三诊时胃胀基本消除，已知饿，纳食明显增加，面色始有润色，精神明显好转，手心不发热，稍有口舌干燥，寐已安定。舌尖边稍红，舌苔已润，脉细数。前方去知母、半夏、夜交藤、桑寄生，加石见穿15g，土茯苓30g，白花蛇舌草30g，刺猬皮10g，田七2g。21剂，1日1剂。

服用上方42剂，症状基本消除。病人仍担忧病情变化，急于回到瑞金医院复查，胃镜显示"轻度萎缩性胃炎"，未做病理切片。患者心理负担完全解除，治疗信心倍增。以润中调胃汤合扶正抗化汤加减变化再予治疗，2个月后胃已无所苦，纳佳便调寐安，体重增加3.6kg。患者再回瑞金医院进行胃镜检查，诊断为"浅表性胃炎"，病理切片未见肠化现象。嘱患者再服双蒲散（院内制剂）和猴菇菌片2个月，以巩固疗效。随访至今已有10年，未见反复。

5.疏肝调胃汤

【组成】柴胡、白芍、白术、当归、茯苓、枳壳、党参、半夏、木香、蒲公英、海螵蛸、夜交藤、麦芽、莱菔子。

【功效】疏肝扶脾，理气和胃。

【主治】慢性胃炎、胃十二指肠溃疡、神经性呕吐、神经性胃痛、嗳气症等属肝郁气滞，肝胃不和者。症见胃脘胀痛，痛引两胁，嗳气吞酸，肠鸣窜痛，咽喉不利，大便不调，情志不舒，夜寐不安，舌淡苔薄，脉弦细。

【方解】本方由经方四逆散和逍遥散、六君子汤三方化裁变化而成。"肝为起病之源，胃为传病之所"。木旺土弱，肝气横逆，致脾失健运，胃失和降。方中柴胡、枳实疏泄肝气，白芍、当归、麦芽阴柔养肝，四君子健脾扶土，半夏、木香、海螵蛸和胃止痛。肝郁生热，以蒲公英清之；气郁生滞，以莱菔子导之。本证多有夜寐不安，用夜交藤养血安神。全方抑扶相合，升降相因，刚柔相制，收散相参，通补相伍，气血同调，肝脾胃心四脏同治，冀脏腑和谐、气血和畅、脾胃和平。

【运用】肝胃不和证与情志不遂密切相关，故首先要进行情志的调节。热象明显者，加黄连、黄芩；阴虚者，加生地黄、北沙参；气虚明显者，加黄芪；血虚明显者，加熟地黄、首乌；寐差者，加酸枣仁、百合等。

【验案】尹某，男，40岁，干部，江西抚州市人。2008年8月19日初诊。

主诉：胸胁胀闷如窒、呃逆嗳气频作2年。

病史：2年来胸闷不展，嗳气频繁，呃逆时发，屡治不愈，上海华山医院住院全面检查，诊断为"膈肌紊乱""浅表性胃炎"，以镇静药治疗症状不减，反头晕头痛。诊时胸胁胀闷如窒，呃逆声响不能自制，嗳气频繁，阵发性气促，喉头如物梗塞，伴情绪紧张，夜寐不安，神疲乏力，纳少，排便不畅，舌质淡红，苔薄黄，脉弦数。追问病史，病起于工作压力过大。

治疗经过：证属气机郁滞，肝胃失和。以疏肝调胃汤行气解郁，调和肝胃。处方：

柴胡8g，白芍15g，枳壳12g，当归12g，姜半夏10g，郁金10g，全瓜蒌12g，钩藤30g（后下），代赭石30g（先下），夜交藤30g，葛根30g，甘草5g。7剂。

1日1剂。同时用王留行籽按压双耳胃、食管、膈等穴位，并解释所患疾病基本病机，解除思想顾虑。

7天后复诊，诸症明显缓解，胸闷舒展，呃逆嗳气减少，夜寐好转，但大便溏泻。仍守上方去瓜蒌，加太子参、旋覆花15g，7剂。

三诊时除时有嗳气外，诸症均基本消失，再以上方加减调节3周，疾病告愈。

6. 降逆调胃汤

【组成】柴胡、白芍、枳实、半夏、干姜、黄连、黄芩、大黄、吴茱萸、厚朴、蒲公英、钩藤、海螵蛸、桔梗、莱菔子。

【功效】疏肝泄热，和胃降逆。

【主治】胃食管反流病、胆汁反流性胃炎、术后胃十二指反流等属肝（胆）胃不和，浊气上逆者。症见烧心，胃脘或胸骨后灼痛，吐酸，口苦，嗳气反流，喉头梗阻不利，上腹胀满，大便干结或不畅，舌红苔黄或腻，脉弦数。

【方解】本方由经方四逆散、泻心汤合左金丸加减变化而成。胃气以降为顺，肝气以畅为顺，胆则以阳（气）升阴（胆汁）降为用。热蕴于中，肝胆胃不和，肝气不舒，胆汁上犯，胃浊上逆，是本方证主要病机。四逆散疏肝理气，三黄合蒲公英清热降逆，左金清泄肝火以防犯胃，姜夏辛温除痞以助降浊，钩藤平肝制阳以镇其逆，厚朴莱菔导气以降其逆，海螵蛸止酸和胃；反佐少许桔梗，降中寓升，载药上行。全方以泄热降逆为主，佐以辛温，佐以升散，佐以平肝，燮理肝胃，协调胃胆。

【运用】泛酸明显者，加代赭石、旋覆花；大便溏者，去大黄，加茯苓；气虚者，加党参、黄芪；疼痛明显者，加木香、延胡索；口苦甚者，加龙胆草；寐差者，加夜交藤、龙骨、牡蛎。

【验案】陈某，女，27 岁，工人，江西东乡县人。2005 年 8 月 7 日初诊。

主诉：胃脘灼热半年。

病史：春节以来胃脘灼热不适，服法莫替丁、奥美拉唑等抗酸药初时稍能缓解，后已无效。胃镜诊断为"胆汁反流性胃炎"。目前胃脘灼热如焚，嘈杂易饥，恶心，口干口苦，咽喉不利如有异物，大便 2～3 日 1 次，形状正常，肠时鸣响，纳差，乏力，头时晕，寐时多梦。舌质偏红，苔薄黄，脉细弦数。

治疗经过：证属肝胃不和，胆热扰中。治拟疏肝泄胆，降逆和胃。降逆调胃汤治之。处方：

柴胡 6g，白芍 15g，姜半夏 10g，黄连 4g，吴茱萸 3g，黄芩 10g，龙胆草 2g，大黄 2g，干姜 3g，太子参 15g，白术 15g，海螵蛸 15g，瓦楞子 12g，莱菔子 12g。7 剂。

1 日 1 剂。服药 3 剂后，诸症若失，烧心全除，纳增便调，则停止服药。1 年后因情志不遂，诸症复发前来治疗，证候基本同前。在原方基础上加党参 12g，枳壳 12g，并嘱注意生活和情志调节。7 剂药后，诸病证又消失，随访 3 年未见反复。

7. 清化调胃汤

【组成】黄连、厚朴、半夏、黄芩、芦根、石菖蒲、苍术、白术、茯苓、茵陈、田基黄、砂仁、莱菔子。

【功效】清热化湿，醒脾开胃。

【主治】慢性胃炎、胃溃疡、食管炎、胃手术后等属脾胃湿热者。症见脘腹痞满，口苦口腻口臭，恶心欲吐，食少纳呆，身困体倦，大便欠爽，小便短黄，舌质红，苔黄腻，脉滑或数。

【方解】本方由连朴饮、平胃散加味而成。湿热困中，脾失运化，胃失通降。方中以黄连、黄芩苦寒清热燥湿，茵陈、芦根、田基黄利尿导热渗湿，苍术、半夏辛温运脾燥湿，厚朴、砂仁芳香醒脾化湿，白术、茯苓健脾助中运湿，莱菔子通降气机，消滞开胃。全方以苦燥湿，以辛祛湿，以淡渗湿，以芳化湿，温凉相伍，寒热并调，上、中、下三焦同治，使热清湿去，脾健胃安。

【运用】热重于湿，大便干结者，加大黄；湿重于热，加车前子、薏苡仁；纳呆食少者，加谷芽、麦芽；寐差者，加酸枣仁、夜交藤；兼阴虚者，加北沙参、天花粉；兼阳虚者，加干姜、桂枝。因甘能生湿，故患者少食甘甜肥腻之物。

【验案】陈某，男，56岁，乡村医生，江西贵溪人。2006年4月13日初诊。

主诉：胃痛、烧心、反酸1月。

病史：因中晚期胃窦癌于3个月前手术切除，拒绝化疗放疗。近1月胃痛胃热严重，复查胃镜为"残胃炎，食管下端1cm×1.2cm赘状物，食管癌？"病理切片诊断为"食管黏膜慢性炎症，部分区域鳞状上皮增生"。诊时胃脘和胸骨后灼热，反酸嗳气，吞咽时有阻塞感，上腹痞塞，时胀痛难忍，口苦口臭，大便黏滞，头晕，神疲乏力。舌质暗红，苔黄厚腻，脉细涩。

治疗经过：证属湿热蕴结，毒积血瘀，脾胃失司。先拟清化湿热，和胃消痞以缓其急，清化调胃汤主之。处方：

黄连5g，厚朴10g，姜半夏10g，黄芩10g，芦根30g，白术15g，茯苓20g，蒲公英20g，制大黄2g，太子参20g，枳壳12g，海螵蛸15g，瓦楞子15g，莱菔子12g。7剂。

1日1剂。同时早晚吞服锡类散1/2支，1日2次。并告之患者饮食注意事项，向病人解释病情，以增加治疗信心。服药7剂后诸症明显缓解，灼热已止，吞咽困难好转，不吐酸，舌苔黄腻见少。守方蒲公英改为30g，制大黄改3g，枳壳改15g，14剂。

三诊时诸症基本缓解，纳增，精神好转，但舌苔仍有黄腻。前方去锡类散，先后加茵陈、肿节风、夏枯草、蛇舌草等，共治疗2个月后，已无不适症状，吞咽无障碍，舌苔黄腻已净，脉细稍滑。改用散剂，益气扶正，清热祛毒，逐瘀散结。处方：

西洋参50g，太子参100g，黄芪100g，蒲公英200g，蒲黄60g，石见穿100g，丹参100g，蜈蚣5条，穿山甲40g，刺猬皮80g，瓦楞子150g，浙贝母100g，木蝴蝶50g，生甘草40g。

研末过筛封存，温开水调服，1日3次，每次3g。服上方共4个月，体重增加，精神振作，已恢复工作，复查胃镜为"残胃炎，食管赘生物消失"。再以上方加减变化，隔日服药，维持近2年。2012年3月4日再次复查胃镜，提示"残胃炎，局部点状糜烂，食管无异常"，嘱再吞服锡类散2周。

8. 逐瘀调胃汤

【组成】柴胡、赤芍、枳壳、当归、丹参、紫参、五灵脂、蒲黄、黄芪、三七、鸡内金、刺猬皮、蒲公英、莱菔子。

【功效】理气活血，逐瘀散结。

【主治】胃息肉、胃肠上皮化生、胃上皮异型增生、疣状胃炎、顽固性胃溃疡等属胃络瘀阻者。症见胃脘刺痛，痛处不移，久痛难解，夜间痛甚，或呕血便血，舌质紫黯或有瘀点瘀斑，脉涩。

【方解】本方由血府逐瘀汤变化而成。方中当归、赤芍、丹参、紫参、五灵脂、蒲黄、蒲公英、三七活血化瘀散结，其中赤芍、丹参、紫参、蒲公英又能清散瘀热；柴胡、枳壳、莱菔子理气破气，黄芪补气推气，气行血则行，气畅则血畅。刺猬皮、鸡内金、土茯苓通络软坚，为抗肠化之专药。全方血与气同疏，攻与补同施，瘀与热同清，气行血行，热清瘀清。

【运用】气虚明显者，加党参；血虚明显者，加鸡血藤、何首乌；阴虚明显者，加天花粉、北沙参；阳虚者，加桂枝、干姜；疼痛剧烈者，加延胡索、九香虫；食少者，加山楂、麦芽；寐差者，加夜交藤、合欢花。本方证病理变化为慢性过程 故治疗时间也较长，必须坚持治疗，可先服煎剂，后服散剂或丸剂。

【验案】李某，女，67岁，退休干部，江西南昌市人。2009年6月15日初诊。

主诉：脘腹胀满疼痛10年。

病史：10年来胃病反复发作，情志不遂则病情加剧，大便结溏不调。1月前在南昌大学二附院胃镜检查诊断为"非萎缩性胃炎，胃窦息肉（0.4cm×0.5cm）"，肠镜检查诊断为"大肠多发性息肉"，两枚较大者在镜下灼除，脑CT提示"双侧基底节区脑梗塞"。刻下胃脘胀闷，时有刺痛，脐部胀痛，大便欠畅，头晕头痛时作，寐差，四肢活动无异常。舌质暗红，舌下脉络曲胀，苔黄，脉细涩。

治疗经过：证为胃、肠、脑血脉瘀滞，以逐瘀调胃汤治疗。处方：

柴胡10g，赤芍12g，红花6g，桃仁10g，生地黄15g，川芎8g，枳壳12g，川牛膝10g，石见穿15g，丹参15g，蒲公英20g，太子参20g，莱菔子10g，7剂。

二诊：脘腹胀痛见缓，头晕头痛好转，大便1日2次。守方去生地黄，加田七3g，姜半夏8g，蒲公英改15g，14剂。

三诊：脘腹胀痛基本消除，纳增，寐安，精神好转，头痛头晕已轻，舌质淡红，脉细。再以上方加减治疗4个月，诸症基本消失，住原医院找原医生复查胃镜和肠镜，胃镜提示"浅表性胃炎，未发现息肉"，肠镜提示"结肠无异常"，脑CT提示"陈旧性脑梗死"。

9.六和汤

【组成】黄连、吴茱萸、半夏、生姜、高良姜、香附、川楝子、延胡索、五灵脂、蒲黄、海螵蛸、浙贝母。

【功效】平调中焦，和胃止痛。

【主治】急、慢性胃炎、胃十二指肠溃疡久治不愈，疼痛不解者。症见胃脘疼痛，持续不解，或窜痛，或刺痛，或胀痛，或灼痛，证候特征不明显。

【方解】此方由左金丸、小半夏汤、良附丸、金铃子散、失笑散、乌贝散6个经典方剂和合而成，具和胃止痛之功，故名六和汤。左金丸辛开苦降，平调寒热；小半夏汤温中化痰，和胃降逆；良附丸疏肝行气，祛寒止痛；金铃子散行气泄热，活血止痛；失笑散活血祛瘀，散结止痛；乌贝散制酸护膜，和胃止痛。全方12味药，能清热结、散寒凝、行滞气、祛血瘀、化痰浊、制胃酸，而达和胃止痛之功。本方集治理寒、热、气、血、痰、瘀于一体，平调平治，是应用"衡"法治疗胃病的又一张代表方。

【运用】胃脘疼痛是胃病最常见症状，止痛也是治疗胃病的第一要务，有些病人胃痛十分顽固，持续难解。本方标本兼治，气血同理，止痛效果明显，常可取得意外的疗效。应用本方要点有三：①本方多适用于久痛不解，屡治无效者；②本方重点是祛邪，故适用于疼痛之实证；③权衡患者证候的寒热虚实气血状况，决定各药剂量的大小。

【验案】周某，女，44岁，农民，江西南昌县人。2009年4月9日初诊。

主诉：胃脘刺痛2年。

病史：胃镜检查诊断为"非萎缩性胃炎、十二指肠囊肿"。持续性胃脘刺痛已2年，以夜间为甚，服奥米拉唑稍能缓解，但停药后疼痛如故，曾服用多种中成药效果不显。伴胃脘嘈杂、胀闷，吞酸，两颞头痛，纳差，寐欠安，二便调。舌质淡红，苔薄白，脉细数。

治疗经过：证属胃失和降，气血不调。以六和汤和胃止痛。处方：

黄连4g，吴茱萸3g，半夏10g，干姜3g，高良姜5g，香附10g，川楝子12g，延胡索15g，五灵脂10g，蒲黄10g，海螵蛸15g，浙贝母10g，7剂。

二诊：疼痛明显改善，夜间疼痛已止，颞部头痛减轻。前方加党参15g，7剂。

三诊：胃痛基本消除，头痛已轻微，纳增，再以前方治疗2周，诸症均消失。

10. 胃康茶

【组成】蒲公英、荷叶、葛花、甘草。

【功效】清胃养胃，醒脾护肝。

【主治】慢性浅表性胃炎症状轻微者，或醉酒后胃中不适者。症见初发胃脘隐痛，胀闷不适，灼热嘈杂，症状轻微；或酒后胃中烧灼疼痛，恶心呕吐，不思饮食，头晕头痛等。

【方解】本方主药蒲公英味苦甘性寒，具有清热、解毒、养胃、健中、清肠等多种功效，是护胃治胃的一味良药，已被临床广泛应用。荷叶味苦性平，能开胃消食，清暑利湿，升清降浊而清头目；葛花味甘性凉，解酒醒酒，醒脾保肝；甘草味甘性平，和中护肝，具有明显的保护胃黏膜和抗溃疡作用，还有减少酒精对肝脏的毒害作用。全方药少量轻，养胃护肝，醒脾化浊，达调养中焦之功。

【运用】此方为保养胃气的经验方，组成简单，价格低廉，使用方便，用于胃病的日常保养。可将上述 4 味药研粗末制成袋装剂，随时可用开水泡服；也可用饮片直接开水泡饮。该方曾作为附属医院院内制剂，受到广大患者青睐，

【验案】顾某，62 岁，干部，浙江台州人。2002 年 4 月 23 日初诊。

主诉：胃脘隐痛不适 2 年。

病史：嗜烟好酒 30 余年，2 年来胃痛频作，脘腹胀满，纳食减少。3 天前胃镜检查诊断为"重度疣状胃炎"，病理切片有"轻度肠上皮化生"，B 超提示"中度脂肪肝"。诊时表现为胃痛胃胀，口苦口臭，大便黏滞，体型肥胖，舌暗红，苔黄腻，脉弦带滑。

治疗经过：证属中焦湿热，以连朴饮加减治疗 3 周，症状缓解，胃痛消失，纳食增进，但腹胀时作，口苦口臭。因要随子去外地居住，无法煎服水药，要求中成药治疗，处方为院内制剂胃康茶 60 包，1 日 2 次，每次一包开水泡饮。1 月后来电告之，胃部症状消失，饮食如常。再经 1 个月治疗后复查胃镜为"浅表性胃炎"，疣状病理变化消失，B 超提示"轻度脂肪肝"，肝功能检查正常。

二、理脾五方

1. 健脾益营汤

【组成】太子参、茯苓、白术、山药、薏苡仁、扁豆、山楂、葛根、百合、陈皮、谷芽、麦芽、大枣、甘草。

【功效】健脾助运，补中益营。

【主治】慢性虚损性疾病，以营养不良和消化不良为临床表现者，常见消化道慢性疾病、营养不良性疾病、寄生虫病、恶性肿瘤等慢性消耗性疾病属脾弱营虚者。症见腹泻缠绵不愈，稍进油腻饮食腹泻即发，粪质清稀，日行数次；腹中绵绵而痛，纳少，面色萎黄，消瘦，神疲乏力，舌胖苔白或腻，脉弱无力。

【方解】本方由参苓白术散变化而来。脾藏营，营出中焦，本方证为脾弱营虚，以消化不良、营养不良、机体失养为临床特征。方中太子参、百合、大枣补气健脾，养阴益营；白术、茯苓，山药、莲子肉、薏苡仁、扁豆、葛根健脾助运止泻，鸡内金、山楂、谷芽、麦芽消食化滞止泻，陈皮理气和中，使补而不滞。全方 14 味药中，山药、莲子肉、薏苡仁、扁豆、葛根、百合、茯苓、谷芽、麦芽、大枣等 10 味亦药

亦食，既有健脾之功，又富有营养，药食两用，是健脾益营之佳品。本方药食相配，平素清淡，营养丰富，补而不燥，滋而不腻，老少皆宜，屡用屡验。

【运用】脾弱营虚证是由多种消化系统疾病和消耗性疾病所引起，临床特点是既有消化不良，又有营养不良。该方能健脾助运，又能补中益营，如能坚持服用疗效确切。应用时要注意四点：一要注意原发病的治疗；二是坚持较长的疗程；三是注意饮食的调节；四是在临床应用时应随症加减。营属阴，营虚可发展为脾阴虚，如出现内热、内燥之症，可加养阴清热药物。

【验案】赵某，男，15岁，学生，江西南昌人。2009年8月13日初诊。

主诉：消瘦、纳少、手足心热5年。

病史：独生子女，自幼食欲不振，挑食，食量极少，大便溏薄，消瘦，体倦。近5年来，消瘦更为明显，现身高170cm，体重42kg，骨瘦如柴，伴大便稀薄，1日2～3次，神疲乏力，手足心热，午后皮肤烘热，夜间盗汗。平素易感冒，过敏性鼻炎频发。唇色鲜红而干，舌胖大色淡，苔薄白少津，脉细弱而数。

治疗经过：证属脾营亏虚，阴虚内热。治宜健脾益营，滋阴清热。以健脾益营汤加减。处方：

太子参20g，白术12g，茯苓15g，山药12g，扁豆12g，薏苡仁15g，山楂10g，知母10g，丹皮6g，麦冬10g，五味子8g，乌梅8g，酸枣仁10g，甘草4g。

服上药7剂后烘热及手足心热轻微，盗汗已止，纳食有增，大便好转。因夜间用空调受凉过敏性鼻炎发作，喷嚏，流清涕。舌脉如前。守方去知母，加黄芪15g，百合12g，茯苓改20g，山药改20g，14剂。

三诊时大便已成形，1日1次，纳食明显增加，手足心热和烘热均除，唇红见淡，精神尚佳，体重未明显增加。舌质淡红，苔薄黄，脉细数。仍服上方14剂，症状基本消除，改服成药参苓白术颗粒1个月。1年后随访，患孩食欲尚佳，大便正常，体重增加6kg。

2. 健脾清化汤

【组成】太子参、茯苓、白术、苍术、黄连、黄芩、地锦草、苦参、木香、赤芍、葛根、陈皮、莱菔子。

【功效】健脾助运，清热化湿。

【主治】慢性结肠炎、溃疡性结肠炎、慢性痢疾属脾虚湿热者。症见腹痛腹胀，大便稀薄，夹有黏冻，或黄或白或赤，反复发作，肛门灼热，里急后重，食少纳差，消瘦，神疲，舌质红，苔黄或腻，脉细弦或细滑。

【方解】本方由经方葛根芩连汤合四君子汤变化而成。本方证为湿热久蕴于肠，气血瘀阻，脾气虚损。方中黄连、黄芩、地绵草、苦参清化湿热治其本，苍白二术健脾运脾以除湿，太子参、茯苓健脾益阴以护中，木香、陈皮、莱菔子行气疏导以化滞，赤芍清热活血以行瘀，葛根益脾止泻以升清。全方虚实兼理，标本兼顾，气血兼治，升降兼调，润燥兼伍，共奏清热燥湿、健脾益中、调气行血、化滞止痢之功，是以"衡"治肠止痢的有效验方。

【运用】脾气虚明显者，去太子参，加党参、黄芪；血虚者，加当归、首乌；腹胀明显者，加厚朴、枳壳；腹痛明显者，加乌药；食少者，加山楂、谷麦芽；寐差者，加酸枣仁、合欢皮。在药物治疗的同时，要特别注意饮食的调节。

【验案】胡某，女，45岁，教师，江西鹰潭人。2005年9月13日初诊。

主诉：脓血便、腹痛、腹胀3年。

病史：3年前因饮食不洁患急性腹泻，住院治疗后好转，但每于饮食失调时则腹痛、腹泻、脓血便，反复发作，久治不瘥。肠镜检查诊断"慢性溃疡性结肠炎"，曾服SASP等西药，脓血便有所好转，但因副作用明显无法耐受而停药，寻求中医治疗。诊时：大便溏薄，1日数次，夹黄白黏液，甚时脓血便，里急后重；伴腹痛、肠鸣、矢气不畅，每于受凉及进油腻后发作。纳少，消瘦，面黄，神疲，焦虑，失眠，怕冷。舌质暗红，苔黄稍腻，脉细数稍弦。

治疗经过：辨证为湿热滞肠，脾气虚弱。治拟健脾益气，清化湿热。健脾清化汤主之。处方：

党参15g，茯苓30g，白术15g，苍术10g，黄连5g，黄芩10g，地锦草30g，苦参10g，木香8g，赤芍12g，仙鹤草30g，葛根15g，陈皮6g，夜交藤30g，7剂。

二诊：腹痛减轻，大便黏液反而增多，睡眠及饮食好转，仍守方再服7剂。

三诊，大便黏冻逐渐减少，里急后重症状消失，腹痛腹胀基本缓解，因病情好转，治疗信心增加，精神见好。前方加黄芪15g，铁苋30g，14剂。再经上方加减治疗4周后，大便已基本正常，精神振作，面色转佳，体重增加。仍以参苓白术散变化治疗1个半月，以巩固疗效。随访2年未复发。

3. 健脾止泻汤

【组成】党参、白术、苍术、茯苓、山药、五味子、葛根、木香、黄连、藿香、山楂、干姜、补骨脂、陈皮。

【功效】健脾益胃，固肠止泻。

【主治】慢性肠炎属脾虚不运者。症见腹泻日久，便溏清稀，遇寒或饮食不节则发，腹痛绵绵，肠鸣腹胀，食少，消瘦，神疲乏力，舌淡体胖，脉细弱缓。

【方解】本方由七味白术散加味而成。方中四君子、山药健脾益气止泻，苍术运脾燥湿止泻，五味子、山楂收涩固肠止泻，葛根升阳益阴止泻，藿香芳香化浊止泻，木香、陈皮行气去滞止泻。久泻伤气损阳，以干姜温脾阳，补骨脂助肾阳，阳气鼓舞则脾气振奋。少佐苦寒黄连，清阴火健脾胃。全方补中有通，温中有清，升中寓降，涩中寓散，脾肾胃肠兼理，阴阳虚实并治。如辨证确切，坚持用药，必有佳效。

【运用】气虚明显者，加黄芪；阳虚明显者，加制附子、仙灵脾；久泻不止者，加赤石脂、肉豆蔻；肛门下脱者，加升麻、黄芪；腹胀，加厚朴、枳壳；食少，加谷芽、麦芽。要注意饮食的调节，少食油腻和不易消化的食物。

【验案】黄某，女，27岁，警察，江西东乡县人。2007年3月11日初诊。

主诉：大便溏泻、食少4年。

病史：大学学习期间，因饮食不节而起病，大便稀薄如糊状，1日3～5次，稍进油腻则泄泻，肠鸣，下腹时隐痛，纳少，消瘦，神疲，四肢不温。舌质淡，苔白滑，脉濡细。

治疗经过：辨证为脾气虚弱。治当健脾益气，固肠止泻。处方：

党参15g，炒白术15g，苍术10g，茯苓30g，山药15g，五味子10g，葛根15g，木香10g，黄连4g，藿香12g，山楂12g，干姜5g，仙灵脾12g，陈皮6g，7剂。

并指导饮食调理。

二诊：大便明显好转，1日2～3次，腹痛肠鸣减少，纳增。守方去藿香，加补骨脂12g，黄芪15g，14剂。

三诊：大便已成条状，1日1～2次，精神好转，腹痛消失，怕冷明显改善。再以上方加减变化治疗3周，大便正常，体重增加2.5kg。嘱再服参苓白术颗粒半个月，以巩固疗效。

4.健脾息风汤

【组成】党参、茯苓、白术、柴胡、白芍、枳壳、防风、陈皮、八月札、葛根、黄连、钩藤、夜交藤、麦芽。

【功效】健脾柔肝，息风止泻。

【主治】肠易激综合征、慢性肠炎属肝郁脾虚者。症见腹痛即泻，泻后痛减；发作与情绪相关，两胁胀满，心烦易怒，食少泛恶，舌胖色淡，脉弦细。

【方解】本方由四君子汤、四逆散和痛泻要方三方组成。忧甚则肝郁，思过则脾伤，肝气乘脾，肝脾失和，生风扰肠，发为痛泻。四君健脾，四逆疏肝，痛泻要方扶脾抑肝，八月札疏肝解郁，葛根、麦芽既健脾又柔肝，肝平脾旺则风息肠安。火热能生风，肝亢能生风，血虚能生风，再佐黄连清热泄火息风，钩藤平肝镇静息风，夜交藤养血安神息风，风止则泻停。全方协调肝脾，协调心身，协调气血，以达肝疏、脾健、心宁、肠安之效。

【运用】本方证多由情志所伤，故要特别重视精神情志的调治，同时也要注意生活起居的调节。应用本方时临床应随证加减：大便解之不畅者，去枳壳加枳实；大便夹黏黏液者，加苍术、薏苡仁；腹痛严重者，加木香、乌药；腹胀明显者，加厚朴、大腹皮；失眠严重者，加龙骨、牡蛎。

【验案】徐某，女，39岁，干部，江西抚州市人。2005年5月6日初诊。

主诉：大便溏泻与秘结交替3年。

病史：3年来大便不调，泻时如水样，1日数次，伴腹痛肠鸣；结时数日1行，形如栗状，伴下腹胀满，矢气不畅。目前大便溏薄，脘腹痞闷，食少，消瘦，面黄，怕冷，善忧愁，夜寐差。舌质淡红而暗，脉细如线。胃镜肠镜检查诊断为胆汁反流性胃炎、左半结肠炎。

治疗经过：辨证为脾郁脾虚，肝脾不和。治拟健脾柔肝，和胃理肠。健脾息风汤加减。处方：

党参15g，炒白术12g，山药15g，柴胡8g，炒白芍15g，枳壳15g，陈皮6g，防风6g，姜半夏8g，黄连5g，吴茱萸3g，山楂12g，钩藤30g（后下），莱菔子10g，7剂。

二诊：诸症均好转，大便次数减少，纳食增加，舌脉如前。守方加五味子8g，7剂。

三诊：大便已正常，夜间盗汗，食后胃脘稍胀闷，舌质淡，苔薄黄，脉细。再以上方加减变化，2周后诸症消失而停止服药。1年后因荨麻疹求治，告之全年胃肠无不适。

5.运脾化浊汤

【组成】白术、苍术、茯苓、薏苡仁、半夏、泽泻、山楂、草决明、丹参、三七、葛根、荷叶。

【功效】运脾散营，化浊消脂。

【主治】脾虚不运，痰浊内蕴所致的肥胖、脂肪肝、高脂血症等病证。

【方解】本方由六君子汤合平胃散化裁而成。方中白术、茯苓、薏苡仁益中健脾，苍术、半夏、泽泻祛湿运脾，荷叶、葛根升清醒脾，脾健则水谷能运，脾营能散，精微能化；山楂、草决明消食降脂；丹参、三七活血散积。诸药共奏运脾散营消脂之效。

【运用】气虚明显者，可加党参、黄芪等；脘腹胀满者，加大腹皮、厚朴等；血脂高者，加何首乌；尿酸高者，加萆薢、土茯苓；血糖高者，加卫茅等；高血压者，加钩藤、牛膝等。为了服药方便，可以制成丸剂。

【验案】李某，男，34 岁，公司职员，南昌市人。2016 年 3 月 6 日初诊。

主诉：肥胖、血脂高 10 年

病史：自小体型较胖，大学毕业后在公司从事电脑工作，运动少，食欲好，10 年来体重增加迅速，身高 172cm，体重 108kg，体重指数 36.3。彩超检查为重度脂肪肝。血化验胆固醇 7.54mmol/L，TG3.3mmol/L。诊时见体型肥胖，大腹便便，头重，困倦乏力，睡眠打鼾声响，清晨喉中痰多，大便糊状，1 日 4～5 次。舌淡胖稍红，白黄苔稍腻，脉沉细稍弦。

治疗经过：辨证为脾虚痰湿证。为脾失健运，脾营失于输布，聚而成湿生痰，痰湿膏浊内蕴，发为肥胖。治拟健脾助运散营，祛痰化浊消脂。方用运脾化浊汤，处方：

炒苍术 10g，炒白术 15g，法半夏 10g，茯苓 30g，陈皮 8g，薏苡仁 30g，山楂 20g，泽泻 20g，草决明 15g，荷叶 20g，三七 3g，制首乌 20g，14 剂。

嘱节制饮食，增加运动。

3 月 20 日复诊：体重 105kg，比药前减少 3kg，自觉身体困倦好转，大便次数减少，1 日 2～3 次，已成形。守方加葛花 6g，苍术改 20g，30 剂。

1 月后再诊，体重 97kg，大便已正常，头不重，精神明显好转。复查血脂胆固醇 6.64mmol/L，TG2.1mmol/L。彩超提示中度脂肪肝。初见成效，仍以前方加丹参 12g，30 剂。嘱坚持运动和治疗。

三、治肠四方

1. 润肠通便汤

【组成】生地黄、火麻仁、桃仁、当归、何首乌、白术、白芍、枳实、蒲公英、肉苁蓉、莱菔子。

【功效】滋阴养血，润肠通便。

【主治】阴虚便秘，血虚便秘，如老年阴虚便秘、产后血虚便秘。症见大便干燥，便如栗状，艰涩难解。

【方解】大肠为传导之官，主大便的排泄。素体阴亏，或年老津少，或产后血伤，均可导致津枯肠燥，大肠传导失司，故大便艰难。本方以生地黄、火麻仁、桃仁生津滑肠通便，当归、何首乌、白芍养血润肠通便，白术运脾气以通便，枳实降腑气以通便，蒲公英清肠热以通便，莱菔子下浊气以通便，反佐肉苁蓉温肾气以通便。诸药合用，润肠滑肠清肠同用，行气降气益气同施，通寓于补，阴寓于阳，标本兼治，缓急兼顾，故临床用之既能迅速显效，又能使疗效巩固。

【运用】本方围绕润肠滑肠通便，气血阴阳兼顾，运用时可随证加减变化。若便秘严重者，暂时加用大黄，以缓其急。习惯性便秘要注意调节饮食，改变生活习惯和排便习惯。

【验案】李某，女，41岁，大学教师，江西南昌市人。2011年8月9日初诊。

主诉：大便秘结、失眠2年余。

病史：患者2年多来大便干结如栗，数日一行，甚时便后肛门疼痛，出血鲜红。伴失眠多梦，皮肤干燥瘙痒，月经量少，口干目涩。诊时见面色不华，褐色斑明显，舌质偏红，中央有多条裂纹，苔薄黄而干，脉细数。

治疗经过：证属血虚津亏肠燥。治拟养血滋阴，润肠通便。以润肠通便汤治疗。处方：

生地黄30g，火麻仁15g，桃仁10g，当归12g，何首乌15g，白术15g，白芍15g，枳实12g，蒲公英20g，肉苁蓉12g，莱菔子12g，夜交藤30g，7剂。

二诊：大便已通畅，2日1次，口干、目涩好转，睡眠改善，守方去莱菔子，加草决明15g，14剂。

三诊：大便已正常，寐安，面色转红润，褐色斑明显减少，皮肤瘙痒好转，月经量有增。再以上方治疗半月，然后服用六味地黄丸、归脾丸半年，并注意饮食、生活调养，以改善体质。

2. 益气通便汤

【组成】黄芪、白术、当归、火麻仁、肉苁蓉、升麻、枳实、莱菔子。

【功效】益气助运，润肠通便。

【主治】气虚便秘。症见便软难解，努挣无力，神疲倦怠，自汗气短，舌淡胖，脉虚弱。

【方解】气有推动作用，粪便运行有赖于气的推动。本方应用大剂量的黄芪益气以助运，为君药；脾为中气之源，肾为元气之根，白术健脾气以通便，肉苁蓉温肾气以通便，为臣药；当归、火麻仁养血润肠以通便，枳壳、莱菔子降浊下气以导滞，为佐使；升麻轻宣升阳，升清以降浊，为反佐。全方以益气为主导，气血互用，升降相助，寓通于补，寄降于升，最适用于老年人或病后体虚之便秘。

【运用】气虚甚者，加人参，莱菔子减量；阳虚者，加锁阳、补骨脂，肉苁蓉加大剂量至30g；气虚下陷脱肛者，加人参、柴胡、葛根以协助黄芪益气升陷；腰膝酸软者，加杜仲、牛膝等。

【验案】赵某，男，71岁，干部，江西临川人。1998年7月4日初诊。

主诉：排便艰难伴气促、自汗5年。

病史：患者抽烟40余年，每至秋冬则咳嗽咯痰。近5年来稍运动则气促，逢寒则咳喘，放射检查诊断为"慢性支气管炎、肺气肿"。长期排便艰难，努挣无力，久蹲汗出后方能解出少量软便。体型肥胖，面白形寒，少神倦怠，动则出汗，纳差腹胀，夜尿频数。舌质淡胖，齿印明显，苔黄滑。脉寸部浮大带滑，重按无力，尺脉沉弱。

治疗经过：证为气虚便秘，因于肺脾肾俱虚。治似益气助阳，润肠通便。以益气通便汤治之。处方：

黄芪40g，白术40g，当归12g，火麻仁12g，肉苁蓉15g，升麻5g，枳实12g，全瓜蒌12g，莱菔子12g，7剂。

二诊：服药3剂，排便艰难明显好转；7剂后排便已畅，力气增加，自汗减少。守上方再进7剂，并嘱患者间歇服用此方，以保持大便通畅。

3. 顺气通便汤

【组成】枳实、白术、厚朴、槟榔、白芍、当归、大黄、葛根、莱菔子。

【功效】顺气宽中，导滞通便。

【主治】气滞便秘。症见排便困难，大便干结，腹胁胀痛，矢气不畅，嗳气频繁。

【方解】大肠以通降为用，故治气秘宜通宜降。本方是在小承气汤、枳实丸基础上加味所成，方中枳实、厚朴、槟榔、莱菔子下气导滞通便，大黄泻下通里，以去其实；白术健脾益气通便，当归养血润肠通便，寓通于补；白芍、葛根敛阴化津，柔肝理肠，以助通便；葛根主升，寓降于升，清升则浊降。全方以导滞下气为主，佐以养阴润肠，邪正兼顾，气血兼理，升降兼用，下不伤阴，攻不伤正。

【运用】本证多与情志不遂相关，故应注意情志的调节。兼阴虚者，加生地黄、玄参；兼气虚者，加黄芪、党参；腹胀痛者，加木香；寐差者，加首乌藤、合欢皮等。大黄性寒力猛，不可久用。

【验案】上官某，女，70岁，江西南昌人。2009年11月12日初诊。

主诉：大便秘结2年余。

病史：2年来大便干结如栗，排之艰难，4～5天1次，时常用开塞露帮助排便。下腹胀满，矢气频频，得矢则舒。胃脘痞闷，食后更甚，口干，寐差。舌质偏红，苔黄厚稍腻，脉细弦滑。

治疗经过：证属气秘，即肠胃气滞，腑气不利，治宜顺气导滞，润肠通便。以顺气通便汤治之。处方：

枳实 15g，生白术 30g，厚朴 10g，大黄 3g，白芍 15g，当归 10g，莱菔子 10g，生地黄 20g，何首乌 15g，黄芪 15g，草决明 15g，蒲公英 20g，7 剂。

并指导生活起居和饮食调理。

二诊时大便通畅，呈软条状，1 日 2 次，下腹胀满消失，胃无不适。纳增，口干缓解，舌苔变薄。守方去大黄，生地黄改 15g，隔日 1 次。半月后患者再来复诊，大便已完全正常，嘱服六味地黄汤以善其后。

4. 双枳术丸

【组成】白术、苍术、枳壳、枳实。

【功效】健脾运湿，理气消痞。

【主治】慢性胃炎、慢性肠炎、胃下垂、功能性消化不良等属于脾虚湿困气滞者。症见脘腹痞满，不思饮食，大便结溏不调，或大便有黏液，嗳气矢气，舌苔腻等。

【方解】双枳术丸是在枳术丸（汤）基础上加枳壳、苍术二药，即枳实、枳壳、白术、苍术四药组成。枳术汤出自《金匮要略》，枳术丸出自《脾胃论》，均由枳实和白术两味药物组成。枳术汤中枳实量大于白术，枳术丸中白术量大于枳实，具健脾行气消痞之功。此方在枳术丸（汤）基础上加味而成，白术、苍术二术，白术健脾以助化，苍术运脾以祛湿，脾健则积消湿除。枳实、枳壳二枳，枳实下气以行滞，枳壳理气以宽中，气顺则痞除满消。四药同用，纳运相助，补消相兼，升降相宜，共奏健脾、行气、除湿、导滞之功。

【运用】本方源于古方枳术丸。苍、白二术，燥运相助，是健运脾胃的绝佳药对；实、壳二枳，行消相济，是理气消痞的有效配伍。二术二枳合用，则消补同施，最宜于脾虚湿阻气滞痞满之证。运用时根据症状加减：脾虚甚者，加党参、茯苓、山药等；寒湿者，加厚朴、半夏、干姜等；湿热者，加黄连、黄芩等；大便干结者，加大黄；脘腹疼痛者，加木香、乌药；食积者，加莱菔子、山楂、谷麦芽等。

【验案】陈某，男，47 岁，干部，江西临川人。2006 年 8 月 8 日初诊。

主诉：脘腹胀痛、大便秘结 20 余天。

病史：患"不完全性肠梗阻"并发胸水，在抚州市某三甲医院住院治疗半个月，中西医会诊数次，仍脘腹胀满闷痛、腹部膨大、大便不解；进硫酸镁或大剂量大黄（50g）则解少许粪便，努挣而不畅，矢气极少，嗳气频繁，口苦口腻，不思饮食，食后胀甚，神疲乏力，舌质红，苔黄腻，脉伏而细。

治疗经过：证属湿热阻滞，腑气不畅。以连朴饮合小承气汤加减治疗，3 剂后腹胀稍有缓解，纳稍增，苔腻略减，但大便仍不畅通，嗳气频作，饮水后胃中有振水声，食少。改用双枳术丸治疗：白术 30g，苍术 12g，枳实 15g，枳壳 15g，茯苓 20g，厚朴 12g，槟榔 15g，黄连 5g，芦根 30g，薏苡仁 30g，莱菔子 15g。服药 3 剂，大便已畅，诸症好转，舌苔黄腻见净，纳大增。仍守方进 3 剂，痞消，便畅，腹软。复查胸腹部平片，肠梗阻完全消除，胸水基本消失，出院后门诊治疗。仍以双枳术丸合四君子汤治疗半月，疾病痊愈，随访 2 年未见复发。

四、治胆三方

1. 疏胆降逆和胃汤

【组成】柴胡、白芍、枳实、半夏、干姜、黄连、黄芩、大黄、吴茱萸、旋覆花、厚朴、蒲公英、海螵蛸、莱菔子。

【功效】疏泄肝胆，降逆和胃。

【主治】胆汁反流性胃炎等。

【方解】该方是由大柴胡汤、半夏厚朴汤和左金丸等方化裁而成。柴胡疏利肝胆，吴茱萸、干姜、半夏辛开胆郁，黄连、黄芩、蒲公英、大黄苦寒泄热，厚朴、枳实、旋覆花、莱菔子下气降逆。升降并用，胆胃同治。

【运用】本方多应用于胆囊炎、胆石症、胆息肉和胆囊手术后所导致胆胃不和之胆汁反流性胃炎，症见烧心、脘胀、泛吐酸苦水、口苦、纳差等。中气虚弱者，加党参、黄芪等；脾虚泄泻者，加白术、苍术、茯苓等；大便干结者，重用大黄、蒲公英，加虎杖；吐酸明显者，加瓦楞子、煅牡蛎等；纳差者，加鸡内金、神曲、山楂等。

【验案】陈某，女，60 岁，南昌人，退休职员。2009 年 3 月 4 日初诊。

主诉：胃脘灼热疼痛 3 月。

病史：有慢性胃炎病史 20 余年，但症状较轻。近 3 月来，胃脘灼痛明显，饥饿时加剧，夜间常常因烧心而不能入睡，痛苦不堪。经南昌一家三甲医院胃镜诊断为"重度胆汁反流性胃炎、胃窦糜烂"。在西医专家门诊治疗 2 个多月，曾轮换应用奥美拉唑、兰索拉唑、泮托拉唑、西沙必利、莫沙必利等十几种药物，效果不佳。近日因胃脘灼热日夜不休而求助中医治疗。诊时胃部灼痛，伴上腹饱胀、嗳气、纳差、便结，舌尖边红，苔薄黄稍腻，脉细弦。

治疗经过：辨证为胆胃不和，蕴热气逆。治以疏利肝胆，和胃降逆。用疏胆降逆和胃汤加减治疗。处方：

柴胡 10g，白芍 15g，枳实 15g，半夏 10g，干姜 3g，黄连 5g，黄芩 10g，大黄 4g，吴茱萸 3g，旋覆花 15g，厚朴 10g，蒲公英 20g，海螵蛸 15g，莱菔子 12g。

服药 7 剂后，症状大减，胃脘灼热若失。以上方加减变化再治疗 3 周，全部症状消失，复查胃镜为"轻度浅表性胃炎"。

2.疏胆泄热化积汤

【组成】柴胡、黄芩、大黄、枳实、茵陈、虎杖、金钱草、郁金、鸡内金、蒲公英、莪术、石见穿、莱菔子。

【功效】疏肝清胆，散结化积。

【主治】胆囊和胆道结石，胆囊炎、胆囊息肉、胆道蛔虫残骸等。

【方解】该方由大柴胡汤加味而成。全方升阳降阴，疏肝泄胆，散结化积。方中以柴胡、郁金疏肝利胆，升发胆气，以大黄、黄芩、枳实、金钱草、茵陈、虎杖、蒲公英、莱菔子等清热利胆，配合祛瘀活血消积之莪术、石见穿、鸡内金等疏胆泄热化积。

【运用】本方具有疏肝清胆、散结化积之功，常用于胆结石、胆囊炎、胆囊息肉、胆道蛔虫残骸等属肝胆不疏、湿热蕴结证型者。气血不足者，加当归、黄芪、党参；阴虚明显者，加沙参、麦冬等；右胁疼痛，加木香、川楝子、延胡索等；大便溏薄，去大黄，加苍术、白术、茯苓等；纳呆食少者，加山楂、神曲、谷芽、麦芽等。

【验案】邓某，女，37 岁，农民。2008 年 7 月 23 日初诊。

主诉：上腹部胀痛、纳呆 2 个月。

病史：自少年始常发生上腹部绞痛，成年后逐渐消失。近 2 月来，上腹部持续性胀闷疼痛。腹部 B 超检查诊断为"胆道蛔虫残骸"。经中、西医治疗 1 个月无效。诊时上腹胀痛且压痛明显，伴嗳气、吐酸、口苦、尿黄、便干等，舌质暗红，苔黄厚，脉细数稍滑。

治疗经过：辨证为蛔骸积胆，久郁化热。治以疏肝利胆，泄热化积。用疏肝泄热化积汤加减治疗。药用：

柴胡 10g，大黄 10g（后下），枳实 15g，茵陈 30g，虎杖 30g，金钱草 30g，郁金 12g，莪术 10g，木香 10g，莱菔子 12g。

1 日 1 剂。服药 14 剂后，上腹胀痛消失，诸症随之消除，复查 B 超，胆道蛔虫残骸消失。

3.清温宁胆安神汤

【组成】黄连、半夏、陈皮、枳实、竹茹、生姜、石菖蒲、茯神、酸枣仁、钩藤、夜交藤。

【功效】清温并用，宁胆安神。

【主治】胆郁痰热扰心之失眠、惊悸、夜游、癫狂等。

【方解】清温宁胆安神汤由黄连温胆汤加味而成。以石菖蒲、生姜升散合半夏化痰开窍宁神，黄连、枳实、竹茹苦降化痰清热，伍以平肝养心安神之品，寒热同用，升降并施，共奏宁胆安神之功。

【运用】本方适用于因痰热扰胆致心神失宁之失眠、惊悸、夜游、癫狂等病证。主要病位在胆和心，主要病因是痰热内扰，主要病机胆郁神乱，主要症状是心神不宁。惊悸严重者，加龙骨、牡蛎等重镇安神药；癫痫抽搐者，可加胆星、全蝎等以息风止痉；口燥舌干者，加麦冬、百合、花粉等养阴润燥。

【验案】孙某，男，31岁，干部。2007年9月30日初诊。

主诉：夜寐不宁、梦呓、夜游1个月。

病史：7月份因竞争上岗失败，心情抑郁，情绪低落，夜间失眠。近1月来，白天心情紧张，恐慌易惊，喜叹气；夜间恶梦纷纭，梦呓惊叫，睡中起床洗衣。舌尖红，苔黄白相兼稍腻，脉弦带滑。

治疗经过：辨证为痰热内扰，心胆不宁。治以清化痰热，宁神安魂。用清温宁胆安神汤加减治疗，并兼以心理开导。药用：

黄连6g，半夏10g，陈皮10g，枳实10g，竹茹10g，生姜4g，石菖蒲6g，茯神30g，远志10g，钩藤30g，夜交藤30g。

1日1剂。服药1周，白天恐慌好转，夜间睡眠见安，继续以上方加减治疗四周，诸症消失。1年后随访，身体安康。

五、抗肿瘤方

1. 扶正抗化汤（双蒲散）

【组成】蒲公英、蒲黄、太子参、黄芪、石斛、凤凰衣、黄连、白花蛇舌草、石见穿、土茯苓、五灵脂、王不留行、穿山甲、刺猬皮、鸡内金、枳壳。

【功效】清化热毒，益气养胃，抗化防癌。

【主治】肠上皮化生、肠上皮异型增生等癌前病变，常见于慢性萎缩性胃炎、胃息肉、疣状胃炎等。

【方解】肠上皮化生和异型增生是胃癌的前期变化，幽门螺杆菌是其发生的罪魁祸首之一。Hp 是革兰阴性杆菌，为湿热疫毒。湿热邪毒蕴胃日久，热伤胃体则阴亏膜损，腺体萎缩；湿聚胃腑则内生痰浊，气血凝结。热毒－痰凝－血瘀－癌变是肠上皮化生和异型增生的主要病理机制。本方具有清热解毒、逐瘀散结、养胃护膜之功效。方中以蒲公英、蒲黄为主药，所以又名"双蒲散"。现代药理研究表明，蒲公英有良好的胃黏膜保护作用，并能抑杀幽门螺杆菌；蒲黄有活血化瘀止痛、抗炎、止血作用；配伍以黄芪、太子参、石斛健脾益气养阴；穿山甲、五灵脂、莪术、王不留行活血通络散瘀，刺猬皮、瓦楞子、鸡内金、土茯苓软坚散结抗化；并以白花蛇舌草、黄连、石见穿清化热毒，佐以凤凰衣护膜养胃。全方益气、滋阴、养胃以扶正，清热、解毒、活血、化痰、逐瘀、散结以抗邪，冀逆转肠化之病理，阻断癌症发生。

【运用】本方为散剂，上药研细末过筛，用温开水调成稀糊状吞服，1 日 2 次，1 次 3g；或用颗粒剂替代。服药时间以空腹或睡前为佳，药后半小时内不能饮水和进食，以便药物充分与胃黏膜接触而更好发挥药效。由于肠化的发生和逆转都是慢性过程，故疗程较长，一般为 3～6 个月。

【验案】朱某，女，53 岁，退休职工，江西抚州市人。2005 年 8 月 23 日初诊。

主诉：胃痛胃胀 20 余年，加剧 1 月。

病史：患慢性胃炎 20 多年，反复不愈，1 月前到深圳市随子女居住，胃痛加剧，在某三甲医院胃镜诊断为"慢性萎缩性胃炎，食管炎"，病理诊断为"萎缩性胃炎、肠上皮中度化生"。西医专家告之无法治疗，而回江西求治于中医。诊时见胃脘刺痛，灼热，饥时嘈杂，食则胀闷，嗳气时作，口无异味，大便干结，自觉周身时冷时热，夜寐安定。舌质淡红，舌下络脉瘀紫，苔薄黄，脉细弦。

治疗经过：证属热蕴瘀阻，胃气不和。治拟清热化瘀，理气和胃。治疗分三个阶段：先舍病除症，后病证并治，再是无症从病。第一阶段主要用和中调胃汤加减治疗 1 个月后，临床症状缓解，疼痛已少；再以扶正抗化汤加减治疗 1 月，临床症状基本消除。患者回深圳居住，要求用散剂治疗。处方：

太子参 100g，黄芪 100g，石斛 100g，凤凰衣 50g，蒲公英 200g，黄连 30g，白花蛇舌草 150g，石见穿 150g，土茯苓 150g，五灵脂 60g，蒲黄 60g，穿山甲 30g，刺猬皮 60g，鸡内金 50g，枳壳 60g。

上药和合后研细末，过筛后封存，每日 3 次，每次 3g，温水调成稀糊状，空腹时慢慢吞服，并指导生活饮食调节。服散剂 3 个月后，胃部已无不适，饮食如常。2007 年仍请原医生做胃镜复查，诊断为"浅表性胃炎，轻度胆汁反流"。病理切片为"慢性炎症"，经过半年中医药治疗，萎缩性胃炎和肠上皮化生都得到彻底逆转。

2. 扶正抑癌汤

【组成】黄芪、当归、肉苁蓉、黄精、太子参、白术、茯苓、薏苡仁、白花蛇舌草、白英、半枝莲、蚤休、石见穿、龙葵、莪术、谷麦芽。

【功效】扶正固本，祛邪抗癌。

【主治】食管癌、胃癌、结肠癌等消化道恶性肿瘤。晚期或高龄恶性肿瘤不能手术者，恶性肿瘤手术切除后复发者，中晚期恶性肿瘤手术后不能化疗和无法坚持化疗者。

【方解】人以正气为本，正气以脾胃为本，本方要旨在于扶正以祛邪。晚期恶性肿瘤患者阴阳气血俱虚，本方以大剂量黄芪补气、当归补血、黄精补阴、肉苁蓉补阳，致阴阳气血相互滋生。脾胃为阴阳气血之源，得胃气者则生，方中太子参、茯苓、白术、薏苡仁健脾气养胃阴，谷麦芽消食和胃，脾胃健则正气存。癌组织为热、毒、痰、瘀互结，用白花蛇舌草、半枝莲、蚤休、石见穿、白英、龙葵清热解毒，散结抗癌。前3味为广谱抗癌药，后3味为胃肠抗癌药，配合应用，相辅相成。莪术既能抗癌，又能破气破血，合石见穿、蚤休等以软坚散结。全方以保正气、保胃气为核心，扶正祛邪兼施，阴阳气血并调。

【运用】辨证论治、因人制宜仍是中医治疗肿瘤的优势所在，应用本方应根据病人的体质、病期的早晚、肿瘤的部位和病理特点等来决定药物的剂量和加减变化，对体质较好的早中期患者以攻邪为主，扶正为辅；对体质较差的晚期患者以扶正为主，攻邪为辅。食管癌，选用急性子、威灵仙、冬凌草、黄药子等抗癌药；胃癌，选用蒲公英、土茯苓、山慈菇等抗癌药；结肠癌，选用苦参、菝葜、地榆、地锦草、仙鹤草等抗癌药；息肉型癌变，选用海藻、昆布、半夏、夏枯草、天南星、山慈菇、黄药子等具软坚散结作用的抗癌药；溃疡型病变，选用蟾皮、天龙、蜂房、五灵脂等具解毒祛腐作用的抗癌药。

【验案】唐某，女，73岁，江西九江人。2014年6月2日初诊。

主诉：胃痛、胃胀、食少3个月。

病史：因胃脘疼痛、易饥、嗳气等，到南昌大学第一附属医院胃镜检查诊断为"胃角癌（溃疡型）"，病理切片诊断为"胃角中低分化腺癌"。腹部CT检查提示上腹淋巴结肿大。患者拒绝治疗，经子女再三劝说而接受中医治疗。诊时上腹隐痛，并向腰背放射，嘈杂易饥，少食则舒，嗳气频繁，口干口苦，尚能进食，面色萎黄，消瘦，双下肢水肿，二便尚调。舌淡胖有齿痕，苔黄，脉大而滑。

治疗经过：证属脾胃虚弱，毒蕴血瘀。治宜健脾益胃，化毒散瘀。用扶正抗癌汤治疗。处方：

黄芪 20g，太子参 20g，白术 15g，茯苓 20g，薏苡仁 30g，灵芝 10g，白花蛇舌草 20g，半枝莲 20g，七叶一枝花 20g，石见穿 15g，白英 15g，山慈菇 10g，鸡内金 10g，蟾皮 3g。7 剂。

1 日 1 剂。服药 1 周后，下肢水肿渐退，胃中饥饿感好转，但食后欲吐，纳减。上方去山慈菇、蟾皮，加竹茹 10g，14 剂。

三诊时，胃中和，纳食增，疼痛见轻，再以前方加减变化。服药半年后，胃已无明显不适，精神尚佳，能做家务劳动，因拒绝胃镜复查，腹部 CT 和 B 超检查无异常情况。隔日服药至今已 3 年，病情稳定，饮食正常，胃无明显不适，带瘤平安生存。

4

一、中医生命力在疗效

在科技发展日新月异的今天，世界上许多经验性的自然科学由于自身的局限性，相继被实验科学淘汰了，而中医药学却历经数千年而不衰，至今仍然生气勃勃地屹立于世界医学之林，并越来越受到人们的重视，在人类的医疗保健中发挥着重要作用。究其原因，除中医学具有系统的科学理论外，最重要的是中医药的卓越临床疗效。中医的生命力在疗效！

几千年来，中华民族生生不息、繁衍昌盛，依靠的是中医药学的医疗和保健。鸦片战争以后，西方医学传入中国，中医药学虽几经摧残，却仍然坚不可摧，薪火相传。今天，现代医学已进入高度发达的时代，但对许多疾病的治疗仍显得软弱无力，甚至束手无策。而中医药保持着一定的理论优势、治疗优势和方药优势，对诸如病毒性疾病、心脑血管疾病、免疫性疾病、代谢性疾病、消化系统疾病、肿瘤、心身性疾病、妇科病、老年病、皮肤病、脊柱病、痛证、骨折等疾病的治疗均具有独特的疗效，受到广大患者的信任与欢迎。中医和西医各有所长和所短，各有其治疗的优势病种，两者取长补短，优势互补，必然会提高疗效，造福于人类。

中医的生命力在疗效，发展中医的关键就在于提高疗效，不仅要大力提高常见病、多发病的治疗效果，更要在现代医学的难治性疾病治疗中有所作为，有所突破。

要提高临床疗效，必须做到四个坚持，即坚持中医思维、坚持辨证论治、坚持中医办法、坚持与时俱进。

1. 坚持中医思维

中医学凝聚着深邃的哲学智慧，天人相应、整体诊治、治病求本、不治已病治未病、以平为期、一曰治神、以通为用、因势利导、三因制宜、胃气为本、知常达变等哲学思维，是中医临证的指路明灯，也是化解难治性疾病治疗难题的金钥匙。

2. 坚持辨证论治

辨证论治是中医学术特点的集中体现，"要想疗效好，辨证论治是法宝"。辨证论治能从整体把握人体的阴阳失调、正邪抗争的状态，把人体的生理病理变化与外部环境结合分析：强调因人、因时、因地制宜；同病异治，异病同治；标本先后，正邪缓急；随证而变，机圆法活，变化无穷。理、法、方、药是中医辨证论治体系的四大环节，说理透彻，治法正确，方证契合，用药精准，疗效必然显现。辨证论治充分展示了中医高超的临床艺术，呈现了中医学的超凡智慧和魅力。

3. 坚持中医办法

中医药学是一个伟大的宝库，蕴藏着极其丰富的治疗方法与经验。药物内服疗法、外治疗法、针灸疗法、推拿疗法、气功疗法、情志疗法、饮食疗法等，内容宏富，手段多样。我国天然药物蕴藏丰富，有中药材 12 800 多种，历代医藉记载方剂 10 万多首，目前生产的中成药有 5 000 多种，还有许许多多"简、便、廉、效"的民间简法和验方，获诺贝尔科学奖的抗疟特效药青蒿素就是从民间经验方中筛选出来的。中医药宝库是我们取之不尽、用之不竭的宝贵医疗资源，挖掘并发扬传统医学，用中国办法来破解当今医学难题，不断提高临床疗效，是我们中医人的责任和目标。

4. 坚持与时俱进

时代在发展，科学在进步，中医药不能故步自封，必须与时俱进，与现代科学同步，与现代医学互补。现代化的检查仪器是传统望闻问切诊断方法的延伸和发展，现代实验室研究可以帮助我们深入认识中医生理病理的实质和中药的作用机理，现代的中药剂型和给药途径改革能大大提高药物疗效。青蒿素就是中药研发与时俱进、中西医结合而获得的伟大成就。因此，在传承古人学术经验的基础上，与现代科学技术密切结合，与现代医学优势互补，中医药学就能发扬光大，为人类的健康事业做出更大的贡献。

二、四诊合参是上工

四诊是望诊、闻诊、问诊、切诊四种诊病方法的合诊。四诊合参是把望、闻、问、切所获得的资料结合运用，相互参照，综合分析，全面掌握病情，从而对病证做出正确的判断，为辨证和治疗提供充分的依据。《素问·阴阳应象大论》曰："善诊者，察色按脉，先别阴阳；审清浊，而知部分；视喘息，听声音，而知所苦；观权衡规矩，而知病所主；按尺寸，观浮沉滑涩，而知病所在。以治无过，以诊则不失矣。"因四诊的手段各异，所提供的疾病信息各有侧重，所表述的病机并非完全一致，甚至互相矛盾，只有通过多角度、多层次、多方法的四诊加以"合参"，才能克服难免发生的诊察失误。高明的中医强调的是四诊合参，正如《内经》所云："先定其五色五脉之应，其病仍可别也，能参合而行之者，可以为上工。"所以中医诊病，必须坚持四诊合参，只有全面收集疾病资料，才能对病证做出正确诊断。因每个医生对各种诊法的理解和积累的经验有所不同，故四诊的应用各有侧重，有人擅长望诊，有人专于切脉，但侧重不是偏废，片面强调某一种诊断方法是不正确的。

望诊是中医诊察的首要途径，《难经》说"望而知之谓之神"，有经验的医生通过望神、望形态、望色泽、望舌等初步了解和掌握病人的阴阳、寒热、虚实状况和病情轻重、体质类型等。但这远远不够，还必须结合问诊、闻诊、切诊所获得的信息进行综合分析，才能做出准确判断。但就有个别的所谓"神医"，不问病不把脉，只凭望诊就诊断开方，可能有时也能获得疗效，得到哗众取宠的一时效果，但这不是中医的原则和精神，是缺乏职业道德的行为，因为四诊合参才能使诊断更准确，辨证更精准，疗效更可靠。

切诊包括脉诊和触诊，把脉是切诊的主要内容，也是中医最具特色的诊断方法，有时在病机复杂的危重和疑难病证中，症脉不符，脉象的辨别极为重要，高明的医生往往能"凭脉而断"，以奇制胜。但在一般情况下，切脉决不是中医唯一的诊察手段，脉象只能是辨证依据的一部分。现在有个别医生，病人刚落坐就把脉，不用病人开口，一切脉便能说出病人病有何症、病在何处、病起何因，紧接着开方施药，偶获一效，沾沾自喜，自诩是正统中医、铁杆中医、高明中医。其实这和中医原则是背道而驰、格格不入的，早在《内经》中已经对此做了严厉的批判。《素问·征四失论》指责说："诊病不问其始，忧患饮食之失节，起居之过度，或伤于毒，不先言此，卒持寸口，何病能中，妄言作名，为粗所穷，此治之四失也。"李时珍在《濒湖脉学》中曾说："脉乃四诊之末……欲会其全，非备四诊不可。"可见，仅凭脉辨证，故弄玄虚，是不符合《内经》精神的。这种陋习也影响至社会，一些病人，坐下来就要医生把脉，并让医生说出他患有何症何疾，这是对中医的误解，我们应当理直气壮地给予解释和回绝。

中医切诊内容是极为丰富的，还包括了触诊，如腹部触诊（腹诊）、胸部触诊、四肢触诊、皮肤触诊、穴位按压等，获取的疾病信息同样对诊断具有重要作用，故不能偏废。现在已进入了科学发达的新时代，高科技的医学仪器设备日新月异，这是望、闻、问、切四诊方法的发展与延伸，我们可以借助于现代科学方法为中医诊断服务，从而对疾病做出更全面、更准确判断，辨病与辨证相结合，提高诊断水平和医疗质量。

三、舌为胃之镜

"舌为心之苗"，舌与心及五脏六腑的关系密切，人的气血阴阳盛衰能从舌象中反映出来。足太阴脾经连舌本，舌苔为胃气熏蒸而生成。《灵枢·脉度》云："脾气通于口，脾和则口能知五谷矣。"舌的味觉与胃主受纳和脾主运化的功能密切相关，脾胃的病变可以从舌象上显示出来，故说"舌为脾之外候""舌为胃之镜"。现代研究也表明，舌是胃的一面镜子，胃的生理功能、病理变化和疾病状态可以在舌象上反映出来。所以舌诊是中医以"以象测胃"不可缺失的重要手段，舌象是脾胃病辨证最重要的依据之一。

1. 舌象是辨别胃质类型的重要征象

人的体质各有差异，人的胃质也有不同。人的胃质大概可分成胃正常质、胃气虚质、胃阳虚质、胃阴虚质、胃气郁质、胃蕴热质、胃湿热质和胃血瘀质等8个类型。《灵枢·本脏》曰："视其外应，以知其内脏。"胃的特质可以较清晰的从舌象上反映出来，所以辨舌象是辨别胃质的最有效方法之一。如胃湿热质者舌苔黄腻；胃血瘀质者多舌色暗紫，或有瘀点、瘀斑，或舌下络脉粗张；胃阴虚质者舌红少苔；胃阳虚质和胃气虚质者舌象淡胖有齿痕。

2. 舌象可以反映胃内病理变化

胃镜检查是当前胃病最常用而有效的诊断方法，能最直观地观察胃内的各种病理变化。不少学者将舌象与胃镜肉眼观察和病理活检的资料进行对比研究，发现两者之间存在着明显的相关性。如：黄苔是胃内炎症反映在舌象上的表现，黄厚苔主要见于胃内炎症和Hp感染严重的患者。临床可通过观察舌苔的厚薄来判断胃病的轻重变化，例如急性胃炎、慢性胃炎急性发作、胃溃疡等患者的胃黏膜有明显充血、水肿、糜烂等炎症病变，并可随病情加重而逐步发展，舌苔表现为由白转黄，由薄转厚，由厚转腻；当炎症好转或静止时，则舌苔亦作逆向转化。慢性胃炎合并溃疡时，腻苔的发生率可从27%增加到63%，所以腻苔的出现对鉴别慢性胃炎是否合并溃疡有一定的价值。慢性浅表性胃炎以鲜红舌为多，萎缩性胃炎舌色多偏暗。若胃病患者的淡红舌变为暗红、紫暗、瘀紫、紫斑或有褐色点者，则应警惕癌变的可能。花剥苔和裂纹舌对鉴别胃部疾病的良性或恶性病变有一定的意义，根据1000多例病人的资料分析，胃良性疾病出现花剥苔和裂纹舌者在5%以下，与胃癌相比，有非常显著性差异。

3. 舌诊是诊断脾胃病证候的重要手段

舌为胃之镜，舌为脾之外候，舌象与脾胃病证候密切相关，所以舌象是脾胃病临床辨证分型的重要依据。脾气虚证多见舌体偏胖，舌质淡白或淡红，苔薄白；脾胃阳虚证多见舌体胖嫩，有齿痕，舌色淡白，舌面湿嫩津多，苔滑或腻；脾胃阴虚证多见舌质红或红绛，或有裂纹，花剥苔或少苔、无苔，舌面干而少津；脾胃炽热证多见舌质红，苔黄厚，干而津少；脾胃湿热证则见舌质红，苔黄腻；胃络瘀阻证则常见舌质紫暗或瘀紫，亦可见瘀点、瘀斑，舌下络脉曲张粗大等。

四、湿证和湿热证的辨识

湿证和湿热证在临床极为常见，临证时如何才能迅速而准确地辨识呢，在这里谈谈我个人的心得。

1. 湿证的临床辨识

导致湿病发生的原因有外因和内因。湿邪侵入所致的病证称为外湿证，春季和长夏季节雨水较多，气候潮湿，湿气易于伤人，故湿病多发。内湿证是湿浊内生，多由于脾失健运，输布津液的功能障碍，引起水湿停聚。湿邪的性质为阴邪，致病特点为六个字，即重浊、黏滞、趋下。

湿邪导致的病证很多，归纳起来有以下 18 个主要症状和体征：

头部症状：①头重如裹；②面垢眵多；③口腻口甜。

肢体症状：④身体困重；⑤关节重着；⑥肢体水肿；⑦湿疹流水。

胸腹症状：⑧胸闷不展；⑨脘腹痞满；⑩纳呆呕恶。

二阴症状：⑪便溏泄泻；⑫下利黏液；⑬粪便黏滞；⑭尿浊涩滞；⑮白带浊黏；⑯阴部潮湿。

舌脉征象：⑰舌苔腻浊，⑱脉缓濡滑。

湿证见于多种疾病，但其不外乎以上的临床表现。如湿遏经络则头重如裹、身体困重、关节重着；湿困脾胃则脘腹痞满、纳呆恶呕、口腻口甜、便溏泄泻；湿滞大肠则下利黏液、粪便黏滞；湿阻膀胱则尿浊不清、排尿涩滞；湿扰胞宫则带下黏浊；湿走皮肤则肢体水肿、湿疹流水。在以上 18 个症状和体征中，舌苔腻最为重要，绝大部分湿证患者都可见到腻苔，所以舌苔腻是湿证特征。

2. 湿热证的临床辨识

湿热证是湿与热合，熏蒸内外，阻遏气机而表现的证候。导致湿热证的原因也不外乎外侵和内生：外侵为湿热病邪自口鼻而入，蕴阻于内；内生多为饮食不节损伤脾胃，聚湿生热，内阻中焦；湿邪久羁，郁而化热，也可形成湿热之证。

湿热证除上述湿证的 18 个主症外，必定还兼有热象，常见的热象有发热、口苦、黄疸、尿黄、尿热、舌红、苔黄、脉数等。湿热证病位广泛，病种众多，病情复杂，但其有一些共同的临床症状，如胸闷脘痞、肢体困倦、渴不多饮、便溏不爽、小便黄少、舌质红、苔黄腻、脉滑数或濡数等。不同病位的湿热证又有各自的特殊症状，如：湿热蕴蒸证见有身热不扬、汗出热不退、肢体酸困等；脾胃湿热证见有脘痞腹胀、纳少、恶心欲吐等；肝胆湿热证见有身目发黄、口苦、胁肋胀痛、纳呆厌油等；

大肠湿热证见有下利赤黄黏冻，或泻下黄色稀水等；膀胱湿热证见有小便频数、灼热涩痛，或混浊，或砂石，或脓血。精室湿热证见有遗精频作、尿后滴浊、小便热赤等。胞宫湿热证见有带下量多、色黄、黏稠秽臭、阴部瘙痒、糜烂等；湿热犯腰证见有腰脊酸胀、沉重、疼痛，痛处伴有热感。

湿证和湿热证的辨证，首先要抓住其共性症状，然后辨别病邪所犯的病位，再确定证候的病因、病性、病势，以明确中医辨证，为下一步论治打下基础。

五、调理脾胃重话疗

话疗就是与病人进行说话交谈，通过解惑、释疑、开导、安慰、鼓励等技巧，帮助病人消除对疾病的恐惧，增强治疗信心，走出迷惑和困扰，促进疾病康复。

激烈的情志变化最易伤及心、肝、脾三脏，脾胃是气机升降之枢，情志所伤，常导致脾胃气机升降逆乱，出现痛、痞、吐、泻、噎、噫、哕等病证。现代研究也表明，胃肠是人类最大的情绪器官，心理障碍很容易引起胃肠道功能紊乱，因此消化病门诊以胃肠功能障碍性疾病最为常见，胃食管反流病、慢性胃炎、消化性溃疡、溃疡性结肠炎等器质性疾病的发生发展也与精神心理因素有着密切联系，胃肠道肿瘤的疗效和预后更是与患者的精神状态息息相关。《内经》说："一曰治神。"把治神置于药、针之先。与病人交谈是治神的最重要途径，通过话疗，可以协助药物的治疗作用，达到事半功倍的效果。

与病人交谈，必须要有"五心"，即善心、平心、静心、耐心、匠心。①善心：要富有同情心，把病人当亲人，关心病人的痛苦。②平心：要平等对待所有的病人，应心平气和地与病人交谈，拉近医患距离，消除心理隔阂，这样才能听到病人的真话、心里话。③静心：要静心倾听病人的诉说，即使是诊务繁忙、门庭若市，也要静下心来多与病人交谈，寻找到情志不遂的真正原因。④耐心：要做耐心细致的思想工作，胃肠功能性疾病患者多是久治不愈，情绪忧郁，性格孤僻，心理疏导不可能一蹴而就，必须经过较长时期的耐心工作方能见效。⑤匠心：治神是一门高超的心理治疗艺术，要独具匠心，具有巧妙的思路和方法，从而以情胜情，达到理想疗效。

六、 经方贵在活用

经方为张仲景《伤寒论》《金匮要略》之方。张仲景开创了中医辨证论治之先河，《伤寒论》和《金匮要略》创造性地融理、法、方、药于一体，创制和收载方剂314

首，其组方严谨，用药精当，疗效卓著，千年而不衰，故被誉为"方书之祖"。

对待经方有两种极端态度：一种是厚今薄古，认为时逾千载，今日科学日新月异，疾病谱也发生了重大的变化，仲景之学已经不能适用于当前需求，经方也不灵验了；另一种是厚古薄今，奉《伤寒论》为包治百病的圣经，"天下之病不外乎六经"，理论不可逾越，方药不能变化，临证只需按图索骥、对号入座，把生动活泼的仲景学说固定成了呆板死沉的教条。此既不符合与时俱进的中医理念，也无法应对临床上繁多复杂的疾病变化。这两种态度都是要不得的。学习经方，贵在继承，贵在活用，贵在创新。

首先是贵在继承，原汁原味地继承《伤寒论》学术思想。学习张仲景，最核心的是学习他"谨守病机，各司其属"的辩证法思想，学习他六经辨证论治的思路和方法，学习他"理法方药"严谨缜密的证治思辨，学习他"君臣佐使"配伍精当的组方技巧。张仲景经方的组方原理及经验，是我们治疗外感病、内伤病及一切疑难病证的智慧源泉，若要想做一个好中医，首先就要学习张仲景，学好经方。

其次是贵在活用。应用经方，贵在灵活运用。时代变了，疾病谱变了，气候发生了变化，人的体质也发生了变化，药物种类与质量也有了变化。仅仅以《伤寒论》经文来对号入座、以方套病的呆板方法是不能适应当代临床需求的，以变应变是用好经方的关键。药味增减可以变化，如张仲景将一张桂枝汤加减变化成为十几个方，广泛应用内外妇儿各科疾病。药量增减可以变化，如小承气汤与厚朴三物汤、枳术丸与枳实汤、抵当汤与抵当丸等都是因剂量变化而适应证不同。应用方法也可以变化，如剂型选择、服药时间、服药方法都可根据病人具体情况进行变化。

第三是贵在创新。创新是中医不断向前进步和发展动力，学习经方，传承并加以创新，是历代中医名家的成功法则。金元四大家都是在《内经》的基础上加以理论发挥，都是在张仲景经方的基础上创立新方，故能流芳千年。清代叶天士、吴鞠通是在传承六经辨证的基础上，创立了卫气营血辨证和三焦辨证，开创了外感热病中医治疗的新天地。我在学习《伤寒论》五泻心汤、四逆散、小建中汤等经方的基础上，结合几十年临床体验，创制了调胃八方，用于各类型胃病治疗取得很好的疗效，这都是对经方继承、活用、创新所取得的成效。

七、诸治不离行气

《素问·六微旨大论》曰："成败倚伏生乎动，动而不已，变化作矣。"自然界在不断的运动变化，人体的脏腑、经络、组织也永远处于不断的运动变化之中。人的运动变化的动力依赖于气，气流行于全身，无处不到，无处不有，推动和激发着各种生命活动，正如《灵枢·脉度》所说："气之不得无行也，如水之注，如日月之行不休。"气的升降出入运动是人体生命活动的根本，而气的运动，关键在于"行"，行则气血调达，行则经络畅通，行则津液四布，行则脏腑健旺，阴阳平和，百病不生。若气行不利，推动失职，着而为滞，则气血不畅、津液不布、经络不利、脏腑不和。气滞则血瘀，气郁可化热，气阻痰湿内生，气壅脏腑逆乱，诸恙蜂起，如《灵枢·举痛论》所云："百病生于气。"反之，邪热内犯，或阴寒内困，或痰湿内阻，或血瘀内停，或积食内滞，或虫毒内扰，均可影响气机的运动，致气行障碍，升降失调。气不行又促进疾病的发展，形成恶性循环，疾病不断恶化或缠绵不愈。

《景岳全书》说："所以病之生也，不离乎气，而医之治病也，亦不离乎气。"《寿世保元》也说："故人之一身，调气为上。"中医有诸多的治法，但所有的治法都离不开行气调气之法。中医本科五版教材《方剂学》载方422首，其中含行气药物的方剂有221首，占总数的52.3%。常用治法如解表、泻下、和解、清热、祛暑、温里、补益、开窍、理气、理血、治风、祛湿、化痰、消导等的代表方剂，大多都兼以行气法，据此我提出"诸治不离行气"论点。

1. 诸治兼以行气的意义

（1）行气助祛百病。"百病生于气"，百病兼气滞。行气法能疏畅气机，气机调和，百病易除。如邪客于表，宣通卫气助发汗；邪结于腑，导滞下气助泻下；脏腑失和，调理气机以和谐；肝风内动，条达肝气以息风；火伏于内，行气解郁以散热；寒结于内，温通行气以散凝。水湿内困，气机运行则湿化；痰浊内阻，顺气化浊则痰消；血瘀内停，气行血畅则瘀散；清窍闭阻，气机宣通则窍开。破气化滞有利消食，行气通便有助排虫。

（2）行气以助药力。气具推动之功，药入于内，亦靠气的运行使其抵达病所发挥效力。在方子中佐以一些行气之药，既可增加药物吸收，又可助药性，增药力，使药气四达，疗效增进。

（3）行气可除药弊。药可去病，用之不当亦可致病。如清热药苦寒，久用凝滞气血；泻下药力猛，过之损脾伤正；补气药壅滞，可滞留邪气；补阴药滋腻，易生湿碍胃。大部分的行气药具疏畅气机、健脾助运、和胃调中之功效，佐以行气药可使补中有疏，攻中有守，用寒而不凝，施攻而不伤，进补而不滞，滋润而不腻。

2. 行气在诸法中的应用

（1）解表法。外邪内侵，客于肌表，致肺气壅塞，卫阳阻遏，经气郁滞，治以辛温或辛凉发散之剂祛邪解表，如再佐行气之药，则可宣通卫气，舒展肺气，开泄腠理，既能助君臣之药发汗解表散邪，又可顾护脾胃。如香苏散中用香附、紫苏、陈皮，荆防败毒散中用枳壳、柴胡、川芎，旨在行气开郁，理气宽中。银翘散、桑菊饮中虽无行气药，但其中的薄荷能疏泄解郁，桔梗能宣肺利气，仍具"行"气之功。

（2）泻下法。腑以通为用，"通"依赖于气的推动。邪气内结胃肠，可致腑气不利，传导失司；反之，胃肠之气不行，也可致通降失司，糟粕停滞。泻下药与行气药相配伍，能去菀陈莝，增强泻下作用。如寒下的大小承气汤中用厚朴、枳实行气导滞，以助黄、硝荡涤胃肠积滞。润下剂麻子仁丸佐以枳实、厚朴行气通便，温下剂济川煎佐以枳壳下气破结。峻下剂舟车丸、疏凿饮子分别用青皮、木香、槟榔、大腹皮等破结下气而助逐水。

（3）和解法。肝主疏泄，舒畅气机，喜条达、恶抑郁。肝为气机和解之枢，治肝必解郁，解郁必行气。和解少阳之小柴胡汤中以柴胡疏肝解郁，大柴胡汤加枳实畅利胸膈，蒿芩清胆汤佐陈皮、枳壳行气宽中。调和肝脾之剂如四逆散、柴胡疏肝汤、逍遥散、痛泻要方等均是以行气药为主药，以疏肝解郁，理气和中。我应用半夏泻心汤调和肠胃，常常添加木香、枳壳、陈皮等行气之药，治疗慢性胃炎、消化性溃疡及慢性结肠炎等胃肠病效果明显。

（4）清热法。邪热内伏或用药过于寒凉，可阻碍气机；气机不利亦可致气郁化火。《素问·六元正纪大论》曰："火郁发之。"在清热剂中少佐行气之药，有利于宣通气机，疏散邪热。如泻黄汤用藿香宣畅气机，清降与升散并用以治脾胃伏火；普济消毒饮用陈皮理气疏壅，以散邪热郁结；龙胆泻肝汤中用柴胡，泻青汤中用川芎，当归龙荟丸中用木香，意在疏泄肝胆，解郁清热。

湿热蓄积肠中，致气血瘀滞化为脓血，下痢赤白，里急后重。气血瘀滞是下痢的主要病机变化，治疗既要清利湿热，又要调和气血，如古人所云："行血则便脓自愈，调气则后重自除。"木香、槟榔等被视为治痢要药，故香连丸、芍药汤配之行气导滞。

（5）温里法。《素问·举痛论》曰："寒气入经而稽迟，泣而不行，客于脉外则血少，客于脉中气不通，故卒然而痛。"寒主收引，其性凝滞，阻遏气机，不通则痛。故因于寒凝的胸脘腹痛的治疗，须温里与行气并用方能凑效。如治胸阳痹阻的瓜蒌薤白白酒汤、枳实薤白桂枝汤，治寒凝胃脘的良附汤、丁桂散，治少腹寒疝的天台乌药散、暖肝煎，均是温里散寒药与行气止痛药相伍，使寒凝得散，气滞得疏，诸痛得解。

（6）祛暑法。暑为夏季主气，夏令炎热，又多雨而潮湿，故暑多夹湿。湿邪最易阻碍气机，导致经气不利，中焦失调。故祛暑务要除湿，除湿莫忘行气。如香薷饮中用厚朴，李氏清暑益气汤中用青、陈皮，旨在行气以化湿，化湿以祛暑。

（7）补益法。补益可扶助正气，用之得当，效果显然。但补气药多壅滞，易滞留邪气，补阴药多滋腻，易阻碍气机，用之不当，反致他害。故运用补益法宜补中有疏，佐以理气：一可使补而不滞，胃和脾健；二可使药气四达，有助吸收。六君子汤、补中益气汤、七味白术散、归脾汤、人参养荣丸等著名补益古方皆配合木香、陈皮之辈，正是前人用药的宝贵经验。

（8）开窍法。邪气壅盛，闭阻气机，蒙蔽心窍以致神识昏糊。治当开闭通窍，苏醒神志。麝香、苏合香、安息香、樟脑、冰片等开窍之药辛香走窜，善流畅气机，通闭而开窍。开窍之诸方，常以芳香开窍为君，以木香、檀香、沉香、乳香、丁香、香附等行气药为臣，理气解郁，行气开窍。

（9）活血法。气为血之帅，气血相依，流而不息，气行则血行，气滞则血滞，如《寿世保元》所说："气有一息不运，则血有一息不行。"故欲得血行，必先通利其气。清代王清任深明此理，所创血府、膈下、少府、通窍、身痛逐瘀汤均是以活血为君，行气为臣，气血同治，故疗效卓著而流传后世。

（10）息风法。风有内外之分，内风发生主要责之于肝的功能失调。肝喜条达，主司疏泄气机。若七情内伤，致肝气郁结，郁而化热，肝阴灼伤，阳无所制，亢而化风，内动为患，引起气血逆乱，头痛眩晕，甚至猝然昏倒。治疗既要平肝息风，又要顺从肝木之性，使其疏而不抑。张锡纯所创镇肝息风汤，方中用川楝子、生麦芽条达肝气之郁滞，以助肝风之镇潜，可谓深究医理，独树一帜。

（11）祛湿法。水湿的吸收、输布与排泄，均依赖于气的气化功能。湿为阴邪，重浊黏腻，最易阻碍气机，导致气行障碍。气滞则湿滞，气停则水停，出现胸闷脘痞、纳呆便溏、尿少浮肿等水湿内困的症状。《温病条辨》云："祛湿必当理气。""气化则湿亦化。"祛湿法有辛温燥湿、苦寒燥湿、芳香化湿、淡渗利湿等，但诸法均离不开行气。如平胃散、藿香正气散、三仁汤、连朴饮、藿朴夏苓汤、五皮饮等都佐以厚朴、陈皮、大腹皮等行气之品，目的在于疏畅气机，气行则湿化，气行则水行。

（12）化痰法。痰为湿聚酿生，易于阻滞经脉，阻碍气血运行，致病生害。痰的致病特点是无处不到，变幻百端，其动赖于气动，痰随气升降，气壅则痰聚，气顺则痰消。庞安时曰："善治痰者，不治痰而治气，气顺则一身津液亦随气而顺矣。"此可谓经验之谈。治痰名方二陈汤、温胆汤、导痰汤、涤痰汤等均配伍了陈皮、枳实等理气之药，正是此意。

（13）消积法。食积于内，阻碍气机，致气血运行不畅；气机郁阻，又可致食积不化。消积法往往是消导化积与行气导滞并用。槟榔、枳实、莱菔子既有消导之功，又有破气之力，被广泛使用。消食之方如枳实导滞丸、木香槟榔丸、枳实丸、保和丸等均配以大队理气药破气导滞而消食。消瘿、消瘰之方海藻玉壶汤、四海舒郁丸、内消瘰疬丸均配以青皮、陈皮、枳壳、木香等行气消积而散结。治疗癥瘕顽疾，多是活血化瘀、化痰软坚与行气散结并用。治疗胆结石、肾结石，佐以行气药可增强消石排石效果，如焦树德教授在《用药心得十讲》中介绍用槟榔（或沉香）治疗泌尿道结石能增加疗效。

（14）驱虫法。虫扰肠道，阻塞气机，腑气不利，致腹内作痛。驱虫剂如化虫丸、肥儿丸、连梅安蛔丸配以槟榔、木香等既可理气止痛，又能导滞通便，排虫外出，增加驱虫效果。

综上所述，虽然中医治法众多，但行气法占有十分重要的地位。我的临床体会是"诸法不离行气"，应用诸法时兼以行气，能相得益彰，增加药力，增强疗效。

八、援物类比话中药

援物类比是一种形象思维方法，根据被研究对象与已知对象在某方面的相似或类同，来推导两者在其他方面也可能相似或类同，并由此推测被研究对象某些性状特点的认知方法。

天地是大宇宙，人是小宇宙，草木也是一个微小宇宙，天地人一体，生长于自然界的草木与人体亦有关联。研究中药性味功效的方法很多，援物类比就是其中一种重要的认知方法。

藤类植物，藤条茂密，纵横交错，如同人体的经络、血脉一样，故大多数藤类中药具有舒筋通络活血之功，如鸡血藤、海风藤、络石藤、忍冬藤、首乌藤、威灵仙、伸筋草、茜草等。草木花朵，光彩悦目，如同人体心花怒放，故很多花朵具有疏肝解郁、怡悦心神的作用，如玫瑰花、月季花、腊梅花、厚朴花、合欢花等。核桃果仁犹如人之大脑沟回突显，则具有补脑益智之功。红豆、黑豆犹如人之肾脏，亦能补肾益精。

更令人称奇的是叶子或花朵昼开夜合的睡眠植物，竟然大多都是安神催眠之佳品，如合欢皮、夜交藤、百合、紫苏、花生叶、含羞草等。

植物睡眠在植物生理学中被称为睡眠运动，其叶子或花朵昼开夜合的生物特性，与人类原始的"日出而作，日落而寝"的昼夜作息规律如此相同，这不仅是一种有趣的自然现象，而且是个科学之谜。如合欢，《本草图经》曰："合欢，夜合也。"《本草衍义》曰："其绿叶至夜则合。"合欢树的叶子由许多小羽片组合而成，在白天舒展而又平坦，一到夜幕降临，那无数小羽片就成双成对地折合关闭。合欢花、合欢皮是重要的安神催眠药，被广泛应用于失眠症的治疗。现代药理研究也表明，合欢皮具有镇静催眠、抗焦虑、抗抑郁的作用。

百合花昼开夜合，紫苏叶朝挺暮垂。百合苏叶汤由百合、紫苏叶两药组成，百合味甘、苦，性微寒而润，有养阴润肺、清心安神之功效；紫苏叶味辛，性温，有疏肝解郁、宽胸下气的药效。二者相伍，清心安神，疏肝解郁，为治疗失眠之良方。此方出自清初中医名家张志聪，他在其医著《侣山堂类辨》中对此有过生动而形象的描述："庭前植百合、紫苏数茎，见百合花昼开夜合，紫苏叶朝挺暮垂，因悟草木之性，感天地阴阳之气而为开阖也；如春生夏长，秋成冬殒，四时之开阖也；昼开夜合，朝出暮入，一日之开阖也。"人与天地万物都是息息相关的，张氏从自然生物现象中援物类比，悟出了百合、紫苏安神催眠的深刻道理。

花生的叶子白天是展开着的，到了晚上天黑的时刻，花生的叶片便合上了。上海中医药大学王翘楚教授根据自身多年的实践，发现花生叶对亢奋型失眠有显著的疗效，他主持的"花生叶治疗失眠症临床应用与开发研究"项目已通过了国家中医药管理局的验收，根据该研究成果开发的"落花生安神合剂"也已被临床采用。

夜交藤是何首乌的藤茎，因夜里藤茎会自动相互交合，故得名。援物类比，顾名思义，夜交藤有促进夜间睡眠的作用。此藤能养心安神催眠，是临床治疗失眠的常用药物。药理实验也证实夜交藤有明显的催眠作用，能使小鼠的睡眠时间延长。

含羞草的叶子也是昼开夜合，《广州中草药》中记述其有"安神镇静"作用，《安徽中草药》《青岛中草药手册》中都载有含羞草治疗失眠和神经衰弱的验方。

天、地、人合一，大自然奥秘无穷，值得我们去探索和解密。

九、慢性萎缩性胃炎用大黄的心得

大黄具有导滞、降逆、解毒、化瘀、健胃等多种功能，是治疗脾胃病不可缺少的要药。慢性萎缩性胃炎（CAG）的病理机制多为虚实夹杂，本虚标实。其虚多为脾胃虚弱、气阴不足；其实可概括为"滞、瘀、热、毒、湿"等。由于中焦虚损，脾失健运，气滞血瘀，或湿热内蕴，患者多表现为胃脘痞闷、隐痛不适、纳食减少、大便不调、形体消瘦、神疲乏力等。

大黄苦寒，入脾、胃、大肠、心包、肝经，具有攻积导滞、泻火解毒、行瘀通络等多种功能。CAG 是虚实夹杂的难治性疾病，针对 CAG 气滞、血瘀、热郁、毒蕴等病理机制，在辨证论治的基础上应用大黄导滞、降逆、解毒、化瘀、健胃，常常取得标本同治、出奇制胜的效果。

1. 大黄治疗慢性萎缩性胃炎的五大作用

（1）清热解毒

幽门螺杆菌感染是CAG重要致病因素，在慢性胃炎—胃黏膜萎缩—肠化生—异型增生—胃癌这一癌变模式中，Hp可能起着先导作用。Hp多属于湿热病邪，其蕴结胃腑，阻碍气机，致使气滞血瘀，脾胃运化失司。大黄具有清热解毒之功，已有不少实验表明，大黄对Hp有较好的抑制作用。我常以大黄与黄连、黄芩、蒲公英、虎杖合用治疗Hp感染，多获得良好的治疗效果。

（2）行气导滞

CAG由于腺体萎缩及数量减少，分泌功能下降，胃泌素分泌减少，胃酸不足，胃蠕动减弱，故多有胃肠动力障碍，常表现为上腹胀满、嗳气、大便秘结等。胃以降为顺，以通为用，大便畅通是胃肠升降出入平衡的保证，所以治疗胃病以"降""通"最为关键。CAG的病理特点之一是气机阻滞，气机不利可致气滞血瘀、痰湿内生、食滞不化等，从而进一步加重腑气不畅、积滞内停。《神农本草经》记载大黄能"通利水谷，调中化食"。大黄具有良好的行气消食导滞的作用，据药理研究表明：其低浓度对胃肠运动呈兴奋作用，可增加胃排空能力，促进胃肠蠕动，改善胃动力障碍。在CAG治疗中，尤其是CAG治疗初期常以大黄配合行气导滞药，如枳壳、枳实、大腹皮、厚朴等增强胃动力，消除病人痞胀等症状，可迅速改善症状，增强患者治愈疾病的信心。

（3）降逆利胆

CAG发生的另一重要因素是胃肠运动障碍及幽门功能异常造成胆汁反流入胃，破坏胃黏膜屏障，促使H^+及胃蛋白酶反向至黏膜内引起黏膜病理变化，导致胃黏膜损伤而促进萎缩性胃炎的发展。临床上，我们常发现部分CAG病人伴有胆汁反流。胆汁反流引起的CAG，病位在胆胃，其病机为胆胃相悖，气机紊乱，升降失常，而导致胆液上逆于胃为患。治疗的关键是疏与降，疏即疏利肝胆，降即降逆和胃。大黄具有良好的利胆降逆、行气导滞作用，是治疗胆汁反流的要药。药理研究表明，大黄能疏通胆小管和毛细胆管内胆汁淤积，促进胆管舒张，有显著的利胆作用；大黄又能加强胃的排空，改善胃肠运动障碍。临床常用大黄配柴胡、龙胆草、虎杖等药降逆利胆，收效甚好。

（4）活血化瘀

慢性萎缩性胃炎是慢性胃炎的一个演化过程，由于长期的炎症改变，使胃黏膜血供系统发生变化，胃黏膜循环灌注不良，营养障碍，从而造成胃黏膜腺体逐渐萎缩而导致萎缩性胃炎发生。该病病程久延，久病则入血入络，气滞日久，必致胃络瘀阻，因此活血化瘀是治疗 CAG 的又一重要措施。大黄是活血化瘀通络的要药，实验表明大黄具有与输液相类似的血液稀释作用，能通过本身药物引起血液渗透压变化来调节机体自身的体液向血管转移以达到降低血液黏度、解除微循环障碍、恢复组织细胞的代谢和正常供应的目的。大黄能增加胃黏膜的血流量，改善局部微循环，有利于组织恢复。因此，常以大黄配伍五灵脂、丹参、石见穿、刺猬皮以活血化瘀治疗 CAG。

（5）健胃护膜

CAG 由于腺体萎缩，胃分泌功能下降，致消化吸收功能减弱，病人常表现为食欲不振、食后脘腹胀闷、厌食等。又由于腺体萎缩及数量减少，胃酸分泌减少，导致抗病菌能力下降，容易因病菌侵入或食物刺激而造成胃黏膜损伤，有的出现黏膜糜烂或黏膜内出血。根据"苦能健胃"的原理，以少剂量大黄健胃醒脾，往往能取得很好的治疗效果。现代药理研究表明，大黄味苦，少量用之可反射性地增加消化腺体的分泌功能，以助消化，有健胃作用。在动物实验中，大黄可显著增加胃壁黏液量，加强胃黏液屏障，有效地阻止胃中 H^+ 离子反向扩散，可预防胃黏膜的损伤，保护胃黏膜。大黄又有良好的止血作用和祛腐生新的作用，对于 CAG 伴有糜烂和出血者更是适宜，常与白及、海螵蛸同用。

2. 大黄治疗萎缩性胃炎的四大应用要点

应用大黄治疗萎缩性胃炎，既要掌握好应用指针，又要注意用量、用法的变化。我把大黄应用要点归纳为：以症定用、以便定量、以证定伍、以病定法。

（1）以症定用

大黄针对 CAG 的滞、瘀、热、毒等病理因素有很好的治疗作用，可标本兼治，故被广泛应用于慢性萎缩性胃炎的治疗，尤其是初诊病人。CAG 应用大黄的指征是：①大便无溏泻；②有以下 2 项以上症状或体征：脘腹胀满，厌食，烧心，嗳气频繁，口苦，大便干结，排便不畅，舌红苔黄，Hp 阳性，胃黏膜糜烂，胃黏膜出血等。

（2）以便定量

大黄大苦大寒，被誉为"将军"，其药性凶猛易伤人正气。CAG 是一个以虚以主的慢性疾病，病人多有气血阴阳的虚损。前贤有"苦寒败胃"之戒，过用久用大黄必伤人胃气，故应用大黄必须掌握好剂量的变化。用大黄治疗 CAG，剂量宜轻，以 2～5g 为宜。其用量应观大便次数及形状而定：若患者大便干结如栗，数日一行，则可用 5g 左右，且需后下，待大便通畅后，减少剂量且不后下；若大便正常，用量 2～3g 即可，且与其他药同煎。个别患者脘腹胀满明显又伴有大便溏薄，诸法治疗不效，可试用 2～3g 制大黄，有时可获得意外的效果。以小剂量大黄治疗 CAG，只有极少数病人出现肠鸣、腹痛、腹泻的不良反应，停药后立即消失。

（3）以证定伍

辨证论治是治疗 CAG 的法宝，大黄的应用同样是以辨证论治为基础的。CAG 病程长，病情复杂，最常见的证型有脾胃虚弱证、气阴两虚证、脾胃湿热证、肝胃不和证、热蕴气滞证、脾虚气滞证、气滞血瘀证、脾虚血瘀证等，但以寒热虚实夹杂证最为常见。在辨证论治的基础上使用大黄：热蕴者，常与黄连、黄芩、蒲公英、虎杖等配伍；气滞者，多与厚朴、大腹皮、枳实、莱菔子等配伍；气逆者，与旋覆花、柿蒂、竹茹等配伍；食滞者，与枳实、槟榔、山楂、莱菔子等配伍；血瘀者，多与五灵脂、蒲黄、刺猬皮、石见穿配伍；脾虚者，与党参、白术、茯苓、山药、薏苡仁等配伍；阴虚者，配伍太子参、北沙参、石斛、麦冬等；合并胃黏膜出血，常配伍五灵脂、蒲黄、白及、三七、云南白药等；合并黏膜糜烂常配伍白及、海螵蛸、甘草、锡类散等。

（4）以病定法

应用大黄治疗 CAG，必须掌握用法的变化。可根据 CAG 的病期及胃黏膜的病理变化来确定大黄的应用方法。CAG 的疗程一般为 3～5 个月，大致分为三个治疗阶段：第一阶段为舍病从证、辨证除症阶段。因为症状明显，多用汤药治疗，因大黄有清热、导滞、降逆作用，能协助消除症状，故常用大黄，多以饮片入药。第二阶段为病证结合、标本同治阶段，一般较少应用大黄。第三阶段为无证从病、逆转病机阶段。病人多无临床症状，多以散剂治疗，因大黄有祛瘀、护膜、健胃等作用，能协助改善胃黏膜血液循环，故也常用大黄，多研末入丸。若病人大便稍结或正常，多用生大黄，与其他药物同煎；大便干结如栗或解之困难，则大黄后下；胃黏膜出血者，以大黄研末冲服。

十、三术相伍调中焦

白术、苍术、莪术是治疗脾胃病的三味要药。

白、苍二术，《神农本草经》统称为"术"，列为上品。南北朝陶弘景《本草经集注》始分白术和赤术，后世逐渐分别入药。

白术为菊科多年生草本植物白术的根茎，味甘、苦，性温，归脾胃经，具健脾益气、利水祛湿、固表止汗、安胎等功效。苍术为菊科植物茅苍术的根茎，味辛、苦，性温，归脾、胃、肝经，具燥湿运脾、祛风散寒、解表发汗、明目等功效。

白术、苍术都可以健脾祛湿，是调治脾胃的二味要药。白术甘温性缓，健脾力强，补多于散，以益气健脾为主，多用于脾虚湿困而偏于虚证者；苍术苦温辛烈，燥湿力胜，散多于补，以运脾燥湿为主，适用于湿浊内阻而偏于实证者。白术又能固表止汗，固摄安胎；苍术又能解表发汗，祛风除湿。

白、苍二术，一缓一烈，一补一散，配伍应用，健脾益胃，促纳助运，相得益彰。《本草崇原》说："凡欲补脾则用白术，凡用运脾则用苍术，欲补运相兼则相兼而用。如补多运少，则白术多而苍术少；运多补少，则苍术多而白术少。品虽有二，实则一也。"我最喜用苍术、白术配对，广泛用于中焦脾胃病的治疗：如脾胃不健，纳运失职的消化不良、食欲不振、恶心呕吐；湿阻中焦，气机不利的胸脘满闷；湿邪下注，水走肠间的腹胀、肠鸣、泄泻。我在此两药基础上再加枳实、枳壳，命名为"双枳术丸"，具健脾运湿、理气消痞功效，广泛用于脾虚湿困气滞者，疗效确切。

莪术为姜科草本植物莪术、蓬莪术、毛莪术、温莪术的干燥根茎，味辛、苦，性温，归肝、脾经。功效破血行气，消积止痛。主治癥瘕痞块、气血凝滞、饮食积滞、脘腹胀痛、经闭腹痛等。莪术具开胃、消食、止痛之功，我常用于饮食积滞所致的腹胀、肠鸣、胃脘满实作痛等，故莪术也是一味治疗胃肠疾病的重要药物。药理实验表明，莪术注射液口服及腹腔注射对小鼠肉瘤有明显抑制作用，所以被广泛用于消化道肿瘤的治疗。莪术是一味破气破血药，用于虚弱之人应与参、芪等健脾益气药同用。但明代王好古《汤液本草》认为莪术亦有益气之功，有学者认为可能是因血达气畅所致。

人们由于当代生活水平的提高，代谢综合征的发病率日益上升，肥胖、脂肪肝、高脂血症、高尿酸症不断增加，多数患者体型肥胖、大腹便便，常出现脘腹胀满、胸闷不展症状。其主要病因病机是由饮食失节，损伤脾胃，脾失健运，脾营不化，聚而生痰，膏浊内聚，气血凝滞所致。治疗法则是健脾助运、祛痰化浊、消积除痞。我最喜用白术、苍术、莪术三术相配伍，治疗肥胖所致的脘腹胀满。白术健脾益气助运，苍术运脾燥湿祛痰，莪术行气活血消积，健与运共施，消与补同用，气与血兼理，正契合病机，故临床疗效满意。

十一、安神佳品是半夏

半夏是燥湿化痰、消痞散结、降逆止呕之要药，被广泛应用于临床各科。半夏还有明显的安神催眠功效，这一重要作用被历版《中药学》教材所忽略。《灵枢·邪客》记述："饮以半夏汤一剂，阴阳已通，其卧立至。"这是用半夏交通阴阳治疗不寐的最早记载。《内经》所记载的半夏秫米汤，由半夏、秫米两药组成，是中医治疗失眠第一方。

《素问·评热病论》说：“胃不和则卧不安。”胃肠慢性疾病患者，多兼见夜寐不安，或失眠，或多梦。半夏能和胃、消痞、止呕，且能安神，所以是治疗胃肠疾病兼有失眠者的首选药物。有临床报道，许多以半夏为主药的经典方剂，如《伤寒论》中的半夏泻心汤、《金匮要略》中的半夏厚朴汤、《三因极一病证方论》中的温胆汤等，都具有很好的安神催眠作用。古代盱江医家擅用半夏治疗失眠症，如元代危亦林《世医得效方》中“十味温胆汤”，由半夏、茯苓、陈皮、枳实、酸枣仁、远志、人参、五味子、熟地黄、甘草等10味药物组成，具益气养血、化痰宁心之功，此方已被广泛应用于临床。又如明代龚廷贤的《寿世保元》中记载的“高枕无忧散”，由半夏、茯苓、竹茹、陈皮、人参、石膏、麦冬、酸枣仁、桂圆肉、甘草等药组成，该方以半夏为主药，主治心胆虚怯，昼夜不睡，百方无效者，此方被收入丹波元坚的《杂病广要》，在日本广为流传。当代国医大师王琦教授在前人的基础上创立的新方“高枕无忧汤”，由半夏、夏枯草、百合、苏叶、苦参、甘松6味药物所组成，具燮理阴阳、调肝安魂之效，治疗顽固性失眠症效果确切。半夏与夏枯草是一组安神催眠之药对，源于《医学秘旨》。名老中医吴一纯擅长用半夏与夏枯草配伍治疗失眠，他认为：半夏性温，得至阴之气而生；夏枯草性寒，得至阳之气而长。二药伍用，一寒一温，调胆（肝）胃、平阴阳，交通季节、顺应阴阳而治失眠。

药理研究也表明，半夏确有镇静催眠作用，在对小鼠自主活动的影响和异戊巴妥催眠作用的影响试验中，实验组与对照组之间均有非常显著的差异。

在临床中，我们时常遇到许多脾胃病患者或因病致郁，或因郁致病，多有夜寐困难，若长期失眠，影响治疗效果，所以要把安神促眠作为“急则治标”的要务。我学习先贤们经验，以半夏为君药，新创“调胃安神汤”，由姜半夏、粟米、茯神、竹茹、陈皮、百合、紫苏、夜交藤等药物组成，治疗中焦不和、夜寐不安之病证，多能取效。

十二、莱菔子应用心得

莱菔子，又名萝卜子，《本草纲目》说其“下气定喘，治痰，消食，除胀。利大小便，止气痛，下痢后重，发疮疹”。《滇南本草》说其“下气宽中，消膨胀，消痰涎，消宿食，消面积滞，降痰，定吼喘，攻肠胃积滞，治痞块，单腹痛”。

莱菔子味辛甘，性平，归脾、胃、肺、大肠经。功效消食除胀，降气化痰。主治饮食停滞，脘腹胀痛，大便秘结，积滞泻痢，痰壅喘咳。消食化积，常与山楂、神曲、陈皮等同用；降气化痰，常与苏子、白芥子等同用；除胀消痞，常与厚朴、大腹皮等同用；导滞通便，常与白术、枳实等同用。莱菔子是我最常用的中药之一，用药心得如下：

1. 虚证可用莱菔子

莱菔子消食除胀、祛痰降气作用明显，朱丹溪在《丹溪心法》中说："莱菔子治痰，有推墙倒壁之功。"《本草正》也说："中气不足，切忌妄用。"因有破气之嫌，临床习用于治疗食积、痰阻、湿滞之实证，而虚证多弃之不用。其实莱菔子药性和平，气味不峻，无偏胜之弊，不可囿于"冲墙倒壁"之说，虚证用之，获效亦佳。因人而异灵活掌控剂量，或配伍补虚药物，就能扬长避短，有利无弊。如老年习惯性便秘多因人到老年脏腑功能减弱，精血渐少，津液亏乏，导致大肠失濡，传导无力而发为便秘。莱菔子有导滞通便之功，我常用于老年便秘治疗。若气虚者，伍与黄芪、党参、白术等；血虚者，伍与当归、首乌、熟地黄等；阴虚者，伍与生地黄、玄参、白芍等；阳虚者，伍与肉苁蓉、核桃肉等。莱菔子有泻下作用，所以虚证腹泻者不用和少用莱菔子。莱菔子消食助运，胃中嘈杂易饥者不用或少用莱菔子。

2. 莱菔子可与人参同用

通常认为人参不宜与莱菔子同服，人参补气，莱菔子破气，恐莱菔子会消减人参的补虚功效，故服人参不宜同时服食萝卜及莱菔子。也有认为，服补益药都不宜与莱菔子、萝卜同用，如《得配本草》说："服补药者忌之。"国医大师朱良春先生则认为："此庸浅之见，不可从。"两者同用有益无弊。《本草新编》曾说："或问萝卜子专解人参，一用萝卜子则人参无益矣，此只知萝卜子并不知人参者也。人参得萝卜子，其功更神，盖人参补气，骤服气必难受，得萝卜子以其行气，则气平而易受。"气虚引起的虚喘虚胀，在人参等补气药中少佐莱菔子，则补而不滞，反能提高疗效。气滞胀满而体弱的患者，莱菔子可酌配人参等补气药，以防耗伤正气。我从几十年的临床实践中认识到，人参与莱菔子同用利多弊少。我曾用补中益气汤为主治疗 1 例胃黏膜脱垂胃脘痞满的患者，疗效不显，加入莱菔子与红参同用后，痞满很快就消除了。此外，服人参不当引起的脘腹胀满，加莱菔子后能解除。

3. 生熟莱菔子功效有不同

《本草纲目》曰："莱菔子之功，长于利气。生能升，熟能降。升则吐风痰，散风寒，发疮疹；降则定痰喘咳嗽，调下痢后重，止内痛，皆是利气之效。"《衷中参西录》谓："其力能升能降，生用则升多于降，炒用则降多于升。取其升气化痰宜用生者，取其降气消食宜用炒者。"故临床上一般认为莱菔子生用性升，炒用性降。生莱菔子味辛较甚，故生擂汁水催吐作用较强，可涌吐风痰，用于治风痰上壅的痰厥。莱菔子炒用则消食除胀，降气化痰，用治饮食停滞、脘腹胀痛、大便秘结、积滞泻痢、痰壅喘咳等病证。有动物实验研究表明，炒莱菔子对胃肠运动的作用比生莱菔子更强。

4. 莱菔子可祛黄褐斑

中医认为黄褐斑多因忧思抑郁引起肝脾不和，进而导致气滞痰阻，污浊之气上熏于面；或脾胃运化失职，气血生化不足，营血失于上荣所致。有报道，莱菔子有较明显的祛黄褐斑作用。莱菔子有调和脾胃、升降气机、消食化积之作用，通过"祛痰癖、化积滞、散血瘀"而达到祛斑效果。有药理研究表明，莱菔子含的黄酮类物质是一种有效的自由基清除剂，能消除面部色素沉着，还能使面部皮肤滋润、柔嫩。我治疗黄褐斑常在处方中加些莱菔子，能增强疗效。

5. 吃萝卜有益于胃肠健康

莱菔子是果实，萝卜是根茎，民间有"冬食萝卜夏吃姜，不劳医生开处方"之谚语，萝卜是养生之佳品，常吃萝卜有益健康。但民间也有"人参解药"之说，很多病人吃中药就不敢再吃萝卜了，其实这是一个误区。所谓萝卜解药，主要是指服用人参等参类时，因萝卜破气消滞会使人参的有效成分排泄加快而降低补益作用。前面说过，用人参时少量佐莱菔子，反能使补而不滞。萝卜和其他中药并没有相反相畏的记录，因而不存在对其他中药的影响，故也不存在服中药不能吃萝卜了。萝卜具有消食下气之功，胃肠以通降为顺，胃肠疾病多有气滞食积、腑气不利，萝卜能通能降，消食化滞，有利于胃肠消化与吸收。现代研究认为，白萝卜含芥子油、淀粉酶和粗纤维，具有促进消化，增强食欲，加快胃肠蠕动的作用，所以常食萝卜对胃肠健康有益。我的经验是吃人参之类补药，尽量不吃或少吃萝卜。服普通的中药时，吃萝卜并无大碍。萝卜性属寒凉，脾胃虚寒者不宜食用。萝卜能加快胃的排空，生吃可导致胃中作嘈，所以胃中嘈杂易饥者应慎食。

十三、垂盆草抗病毒有奇效

病毒能引起众多疾病，目前的特效药物并不多。中草药对病毒性疾病治疗有一定疗效，其中垂盆草就是一味抗病毒的良药，且作用广泛。

垂盆草性甘、淡、微酸，性凉，归肝肺大肠经。其功能是清热利湿、解毒消肿，主治湿热黄疸、淋病、泻痢，肺痈、肠痈、疮疖肿毒、蛇虫咬伤、水火烫伤、咽喉肿痛、口腔溃疡、带状疱疹等。现代药理研究表明，垂盆草具有增强免疫作用和护肝作用。垂盆草苷使小鼠外周血中白细胞和中性粒细胞比例增高，骨髓中T淋巴细胞比例非常显著地升高。垂盆草苷给小鼠灌胃，对四氯化碳性肝损伤有明显的保护作用。我长期应用垂盆草治疗下面几种病毒性疾病，效果满意。

1. 病毒性肝炎

垂盆草是中医治疗病毒性肝炎最常用的药物之一。有报道用垂盆草煎剂治疗急性肝炎及慢性活动性肝炎 1 000 例，每日用鲜品 250g 或干品 30g，水煎分 3 次服，疗程 2 周，结果有较好的降低 ALT 作用。垂盆草片、垂盆草冲剂治疗急性肝炎及迁延性肝炎降酶作用明显。我治疗病毒性肝炎在辨证论治的基础上，常加用大量的垂盆草治疗甲、乙型肝炎，能使肝功能较快好转，且对乙型肝炎病毒有一定的抑制作用。我曾治疗多例久治不愈的乙型肝炎患者，病人拒绝西药抗病毒治疗，谷丙、谷草转氨酶和 HBV-DNA 都很高，但通过半年左右治疗都恢复正常了，且多年未复发。垂盆草又是一种价廉物美的野菜，我常让病人在家中种植垂盆草，经常煮吃，效果很好。为此，我在家中的院子里种植了一畦垂盆草，无偿为病人提供药苗。

2. 带状疱疹

带状疱疹是由水痘 – 带状疱疹病毒引起的急性感染性皮肤病。病毒经呼吸道黏膜进入血液形成病毒血症，长期潜伏在脊髓后根神经节或颅神经感觉神经节内。当机体受到某种刺激导致机体抵抗力下降时而发病，受累神经发生炎症、坏死，产生神经痛，所支配的皮肤出现簇集成群的水疱。病人疼痛剧烈，药物效果也不太理想。江西民间常用鲜垂盆草洗净捣烂，外敷疱疹处，能明显减轻疼痛，缩短愈合时间。我常在临床应用此单方，效果确切。

3. 疣

疣是由人类乳头状病毒引起的表皮良性赘生物，临床常见的有寻常疣、扁平疣、跖疣及尖锐湿疣等。垂盆草具有很好的抗疣作用，临床上用其治疗寻常疣、扁平疣等，常能取得意想不到的效果。曾有一位 10 岁女孩，头皮、手足生长了数十个寻常疣，因影响美观，家长带她到多家医院皮肤科治疗均无效。从民间学习的验方，用鲜垂盆草捣碎后与酒糟拌匀外敷在最早出现的母疣上，1 日 2 次，1 周后疣体萎缩结痂脱落了，其他部位的疣也相继枯萎脱落了，且不留痕迹，至今 8 年未复发。

根据上述抗病毒的经验，其他一些病毒性疾病，如病毒性感冒、病毒性肠炎等，我也加用垂盆草，确能提高疗效。可见垂盆草是一味广谱抗病毒药，值得进一步深入研究。

十四、脾胃良药太子参

太子参，是我最喜爱使用的脾胃药之一。太子参又名童参、孩儿参。关于药名有这样一段民间传说：战国时期，郑国国王的儿子，年 5 岁，天资聪慧，能辨忠识奸，深得国王厚爱。但这位王子却体质娇弱，时常生病，宫中太医屡治不效。国王张榜悬以重赏，求找补益之药。一时间，各地献宝荐医者络绎不绝，但所用皆为参类补药，均未奏效。一天，一位白发老者揭榜献药，声称非为悬赏，而实为王子贵体、国家大计着想。国王对老者说："尔诚心可鉴，然若药不灵验，怕有欺上之罪吧。"老者呵呵笑道："王子贵体稚嫩，难受峻补之药，需渐进徐图之。吾有一药，服百日必能见效。"于是，王子如法服用老者所献的这种细长条状黄白色的草根。3个月后，果见形体丰满，病恙不染。国王大喜，晋封王子为太子，又急寻老者以封赏，但老者已行踪难觅。国王问老者所献之药何名，众皆摇头不知。近臣谏曰：药有参类之性，拯挽太子之身，就叫太子参吧。于是，"太子参"的美名就由此传开了。

太子参又叫孩儿参、童子参，甘润微苦、性平，入脾、肺经。具有益气生津、健脾益胃、润肺养心之功。主治脾虚食欲不振，肺虚气阴两伤，心虚心悸自汗，以及温病后期气亏津伤。太子参气阴双补，常用于脾胃虚弱、气阴两虚者，常与黄芪、白术等同用。若纳食不香，倦怠无力者，可配山药、白扁豆、谷芽等同用，以健脾助运。太子参又能益气生津而润肺清燥，用于肺虚气阴两伤，咳嗽痰少，短气乏力，常与沙参、百合、麦冬、贝母等同用，共奏益气养阴之功。心气阴两虚而见心悸、失眠者，可与麦冬、五味子、酸枣仁、柏子仁同用，以益心气、养心阴、安心神。若卫表不固，汗出频频者，常与麦冬、五味子、生黄芪、浮小麦等同用，以益气养阴，固表止汗。温病后期，气虚津伤，内热口渴，可与生地黄、知母、麦冬等同用，以生津止渴。

太子参的功用和特点是：补脾益气，健胃消食，润肺固表，养心除烦。药性平和，补而不滞，虚实可用，老少皆宜。太子参质平性和，补益而不峻，补气而不滞，滋阴而不腻，扶正不碍邪，故最适宜于小儿和老人的应用。小儿为"纯阳之体"，阴气不足，又脾胃常虚，运化力弱，太子参能健脾益胃、助运消食、补气养阴，最常用于儿童脾气虚弱，食少不化，营养不良，体弱多病。老年人多气阴亏损，脾胃虚弱，患病多虚实夹杂，多并发高血压、高血糖、高血脂等多种疾病，性味平和的太子参也最适用于老年病的治疗。

现代研究表明，太子参对淋巴细胞增殖有明显的刺激作用，有调节人体免疫和抗肿瘤转移功能。太子参被广泛应用于胃癌、食管癌、结直肠癌、肝癌等消化系统肿瘤的治疗，对于其他体质虚弱的癌症患者也有很好的疗效。太子参能帮助癌症病人手术后身体恢复，帮助减轻放化疗引起的全身乏力、食欲不振、解稀便等不良反应。晚期癌症患者多是恶病质状态，多为气血阴阳虚衰，极度消瘦，进食量少，疲乏无力，"脾为气血生化之源"，治疗首先应该从健脾补气着手，只有患者的消化吸收功能增强了，才能更好地吸收和利用营养物质，改善虚弱的身体状况。我治疗恶性肿瘤，最喜用太子参健脾补气益阴，虽然其药力较弱，效力较缓，但药性平和，健脾开胃，补而不滞，滋而不腻，患者虚能受补，徐徐见效。用量宜大，成人 15～30g。既可入汤药，也可做丸散，还可入菜肴做成药膳。本药无明显副作用，长期服用无大碍。

十五、治胃佳品蒲公英

蒲公英味苦甘，性寒，归肝胃经，自古是清热解毒、消痈散结之要药，主治乳痈、肠痈、肺痈、疔疮、咽喉肿痛等外科疾患。此外，对肝炎、胆囊炎、胃炎、肠炎、痢疾等消化系统疾病亦具良好的治疗作用。蒲公英药性平和，泻补兼具，作用广泛，是我治疗胃病最常用的药物之一。蒲公英治疗胃病有以下作用：

1. 清胃火

蒲公英味苦性寒，具有泻火、清热、凉血之功，不仅清消热毒，也泻阳明胃经之火，因其药性平稳缓和，无论是外火内火、实火虚火均可使用，具有明显的优点，正如陈士铎《本草新编》所说："蒲公英至贱而有大功，惜世人不知用之。阳明之火，每至燎原，用白虎汤以泻火，未知太伤胃气。盖胃中之火盛，由于胃中土衰也，泻火而土愈衰矣。故用白虎汤以泻胃火，乃一时之权宜，而不可持之为经久也。蒲公英亦泻胃火之药，但其气甚平，既然能泻火，又不损土，可以长服而无碍。凡系阳明之火起者，俱可大剂服之，为退而胃气自生。"此实为经验之谈。蒲公英泻火虽然力量较弱，但味薄性平，虽苦寒不伤胃，可常用、久用和大剂量用。

2. 健胃气

蒲公英味苦兼甘，甘能补益。《医林纂要》说蒲公英能"补脾，和胃"。《随息居饮食谱》也说蒲公英有"养阴""益精"的作用。药理研究表明，蒲公英具有保护胃黏膜的作用，又具消食化滞功效，是一味健胃良药。我有一个经验方叫胃康茶，由蒲公英和甘草两味药组成，用于泡茶喝，有很好的消炎健胃作用。

3. 泻胃实

《本草汇言》说："蒲公英味甘、气寒，沉也，降也。"《本草衍义补遗》言："解食毒，散滞气。"胃的生理特性是"以降为顺""以通为用""以通为补"。蒲公英主沉主降，具轻泻作用，其药性正与胃的通降特性契合。我在临床上常以蒲公英来缓泻，作用既牢靠又平稳，剂量可用至30g。药理实验发现，蒲公英煎剂能提高兔离体十二指肠的紧张性并加强其收缩力，可能是其轻泻的药理机制。

4. 愈胃疡

蒲公英水煎剂对大鼠应激性溃疡有明显的保护作用，能明显减轻大鼠胃黏膜损害，使溃疡发生率和溃疡指数明显下降。对大鼠幽门结扎性胃溃疡和无水乙醇损伤大鼠胃黏膜均有明显的保护作用。所以临床上治疗溃疡病，我常在辨证论治的基础上加用蒲公英 15～20g，可以增强疗效。

5. 灭胃菌

蒲公英是一味广谱抗菌中药，其水煎液对金黄色葡萄球菌、大肠杆菌、绿脓杆菌、痢疾杆菌、副伤寒杆菌、白色念珠球菌都有一定的抑制作用，所以被广泛应用于细菌感染性疾病。幽门螺杆菌是导致慢性胃炎、消化性溃疡、胃癌的重要致病因素，药理研究发现蒲公英对幽门螺杆菌有一定的抑制作用，与黄连、黄芩、大黄等同用效果更好。

6. 抗胃癌

《本草衍义补遗》说蒲公英"化热毒，消恶肿结核有奇功"。近年来临床表明蒲公英确有抗肿瘤作用，用于多种癌症，我也将其广泛用于胃癌、食管癌、肝癌、肠癌等消化系肿瘤。现代药理研究也表明，蒲公英提取的多糖具有一定的抗肿瘤作用。

7. 利肝胆

肝主疏泄，调畅脾胃气机；肝分泌胆汁，胆贮存和排泄胆汁，促进消化。肝胆不利，必然影响于脾胃的消化吸收功能。现代研究证，实蒲公英具有保肝和利胆作用，常用于肝炎、胆囊炎、黄疸等肝胆疾病。由于蒲公英有消炎、利胆、降逆、轻泻的作用，我常用于胆汁反流性胃炎、胃食管反流病的治疗，能提高疗效。

蒲公英是中药中的低廉之品，经方、古方均很少采用。但此药具有泻胃火、健胃气、泻胃实、愈胃疡、灭胃菌、抗胃癌、利肝胆的多种功能，且药味淡薄、药性缓和、药价低廉，实是一味治疗胃病的佳品良药。

十六、寻常虎杖用途多

虎杖又名酸杖，生于河边溪旁、山坡田野，极为常见，儿时常采折虎杖嫩茎撕皮后生吃，味酸解渴。虽然虎杖普通寻常，古方中很少应用，但其作用繁多，是我临床上很常用的一味中草药。虎杖有以下功效：

1. 清热解毒

虎杖性寒，具清热解毒之效。虎杖煎剂及主要成分大黄素、白藜芦醇苷对金黄色葡萄球菌、白色葡萄球菌、溶血性链球菌、卡他球菌、肺炎双球菌、大肠杆菌、变形杆菌、绿脓杆菌、痢疾杆菌都有抑制作用；对深红色发癣菌、趾间发癣菌、须发癣菌也有很强的抑制作用。虎杖还有明显的抗病毒作用，经病毒学研究，其对单纯性疱疹病毒、流感病毒、腺病毒、乙型肝炎病毒等有一定的抑制作用。为此，临床上常用虎杖治疗疮疡肿毒、肺炎、咽喉炎、急慢性支气管炎、阑尾炎、真菌性阴道炎、急慢性肝炎等感染性疾病。

2. 清化湿热

《药性论》和《滇南本草》都说虎杖能"利小便"。虎杖具有清热利湿之功，凡由湿热引起的黄疸、痢疾、淋浊、尿石、带下等皆可用之。我常用虎杖治疗肝胆疾病所致的黄疸，包括新生儿黄疸，多与茵陈、山栀、大黄等配伍。治下焦湿热之热淋，常配车前子、滑石、半边莲等，以清热利尿通淋；如治带下黄浊，常配黄柏、萆薢、薏苡仁、车前草等，以清热祛湿化浊。

3. 利胆退黄

虎杖的主要成分大黄素、蒽醌等，具有轻泻功效，故具有很好的利胆退黄作用。由于虎杖有清热利胆、活血散瘀、消炎止痛等多种功效，故是治疗胆囊炎、胆石症、胆囊息肉、胆汁反流等胆囊疾病的良药，常与郁金、金钱草、鸡内金等配伍。

4. 降压降脂

药理研究表明，虎杖有明显的降压降脂作用。其成分白藜芦醇苷和蒽醌对麻醉猫、兔均有明显的降压作用。用虎杖中的白藜芦醇苷和白藜芦醇喂过氧化玉米油的大鼠做降血脂实验，结果有很明显的降脂作用。临床研究也表明，虎杖片能降低甘油三酯和胆固醇，且无不良反应。由于虎杖有降脂、利胆、活血、消炎等多种作用，我常将其应用于脂肪肝、脂肪性肝炎、脂肪性肝纤维化和肝硬化，有一定的效果。

5. 生血升白

虎杖有很好的升白细胞和血小板的作用。有报道，虎杖蒽醌片临床应用于升白细胞，有效率达70%，升血小板有效率为90%，可对抗辐射引起的白细胞降低。我有一个经验方，方名叫"黄鸡虎合剂"，由黄芪、虎杖、鸡血藤3味药组成，有很好的升白细胞和血小板的作用。我曾亲手做过小鼠的药理实验，黄虎鸡合剂对抗肿瘤药环磷酰胺引起的白细胞减少有明显的升高作用，与对照组比较具有显著性差异。动物实验表明，虎杖中的大黄素灌服或皮下注射对小鼠肉瘤S180、小鼠乳腺癌、小鼠肝癌、小鼠艾氏腹水癌、小鼠淋巴肉瘤、小鼠黑色瘤及大鼠瓦克癌等7种瘤株具有抑制作用，所以虎杖用于癌症化疗、放疗后白细胞、血小板减少症最为适宜。

6. 化痰止咳

从临床到实验研究都表明，虎杖有很好的镇咳和平喘作用。用恒压氨雾引咳法实验发现，每只小鼠腹腔注射白藜芦醇苷粗品（1%）及精制品（0.5%）0.3mL，均有镇咳作用；电刺激麻醉猫喉上神经镇咳法也表明大黄素及白藜芦醇苷有镇咳作用。虎杖煎剂（7.5%）在离体豚鼠气管实验中，能对抗组织胺引起的气管收缩，故有一定的平喘作用。因虎杖既能清热解毒，又能止咳平喘，故可用于急、慢性支气管炎和肺炎的治疗，常与黄芩、鱼腥草、金荞麦等同用。

7. 活血通络

虎杖能活血散瘀，祛风通络。常用于跌打损伤、风湿痹痛、癥瘕积聚和妇人经闭、痛经、产后恶露不下等病的治疗，是伤科和妇科的重要用药。因为虎杖既能活血、通络、祛风、止痛，又能清热、消炎、解毒，故能治疗各类型关节炎。我常将虎杖用于热痹或寒痹兼热者，配伍忍冬藤、徐长卿等。

8. 内外止血

虎杖主要成分为大黄素、大黄素甲醚、大黄酚和蒽醌等，具有止血作用。虎杖煎剂对外伤有明显的止血作用，内服对上消化道出血也有止血作用。有临床报道，用虎杖粉内服，每次4g，每日3～4次，治疗29例胃出血，有效率达100%，止血最短时间为1天，最长4天，平均2天。我治疗消化道出血也常加入虎杖，确实有效。

9. 治疗烧伤

虎杖是一味很好的烧烫伤药，对烧伤、烫伤创面有收敛、止血、防止感染、消炎和镇痛作用，其成分白藜芦醇苷可使白毛家兔烧伤后收缩型血管转变为扩张型，从而减少血栓形成。民间常用虎杖研末以麻油或凡士林调敷创面治疗烫烧伤，现代制剂如烧伤灵、虎胆散、复方虎杖液等被广泛应用于烧伤、烫伤的治疗，疗效肯定。

十七、急性痢疾用鲜草药最妙 ————————————

痢疾以大便次数增多、腹部疼痛、里急后重、下赤白脓血便为特征。急性痢疾多由饮食不洁而致湿热疫毒内侵所致。由于农村卫生条件较差，所以急性痢疾是农村夏秋季节的常见病和多发病。治疗急性痢疾中药西药都很有效，但鲜草药治疗急性痢疾具简、便、廉、效的特点，就地取药，服用方便，见效迅速，无毒副作用，值得推广。下面介绍几种我家祖传和收集的治痢特效草药：

1. 地锦草

地锦草又称乳汁草、红丝草，农村和小区的房前屋后空地都能采到。味辛性平，具有清热解毒、治痢止泻、凉血止血、利湿退黄功效。地锦草是一味治疗痢疾的良药，适用于急、慢性痢疾。用法：采鲜地锦草全草3两，洗净后再用冷开水或矿泉水冲洗，捣烂取汁，加温开水冲服，1日2～3次。也可以用干地锦草加入药方中煎服，剂量15～30g。该药治疗痢疾疗效确切，鲜品治痢疾常常效如桴鼓。10年前我有一个同事患急性菌痢，腹痛，脓血便，日泻十几次，住院治疗2天，多种抗生素治疗仍不效。回家路上碰到我并叙说病情，正好路旁有地锦草，我告之用药方法，病人按法服药1天后，泻止痢愈，药到病除。

2. 马齿苋

马齿苋又被称为五行草，茎红、叶苍、花黄、根白、籽黑，五色俱全而得名。此草生于菜园、农田、路旁，为田间常见杂草，广泛分布于世界温带和热带地区。其味酸性寒，有清热解毒、清暑止渴、利尿祛湿等功效，是一道夏秋季节深受百姓喜爱的清热解暑之野菜。马齿苋入大肠经，专清大肠湿热，治疗急性湿热痢疾和腹泻疗效显著。此外。马齿苋也可用于慢性痢疾和腹泻，对溃疡性结肠炎亦有明显疗效。服用方法：100～150g加水煎服，每日2次；也可以用干品入方使用。慢性溃疡性结肠炎可以长期食用，如泡水代茶饮，也可炒熟做菜吃，有治疗和防止复发的作用。

3. 铁苋菜

铁苋，异名撮斗撮金珠、海蚌含珠，生长于河旁溪边、房前屋后。嫩叶可食用，营养丰富，为南方各地民间野菜品种之一。此草味苦涩性凉，有清热解毒、利湿消积、收敛止血的功效，主治痢疾、泄泻、吐血、衄血、尿血、小儿疳积、痈疖疮疡、皮肤湿疹等。铁苋菜煎剂对志贺痢疾杆菌、史氏痢疾杆菌、变形杆菌等均有抑制作用，有不少临床报道应用铁苋治疗急慢性细菌性痢疾，以及阿米巴痢疾，多能取得较好效果。用药方法：鲜铁苋菜60～90g，干品30～45g，煎水服用，1日1剂，分2次服。

4. 海金沙藤

海金沙是多年生攀援蕨类植物海金沙的成熟孢子，是一味通淋化石的常用药物。但海金沙藤的药用价值被忽略，很少应用。我老家称此藤为虾蟆藤，农村路旁和城市小区花园里都有生长，采取极其方便。该藤味甘性寒，有清热解毒、利水通淋、活血通络功效，主治热淋、石淋、血淋、水肿、带下、口疮、丹毒等病证。虾蟆藤治痢，是我家祖传的一个秘方。我老家有人患了痢疾，都来向我祖母和母亲讨药方，大多用的是海金沙藤。方法是鲜海金沙全草60～90g，水煎服，1日2次。我也经常用此单方治急性菌痢，常取得立竿见影的疗效。

十八、锡类散治疗胃肠病有妙用

锡类散出自《金匮翼》，以象牙屑、青黛、壁钱炭、人指甲、珍珠、冰片、人工牛黄等研为细末而成。主要功效是清热解毒，消肿化腐。传统治疗是外用于咽喉糜烂肿痛，每用少许，吹敷患处。

锡类散方中青黛、人工牛黄、壁钱炭、冰片清热解毒凉血，珍珠粉、象牙屑、人指甲清热化腐生肌，全方清热解毒、祛腐化瘀、生肌护膜、消肿敛疮。消化道不少疾病的主要病理变化是黏膜的糜烂溃疡，如口腔溃疡、食管糜烂、糜烂性胃炎、胃溃疡、十二指肠溃疡、溃疡性结肠炎、直肠糜烂等。临床工作者扩展了锡类散的应用，广泛应用于消化道疾病的治疗，并取得很好的疗效。我常用锡类散治疗口腔、食管、胃、结肠的糜烂和溃疡，治疗效果满意。

1. 口疮舌疮

锡类散被广泛应用于口疮、舌疮的治疗，能消炎止痛愈疮。我常让病人用少许蜂蜜调拌锡类散成糊状，外涂疮面。曾与制剂教研室老师合作，将锡类散做成薄膜剂，直接贴在疮面上，使用方便，效果更好。

2. 食管糜烂

长期的胃食管反流常常导致食管黏膜糜烂，甚至发生溃疡。锡类散对食管糜烂有很好的治疗作用，能加速食管糜烂和溃疡黏膜的修复。用法是清晨起床后和晚上上床前用少量开水送服锡类散 1g，服药后要平卧 10～20 分钟，并且不能进水和进食，这样能使药物在食管停留时间延长，从而提高药效。

3. 糜烂性胃炎和消化性溃疡

锡类散有祛腐生肌、止血化瘀的作用，能促进胃黏膜糜烂和溃疡的愈合。一边辨证论治服用汤剂（上下午服）以整体治疗，一边吞服锡类散（早晚吞服）予局部敷药，内外兼治，效果更好。有人做了药理实验表明，锡类散能有效地抑制动物幽门结扎性和束缚水浸应激性胃溃疡的形成，对胃酸酸度、胃蛋白酶活性、胃溃疡指数等指标的作用，与西米替丁相仿。

4. 溃疡性结肠炎

溃疡性结肠炎是一个难治性疾病，有时中西医治疗都难以控制。用中药灌肠开辟了治疗此病的一条途径，锡类散就是一个有效的灌肠药方。近几十年来已有大量的用锡类散灌肠治疗溃疡性结肠炎的临床报告，也有动物实验研究结果，都表明锡类散确有一定的疗效。有些病人不愿意接受灌肠疗法，我们用锡类散做成肠溶胶囊，每次

1g，1日2次，也有效果。

5. 直肠糜烂

直肠接近肛门，有利于局部用药，我常用锡类散治疗直肠糜烂。常用方法有两种：一是用锡类散放在塑料瓶（厂家已配带）中调成10mL水剂，挤射入直肠内，早晚各1次。二是制做成锡类散药栓，晚上置入肛门内。我曾用此法治愈几例久治不愈的直肠糜烂患者。

推陈出新，老药新用，锡类散就是其中一例。

十九、单方验方莫小觑

验方是指有效验的方子，单方是指单味药的验方。验方单方多来自民间，具"简、便、廉、验"特点，"单方一味，气死名医"之谚语，反映了单方验方的效力。验方、单方是中医药学伟大宝库的重要组成部分，晋代葛洪的《肘后备急方》及唐代孙思邈的《备急千金要方》、明代李时珍的《本草纲目》、清代赵学敏的《串雅》及鲍相傲的《验方新编》等著作收集了大量民间验方单方。青蒿防治疟疾、金荞麦治疗肺痈、马齿苋治疗痢疾、虎杖治烫烧伤、苦参治痒疹等经反复验证，疗效确切。药学家屠呦呦发明抗疟新药青蒿素，获诺贝尔科学奖，源自于葛洪《肘后备急方》的治疟单方；陈竺院士研制的砷剂攻克急性早幼粒细胞白血病，获2016年欧尼斯特·博特勒奖，来源于东北民间用砒霜治恶性肿瘤的验方。

我在长期的临床医疗实践中深刻体会到，单方验方不可小觑，有时能取得意想不到的疗效。单验方具有效专力宏、应用方便、价格低廉、容易掌握等优点，使用得当，有时竟能除顽症痼疾。我常用单味铁苋草、地锦草、海金沙藤治疗急性痢疾，用枫树嫩叶治疗急性肠炎，用罗汉果泡水治疗咳嗽和咽喉炎，用白花蛇舌草、穿心莲治疗单纯性阑尾炎，醋调吴茱萸末外敷涌泉穴治口疮等。我曾经用《本草纲目》中的验方倒换散（由大黄、荆芥2味药物组成）治愈1例3个月久治不愈的癃闭患者；用黄芪煎水送服地龙粉治愈1例手术多次失败的重症痔疮患者。单方验方多深藏于民间，"三人行必有我师焉"，我们不仅要向书本学习，也要虚心向同行学习，向民间学习。病人是我们的治疗对象，有时也是我们的老师，他们也有一些家传秘方，如鱼腥草治疗腹泻、白花蛇舌草治疗急性牙龈炎、垂盆草治疗带状疱疹等就是我与病人交谈中学到的经验。

中医的特色在于辨证论治，因人因地因时制宜。单验方一般不辨证，一方对一病，单纯性疾病可能有效，也可能无效，而对复杂性疾病，获效的几率就更小了。所以在一般情况下，我们一定要坚持以辨证论治、理法方药为主体，治疗困难或特殊情况时可以试用单方验方。单验方是临床治疗难治性疾病的另一路径，应加以重视。

二十、"胃喜为补"的临床应用

"胃喜为补"是清代医学大家叶天士提出的观点，他在《临证指南医案·虚劳门》中写道："少年形色衰夺，见症已所劳怯，生旺之气已少，药难奏功，求医无益，食物自适者，即胃喜为补，扶持后天，冀其久延而已。""胃喜为补"是对《内经》"五味入胃，各归所喜"理论的继承和发挥。"胃喜为补"有重要的临床意义，尤其是能指导脾胃病的治疗、康复和预防。

1. "胃喜为补"的含义

何谓"胃喜"？即"饮食自适"。自适，就是适合自己的口味，吃下去感觉胃中和身体舒适。自适即是"胃喜"。反之，则叫做"胃厌"。

"胃喜为补"就是指机体生理或病理状态下，适合自己的口味，顺应脾胃的喜好，而选择适宜的食物，从而对身体产生补益的作用。"胃喜为补"包括三个要点：第一，口味上适宜。第二，食入后胃部乃至全身舒适。第三，有节有度，有利于健康。

"胃喜"不等于"口喜"。"口喜"仅是口里好吃，吃进胃中却不舒服，多吃则损伤身体。《内经》说："生病起于过用。"迷恋于美食，毫无顾忌，想吃啥就吃啥，暴饮暴食，舒服的是嘴巴，劳累的是脾胃，损伤的是身体，如古人所言"若贪爽口而忘避忌，则疾病潜生。"

2. "胃喜"产生的机理

（1）体质胃质因素

不同的体质，机体的阴阳盛衰、脏腑强弱、气血盈亏等存在差异，机体缺乏某种物质或某种变化有不同，所喜之物和所厌之物自然也不一样。每个人的胃质也不同，有胃寒、胃热、胃虚、胃实之差异，不同的胃质所喜所厌亦有差异。如常说牛奶可以养胃，但有些人一喝牛奶就烧心反酸；大多数胃病病人吃了红薯后症状加重或旧病复发，但也有个别病人吃了红薯后疼痛则缓解；大部分的人多吃辣椒会出现便秘，但我也见到过一吃辣椒大便就通畅的人。

（2）地域环境因素

东南西北中，不同区域，气候不同，生活习惯不同，人的饮食嗜好也不同。"南甜北咸，东辣西酸"，便是人体生活于不同地域中产生的相应性生理变化。北方之人，为了御寒而趋于多食盐，久而久之便形成了"口重"的习惯。西北之人，气候潮湿，辣椒、花椒辛温祛湿，故形成了喜好麻辣的饮食习俗。

（3）饮食嗜好因素

有些人在平素生活中养成了特殊的饮食习惯，"胃喜"成为了平日嗜好之物。有的人嗜好烟酒，有的人嗜好浓茶咖啡，有的人嗜好肥腻，有的人嗜好甘甜，有的人嗜好辛辣，有的人嗜好酸咸，有的人嗜好烧烤等。还有一些人有特殊的偏嗜，如嗜食槟榔、杨梅、胡柚皮、巧克力等。长期的偏嗜某物，形成不良的饮食习惯，必然导致机体阴阳失衡，导致疾病发生。正如《素问·至真要大论》所说："气增而久，夭之由也。"这类"胃喜"实为"口喜"，口里舒服，胃却受累，是重要的致病的因素。

（4）疾病病理因素

有些疾病可能会出现对某些食物的偏爱，如一些血脂高的人特别嗜食肥肉，不少的糖尿病病人常喜爱吃甜食，肠道寄生虫患儿嗜食异物如泥土、生米、草纸等。这种"胃喜"，是疾病病理变化的一种反映，也是一种疾病信号，应引起医生的重视。妇人妊娠期间，偏嗜酸辣等食物，一般不属病态。

3．"胃喜为补"的临床应用

（1）指导疾病诊断

饮食和口味是人体脾胃生理功能和全身功能状态的反应。临床上通过问诊了解病人饮食和"胃喜"情况，能帮助确定病证的病位和病性。《景岳全书》说："素喜冷者，内必有热；素喜热者，内必有寒。"阳明胃经大热，大热大汗，必有口渴喜冷饮；胃热阴伤，也常常出现口干且喜凉饮。脾胃阳虚，喜热食则胃中舒适。《难经·六十一难》指出："问其所欲五味，以知其病之所起所在。"如脾胃虚弱者多喜甘味，肝胃阴亏者多喜酸味，脾虚湿困者多喜辛味。

"胃厌"是与"胃喜"相反的一种临床表现：如食滞胃脘，因腐熟失职所致之厌食；肝胆湿热，脾失健运所致之厌油；中焦虚弱，胃气不和所致之恶酸食；湿阻中焦，脾胃湿困所致之恶甜食；妇女妊娠，冲脉之气上逆所致厌食恶呕。这些既是疾病的信号，又是对机体的自我保护。此时不能强制病人进"胃厌"食物，否则利少弊多。

在临床辨证论治中，服药后的胃喜胃厌反应是药物效果的信息反馈重要征象，是判断用药是否妥当和调整药物的重要依据。如用药对证者胃喜而舒适，则病证减轻；相反胃中不适、厌恶抵触，提示可能用药不对证，需调整药物和方法。

（2）指导疾病治疗

古人云："药不在贵，对症则灵；食不在补，适口为珍。"通过"胃喜"，提示病人所缺之物，利用食物四气五味之偏，以调整脏腑之偏性。如热病烦渴者，给予清凉食物如西瓜、黄瓜、荸荠、鲜藕等；中寒腹痛者，施以温热食物如干姜、胡椒、辣椒、红糖、羊肉等；阴虚胃热者，给予滋阴生津食物如百合、生梨、莲藕、甘蔗、牛奶等；气机郁滞者，给予行气导滞的食物如金橘、橘皮、萝卜等；胃酸缺乏者，给予酸甘化阴的食物如山楂、柠檬、乌梅、醋等。

胃肠为囊，无物不受。饮食不节最易损伤脾胃引发疾病，也是导致胃肠病复发的最重要原因。临床治疗胃肠病除药物治疗外，更重要的是饮食调理。首先要求病人纠正不良饮食习惯，节制食物嗜好。其次是指导患者饮食疗法，根据病证的寒热虚实，施以寒热温凉食物辅助治疗。第三是告知患者饮食禁忌，饮食禁忌要遵循"胃喜胃厌"规律，宜什么？禁什么？除生、硬、冷、烫和滞气食物外，不千篇一律，而是因人而异，因病而异，病人可以通过饮食后的感受来摸索适宜和禁忌的食物，如牛奶、豆浆、米粉、面条及水果等，"胃喜"的则宜吃，"胃厌"的则不宜吃，但宜吃的也不能多吃，要有节度。

（3）指导康复养生

《素问·脏气法时论》曰："五谷为养，五果为助，五畜为益，五菜为充，气味合而服之，以补精益气。"五谷、五果、五畜、五菜，不同的食物有不同的性味，能入不同的脏腑组织而各自发挥补益作用。在疾病的康复和养生保健中，同样需遵循"胃喜为补"理论，因人因时施补。在饮食调养时，要照顾到饮食的口味和病人的喜恶，只有本人喜欢或能接受的食物，营养成分才能被充分吸收。相反引起强烈排斥和反感的食物，既不利于营养物质的吸收，也会影响病人的依从性。所以，不能完全拘泥于标准食谱，或强求患者吃见了就反胃的"补品"，应因人而异，辨证施食。但是，有一些小儿，挑食偏食，不利于生长发育，不利于健康，家长要耐心劝导，逐渐克服不良的"胃喜""胃厌"习惯。

二十一、中药"十八反"须重新甄别

国医大师朱良春在20世纪出版的著作《朱良春用药经验集》就呼吁要为中药"十八反"平反。几十年来，中医药科技工作者也企图通过临床研究和动物实验研究证实"十八反"的真与假，但是至今无大的进展，仍是众说纷纭，悬而未决。"十八反"的内容被各版《药典》采用，中药店把"十八反""十九畏"禁忌歌高高悬挂药柜前，这真真假假、似是而非的古老戒律成为了广大临床中医师的紧箍咒、绊脚石。在当前医患关系紧张的社会环境里，医生只能是明哲保身，不敢惹事生非，许多疗效卓著的经方、古方被束之高阁，不敢问津，必然严重地影响中医药疗效的提高，也阻碍了中医药事业的向前发展。

"相反"一词，首见于《神农本草经》，其曰："勿用相恶、相反者。"五代时期韩保升的《蜀本草》指出："相反者十八种。"就成为了"十八反"的蓝本。到了宋代，将"相畏"关系也列为配伍禁忌。金代的张元素《珍珠囊补遗药性赋》将十八反和十九畏编成歌诀，广为流传，相沿至今。

"十八反""十九畏"配伍禁忌，是真是假，历代医家意见不一。我的个人评价是"真的少，假的多"。实践是检验真理的唯一标准，几千年来"十八反""十九畏"药物配伍在临床上被广泛应用，尤其在治疗痼疾、险症和急病治疗中发挥着难以取代的作用。张仲景的《伤寒论》《金匮要略》是方书之祖，是后世组方配药的楷模，他的经方中，有不少是违反十八反配伍禁忌的。如《金匮要略》中的半夏附子汤，半夏与附子同用；甘遂半夏汤，甘遂与甘草同用；赤丸，乌头与半夏同用。唐代药王孙思邈的《备急千金要方》和《千金翼方》用反药的处方多达数十个，如风缓汤中乌头与半夏同用、八风散中乌头与白敛同用、茯苓丸中大戟与甘草同用等。又如金代李东垣的散肿溃坚汤和明代陈实功的海藻玉壶汤，都是甘草与海藻同用。再如十香返魂丹中丁香与郁金同用，感应丸中巴豆与牵牛子同用，大活络丸中乌头与犀角同用等。据中国中医研究院陈馥馨统计，明代《普济方》61 739 方中含有"十八反""十九畏"的内服处方 604 首；当代《全国中药成药处方集》5 685 方中含有"十八反""十九畏"的内服处方 178 首。有人对明代以降 129 家医案集（明代 6 家、清代 62 家、近代 61 家）中"十八反"的临床应用进行了统计，共集案例 20 313 个，其中应用者 88 人，占总医家数的 68.22%；共载相反配伍的医案 486 个，占总案例数的 2.39%。反药中以附子配半夏最多，占总数的 51.68%，其次是乌头配半夏、附子配瓜蒌、甘草配甘遂、甘草配海藻，各部医案集中并未见到毒性反应的记载。

我在临床治疗工作中，根据"恶而不恶""畏而不畏""相激相成"的原理，常将半夏与附子同用治疗脾胃虚寒之证、丁香与郁金同用治疗肝郁气逆之证、人参与五灵脂同用治疗气虚血瘀之证等效果良好，并未见到毒副反应。但近年来社会医疗环境不好，为了避免不必要的医疗纠纷，应用也较少了。

从古至今，"十八反""十九畏"配伍多用于治疗痼疾、险症，是攻克难治性疾病的一条重要途径。"十八反""十九畏"配伍禁忌，约束阻碍了中医医生临床治疗的开展，受到许多学者的质疑。今天我们必须加强对"十八反"和"十九畏"的研究，重新审视，科学甄别，去伪存真，还原真理。重审"十八反"和"十九畏"，首先要承认其是古人临床经验的总结，其中部分配伍禁忌是客观存在的，我们要加以继承。但是从自古至今的大量用药实践表明，其中大多配伍禁忌是缺乏充分的科学证据的，甚至是错误的，应当废弃。

古人的"十八反""十九畏"禁忌从何而来？大致有以下四个方面原因：

（1）配伍禁忌真实存在。临床上两药配伍的确产生了毒性反应，如有报道甘草配伍甘遂引起毒性反应，动物实验也表明甘草与甘遂配伍、细辛与藜芦配伍，可导致实验动物死亡。这种配伍禁忌，我们必须接受与继承。

（2）单味药物的毒性反应。"十八反""十九畏"中的许多药物本身就是有大毒的，如十八反中的芫花、大戟、甘遂、川乌、草乌、藜芦、细辛，十九畏中的硫黄、水银、砒霜、巴豆、狼毒、密陀僧、牵牛子，不与他药配伍而单独使用如用量过大，或煎煮不当，或病人身体虚弱，都有可能导致中毒，甚至死亡。古人把单味药物的毒性误判是配伍毒性反应。

（3）唯心的推断。"十八反"中有不少配伍禁忌是唯心地推测出来的。如藜芦反人参，以"参"为名的沙参、丹参、玄参、苦参等诸参都反藜芦。人参是五加科植物，南沙参为桔梗科植物，北沙参为伞形科植物，丹参为唇形科植物，玄参为玄参科植物，苦参为豆科植物，种属、性味、功效大不相同，只因为都冠有"参"名而统统成了反药，实在是千古奇冤。"十八反"原本是乌头反半夏，只因为附子附生于川乌，便因母牵连至子，附子与半夏也成了配伍禁忌。有一次我的处方因违反"十八反"被药房退回来了，细观处方并无违反之处，便让研究生去药房询问其故，回话是附子与神曲同用，神曲中含有半夏曲，冤案进一步扩大牵连九族了。又有一次我的一张处方因犯"十九畏"被退回来了，问其原因是方子中有太子参和五灵脂，真是莫名其妙。

（4）把偶然当必然。治疗疾病的服药反应，是由多种因素综合作用的结果，不仅仅只有药物配伍一种因素。服药后出现不适症状，如呕吐、腹泻、头晕等，有可能是药物的不良反应，也可能是饮食失节、感受外邪、情志不遂，或是病情恶化等。如把偶然事件当作了必然，也会出现认识的错误。现在的临床医生为什么不敢去用含有"十八反""十九畏"的经方古方呢？就是怕把偶然当必然，有口难辩，只好明哲保身，避而远之。

"十八反""十九畏"这一千年戒律，成了当代中医临床的绊脚石、拦路虎，大家必须要齐心协力搬了它。扳倒"十八反""十九畏"，既要胆子大一些，步子快一些，又要脑子细一些，法子多一些。我个人认为可以从以下四方面入手，重审"十八反"，甄别"十八反"，去伪存真，既破又立，解禁部分配伍禁忌，重构中药配伍禁忌新规范。

（1）参考古代文献资料。古代医籍中记载方剂十万余首，其中含有"十八反""十九畏"方子逾千首，古人几千年的用药经验是甄别真假的最好证据。我们可应用现代计算机技术统计筛选，对那些使用频率高，又无毒副反应记载的反药药对，可以否定和解禁。同时也要发现"十八反""十九畏"中没有记载的但确属配伍禁忌的药对。

（2）集中当代名医经验。当代有大批临床经验丰富的名老中医，尤其有不少擅长应用反药的专家高手，实践出真知，他们最有发言权。可以采用座谈、采访、调查问卷等多种方式，广泛征求他们的用药经验，包括哪些"反药"确实存在毒副反应，哪些"反药"不存在毒副作用，还有哪些"十八反"和"十九畏"中没有记述的"反药"。

（3）开展临床试验研究。"十八反""十九畏"是一个临床问题，临床问题需要通过临床试验来解决。过去的临床实验多为单兵团作战，病例少，存在着没有对照组、非盲法、疗效标准为自拟和缺乏观察不良反应的客观指标等问题。要建立全国性高水平的研究团队，依据循证医学理论，设计、组织和实施"十八反"研究的多中心、随机、双盲和分组对照的临床试验，从而找出接近"十八反""十九畏"的事实真相。

（4）借鉴现代动物实验。现代动物毒理实验方法是甄别"十八反""十九畏"的重要科学手段之一。过去中药药理工作者已做了很多有益的研究，取得一些成果。如半夏、贝母与乌头配伍未见明显增强毒性；细辛配伍藜芦则可导致实验动物中毒死亡；甘草与甘遂两种药物合用确会产生毒性反应。但是这种工作做得尚不深入，建议在上述三种研究方法的基础上，筛选重点"反药"进行动物实验，标本尽量大一些，实验动物种类多一些，研究人员水平高一些，做出的结果就更可信一些。

"十八反""十九畏"共涉及40多味药物，而目前临床可能被应用的"反药"并不多，如附子与半夏、海藻与甘草、甘遂与甘草、大戟与甘草、芫花与甘草、半夏与乌头、乌头与贝母、乌头与瓜蒌、乌头与白及、丁香与郁金、官桂与赤石脂、人参与五灵脂等十几个药对。中医科研必须为中医临床服务，中国中医科学院或高等院校组成专门研究团队，依据文献资料、名医经验、临床试验、动物实验的结果，根据临床需要，先急后缓，先易后难，分批进行研究和甄别，明确一批，解放一批，确实具有配伍禁忌的"反药"以国家标准固定下来，而没有毒性反应的"反药"就从配伍禁忌中去除，逐步完成对"十八反"和"十九畏"去伪存真的工作。以此为基础，再加入新发现的配伍禁忌药对，制定国家新的中药配伍禁忌规范，从而促进中医药工作有序进行。

二十二、服药也大有学问

口服药物是中医治疗的主渠道，我们处方中的服药方法一般是"1日1剂，水煎，早晚分2次服"。其实这远远不够，中药服药大有学问，服药的时间、频次、温度、速度、方法等与疗效关系密切。清代徐大椿曾说："病之愈不愈，不但方必中病，方虽中病，而服之不得其法，则非特无功，而反有害，此不可不知也。"服药也要讲辨证法，要因人而异，因病而异。早在《神农本草经》中就说："病在胸膈以上者，先食后服药；病在心腹以下者，先服药而后食。"晋代葛洪也说："服治病之药以食前服之，服养身之药以食后服之。"强调了因病不同而服药时间不同。张仲景《伤寒论》不仅是奠定了中医辨证论治的基础，也是中医辨证服药的楷模，书中记述了丰富的因病、因人、因时服药方法及药后护理方法，值得我们学习和弘扬。

以辨证观指导服药，包括因人因病灵活掌控服药时间、服药频次、服药温度、服药速度、服药方法及服药后护理等。

1. 服药时间

选择正确的服药时间很重要，直接影响治疗效果。

（1）清晨空腹服。清晨胃中无食物，此时服药不会与食物混合，能迅速进入肠中充分发挥药效，如峻下逐水药、攻积导滞药宜清晨服药效更强。驱虫药适宜于空腹或睡觉前服用，空腹时服用药物在肠道内的浓度会高些，可以提高杀虫效果。

（2）饭前服。饭前胃腑空虚，有利于药物迅速进入小肠被吸收，故多数补虚药宜饭前服用。治疗胃溃疡、胃糜烂等胃病，饭前半小时到1小时为最佳服药时间，药物可充分与黏膜的溃疡糜烂面接触，起到局部治疗作用。

（3）饭后服。饭后胃中在存在有较多食物，可减少药物对胃的刺激，故对胃肠有刺激的药物宜饭后服，消食健胃药也以饭后服用为宜。

（4）睡前服。为了顺应人体生理节律而充分发挥药效，有些药宜睡前服。如安神药多用于安眠，失眠症多为阳不入阴，用药目的在于交通阴阳，引阳入阴，下午3～5时为晡时，阳气趋衰，此时服第一次药，睡前1～2小时再服第二次，以逐渐引阳交阴而安神催眠。因服汤剂会导致尿多，如睡前服药太晚因排尿而干扰睡眠，故睡前2小时服药更为适合。涩精止遗药宜在临睡前服，以利于治控梦中遗精。缓下剂宜在睡前服，以利于翌日清晨排便。

（5）定时服。有些病定时发作，只有在发病前某一时间服药才能见效，如截疟药宜在疟发前2小时服。上午阳气偏盛，古人经验是发汗解表药及益气升阳药宜午前服用，药得阳助则解表透邪和升举阳气之力更强。六味地黄丸等养阴之剂，主张入夜时服用。当归六黄汤医治阴虚盗汗，亦主张入夜时服用。

2. 服药次数

当前的常规服药方法是一剂药服 2 次，早上和晚上饭后半小时服用。古人的服药次数非常灵活，如《伤寒论》中的服药频次因人因病而异，有顿服、两次服、三次服、四次服、五次服、六次服、少少频服等。病情缓者可每日早晚各服 1 次，病情急重者可每隔 4 小时服 1 次，昼夜不停，使药力持续以利于顿挫病势。有恶心呕吐者应少量频服，以减少对胃黏膜的刺激，不致药入即吐。服药困难的患者可以少量多次分服，我治疗手术后或化疗后体质虚弱、恶心呕吐的癌症患者，让其先少量多次频频服药，待病情好转后再逐渐减少服药次数。

3. 服药温度

一般服用汤药多宜温服，以 40℃ 左右为宜，温服一方面适用于脾胃之性，另一方面可以促进药力的运行和发挥。《素问·五常政大论》云："治热以寒，温而行之，治寒以热，凉而行之。"药液的冷热温度，应根据病证、病性、病情和药物性质来确定。一般是寒证用热药热服，热证用寒药凉服，特殊情况时又要随证变通。如外感风寒或寒邪犯胃等，要趁热服药，借热势以达驱赶风寒、温中散寒的目的。用寒凉药治大热、大汗、大渴、脉洪大的气分热证或暑热证，宜凉服或冷服，有助于泻火退热。急危重症病势严峻，服药温度更有讲究，如血热妄行的食管和胃出血，宜冷服或冰后服，有帮助凉血止血。危重病证若属真寒假热证或真热假寒证时，则采用反佐法服药，即热药凉服或凉药热服，可以减轻或防止格拒反应，增强疗效。服药温度也要因时而异，如冬天寒冷服药应热一些，夏天炎热服药应凉一些。

4. 服药速度

服药多是一口一口地喝，一饮而尽可减少苦感。有些病服药需放慢速度，以利于治疗。如治疗食管糜烂和溃疡，小口小口慢慢咽，喝药后再平卧片刻，可以使药液接触病变食管黏膜时间长一些，以达到局部治疗的目的。治口腔溃疡及咽喉病，也应小口喝，并在口中含一含，增加局部的治疗作用。还有一些药物，需要在口中啥化后慢慢咽下，如丹参滴丸、六神丸等。

5. 服药方法

除汤剂外，中医还有膏、丹、丸、散等剂型，不同的剂型服药方法也有不同。如膏剂、糖浆用开水冲服，散剂用温水调服。人参另煎后单独服用，贵重药品如牛黄、麝香单独冲服，阿胶、鹿角胶等胶剂用开水或黄酒加温溶化后服用。有些药需用药引，如服川芎茶调散，要以清茶调配；服云南白药、活络丸等可用黄酒或米酒为药引，以增强活血通络之力；服辛温解表药，可用生姜或红糖为药引，以助疏散风寒。

6. 服药禁忌

古人非常讲究服药禁忌，如《伤寒论》服桂枝汤禁生冷、黏滑、肉面、五辛、酒酪、臭恶等。一般来说，服用中药不宜喝浓茶，茶叶中鞣酸影响药物有效成分吸收。油腻食品助湿滞气，也会影响药物吸收。服人参不宜吃萝卜，萝卜消食可能减弱人参的益气之功。服清热解毒、凉血滋阴等中药治疗热性疾病期间须禁食辣椒、葱、蒜、胡椒、羊肉、狗肉等辛辣温热食品。

7. 药后护理

服药后护理得当，可以增强药物疗效。以《伤寒论》中的桂枝汤为例："服已须臾，啜热稀粥一升余，以助药力。温覆令一时许，遍身漐漐微似有汗者益佳，不可令如水流漓，病必不除。"又如服麻黄汤后，"覆取微似汗"。服用辛温解表药后，可用喝热粥和盖被子方法来增强发汗驱寒的作用。治疗食管和胃黏膜糜烂和溃疡时，有条件的病人可在服药后平卧 10 ～ 20 分钟，并且不能进水和进食，这样能使药物在食管和胃中停留时间延长，可以提高药效。

二十三、药茶保健有特色

人们随着生活水平的提高，越来越重视养生保健了。临床上有许多病人向我们提出要求，帮助配个方子泡茶喝，既方便又能保健，这就是药茶。

药茶就是直接用中草药代茶冲泡饮用，以药代茶，不仅可以用来改善体质、养生保健、预防疾病，也可以用于一些常见病、多发病的治疗，对一些疑难杂病也有一定的辅助治疗作用。药茶具有取材容易、制作简单、饮用方便、价格低廉等优点，深受广大百姓喜爱。

药茶由食用植物或药用植物的花、叶、茎、果、根等为原料制成。花如菊花、玫瑰花、金银花、三七花、红花等，叶如荷叶、桑叶、紫苏叶、茶叶等，茎如石斛、桂枝、桑枝等，果如枸杞子、五味子、罗汉果、红枣、胖大海等，根如红参、麦冬、黄芪、生姜、甘草等。药茶的选药要注意几点：一是药味不能太苦太辣太腥，全方搭配后口感较好，病人易喝；二是有毒药物和金石贝壳类质地坚硬药物不宜使用；三是药味不要太多，2 ～ 5 味为宜；四是药量不要太大，便于茶杯浸泡。

我常将药茶用于病人的保健调养，包括改善体质、减肥轻身、养颜美容和防止疾病复发等。应用药茶，有以下几点注意事项：一是坚持辨证论治基本原则，根据辨证结果遣药配方，因人而异；二是注意泡茶水温和时间，一般冲泡中药根、果实类药材宜用沸水，冲泡花、叶类药材宜用80℃左右温水。每次冲泡约15分钟，冲泡3～5次；三是服用药茶以温饮为宜，不可过烫，亦不可过冷；四是调理体质饮药时间要较长一些。

胃肠疾病以慢性疾病最为多见，容易反复发作，大多数病人是偏颇体质和胃质，或气虚，或阳虚，或阴虚，或气郁，或湿热，或痰湿，或血瘀，这是疾病复发的病理基础。疾病治愈或缓解后，可以根据病人的体质特点，开一个药茶方子，让病人泡茶饮，以调理体质，防止复发。我有7个调理胃质的经验方：①益气调胃茶：黄芪10g，红枣3枚，甘草3g。适用于胃气虚质的保健。②温中调胃茶：红参3g，生姜3g，红枣3枚。适用于胃阳虚质的保健。③养阴调胃茶：太子参5g（或西洋参3g），麦冬5g，山楂5g，或铁皮石斛5g。适宜于胃阴虚质的保健。④理气调胃茶：玫瑰花3g，三七花3g，合欢花5g。适用于胃气郁质的保健。⑤清化调胃茶：荷叶5g，葛花5g，苦丁茶3g。适用于胃湿热质的保健。⑥清热调胃汤：蒲公英10g，莲子芯3g，甘草3g。适用于胃蕴热质的保健。⑦活血调胃汤：红花5g（藏红花3～8根），三七花5g，玫瑰花3g。适用于胃血瘀质的保健。

二十四、评说中药配方颗粒剂

中药是中医师与疾病做斗争的武器，中医饮片药源地、种植、采收、清洗、炮制、包装、运输、保管、调剂、煎煮等环节都与药效息息相关。

许多年来中药饮片质量每况愈下，劣质饮片和假药充斥市场，临床疗效无法保障，甚至毒副作用伤害病人，极大地影响了中医中药的社会声誉。中药饮片质量成了我们临床医生的心头之痛，不少名老中医疾呼"中医要毁灭在中药上"。

1992年，中药配方颗粒问世，临床应用已有十几年，有肯定者，有吐槽者，褒贬不一。传统汤剂采用群药合煎，而中药颗粒剂则是单独提取，不少中医师认为这不符合传统的中医方剂理论，对中医配方颗粒的疗效心存疑虑。我应用广东一方药业生产的中药配方颗粒已十多年，治疗病人几万例，"春江水暖鸭先知"，个人的经验体会是中药配方颗粒优势明显，总体疗效不比饮片煎剂差。在这里谈谈个人的粗浅认识。

中药配方颗粒是一个中药新剂型，是中药剂型改革的探索和创新，具有质量稳定、清洁卫生、携带方便、易于保管、服用简便等优点。新生事物必然有许多的不成熟，存在缺点和问题，譬如药效受质疑、剂量变化受限、小部分病人反映易上火、药价相对偏高等。但是评价一个事物，要讲辩证法，要整体分析，权衡利弊，综合评判。传统饮片是中医药的特色，传承数千年，疗效确切。古人多是诊所和饮片加工合一，自产自销，质量能得到保证。而当前是市场经济，饮片生产厂家繁多，鱼目混珠，良莠不齐，生产各个环节的质量难以有效控制。如原药材来源不明，清洗和加工炮制标准监控困难，包装运输易于污染，贮藏容易霉烂变质，药房调剂重量误差较大，体积大携带不方便，病人煎药耗时费力，煎药方法不当质量难保，等等。由于药物质量不能保证，故难以达到预期的疗效，许多中青人因怕麻烦不愿意喝中药，看中医的人群也就必然减少了。

中药配方颗粒是现代化大生产的产品，目前只有广东一方药业、北京康仁堂药业、江阴天江药业、华润三九药业、四川新绿色药业等几家大型药业集团才能生产，生产过程规范化、标准化，质量检验现代化、客观化，药品质量能有更多的保证。近年自动化调配系统的问世，使调剂更快速，剂量更灵活，服用更方便。相信通过科研工作者的不懈努力，中药配方颗粒剂的基础研究会更加深入，生产各个环节更加标准规范，药品质量得以进一步提高。

传统中药饮片和现代中药颗粒各具特色，各有长短，临床用药可以互补。我的临床经验是：急性病选用饮片煎剂，慢性病选用配方颗粒；中老年人选用饮片煎剂，青少年人选用配方颗粒；生活固定的人选用饮片煎剂，生活流动的人选用配方颗粒；经济困难人群选用饮片煎剂，经济富裕人群选用配方颗粒。不易煎煮的药物如五灵脂、蒲黄、代赭石、刺猬皮、龙骨、牡蛎、琥珀等选用配方颗粒。

5

伍

何晓晖著作与论文目录

一、著作目录

1. 何晓晖.中医基础学（全国中医药学校统编教材）.北京：学苑出版社，2001.

2. 何晓晖.中医 150 证候辨证论治辑要.北京：学苑出版社，2003.

3. 何晓晖.中医基础理论（全国高职高专规划教材）.北京：人民卫生出版社，2005.

4. 何晓晖.辨证论治概要.北京：人民卫生出版社，2005.

5. 何晓晖.中医基础理论（全国高职中西医结合专业规划教材）.北京：高等教育出版社，2005.

6. 何晓晖.中医基础理论（普通高等教育"十一五"国家级规划教材）.北京：人民卫生出版社，2010.

7. 何晓晖.脾胃病临证新探·新识·新方.北京：人民卫生出版社，2012.

8. 何晓晖.中医基础学教学病案精选.长沙：湖南科技出版社，2000.

9. 何晓晖.中等医学教学概论.南昌：江西高校出版社，1995.

二、论文目录

1. 何晓晖.革兰染色细菌致病特点与中医病邪辨证关系的初步探讨.中国中西医结合杂志，1984，4（3）：179–180.

2. 何晓晖."天寒衣薄则为溺与气"之我见.上海中医药杂志，1985（6）：46.

3. 何晓晖，李美英.倒换散治癃闭顽症一例.上海中医药杂志，1985（10）：35.

4. 何晓晖.试论"脾藏营".上海中医药杂志，1989（6）：45–46.

5. 陈建章，何晓晖.大黄也能利小便，吉林中医药，1989（3）：23.

6. 庞敏祥，何晓晖.虎杖和黄虎鸡合剂升白作用的实验研究.新疆中医药，1989（2）：33–34.

7. 何晓晖，陈建章.藏象"脑为中心—五脏一体说"的构思.甘肃中医杂志，1991（3）：32–33.

8. 何晓晖."诸治不离行气"论.中医治则治法研究杂志，1991（1）：24–26.

9. 何晓晖，朱荣林.饮食偏嗜致病的实验观察.广西中医药杂志，1994，17（1）：44–45.

10. 何晓晖，朱荣林.气的温煦、摄血作用实验研究.中国中医基础学杂志，1998（增刊）：162–164.

11. 何晓晖.胃肠病反治验案四则.中医杂志，1999，40（1）：21–22.

12. 何晓晖."脾营虚"初探.中国中医基础理论杂志，1999（增刊）：56–57.

13. 陈建章，何晓晖.中医药治疗萎缩性胃炎的进展.中国中医药信息杂志，1999，6（8）：14–16.

14. 何晓晖，陈建章.中医药治疗胃灼热的临床观察.中国中医脾胃杂志，2001，8（2）：347–349.

15. 何晓晖，陈建章.萎缩性胃炎治疗三步六要十二法.中华中西医结合杂志，2002，1（9）：7–10.

16. 何晓晖，陈建章.三步法治疗慢性萎缩性胃炎的临床研究.中国中医药杂志，2004，4（9）：43–44.

17. 陈建章，何晓晖.三步法治疗慢性萎缩性胃炎120例.中国医师杂志，2004，4（9）：828–829.

18. 陈建章，何晓晖.胃康茶治疗慢性胃炎300例临床观察.实用中医内科杂志，2005，19（6）：573.

19. 何晓晖."脾虚生五邪"证治举隅.中国中西医结合消化杂志，2006，14（4）：261–262.

20. 何晓晖.胃质探讨及其在胃病防治中的应用.实用中西医结合临床杂志，2006，6（3）121–123.

21. 王小平，何晓晖，金火星.锡类缓释贴膜中靛蓝的含量测定.时珍国医国药，2008，19（4）：849–850.

22. 陈文，何晓晖.徐泽宇，等.双蒲散抗溃疡作用的实验研究.中成药，2008，30（5）：654–657.

23. 何晓晖，陈文，陈建章，等.双蒲散治疗大鼠慢性萎缩性胃炎的实验研究.上海中医药杂志，2008，42（3）：66–68.

24. 陈文，何晓晖，陈建章，等.双蒲散对大鼠慢性胃溃疡愈合质量及抗复发的影响.中国中西医结合消化杂志，2008，16（2）：84–86.

25. 何晓晖.从脾胃论治气化病的理论及临床探讨.江西中医药，2010，41（6）：8–11.

26. 何晓晖.衡法在脾胃病治疗中的应用.江西中医药，2011，42（7）：3–11.

27. 杨宗保，葛来安，何晓晖，等.双蒲散对慢性萎缩性胃炎大鼠胃黏膜细胞TGF——B1/Smad3信号通路的影响.江西中医药，2016，47（1）：34–36.

28. 刘良福，何晓晖.何晓晖应用大黄治疗萎缩性胃炎临床经验.上海中医药杂志，2006，40（3）：22–23.

29. 艾瑛，何晓晖.何晓晖治疗脾胃病验方探析.实用中西医结合临床，2007，7（3）：69–70.

30. 艾瑛，何晓晖.何晓晖应用双枳术汤治疗胃肠道疾病经验探析.中医杂志，2008（增刊）：87–88.

31. 范新华，艾瑛.何晓晖从胃治疗疑难性咽喉疾病的临床经验.江西中医药，2009，40（5）：5–6.

32. 周玉平，邓棋卫，黄勇.何晓晖辨治胆病经验.中医杂志，2010，51（12）：1068–1069..

33. 周玉平，何晓晖.何晓晖教授"衡法"论治脾胃病的临床经验介绍.新中医，2012，44（2）：133–135.

34. 黄勇，邓棋卫，周玉平.运用何晓晖教授"调胃八方"治疗难治性胃病.实用中西医结合临床，2012，12（1）：34–35.

35. 孙乙铭，何晓晖，李明凤，等.何晓晖甘温除大热验案2则.中国中西医结合消化杂志，2013，21（12）：651–652.

36. 李明凤，孙乙铭，熊燕.何晓晖教授运用衡法治疗胃食管反流病经验.时珍国医国药，2014，25（2）：468–469.

37. 颜志清，江训猛，刘爱平.何晓晖从脾论治五窍病经验.江西中医药，2014，45（12）：17–18.

38. 熊燕，孙乙铭，李明凤．何晓晖治疗胃肠病运用反佐药对经验举隅．江西中医药，2014，45（4）：23-24.

39. 颜志清，刘爱平，江训猛．何晓晖教授治胃先治神临床经验．福建中医药，2014，45（5）：34-35.

40. 葛来安，付勇，徐春娟，等．何晓晖教授肠质理论及其在肠病防治中的运用．中国中西医结合消化杂志，2015，23（8）：566-568.

41. 葛来安，付勇，吕国雄，等．何晓晖教授论治慢性萎缩性胃炎经验探析．南京中医药大学学报，2015，31（3）：283-287.

42. 刘爱平，颜志清，江训猛．何晓晖运用当归六黄汤临床经验．江西中医药，2015，46（1）：19-20.

43. 付勇，葛来安，吕国雄．何晓晖诊治难治性脾胃病的临证思路和经验．江西中医药，2016，47（2）：32-36.

44. 李明凤，孙乙铭，何晓晖．何晓晖教授治疗溃疡性结肠炎经验．中医临床研究，2016，8（31）：55-56.

45. 戴家超，谢文强，何晓晖．何晓晖应用越鞠丸治疗难治性疾病经验．中医药通报，2016，15（1）：26-28.

46. 周玉杰，花梁，王铭，等．何晓晖教授对《内经》"脾主唇"理论的阐发及其运用．环球中医药，2017，10（4）：498-499.

47. 何晓晖．从植物神经功能探讨中医阴阳学说的初步见解．抚州医药，1980（1）：21-26.

48. 何晓晖，周信昌．抚州地区29年气象资料对五运六气学说的验证．江西抚州中医学校校刊，1987（1）：1-4.

49. 何晓晖，傅淑清．旴江医学形成因素探讨．中华医史杂志，1997，28（2）：100-103.

50. 徐春娟，何晓晖，陈荣．龚廷贤《万病回春》学术思想的现代研究．时珍国医国药，2013，24(11)：2766-2768.

51. 徐春娟，何晓晖，陈荣，等．旴江医学文化探源．中医杂志，2014，55（10）：893-895.

52. 何晓晖，徐春娟．传承创新是旴江医学最鲜明的特征．江西中医药大学学报，2014，26（2）：4-7.

53. 何晓晖，徐春娟．传承创新是旴江医学最鲜明的特征（续）．江西中医药大学学报，2014，26（3）：1-4.

54. 何晓晖，葛来安．旴江医家脾胃学术思想述略．江西中医药大学学报，2014，26（5）：1-3.

55. 谢文强，戴家超，何晓晖．旴江医家论痰饮．江西中医药大学学报，2015，27（2）：8-10

56. 何晓晖，谢强，李丛，等．旴江医家医学教育思想探析．江西中医药大学学报，2015，27（1）：1-3.

57. 何晓晖，谢强，李丛，等.盱江医家医学教育思想探析（续）.江西中医药大学学报，2015,27（2）：4-6.

58. 何晓晖，李丛，徐春娟，等.盱江医家成才规律探讨（一）.江西中医药大学学报，2015,27（4）：1-4.

59. 何晓晖，李丛，徐春娟，等.盱江医家成才规律探讨（二）.江西中医药大学学报，2015,27（5）：3-5.

60. 何晓晖，李丛，徐春娟，等.盱江医家成才规律探讨（三）.江西中医药大学学报，2015,27（6）：4-7.

61. 何晓晖，左铮云.盱江医学的主要学术特点.江西文化研究，2015（1）：12-14.

62. 徐春娟，何晓晖，王河宝.试析盱江医学中的医学独创性.中华中医药杂志，2015,30（8）：2744-2747.

63. 徐春娟，葛来安，何晓晖.试论盱江医家的脾胃观.江西中医药，2016,27（2）：8-11.

64. 何晓晖.盱江医家医德风范赏析.江西中医药，2016,47（9）：1-8.

65. 徐春娟，陈荣，何晓晖.盱江医著《瑞竹堂经验方》探析.中国实验方剂杂志，2016,22（18）：183-186.

66. 徐春娟，何晓晖.盱江医学方书拾粹.江西中医药，2016,47（3）：7-10.

67. 王萍，何晓晖，杨光华.论盱江医学对中医外科学发展的贡献.中医文献杂志，2016,34（4）：32-34.

68. 李丛，何晓晖，谢强.盱江医学的文化基石.江西中医药，2017,48（1）：3-6.

69. 徐春娟，何晓晖.明代盱江易大艮《易氏医案》初探.中华中医药杂志，2017,29（2）：493-495.

70. 黄调均，何晓晖，陈建章.李元馨治疗急重症病案举隅.江西中医药，1990,21（3）：10-12.

71. 何晓晖，肖振辉，周达喜.培养应用型中医药人才的教学改革探索.中医教育，1988（6）：15-16.

72. 何晓晖.实习三难与解难三策.医学教育，1989（6）：39-39.

73. 何晓晖.试论实用型中医药人才优良素质的培养.江西医学教育，1991（3）：29-29.

74. 何晓晖，傅淑清，周达喜，等.《中医基础学》实验教学改革.中医教育，1993（3）：16-18.

75. 何晓晖，朱荣林.实验法在《中医基础学》教学中的应用.医学教育杂志，1993（12）：8-10.

76. 何晓晖，朱荣林.中医动物模型在《中医基础学》教学中的应用.中国中医基础医学杂志，1996,2（1）：48-49.

77. 何晓晖，黄连英，黄路路，等.中医药人才优良素质培养的前瞻性研究.江西医学教育，1996（3）：3-6.

何晓晖论治脾胃病

78. 何晓晖.迎接世纪挑战造就一代良师.中国医学教育与管理的现状与展望.北京：中国环境出版社，1998.

79. 何晓晖.构建中医药职业教育"立交桥"的思路与探讨.中医教育，2001，20（6）：4-6.

80. 何晓晖.辨证论治应成为中医教学的核心.中国中医药现代远程教育杂志，2005（2）：54-55.

81. 何晓晖，陈建章，徐宜兵，等.强化辨证论治教学 培养临床实用人才.中医教育，2007，26（4）：70-72.

主要参考书籍

1. 张声生，沈洪，王垂杰，等.中华脾胃病学.北京：人民卫生出版社，2016.

2. 陈可冀.实用中西医结合内科学.北京：北京医科大学联合出版社，1998.

3. 王琦.王琦医书十八种.北京：中国中医药出版社，2012.

4. 王琦.中医藏象说.北京：人民卫生出版社，1997.

5. 王琦.中医体质学说.北京：人民卫生出版社，2009.

6. 李乾构，周学文，单兆伟.实用中医消化病学.北京：人民卫生出版社，2001.

7. 危北海，张万岱，陈治水.中西医结合消化病学.北京：人民卫生出版社，2003.

8. 萧树东.江绍基胃肠病学.上海：上海科学技术出版社，2001.

9. 陈灏珠.实用内科学.第12版.北京：人民卫生出版社，2005.

10. 方药中，邓铁涛，陈可冀，等.实用中医内科学.上海：上海科学技术出版社，1984.

11. 王洪图.中医药学高级丛书·内经.北京：人民卫生出版社，2000.

12. 熊曼琪.中医药学高级丛书·伤寒论.北京：人民卫生出版社，2000.

13. 陈纪藩.中医药学高级丛书·金匮要略.北京：人民卫生出版社，2000.

14. 王新华.中医药学高级丛书·中医基础理论.北京：人民卫生出版社，2000.

15. 胡熙明.中华本草（1~10卷）.上海：上海科学技术出版社，1999.

16. 李飞.中医药学高级丛书·方剂学.北京：人民卫生出版社，2002年.

17. 何晓晖.脾胃病新探新识新方.北京：人民卫生出版社，2012.

18. 何晓晖，陈建章.中医150证候辨证论治辑要.北京：学苑出版社，2004.

19. 何晓晖.中医基础理论.第2版.北京：人民卫生出版社，2010.

20. 何晓晖等.辨证论治概要.北京：人民卫生出版社，2006.

21. 王培林，杨康鹃.医学细胞生物学.第2版.北京：人民卫生出版社，2010.

22. 查锡良.生物化学.第7版.北京：人民卫生出版社，2010.

23. 陈诗书，汤雪明.医学细胞与分子生物学.第7版.北京：科学出版社，2004.

24. 朱世增.董建华论脾胃病.上海：上海中医药大学出版社，2009.

25. 方药中. 辨证论治研究七讲. 北京: 人民卫生出版社, 2007.

26. 张小萍, 张经生. 中国现代百名中医临床家丛书——张海峰. 北京: 中国中医药出版社, 2008.

27. 危北海, 刘薇. 中国现代百名中医临床家丛书——危北海. 北京: 中国中医药出版社, 2008.

28. 李乾构. 中国现代百名中医临床家丛书——李乾构. 北京: 中国中医药出版社, 2008.

29. 徐景藩. 徐景藩脾胃病治验辑要. 南京: 江苏科学技术出版社, 1997.

30. 颜德馨. 中华名中医颜德馨治病囊秘. 上海: 文汇出版社, 1999.

31. 隋殿军, 王迪. 国家级名医秘验方. 长春: 吉林科学技术出版社, 2008.

32. 朱步先, 何绍奇. 朱良春用药经验集. 长沙: 湖南科学技术出版社, 2000.

33. 张镜人. 张镜人谈胃肠病. 上海: 上海科学技术出版社, 2005.

34. 王灵台. 王灵台肝病论治经验集. 上海: 上海科学技术出版社, 2009.

35. 单书健. 古今名医临证金鉴·肿瘤专辑. 北京: 中国中医药出版社, 1999.

36. 池肇春. 幽门螺杆菌感染及其相关疾病的诊断与治疗. 北京: 军事医学科学技术出版社, 2008.

37. 胡伏莲. 幽门螺杆菌感染诊疗指南. 北京: 人民卫生出版社, 2006.

38. 厉有名. 食管病学. 北京: 人民卫生出版社, 2010.

39. 张海峰, 徐复霖. 脾胃学说临证心得. 南昌: 江西科学技术出版社, 1997.

40. 张军. 脾胃论辑要. 沈阳: 辽宁科学技术出版社, 2007.

41. 邓伟民, 刘友章. 中医脾本质的现代研究. 北京: 人民军医出版社, 2010.

42. 张声生. 脾胃病. 北京: 人民卫生出版社, 2006.

43. 李军祥, 王新月. 脾胃病手册. 北京: 人民卫生出版社, 2004.

44. 徐复霖, 田维君, 吴仕九. 脾胃理论与临床. 长沙: 湖南科学技术出版社, 1999.

45. 纪立金. 中医脾脏论. 北京: 中医古籍出版社, 2001.

46. 史宇广, 单书健. 当代名医临证精华胃脘痛专辑. 北京: 中国古籍出版社, 1988.

47. 陆拯. 脾胃明理论. 北京: 中国古籍出版社, 1991.

48. 朱世增. 王文东论脾胃病. 上海: 上海中医药大学出版社, 2009.

49. 祝谌予, 王道瑞. 中国百年中医临床家丛书——祝谌予. 北京: 中国中医药出版社, 2006.

50. 张镜人. 中国百年中医临床家丛书——张镜人. 北京: 中国中医药出版社, 2001..

51. 李乾构, 张声生. 李乾构带徒小课128讲. 北京: 中国中医药出版社, 2014.

52. 邓铁涛. 邓铁涛医集. 北京: 人民卫生出版社, 2000.

53. 黄煌. 中医十大类方. 南京: 江苏科学技术出版社, 2001

54. 中华中医药学会脾胃病分会. 全国脾胃病学术交流会论文汇编 (2008—2016)

55. 中国中西医结合学会消化专业委员会. 全国消化系统疾病学术会议论文汇编 (2006—2016)